中华医学会医师培训工程（高级系列）

CME TEXTBOOKS NATIONAL PROJECT 国家级继续医学教育项目教材 | 国家级继续医学教育项目教材

计划生育学高级教程

主编 / 顾向应　刘欣燕　钱志大

中华医学会组织编著

中華醫學電子音像出版社
CHINESE MEDICAL MULTIMEDIA PRESS
北　京

图书在版编目（CIP）数据

计划生育学高级教程 / 顾向应，刘欣燕，钱志大主编. —北京：中华医学电子音像出版社，2022.2
ISBN 978-7-83005-222-5

Ⅰ.①计… Ⅱ.①顾… ②刘… ③钱… Ⅲ.①计划生育－教材 Ⅳ.①R169
中国版本图书馆 CIP 数据核字（2021）第 246835 号

计划生育学高级教程
JIHUA SHENGYU XUE GAOJI JIAOCHENG

主　　编：顾向应　刘欣燕　钱志大
策划编辑：史仲静
责任编辑：赵文羽
校　　对：龚利霞
责任印刷：李振坤
出版发行：中华医学电子音像出版社
通信地址：北京市西城区东河沿街 69 号中华医学会 610 室
邮　　编：100052
E - mail：cma-cmc@cma.org.cn
购书热线：010-51322677
经　　销：新华书店
印　　刷：北京虎彩文化传播有限公司
开　　本：889 mm×1194 mm　1/16
印　　张：20
字　　数：707 千字
版　　次：2022 年 2 月第 1 版　2022 年 2 月第 1 次印刷
定　　价：220.00 元

内容提要

本书为《中华医学会医师培训工程（高级系列）》丛书之一，由中华医学会组织计划生育学权威专家编写。本书按照国家对高级卫生专业技术资格人员的专业素质要求，准确地介绍了计划生育学的基本理论和基本技术，重点阐述了计划生育学专业的基本理论和操作规范，力求反映目前计划生育学专业发展的国际规范和前沿动态，巩固和提高计划生育专科医师诊治、会诊、综合分析疑难病例及开展医疗先进技术的能力，同时还增加了测试题，作为考查医师对计划生育学专业知识掌握情况的依据。全书共20章，内容涵盖节育、生育及不育，附录还收录了常用宫内节育器、计划生育常用药物和检查、计划生育避孕节育相关网站及专业杂志等内容。本书实用性、指导性强，既可作为计划生育专科医师规范化培养的重要参考用书，也可作为拟晋升高级职称应试者的复习指导用书。

本书配有习题卡，题型分为单选题、多选题、共用题干单选题和病例分析题，可帮助读者深入理解相关理论，检测专业知识掌握程度，提高临床诊疗思维能力。试题全部由本书撰写专家亲自拟定。

本书内容均为计划生育专科医师需掌握的基础知识，故未标注掌握程度。

《计划生育学高级教程》

编委会

顾　　问　熊承良　李　坚

主　　编　顾向应　刘欣燕　钱志大

副 主 编　谷翊群　黄丽丽　杨　清　王晓军　章慧平

编　　委　（以姓氏笔画为序）

于晓兰　马俊旗　王晓军　车　焱　刘　庆　刘伟信
刘欣燕　李红钢　杨　清　谷翊群　张林爱　张欣宗
陈勤芳　林　元　林　青　单　莉　顾向应　钱志大
唐运革　黄　薇　黄丽丽　常明秀　章慧平　彭　萍
董白桦

参编人员　（以姓氏笔画为序）

马瑞玉　王　滟　王梅梅　韦晓昱　艾　瑛　冯　巍
刘　晁　刘　巍　李　敏　李晓宇　李湘平　杨建立
何晓英　何淑琼　张　蔚　张雪松　苑　方　周　抒
赵骏达　袁　艳　莫小亮　钱金凤　高　洁　黄金智
童　琦　滕莉荣

序

我国现有的医师培养过程分为医学院校教育、毕业后医学教育和继续医学教育三个阶段。专科医师规范化培训是毕业后医学教育的重要组成部分，是在住院医师规范化培训的基础上，继续培养能够独立、规范地从事疾病专科诊疗工作临床医师的必经途径。2017年7月，国务院办公厅印发《关于深化医教协同进一步推进医学教育改革与发展的意见》（国办发〔2017〕63号），文件中提出把医学教育和人才培养摆在卫生与健康事业优先发展的战略地位，为建设健康中国提供坚实的人才保障……支持行业学（协）会参与学科专业设置、人才培养规划、标准制（修）订和考核评估等工作，相关公共服务逐步交由社会组织承担。2015年发布的《关于开展专科医师规范化培训制度试点的指导意见》（国卫科教发〔2015〕97号）中明确提出：探索建立有关行业协（学）会协助政府部门做好专科医师规范化培训制度试点的业务指导、组织实施与日常管理监督的工作机制。根据需要，可组建由有关专家和医疗卫生机构、高等医学院校、相关事业单位、行业组织和政府相关部门等多方面代表组成的专科医师规范化培训专家委员会，协助开展有关工作。

中华医学会成立于1915年，经过百年的励精图治，已经成为党和政府联系医学科技工作者的桥梁和纽带、中国科协学会的翘楚、全国医学科技工作者的家园，其宗旨是团结医务工作者，传播医学科学知识，弘扬医学道德，崇尚社会正义。由中华医学会第二十五届理事会第四次会议审议通过的《中华医学会章程》中明确将“参与开展毕业后医学教育及专科医师培训、考核等工作”作为学会的业务范围之一。鉴于我国适用于专科医师规范化培训的教材存在系统性较差、内容质量参差不齐、学科覆盖不全面等诸多不足，中华医学会所属中华医学电子音像出版社依托学会88个专科分会的千余名专家力量，配合出版社三十余年传统出版和数字出版相结合的出版经验，策划了《中华医学会医师培训工程（高级系列）》丛书，旨在通过本丛书引导医学教育健康发展和卫生行业人才的规范化培养。本套丛书的内容不仅包括专科医师应该掌握的知识，更力求与时俱进，反映目前本学科发展的国际规范指南和前沿动态，巩固和提高专科医师的临床诊治、临床会诊、综合分析疑难病例及开展医疗先进技术的能力，同时还增加了测试题，作为考查专科医师对专业知识掌握情况的依据。除此之外，本丛书还充分利用新兴媒体技术，就部分内容配备了相应的多媒体视频，以加强医务人员对理论知识和实际操作技术的理解。

在 2016 年举办的“全国卫生与健康大会”上，习近平总书记发表重要讲话，强调“没有全民健康，就没有全面小康”；在第十八届中共中央政治局常委会同中外记者首次见面会上，习近平总书记表达出对人民健康福祉的密切关注：我们的人民热爱生活，期盼有更可靠的社会保障、更高水平的医疗卫生服务、更优美的环境……实现全民健康离不开高水平医疗卫生服务的保障，开展高水平的医疗卫生服务离不开一支高素质、高水平的医疗队伍，这也是中华医学会组织国内各学科学术带头人、知名专家编写本丛书的目的所在。

本丛书在编写过程中多次召开组稿会和定稿会，各位参编的专家、教授群策群力，在繁忙的临床和教学工作之余高效率、高质量地完成了编写工作，在此，我表示衷心的感谢和敬佩！

二〇一九年一月

前　言

健康是促进人类全面发展的必然要求，党和国家历来高度重视人民健康。党的十九届五中全会规划提出了2035年基本实现社会主义现代化的远景目标，强调要把人民生命安全和身体健康放在第一位，建成健康中国，使国民素质和社会文明程度达到新高度，“十四五”时期要使人民身心健康素质明显提高，卫生健康体系更加完善。《“健康中国2030”规划纲要》是推进健康中国建设的宏伟蓝图和行动纲领，强调完善计划生育服务管理的重要性，指出要改革计划生育服务管理方式，引导群众负责任、有计划地生育。完善国家计划生育技术服务政策，加大再生育计划生育技术服务保障力度；全面推行知情选择，普及避孕节育和生殖健康知识；同时强调要提高妇幼健康水平，实施妇幼健康和计划生育服务保障工程，减少意外妊娠和性相关疾病传播。

计划生育工作者需全面服务于人民生命健康，紧紧围绕节育、生育、不育三大主题内容，结合国家法律法规和相关政策，适应新时代的需求，为人民的生殖健康保驾护航，为人民群众提供全方位、全周期的健康服务。近年来，计划生育专业的工作已发展为面向全生命周期的生殖健康服务。我国每年人工流产数量大，呈现低龄化、重复化和高危化等特点。人民群众对优质计划生育服务的需求与计划生育服务能力不足和服务意识欠缺等存在矛盾。不规范的操作可带来一系列健康问题，影响女性的身心健康、家庭和睦及社会和谐。力推计划生育学临床诊治规范化是中华医学会计划生育学分会的一贯宗旨和一直倡导的工作方向与内容。继续医学教育是医师终身面临的任务，专科医师需要多年临床实践和继续医学教育才能更深入地掌握所学专长，这迫切需要权威、精准、前沿的计划生育专科培训教材，本书的问世成功填补了这一空白。

《计划生育学高级教程》作为《中华医学会医师培训工程（高级系列）》丛书之一，由中华医学会计划生育学分会组织国内权威专家编写，具有很高的学术价值。本书内容既与国际接轨，又充分结合我国实际，引经据典，图文并茂，实用性强。全书共分

20 章，内容涵盖节育、生育、不育，以及计划生育服务体系。本书附录还收录了常用宫内节育器、计划生育常用药物和检查、计划生育避孕节育相关网站和专业杂志等内容，知识系统全面。

本书编者团队均为行业知名专家，集中华医学会计划生育学分会骨干及所在团队力量为一体。由于参编人员较多，在编写过程中难免存在疏漏之处，各章体例可能不完全一致，某些观点也难免见仁见智，希望使用本书的各级医师能够不吝赐教，提出宝贵意见，对我们的工作予以批评指正，以期再版修订时进一步完善，更好地为大家服务。

在此，谨向为本书付出心血的各位顾问、主编、副主编、作者和审阅者们致以衷心的感谢和崇高的敬意！尤其感谢熊承良、李坚、刘欣燕、谷翊群、黄丽丽、杨清、王晓军、章慧平、于晓兰、钱志大等教授及相应团队的通力合作，为同行提供精准前沿的培训教材。感谢南京伟思医疗科技股份有限公司为插图绘制付出的努力，感谢重庆金山科技（集团）有限公司吴霞、王薇协助进行文字校对。感谢中华医学电子音像出版社给予的大力支持，以及编辑老师付出的心血。

2022 年初于天津

出版说明

为引导我国医学教育的健康发展，加强卫生人才培养工作，助力健康中国战略的实施，在中华医学会及所属88个专科分会的支持下，我们精心策划出版了《中华医学会医师培训工程（高级系列）》丛书暨《国家级继续医学教育项目教材》。

本套丛书的内容不仅包括医学各专业高年资从业者应该掌握的基本知识，更力求与时俱进，反映本学科发展的前沿动态，侧重医务人员临床诊治技能、疑难病例处理及开展医疗先进技术能力的培养，具有专业性、权威性和实用性，因此既可作为正在试点推动的专科医师规范化培训的工具用书，又可作为医务人员或医疗行政管理部门开展继续医学教育的必备教材。同时，本套丛书在系统梳理专业知识的基础上均配备练习题库和模拟考试情境，有助于检验专业知识的掌握情况，亦可作为拟晋升高级职称应试者的考前复习参考用书。

限于编写时间紧迫、经验不足，本套教材会有很多不足之处，真诚希望广大读者谅解并提出宝贵意见，我们将于再版时加以改正。

目　录

第1章　女性生殖系统解剖

第一节　外 生 殖 器

女性外生殖器（external genitalia）是指女性生殖器官的外露部分，位于耻骨联合、会阴及两股内侧之间，包括阴阜、大阴唇、小阴唇、阴蒂及阴道前庭等，又统称为外阴（vulva）（图 1-1）。

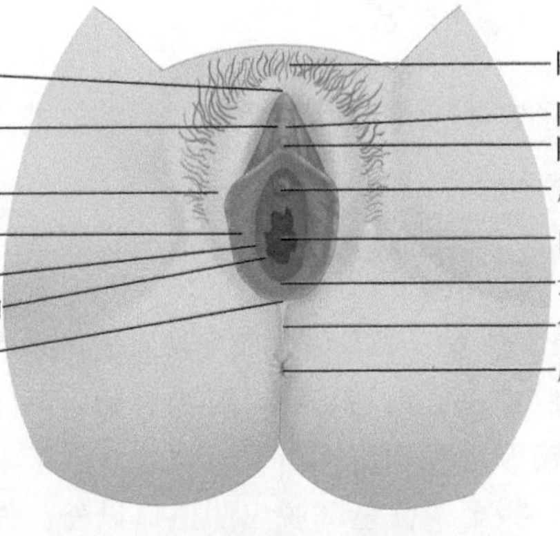

图 1-1　女性外生殖器（见彩插）

1. 阴阜（mons pubis） 覆盖于耻骨联合前方的皮肤隆起。青春期发育时该部位开始生长阴毛，呈倒三角形分布，是第二性征之一。

2. 大阴唇（labium majus） 两股内侧的一对纵行隆起的皮肤皱襞，起自阴阜，止于会阴。大阴唇外侧面为皮肤，青春期后皮肤有色素沉着和阴毛覆盖，内侧面湿润似黏膜。大阴唇皮下脂肪层含有丰富的血管、淋巴管及神经，外伤后易形成血肿。

3. 小阴唇（labium minus） 位于两侧大阴唇内侧的一对黏膜皱襞，表面湿润、色褐、无毛，富含神经末梢，对性刺激敏感。两侧小阴唇前端融合包绕阴蒂。大、小阴唇后端会合形成阴唇系带。

4. 阴蒂（clitoris） 被两侧小阴唇前端融合包绕，分为阴蒂头、阴蒂体、阴蒂脚，与男性阴茎海绵体同源，具有勃起性。暴露外阴及阴道前庭顶端可见阴蒂头，阴蒂头的神经末梢丰富，极敏感，妇科检查应避免碰触，两阴蒂脚各附着于两侧耻骨支。

5. 阴道前庭（vaginal vestibule） 为两侧小阴唇之间的菱形区域。其前为阴蒂，后为阴唇系带。在此区域有以下结构。

（1）前庭球（vestibular bulb）：又称球海绵体，位于前庭两侧，由具有勃起性的静脉丛构成。其前部在尿道口与阴蒂之间的皮下，后部与前庭大腺相邻，表面被球海绵体肌覆盖。

（2）前庭大腺（major vestibular gland）：位于前庭下方阴道口两侧的大阴唇后部，被球海绵体肌覆盖，如黄豆大小，左右各一，腺管细长（1～2 cm），开口于前庭后方小阴唇与处女膜之间，在性兴奋时分泌黏液，起润滑作用，若腺管口闭塞，易形成前庭大腺囊肿或脓肿。

（3）尿道口（urethral orifice）：位于阴蒂头后下方，稍高于阴道口的水平，往往呈轻度折叠状。尿道下 2/3 经过阴道的前壁，与阴道紧密相邻。

（4）阴道口（vaginal orifice）和处女膜（hymen）：阴道口位于尿道口后方，其形状和大小因人而异。处女膜为覆盖阴道口的有孔薄膜，其孔多为圆形或新月形，少数孔极小或呈筛状，内含丰富的结缔组织、血管及神经末梢，厚薄因人而异，多在初次性交或剧烈运动时破裂，极少数女性处女膜比较坚韧，需要手术切开。处女的阴道口往往被小阴唇覆盖遮挡，几乎完全被处女膜封闭，可减少逆行感染的机会。施行妇科检查或经阴道操作前，一定要询问就诊者是否曾有正常的性生活史，避免造成医疗纠纷。偶有遇到人工流产手术时发现处女膜完整的情况，可能因射在阴道口的精子经处女膜孔进入女性生殖道致孕，需要与就诊者及其家属商议，充分告知并取得书面知情同意后进行手术。

第二节 内生殖器

女性内生殖器（internal genitalia）包括阴道、子宫、输卵管及卵巢，后两者称为子宫附件（图 1-2）。

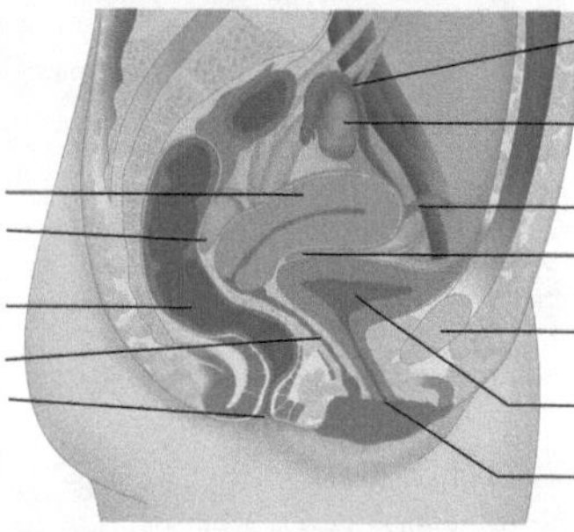

图 1-2 女性内生殖器（见彩插）

一、阴道

阴道（vagina）为性交器官，是月经血排出及胎儿娩出的通道，也是妇科检查、子宫腔操作及经阴道超声的主要通道。

（一）位置和形态

阴道位于小骨盆下部中央，介于膀胱、尿道及直肠之间的肌性管状器官。阴道前壁长 7～9 cm，与膀胱和尿道相邻，它们之间有一层结缔组织，即“尿道阴道隔”；后壁长 10～12 cm，与直肠贴近，也称“直肠阴道隔”，阴道后壁上 1/3 与直肠分离。手术时需特别注意阴道与膀胱、尿道、直肠之间的间隙，避免损伤邻近器官。阴道上端包围子宫颈，下端开口于阴道前庭后部，其中上端环绕子宫颈周围的部分称阴道穹隆，分为前、后、左、右 4 部分，其中后部最深，与盆腔最低的直肠子宫陷凹紧密相邻，临床上常将此处作为穿刺、盆腔引流及某些手术的入路。

（二）解剖组织学

阴道壁由黏膜、肌层及纤维组织构成。黏膜由非角化复层鳞状上皮覆盖，无腺体、淡红色，有很多横纹皱襞，伸展性大，阴道上端 1/3 段黏膜受性激素影响有周期性变化。由于阴道皱襞之间形成较多凹陷，经阴道行子宫腔或盆腹腔手术时，需要仔细消毒，进入子宫腔的器械尽量不要触碰阴道壁，以免造成子宫腔或盆腹腔感染；黏膜下为平滑肌，内层呈环行，外层呈纵行，黏膜与阴道平滑肌较易分离，便于阴道壁手术时找准界限分离组织。阴道壁血供丰富，富含静脉丛，受损后易出血或形成血肿，分娩后或经阴道操作后应仔细检查阴道壁。

（三）阴道发育异常对计划生育手术的影响

阴道由副中肾管和泌尿生殖窦发育而来，异常时可能导致先天性无阴道、阴道闭锁、阴道横隔、阴道纵隔、阴道斜隔等。患者可能因闭经、周期性下腹痛或性生活困难就诊发现异常并行处理，也有部分患者无症状，至分娩、计划生育手术时才发现异常。阴道发育异常的患者进行双瓣窥器检查时，患者可能疼痛感明显或双瓣窥器前端有阻碍无法置入，也无法正常看到子宫颈，行子宫腔操作时出现程度不等的困难。

二、子宫

子宫（uterus）为孕育胚胎、胎儿及产生月经的器官。

（一）位置和形态

1. 位置 子宫借盆底支持系统的承托力量，位于盆腔中央，前为膀胱，后为直肠，下接阴道，两侧有输卵管和卵巢。当子宫颈外口低于坐骨棘水平以下，甚至子宫全部脱出阴道口以外，称为子宫脱垂。根据子宫与阴道口的关系，将子宫脱垂分为 3 度，对子宫颈已经脱出阴道口的患者（Ⅱ度及Ⅱ度以上），不宜采用放置有尾丝的宫内节育器（intrauterine contraceptive device，IUD）的方式避孕。

2. 形态 描述子宫的方向时，常用“倾”和“屈”表示，“倾”指子宫体纵轴与身体纵轴的关系，前倾指子宫体朝向耻骨，后倾指子宫体朝向骶骨，“屈”指子宫体与子宫颈的关系，两者间的纵轴形成的角度朝向前方称为前屈，朝向后方称为后屈。人工流产手术和放取 IUD 等子宫腔操作前需查清子宫位置，某些因素会引起子宫的极度倾屈，如剖宫产手术后子宫前壁与腹膜粘连使子宫极度高吊后屈，盆腔炎性疾病后遗症或严重的盆腔子宫内膜异位症可能使子宫极度后倾后屈，在进行子宫腔内操作时极易造成子宫穿孔、子宫腔操作失败或 IUD 不能放置到子宫底等。操作前可将子宫颈向阴道口牵引，使子宫变为平位，并仔细探查子宫位置，以利手术进行，必要时可在超声辅助下或子宫腔直视下操作。

3. 子宫各部　子宫是肌性器官，呈前后略扁的倒置梨形，分为子宫体和子宫颈。成人非孕时子宫长7～8 cm，宽4～5 cm，厚2～3 cm，容积约5 ml，重50～70 g。子宫体和子宫颈的比例随着年龄发生变化。

（1）子宫体：子宫上部较宽称子宫体（corpus uteri），其上端隆突部分称为子宫底（fundus uteri），子宫底两侧为子宫角（cornua uteri），与输卵管相通（图1-3）。子宫两侧角部与身体纵轴形成一定的角度，手术器械不容易达到，人工流产手术操作时，尤其需要注意两侧宫角部是否有残留，如有残留可在吸宫后用小号刮匙轻刮此部。如果为子宫角部妊娠，更会增加终止妊娠手术难度，可在超声监视下或子宫腔直视下手术，必要时可辅助宫腔镜、腹腔镜等方式操作。需要注意的是，由于角部肌层相对输卵管肌层偏厚，早期角部妊娠可能没有异常情况，可维持妊娠3～4个月，一旦子宫角部妊娠发生破裂，由于此处血供丰富，则可在短时间内发生大量腹腔内出血，危及患者生命。子宫腔形状为上宽下窄的三角形，故目前常用IUD的形状也多呈上宽下窄的设计（T形、宫型等）。

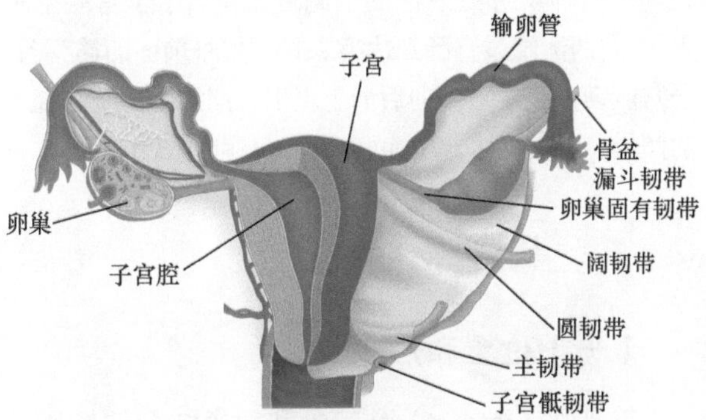

图1-3　子宫各部及子宫韧带（见彩插）

（2）子宫颈：是指子宫颈解剖学内口以下的部分。子宫峡部（isthmus uteri）是子宫颈阴道上部和子宫体相移行的部分，实际上属于子宫颈（cervix uteri）的一部分，其上端因解剖上较狭窄，称解剖学内口，下端因黏膜组织于此处由子宫腔内膜变为子宫颈黏膜，称组织学内口。子宫峡部在非孕期长约1 cm，在妊娠中、后期拉长形成子宫下段，临产时可长达7～11 cm，剖宫产手术常在此处切开子宫，故有剖宫产手术史的患者行子宫腔内操作时，需要特别注意子宫前壁剖宫产切口处，切忌暴力操作。子宫颈内腔呈梭形，称为子宫颈管（cervical canal），成年妇女的子宫颈管长2.5～3.0 cm，其上、下端分别称为子宫颈内口和子宫颈外口。子宫颈内口通常是紧闭的，子宫腔操作时，应按照扩宫棒从小号到大号循序渐进、缓慢轻柔扩张子宫颈内口，否则可能造成子宫颈黏膜损伤或子宫颈裂伤，也可能导致解剖学内口松弛，发生子宫颈功能不全。子宫颈病变手术后子宫颈管缩短，绝经后妇女的子宫颈萎缩变小，甚至阴道穹隆消失，同时子宫颈弹性降低，子宫颈钳无法夹持子宫颈，器械进入子宫腔困难，增加了IUD取出或子宫腔操作的风险。

（二）解剖组织学

子宫体和子宫颈的组织结构不同。

1. 子宫体　从内向外分为子宫内膜层、肌层及浆膜层。

（1）子宫内膜层：子宫内膜分为3层，即致密层、海绵层及基底层。表面2/3为致密层和海绵层，统称为功能层，功能层受性激素影响发生周期性增厚、剥脱。靠近子宫肌层的1/3内膜为基底层，不受卵巢性激素影响，不发生周期性变化，其主要功能是月经期后再生并修复子宫内膜，形成新的功能层。基底层直接与肌层相贴，无黏膜下层，在人工流产等宫腔操作时，如损伤基底层，将影响子宫内膜的再生及修复，术后可能出现月经量减少、子宫腔粘连等，影响月经和生育力；子宫腔粘连会改变子宫腔的形态，使子宫腔内操作困难，严重时器械无法进入子宫腔；子宫腔粘连患者妊娠后行流产手术时，粘连带阻碍器械进入，可能导致漏吸、组织物残留等并发症，必要时可在B超或子宫腔直视下或宫腔镜辅助下清宫。另外，随着妇女进入绝经状态，子宫体逐渐变小，IUD可能在子宫腔内发生嵌顿，对于老年妇女行子宫腔操作时更应注意子宫体的变化，避免造成子宫损伤。

（2）子宫肌层：子宫肌层由大量平滑肌组织、少量弹性纤维及胶原纤维组成，分为3层，内层呈环行、外层呈纵行、中间呈交叉状。子宫各部肌层厚度不同，正常情况下以子宫底部及子宫壁侧较厚；最薄处为峡部和子宫两侧角部（图1-4），子宫腔内操作不当发生子宫穿孔常见于这些部位。子宫肌层中含有丰富的血管，但子宫收缩时，来自不同方向的肌肉一起收缩，能有效压迫血管，人工流产操作或分娩后，加强子宫收缩能减少子宫腔的出血。子宫肌层常见的良性病变是子宫肌瘤、子宫腺肌病，其中子宫内膜在子宫肌层中局限性生长形成结节称为子宫腺肌瘤。较大的子宫肌瘤或子宫腺肌瘤压迫子宫腔，使其形态异常，可能使IUD异位，也可使IUD放置困难。

（3）子宫浆膜层：为覆盖子宫体底部及前后面的脏腹膜，在子宫前面近子宫峡部处腹膜向前反折覆盖膀胱，形成膀胱子宫陷凹；在子宫后面，腹膜沿子宫壁向下，至子宫颈后方及阴道后穹隆处折向直肠，形成直肠子宫陷凹（rectouterine pouch），也称道格拉斯腔（Douglas pouch）。在孕10～14周行钳刮术、中期妊娠

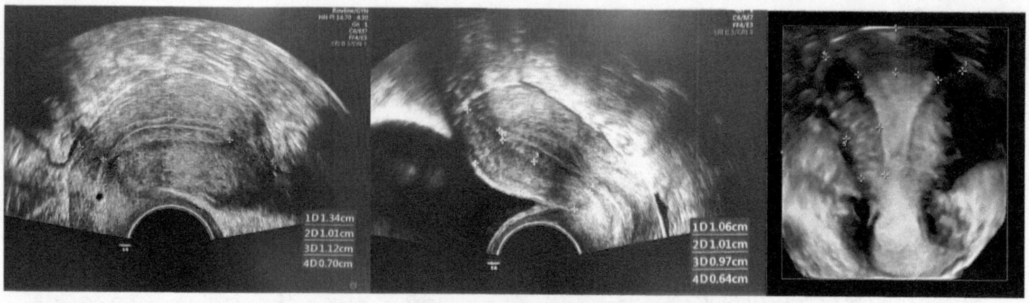

图 1-4 B 超下正常子宫肌层厚度（见彩插）

引产及足月分娩时，如发现有子宫颈裂伤，一定要检查裂口顶端是否延伸到直肠子宫陷凹或膀胱子宫陷凹。

2. 子宫颈 主要由结缔组织构成，含有少量的平滑肌纤维、血管及弹性纤维。子宫颈管黏膜为单层高柱状上皮，富含腺体，能分泌碱性黏液形成黏液栓堵塞子宫颈管，子宫颈黏膜受性激素影响发生周期性变化。子宫颈阴道部为复层鳞状上皮覆盖，表面光滑。子宫颈外口柱状上皮与鳞状上皮交界处是子宫颈癌的好发部位。

（三）子宫发育异常对计划生育手术的影响

子宫发育异常为副中肾管发育不全、发育停滞、融合及退化异常所致。临床上可见到多种不同情况的畸形，对计划生育手术操作造成困难的情况，包括子宫颈狭窄、单角子宫、双角子宫、纵隔子宫、双子宫颈的双子宫、弓形子宫。单纯子宫颈狭窄时可以用扩宫棒逐步扩张子宫颈内口，至 5.0～6.5 号扩宫棒可以置入时再按照正常程序放置 IUD。子宫发育异常时常伴有子宫腔形态的异常，不适合放置 IUD。

（四）子宫韧带

子宫韧带共有以下 4 对（图 1-3）。

1. 圆韧带（round ligament） 呈圆索状的肌纤维束，起于子宫角前面、输卵管近端的下方，向前下方伸展达两侧骨盆壁，再穿过腹股沟管止于大阴唇顶端，使子宫保持前倾位。

2. 阔韧带（broad ligament） 覆盖于子宫前后壁呈翼状的腹膜，自子宫侧缘向两侧延伸达骨盆壁，其上缘游离，内 2/3 包围输卵管，外 1/3 移行为骨盆漏斗韧带（infundibulopelvic ligament），又称卵巢悬韧带（suspensory ligament of ovary），内含卵巢动静脉。卵巢与阔韧带后叶相接处称卵巢系膜。卵巢内侧与子宫角之间的阔韧带称卵巢固有韧带。子宫体两侧的阔韧带内含有血管、神经、淋巴管及大量疏松结缔组织称子宫旁组织，使子宫保持在盆腔正中的位置。阔韧带下部有子宫动静脉和输尿管穿行。由于阔韧带内有丰富的血管穿行，子宫腔操作不当致子宫侧壁穿孔、子宫颈裂伤至宫旁及剖宫产时伤口延裂等均可能损伤血管造成阔韧带血肿。

3. 主韧带（cardinal ligament） 又称子宫颈横韧带。在阔韧带的基底部，自子宫颈两侧延伸达骨盆壁，起固定子宫颈、防止子宫下垂的作用。子宫血管和输尿管下段穿越此韧带。当子宫位置下移时，子宫血管和输尿管位置发生变化，手术时需辨清血管和输尿管。

4. 子宫骶韧带（uterosacral ligament） 起自子宫颈和子宫体交界处后面的上侧方（相当于子宫峡部水平），向两侧绕过直肠到达第 2、第 3 骶椎前面的筋膜内。子宫骶韧带将子宫颈向后向上牵引，间接维持子宫处于前倾位。子宫内膜异位症好发于此，可造成性交痛。

三、输卵管

（一）位置和形态

输卵管（oviduct）是精子和卵子结合的场所及运送受精卵进入子宫的管道，细长而弯曲，全长 8～14 cm，位于子宫阔韧带的上缘内，内侧与子宫角相通，外端游离，与卵巢接近。盆腔炎性疾病可影响输卵管的通畅性，输卵管腔通而不畅导致异位妊娠的概率增加，完全阻塞可导致不孕。临床也可利用输卵管的作用及特点进行输卵管结扎术或粘堵术，从而达到避孕的目的。

输卵管由内向外分为 4 部分。①间质部（interstitial portion）：在子宫壁内潜行部分，短而腔窄，长约 1 cm。②峡部（isthmic portion）：紧连间质部，管腔较窄，长 2～3 cm，行输卵管结扎手术时，通常经此处阻断，对于阻断后有再次妊娠需求者也可行输卵管再通术，但需要注意术中缝合时保持浆膜层的光滑、完整，避免粘连、扭曲造成复通障碍。③壶腹部（ampulla of fallopian tube）：在峡部外侧，管腔较宽大，长 5～8 cm，受精常发生于此，也是异位妊娠发生率最高的部位。④伞部（fimbrial portion）：为输卵管的末端，长 1.0～1.5 cm，开口于腹腔，管口处有许多指状突起，呈伞状，有“拾卵”作用。

（二）解剖组织学

输卵管由外向内分为浆膜层、肌层及黏膜层。阔韧带上缘包绕输卵管大部分，构成输卵管的浆膜。肌层由3层平滑肌组成，外层纵行，中层环行，内层呈螺旋状，整个肌层愈接近子宫愈肥厚，当平滑肌收缩时，可产生由内向外的蠕动使输卵管液流动，将精子送至壶腹部，或者相反方向的逆蠕动，将受精卵送至子宫腔。

四、卵巢

（一）位置和形态

卵巢（ovary）为一对扁椭圆形的性腺，具有生殖和内分泌的功能，能产生和排出卵子、分泌性激素。青春期开始排卵后，因每月周期性卵泡发育，排卵后白体形成，表面逐渐由光滑变得凹凸不平。育龄期妇女的卵巢大小约4 cm×3 cm×1 cm，重5～6 g，灰白色；绝经后卵巢逐渐萎缩、变小、变硬。

（二）解剖组织学

卵巢表面无腹膜覆盖，表面的单层立方上皮称为表面上皮，深面有一层致密纤维组织称卵巢白膜，其内为卵巢实质，分为皮质与髓质。外层皮质，有数以万计的原始卵泡（又称始基卵泡）及致密结缔组织组成，卵巢良性肿瘤剥除时，需尽可能地保留皮质层以保留卵巢功能；中心区为髓质，含疏松结缔组织，以及丰富的血管、神经和淋巴管，为皮质的卵泡供血提供支持。在卵泡发育、排卵及形成黄体的各个阶段，卵巢产生相应的各种女性激素。

第三节　血管、淋巴及神经

女性生殖器的血管与淋巴管相伴而行，各器官间静脉及淋巴管以丛、网状相吻合，故肿瘤或感染易在器官间扩散。

一、动脉

女性内、外生殖器的血液供应主要来自卵巢动脉、子宫动脉、阴道动脉及阴部内动脉（图1-5）。

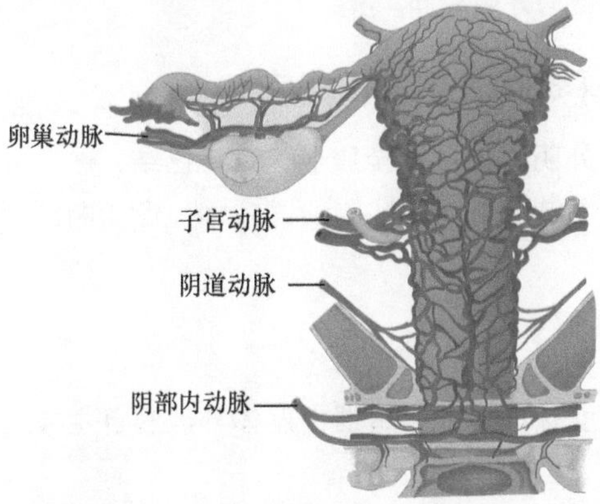

图1-5　女性内生殖器动脉（见彩插）

（一）卵巢动脉

卵巢动脉为腹主动脉的分支，左侧卵巢动脉可来源于肾动脉，沿着腰大肌前下行至盆腔，跨越输尿管与髂总动脉下段，随着骨盆漏斗韧带向内横行，再经过卵巢系膜进入卵巢内。手术切除卵巢时，需要仔细缝扎卵巢动脉，防止腹腔内出血。

（二）子宫动脉

子宫动脉为髂内动脉的前干分支，沿着骨盆侧壁向下向前行，穿越阔韧带基底部、子宫旁组织到达子宫外侧距子宫颈内口水平约2 cm处横跨输尿管，至子宫侧缘，分为上、下两支：上支称为子宫体支，至子宫角处又分为子宫底支、卵巢支及输卵管支；下支称为子宫颈-阴道支，分布于子宫颈及阴道上段。产后出血等需行介入手术治疗时通常选择性地栓塞子宫动脉。需要注意的是，选择性的子宫动脉插管非常关键，同时栓塞过程中切忌栓塞物质的反流，否则可能造成严重的并发症。由于子宫动脉上支部分供应卵巢血供，对于希望保持生育能力的患者，除非急诊止血需要，一般不选择子宫动脉栓塞，而是暂时血管阻断。

（三）阴道动脉

阴道动脉为髂内动脉的前干分支，有许多小分支分布于阴道中、下段前后壁及膀胱顶、膀胱颈，并与子宫动脉的子宫颈-阴道支和阴部内动脉的分支吻合，故阴道壁裂伤时出血多，易形成血肿，缝合伤口时一般需超过伤口顶端0.5 cm，避免漏缝回缩的动脉端。

（四）阴部内动脉

阴部内动脉为髂内动脉的前干终支，经坐骨大孔的梨状肌下孔穿出骨盆腔，绕过坐骨棘背面，经过坐骨小孔到达会阴及肛门，并分为以下4支。①痔下动脉：供应直肠下段及肛门部；②会阴动脉：分布于会阴浅部；③阴唇动脉：分布于大、小阴唇；④阴蒂动脉：分布于阴蒂及前庭球。

二、静脉

盆腔静脉数量多，与同名动脉伴行，呈丛样分布，各静脉丛间均有相互的交通支连接，故盆腔静脉感染容易蔓延。广密的静脉丛围绕阴道，最终汇入髂内静脉，阴道壁损伤极易形成血肿。子宫静脉由两侧的弓形静脉联合形成，然后汇入髂内静脉直至髂总静脉。卵巢和阔韧带上部的血供由几条静脉汇集后在阔韧带内形成巨大的蔓状丛，故阔韧带内易发生血肿。卵巢静脉出卵巢门后形成静脉丛，右侧汇入下腔静脉，左侧汇入左肾静脉，由于静脉管壁薄弱，大都无静脉瓣结构，血流相对缓慢，缺少相应动脉搏动辅助回流；而盆腔组织结构疏松，缺乏支持作用，易受腹腔压力增高等因素的影响，导致静脉回流不畅易形成盆腔静脉曲张，以左侧盆腔静脉曲张较多见。

三、淋巴

女性生殖器及盆腔具有丰富的淋巴结构，淋巴结一般沿相应的血管排列，其数目、大小及位置均不固定（图1-6）。各器官之间淋巴交错形成淋巴管网，抵抗力减弱时可导致肿瘤或感染的扩散。计划生育手术消毒措施不严格、操作时缺乏无菌观念、流产不全等原因导致长期阴道流血、术后过早性交等，病原体可经外阴、阴道、子宫颈及子宫体创伤处的淋巴管侵入盆腔结缔组织及内生殖器其他部分，引起结缔组织充血、水肿及中性粒细胞浸润；侵及输卵管的浆膜层，发生输卵管周围炎，可进一步累及输卵管肌层甚至黏膜层；侵及腹膜时导致腹膜分泌腹腔含纤维素的渗出液，引起盆腔粘连、盆腔脓肿，是产褥感染、流产后感染的主要感染途径。

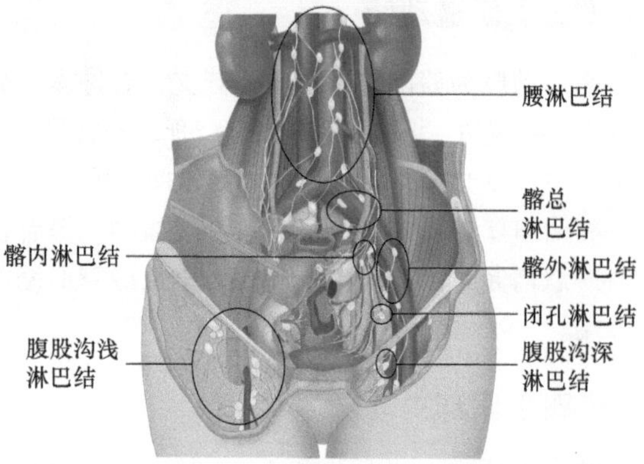

图1-6 女性生殖器淋巴（见彩插）

（一）卵巢淋巴回流

有3条通路：①经卵巢骨盆漏斗韧带入卵巢淋巴管向上回流至腹主动脉旁淋巴结；②沿着卵巢门淋巴管达髂内淋巴结、髂外淋巴结，再经过髂总淋巴结至腹主动脉旁淋巴结；③沿圆韧带入髂外淋巴结及腹股沟淋巴结。

（二）子宫淋巴回流

有5条通路：①子宫底部淋巴常沿阔韧带上部淋巴网、经骨盆漏斗韧带至卵巢，再向上至腹主动脉旁淋巴结；②子宫前壁上部沿圆韧带回流到腹股沟淋巴结；③子宫下段淋巴回流至子宫旁淋巴结、闭孔淋巴结、髂内外淋巴结及髂总淋巴结；④子宫后壁淋巴可沿子宫骶韧带回流至直肠淋巴结；⑤子宫前壁的淋巴也可回流至膀胱淋巴结。

（三）子宫颈淋巴回流

主要沿着子宫旁淋巴结、闭孔淋巴结、髂内淋巴结、髂外淋巴结及髂总淋巴结，然后可回流至腹主动脉旁淋巴结和（或）骶前淋巴结。

（四）阴道淋巴回流

阴道上段淋巴回流基本与子宫颈相同，下段淋巴回流与外阴相同。

（五）外阴淋巴回流

外阴淋巴回流至腹股沟浅淋巴结，然后可至腹股沟深淋巴结，再汇入闭孔淋巴结、髂内淋巴结等处。

四、神经

女性内、外生殖器由躯体神经和自主神经共同支配。

（一）外生殖器的神经支配

外阴部主要由阴部神经支配。阴部神经含感觉神经纤维和运动神经纤维，在坐骨结节内侧下方分成会阴神经、阴蒂背神经及肛门神经3支（图1-7），分别分布于会阴、阴唇、肛门周围。临床上可在阴部手术时行阴部神经阻滞。

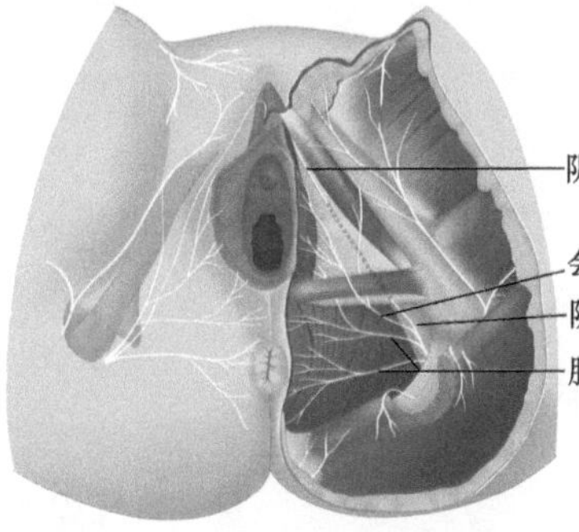

图 1-7 女性外生殖器神经（见彩插）

（二）内生殖器的神经支配

主要由交感神经和副交感神经支配。交感神经纤维自腹主动脉前神经丛分出，下行入盆腔分为骶前神经丛和卵巢神经丛。骶前神经丛大部分在子宫颈旁形成骨盆神经丛并分布于子宫体、子宫颈、膀胱上部，阴道无痛分娩、妇科诊断性刮宫术、人工流产术时可行子宫颈旁神经阻滞。子宫颈旁神经位于子宫动脉、静脉丛和输尿管旁，注入药物前需回抽无血后方可注射。骨盆神经丛来自第Ⅱ、第Ⅲ、第Ⅳ骶神经的副交感神经纤维，并含有向心传导的感觉神经纤维，子宫腔内手术时扩张子宫颈和膨胀子宫腔可导致迷走神经张力增高，导致心脑综合征发生，表现为血压下降、突发性晕厥抽搐甚至昏迷。子宫平滑肌有自主节律活动，完全切除其神经后仍能进行节律收缩，完成分娩活动，临床上可见低位截瘫的女性仍能顺利自然分娩。

第四节 骨 盆

女性骨盆（pelvis）既是支持躯干和保护盆腔脏器的重要器官，又是胎儿娩出的骨产道，其大小、形状对分娩有直接影响。骨盆的发育形态不仅存在种族差异，而且受营养、生活习惯等多种因素的影响。按照骨盆的形状及各骨盆平面特点，可将骨盆分为女型、扁平型、类人猿型、男型这 4 种基本类型。通常女性骨盆较男性骨盆宽而浅，有利于分娩。

1. 骨盆的骨骼 由骶骨、尾骨及左右两块髋骨组成，每块髋骨又由髂骨、坐骨及耻骨融合而成。骶骨由 5～6 块骶椎融合而成，形似三角，前面凹陷成骶窝，其上缘明显凸起，称为骶岬，是重要的骨性标志。尾骨由 4～5 块尾椎合成（图 1-8）。

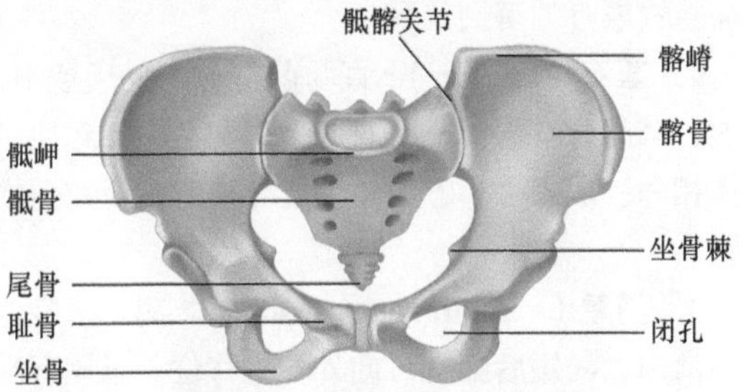

图 1-8 正常女性骨盆（见彩插）

2. 骨盆的关节 包括耻骨联合、骶髂关节及骶尾关节。在骨盆的前方两耻骨之间由纤维软骨连接，称为耻骨联合；在骨盆后方，两髂骨与骶骨形成左、右骶髂关节。骶骨与尾骨的联合处形成骶尾关节，骶尾关节有一定的活动度，分娩时尾骨后移可加大骨盆出口的前后径，若骨折或病变使骶尾关节硬化，尾骨翘向前方，可致使骨盆出口狭窄，影响分娩。

3. 骨盆的韧带 连接骨盆各部之间的韧带中有两对重要的韧带，一对是骶、尾骨与坐骨结节之间的骶结节韧带，另一对是骶、尾骨与坐骨棘之间的骶棘韧带，骶棘韧带宽度即坐骨切迹宽度，是判断中骨盆后矢状径是否狭窄的重要指标（图 1-9）。

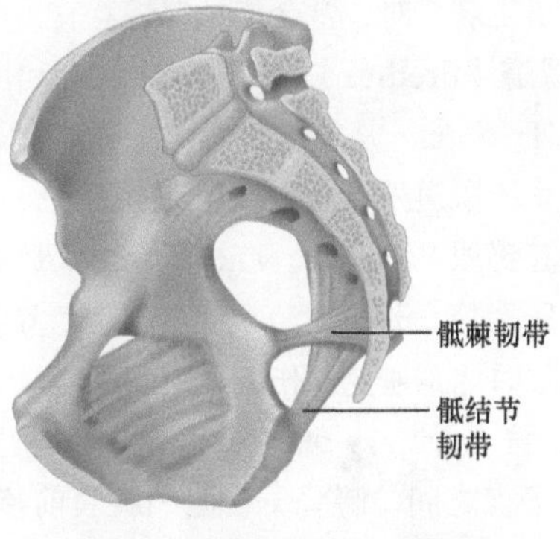

图 1-9 骨盆的韧带（见彩插）

4. 骨盆畸形对计划生育手术的影响 骨盆畸形包括骨基质矿化障碍性骨盆畸形、脊柱病变性骨盆畸形、下肢及髋关节疾病骨盆畸形、先天性骨盆发育异常性骨盆畸形。骨盆畸形对计划生育手术的影响主要表现在患者是否能正常取膀胱截石位进行手术操作，临床上可根据患者情况选择合适的避孕方式或终止妊娠方法。

第五节 骨 盆 底

骨盆底（pelvic floor）由多层肌肉和筋膜组成，是封闭骨盆出口的软组织，承托并保持盆腔脏器处于正常位置。盆底组织结构障碍，可导致盆腔脏器膨出、脱垂，盆腔脏器脱垂将影响IUD、阴道环等避孕装置的使用。妊娠期腹腔压力和盆腔脏器的重力指向盆底肌肉，加上子宫重量日益增加，盆底肌肉处于持续受压中而逐渐松弛。分娩过程中也可能对盆底肌肉造成不同程度的损伤，导致盆底肌肉功能障碍。

骨盆底的前面为耻骨联合，后面为尾骨，两侧为耻骨降支、坐骨降支及坐骨结节。两侧内壁前方衬以闭孔内肌，后方衬以梨状肌。骨盆底被两侧坐骨结节之间的连线分为前、后两部，前部为尿生殖三角，有尿道和阴道通过；后部为肛门三角，有肛管通过。

一、骨盆底组织

骨盆底由外向内分为3层。

（一）外层

由会阴浅筋膜及其深面的3对肌肉（球海绵体肌、坐骨海绵体肌、会阴浅横肌）和肛门外括约肌组成。此层肌肉的肌腱汇合于阴道外口和肛门之间，形成会阴中心腱。

（二）中层

即泌尿生殖膈，由上、下两层筋膜及之间的会阴深横肌、尿道括约肌组成。

（三）内层

即盆膈，为骨盆底最坚韧的一层，由肛提肌及其内、外面的筋膜组成。骨盆底自前向后分别有尿道、阴道及直肠穿过。

二、会阴

广义的会阴（perineum）是指封闭骨盆下口的所有软组织。妇产科临床上，会阴指阴道口与肛门之间的软组织，厚3～4 cm，由外向内逐渐变窄呈楔状，包括皮肤、皮下脂肪、筋膜、部分肛提肌及会阴中心腱。妊娠期会阴组织变软，伸展性增加，可转变为菲薄状，利于分娩，但同时也要保护此区，以免造成会阴裂伤。

第六节 邻近器官

女性生殖器与尿道、膀胱、输尿管、直肠及阑尾相邻，若出现病变时，常会累及邻近器官。

1. 尿道（urethra） 介于耻骨联合和阴道前壁之间，长4～5 cm。从膀胱三角尖端开始穿过泌尿生殖膈，终止于尿道外口。女性尿道短而直，与阴道邻近，易引起泌尿系统感染。肛提肌及盆筋膜损伤可出现张力性尿失禁。分娩、经腹部全子宫切除或广泛性全子宫切除时注意避免损伤尿道引起尿瘘。

2. 膀胱（urinary bladder） 排空的膀胱位于耻骨联合与子宫之间，膀胱子宫陷凹腹膜前覆膀胱顶，后连子宫体浆膜层，故膀胱充盈与否，会影响子宫体的位置，充盈的膀胱可凸向盆腔甚至腹腔，影响对子宫及阴道的操作，故妇科检查、手术、分娩前须排空膀胱。由于膀胱与子宫邻近，关系密切，子宫腔内操作不当时可能发生子宫穿孔，损伤膀胱。

3. 输尿管（ureter） 为一对圆索状肌性管道，从肾盂开始在腹膜后沿腰大肌下行，在髂外动脉的前方进入骨盆，继续下行，经阔韧带底部向前、向内，距宫颈外侧约2 cm处从子宫动脉的下方穿过，向前进入膀胱。输尿管的损伤多由妇科手术引起，术中发现和修补后，预后良好，但若术中未能察觉或修补失败，术后可能形成输尿管阴道瘘，故盆腔手术时应特别注意输尿管的解剖位置。

4. 直肠（rectum） 直肠前壁与阴道后壁下2/3相连，其间含有静脉丛；直肠下部与肛门括约肌、会阴体相邻，阴式手术、阴道粘连分离时，应避免损伤直肠。

5. 阑尾（vermiform appendix） 阑尾通常位于右髂窝内，妊娠后阑尾可向外上方移位。阑尾下端有时可达右侧输卵管及卵巢部位，故妇女患阑尾炎时可能累及右侧子宫附件。

（编写：李　敏；审校：林　青；终审：刘欣燕）

参考文献

［1］谢幸，孔北华，段涛．妇产科学．9版．北京：人民卫生出版社，2018．
［2］徐丛剑，华克勤．实用妇产科学．4版．北京：人民卫生出版社，2018．

第 2 章　女性生殖系统生理

第一节　女性各年龄段生理特点

女性一生各时期都有不同的组织学、解剖学及生殖内分泌的变化特点。从出生到年老贯穿下丘脑 - 垂体 - 卵巢轴功能发育、成熟和衰退的过程。女性一生根据其生理特点可按年龄划分为几个阶段。

一、胎儿期

胎儿期（fetal period）是指从形成受精卵到出生为止。

受精卵是由父系和母系来源的 23 对（46 条）染色体组成的新个体，由其中 1 对性染色体决定胎儿的性别，XX 合子发育为女性，XY 合子发育为男性。胚胎 6 周后原始性腺开始分化，至 8～10 周出现卵巢的结构。原始生殖细胞分化为初级卵母细胞，性索皮质的扁平细胞围绕卵母细胞构成原始卵泡。卵巢形成后，两条副中肾管发育成为女性生殖道。

胚胎从第 5 周开始形成软骨，第 7 周开始向骨骼发育。如需终止妊娠，<10 周的早期妊娠可以采取负压吸宫术；≥10 周的早期妊娠因胎儿较大，骨骼形成，终止时需采用钳刮术，容易造成出血多、子宫颈裂伤、子宫穿孔等并发症。胎儿从 13 周开始初具人形，一部分骨骼开始变得坚硬，且胎盘已经完全形成，此时终止妊娠的风险增大，≥14 周需在严密的监控下进行引产。

中期妊娠，胎儿的各器官逐渐发育成形。18～28 周羊水量处于高峰期，胎儿在子宫内活动度大，有利于通过超声进行排畸检查。大脑在妊娠中、晚期进入快速发育期，出生后逐步发育成熟。肺是胎儿最后发育的器官，从 24 周开始进入囊泡期和终末肺泡期，肺泡细胞开始出现肺泡表面活性物质，28 周可有呼吸运动，到 36 周基本发育成熟。

二、新生儿期

出生后 4 周内称新生儿期（neonatal period）。女性胎儿在母体内受到胎盘及母体女性激素的影响，新生儿常见外阴较丰满，乳房略隆起或少许泌乳；出生后，血中女性激素水平迅速下降，可出现少量阴道流血。这些生理变化均可在短期内自然消退。

三、儿童期

从出生 4 周到 12 岁左右称儿童期（childhood）。儿童早期（8 岁之前），下丘脑 - 垂体 - 卵巢轴的功能处于抑制状态。生殖器为幼稚型，阴道上皮薄且无皱襞，细胞内缺乏糖原，抗感染力弱，容易发生炎症；子宫小，子宫颈较长，约占子宫全长的 2/3，子宫肌层亦很薄；输卵管弯曲且很细；卵巢长而窄，卵泡虽能发育但迅速闭锁退化，不能发育成熟。在儿童后期（约 8 岁以后），下丘脑促性腺激素释放激素（gonadotropin-releasing hormone，GnRH）的抑制状态解除，卵泡受垂体促性腺激素的影响有一定发育并分泌性激素。女性特征开始呈现，皮下脂肪在胸部、髋部、肩部及耻骨前面堆积；子宫、输卵管及卵巢逐渐从腹腔内向骨盆腔内下降；乳房开始发育。女性在 8 岁前乳房发育或 10 岁前月经来潮定义为性早熟。

四、青春期

从月经初潮至生殖器逐渐发育成熟的时期称青春期（adolescence）。世界卫生组织（World Health Organization，WHO）规定青春期为 10～19 岁。青春期发动一般始于 8～10 岁，此时中枢性负反馈抑制状态解除，GnRH 开始呈脉冲式释放，继而引起促性腺激素和卵巢性激素水平升高、第二性征出现，并最终获得成熟的生殖功能。此阶段全身发育，身高迅速增长，体型渐达成年女型。女性青春期第一性征的变化是在促性腺激素的作用下，卵巢发育增大，卵泡开始发育并分泌雌激素，内、外生殖器进一步发育。外生殖器变为成年人型，阴道长度及宽度增加，阴道黏膜变厚并出现皱襞；子宫增大，子宫体与子宫颈的比例为 2∶1；输卵管变粗，弯曲度减小，黏膜出现许多皱襞与纤毛；卵巢皮质内有不同发育阶段的卵泡。出现第二性征，包括音调变高、乳房丰满而隆起、出现阴毛及腋毛、骨盆横径发育大于前后径，以及胸、肩部皮下脂肪增多。青春期按照顺序先后经历以下 4 个不同的阶段，共约需 4.5 年的时间。

（一）乳房萌发

乳房萌发是女性第二性征的最初特征。一般从 10 岁开始，约经过 3.5 年发育至成熟。

（二）肾上腺功能初现

青春期肾上腺雄激素分泌增加，引起阴毛和腋毛的生长，称为肾上腺功能初现。阴毛先发育，2 年后腋毛开始发育。肾上腺功能初现提示下丘脑 - 垂体 - 肾上腺雄激素轴功能近趋完善。

（三）生长加速

11～12 岁青春期少女体格生长呈直线加速，平均每年生长 9 cm，是由于雌激素、生长激素、胰岛素样生长因子 - Ⅰ（insulin-like growth factor Ⅰ，IGF- Ⅰ）分泌增加所致。

（四）月经初潮

女性第一次月经来潮称月经初潮，是青春期的重要标志。月经初潮平均晚于乳房发育 2.5 年。月经来潮提示卵巢产生的雌激素足以使子宫内膜增殖。由于此时下丘脑 - 垂体 - 卵巢轴功能尚未成熟，常出现不排卵的情况，导致月经周期不规律。经 5～7 年建立规律的周期性排卵后，月经才逐渐正常。一般临床以 13 岁没有乳房发育，第二性征出现后 2～3 年没有月经初潮或 16 岁没有初潮定义为青春期发育迟缓。

青春期女性虽已初步具有生育能力，但生殖系统的功能尚未完善，若此阶段妊娠，可能对女性身心造成伤害。WHO 的统计资料显示，全球 15～19 岁女性的死亡原因中，妊娠和分娩并发症位于第二，仅次于自杀。因此，对青少年应做好避孕知识的宣传教育和普及，预防意外妊娠、避免人工流产，同时对已发生意外妊娠的青少年应做好人工流产后避孕工作，防止重复流产的发生。由于青少年对于坚持使用避孕套和按时口服复方口服避孕药（combined oral contraceptive，COC）的依从性差，美国儿科指南首推长效可逆避孕方法（long-acting reversible contraception，LARC），如皮下埋植和 IUD。但在使用这些方法的同时，仍建议加用避孕套，以预防性传播疾病。目前，我国医护人员对青少年使用 LARC 仍存在顾虑，但对于已发生非意愿妊娠的青少年在人工流产后使用 IUD 或皮下埋植剂有较好的认同，因此，经过充分咨询并且排除禁忌情况后，可将 IUD 和皮下埋植剂作为青少年人工流产后立即提供的一线避孕方法。

五、性成熟期

性成熟期（sexual maturity）又称生育期，是卵巢生殖功能与内分泌功能最旺盛的时期。一般自 18 岁左右开始，历时约 30 年，此时期女性性功能旺盛，卵巢功能成熟并分泌性激素，已建立规律的周期性排卵。生殖器各部及乳房在卵巢分泌的性激素作用下发生周期性变化。然而，生育能力的旺盛可能随之会带来意外妊娠的伤害。全球每年约有 8500 万例意外妊娠，其中 50% 的非意愿妊娠以人工流产为结局，即每年有 4000 万～6000 万例人工流产。人工流产方式中，无论是负压吸引术还是药物流产，都会破坏女性自身的防护屏障，损伤子宫内膜，对生殖系统及其功能造成潜在的危害。对生育期女性进行生育指导、避孕节育是对此阶段女性生育力及身心健康的保护。性成熟期女性可根据自身特点和不同时期，选择适合的避孕方法。新婚期尚未生育的女性，建议选择短效避孕方法，如 COC、避孕套，不建议选择外用避孕栓、薄膜等效果较差的避孕方法；哺乳期女性需选择不影响乳汁质量的避孕方法，IUD、哺乳闭经避孕法、绝育术均是首选，但选择时需强调本人意愿及需求，也可选用释放孕激素的宫内节育系统（progestin-releasing intrauterine system，IUS）、长效避孕针或皮下埋植；生育后期原则上选择长效、安全、可靠的避孕方法，各种避孕方法如 IUD、COC、避孕针、避孕套等均适用。无生育意愿的女性，可采用绝育术。

六、绝经过渡期

绝经过渡期（menopausal transition period）是指从开始出现卵巢功能衰退直至最后一次月经的时

期。可始于 40 岁，历时短者 1～2 年，长者 10～20 年。此阶段卵巢功能逐渐衰退，卵泡数明显减少且易发生卵泡发育不全，因而月经不规律，常为无排卵性月经。最终由于卵巢内卵泡自然耗竭或剩余的卵泡对垂体促性腺激素丧失反应，导致卵巢功能衰竭，月经永久停止，称为绝经（menopause）。我国女性平均绝经年龄为 49.5 岁。目前，用“围绝经期”一词来形容女性这一特殊生理变更时期，其定义为卵巢功能开始衰退直至绝经后 1 年内的时期。在围绝经期，由于雌激素水平降低，可出现血管舒缩障碍和神经精神症状，表现为潮热、出汗、情绪不稳定、不安、抑郁或烦躁、失眠等，称为围绝经期综合征。目前认为激素补充治疗可以有效缓解绝经相关症状。

女性在此阶段生育能力下降，但仍有排卵可能，亦有妊娠可能，应坚持避孕。优选避孕方法 LARC，例如，左炔诺孕酮宫内避孕系统（levonorgestrel-releasing intrauterine system，LNG-IUS）除具有避孕作用外，还可通过抑制子宫内膜雌二醇和孕酮受体，使子宫内膜对雌激素失去敏感性，子宫内膜萎缩，月经量减少甚至闭经。原来使用 IUD 者，若无不良反应可继续使用至绝经后半年取出。围绝经期女性开始或继续应用 COC 时，需除外血栓等高风险因素及使用禁忌。COC 的适用范围是不吸烟的、50 岁以下的健康女性。约 20% 的围绝经期女性会发生无排卵性异常子宫出血，在应用 COC 之前要除外器质性病变。应用 COC 不仅可以避孕，还可调整月经周期，同时其中的雌激素成分可以改善围绝经期潮热、出汗等症状，改善围绝经期低雌激素水平造成的骨质疏松。

七、绝经后期

绝经后期（postmenopausal period）是指绝经后的生命时期。在早期阶段，虽然卵巢停止分泌雌激素，但卵巢间质仍能分泌少量雄激素，后者在外周转化为雌酮，是循环中的主要雌激素。一般 60 岁以后女性机体逐渐老化并进入老年期。此期卵巢功能已完全衰竭，雌激素水平低落，不足以维持女性第二性征，生殖器进一步萎缩老化。此阶段女性再无生育能力，无须避孕。既往置入 IUD 者在绝经后 6 个月到 1 年间应取出。随着绝经时间的延长，子宫萎缩，IUD 有嵌入子宫肌层的可能，甚至穿透子宫肌层侵入邻近器官，如膀胱等，取器困难程度相应增加，常需在麻醉下使子宫颈松弛后进行无痛操作，有嵌顿者需在宫腔镜或宫腹腔镜下联合取器。绝经后长期不取出 IUD 的安全性尚在研究中。

第二节　卵巢功能和月经

一、卵巢的功能

卵巢是女性的生殖内分泌腺，主要有 2 个功能：①产生卵子并排卵；②合成并分泌甾体激素和多肽激素。

（一）卵巢的周期性变化

卵巢中所有的卵细胞均在胚胎期形成，随后进入自主发育和闭锁的轨道。胚胎 6～8 周时，原始生殖细胞不断进行有丝分裂，细胞数逐渐增多，体积增大，称为卵原细胞（oogonium），约有 60 万个。自胚胎 11～12 周开始，卵原细胞进入第一次减数分裂，并静止于前期双线期，称为初级卵母细胞（primary oocyte）。胚胎 16～20 周时生殖细胞数目达到高峰，两侧卵巢共含 600 万～700 万个。胚胎 16 周至出生后 6 个月，单层梭形前颗粒细胞围绕着停留于减数分裂双线期的初级卵母细胞形成始基卵泡（primordial follicle），这是女性的基本生殖单位，也是卵细胞储备的唯一形式。胎儿期的卵泡不断闭锁，出生时约剩 200 万个，儿童期大多数卵泡退化，至青春期只剩下约 30 万个。从青春期开始到绝经前，卵巢在形态和功能上发生周期性变化称为卵巢周期，主要变化如下。

1. 卵泡的发育及成熟　进入青春期后，在促性腺激素的刺激下，卵泡由自主发育推进至发育成熟。每月有 3～11 个卵泡发育，经过募集和选择，一般只有其中一个优势卵泡成熟并排出卵子，其余的卵泡通过细胞凋亡机制而自行退化，称卵泡闭锁。女性一生

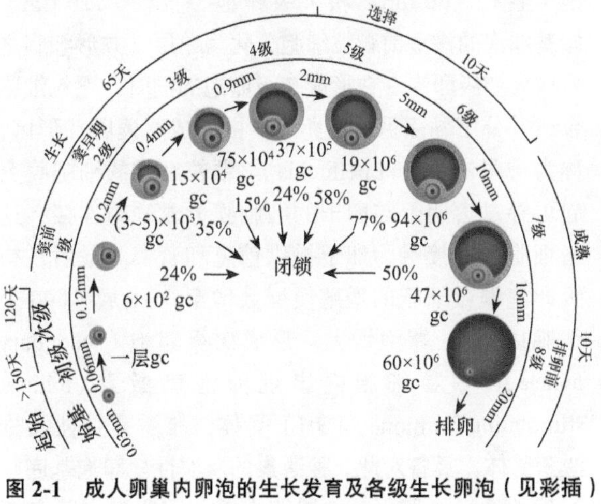

图 2-1　成人卵巢内卵泡的生长发育及各级生长卵泡（见彩插）

注：gc．颗粒细胞

中一般只有400～500个卵泡发育成熟并排卵。始基卵泡可在卵巢内休眠数十年。当进入生长轨道，始基卵泡发育远在月经周期之前，从始基卵泡至形成窦前卵泡需9个月以上（图2-1），从窦前卵泡发育到成熟卵泡需经历持续生长期（1～4级卵泡）和指数生长期（5～8级卵泡），共需85天（图2-2），跨越3个月经周期。一般卵泡生长的最后阶段，即月经周期的卵泡期，正常约为15天。

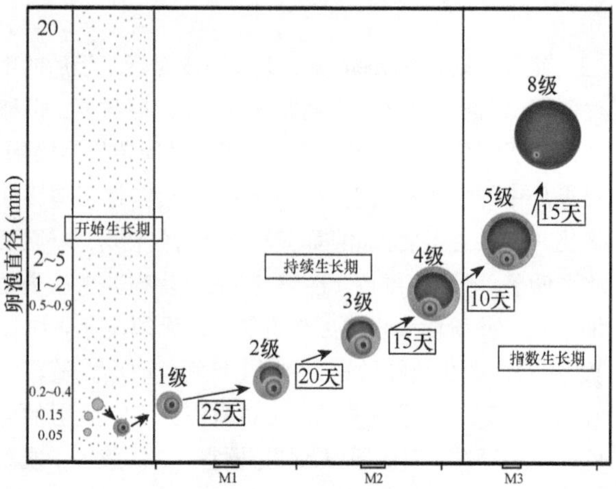

图2-2　卵泡生长速率示意图（见彩插）

根据卵泡的形态、大小、生长速度及组织学特征，可将其生长过程分为以下几个阶段（图2-3）。

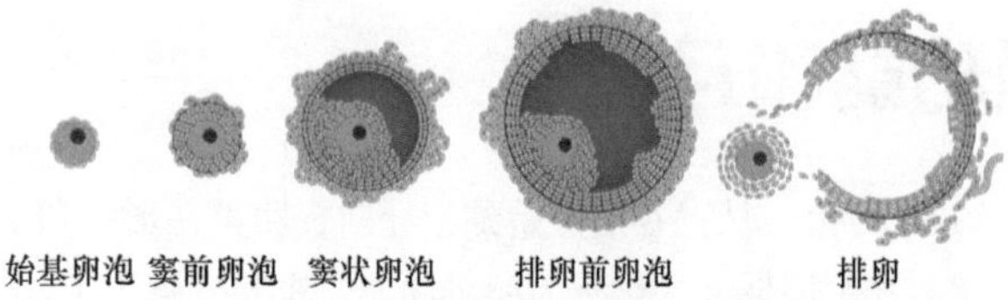

图2-3　不同发育阶段的卵泡形态（见彩插）

（1）始基卵泡：未发育的卵泡，直径为30～60 μm。由停留于减数分裂双线期的初级卵母细胞被单层梭形前颗粒细胞围绕而形成。

（2）窦前卵泡（preantral follicle）：包括初级卵泡（直径>60 μm）和次级卵泡（直径≤120 μm）。始基卵泡的梭形前颗粒细胞分化为单层立方形细胞之后成为初级卵泡。在形成初级卵泡的同时，颗粒细胞合成并分泌黏多糖，在卵子周围形成一透明环形区，称为透明带（zona pellucida）。颗粒细胞的细胞膜突起可穿过透明带与卵子的细胞膜形成缝隙连接，这些细胞膜的接触为卵子提供信息和营养。最后，初级卵泡颗粒细胞的增殖使层数增至6～8层（600个细胞以下），卵泡增大，形成次级卵泡（secondary follicle）。颗粒细胞内出现卵泡刺激素（follicle-stimulating hormone，FSH）受体、雌激素受体及雄激素受体，具备对此3种激素的反应性。卵泡基底膜附近的梭形细胞形成2层卵泡膜，即卵泡内膜和卵泡外膜。卵泡内膜细胞出现黄体生成素（luteinizing hormone，LH）受体，具备合成甾体激素的能力。

（3）窦状卵泡（sinusoid follicle）：次级卵泡在雌激素和FSH的协同下，颗粒细胞间积聚的卵泡液增加，最后融合成卵泡腔，卵泡增大直径达500 μm，称为窦状卵泡。窦状卵泡发育的后期，相当于前一卵巢周期的黄体晚期及本周期的卵泡早期。血清FSH水平及其生物活性增高，超过一定阈值后，卵巢内有一组窦状卵泡群进入生长发育轨道，这种现象称为“募集”。约在月经周期第7天，在被募集的发育卵泡群中，FSH阈值最低的一个卵泡优先发育成优势卵泡，其余卵泡逐渐退化闭锁。在FSH刺激下，颗粒细胞内又出现LH受体及催乳素（prolactin，PRL）受体，具备了对LH、PRL的反应性。在辅助生殖技术（assisted reproductive technology，ART）中，为了得到更多的成熟卵泡，在卵泡募集阶段，使用外源性的垂体促性腺激素刺激卵巢，提高血清FSH水平，使FSH超出较多卵泡的敏感阈值，可募集更多的卵泡，并使它们逃避卵泡的选择机制，避免闭锁，进入募集轨道并继续发育，趋于成熟。

（4）排卵前卵泡（preovulatory follicle）：为卵泡发育的最后阶段。随着颗粒细胞的增殖及卵泡液的积聚，卵泡迅速扩张并移向卵巢表面，发育为成熟卵泡（亦称Graff卵泡），直径可达18～23 mm。其结构从外到内依次为：①卵泡外膜，为致密的卵巢间质组织，与卵巢间质无明显界限；②卵泡内膜，从卵巢皮质层间质细胞衍化而来，细胞呈多边形，较颗粒细胞大，此层含丰富血管；③颗粒细胞，细胞呈立方形，细胞间无血管存在，营养来自外周的卵泡内膜；④卵泡腔，腔内充满大量清澈的卵泡液和雌激素；⑤卵丘，呈丘状突出于卵泡腔，卵细胞深藏其中；⑥放射冠，直接围绕卵细胞的一层颗粒细胞，呈放射状排列；⑦透明带，在放射冠与卵细胞之间的一层很薄的透明膜。

2. 排卵　卵细胞及其周围的卵冠丘结构（oocyte corona cumulus complex，OCCC，又称卵冠丘复合体）一起从卵巢排出的过程称为排卵（ovulation）。在排卵过程中，卵母细胞完成第一次减数分裂，同时卵泡壁胶原层分解形成小孔继而卵子排出。排卵前，成熟卵泡分泌的雌二醇（estradiol，E_2）在循环中达到峰值［E_2≥730 pmol/L（200 pg/ml）］，对下丘脑起到正反馈调节作用，促使下丘脑GnRH的大量释放，继而引起垂体释放促性腺激素，出现LH/FSH峰。LH峰出现于卵泡破裂前36 h，是即将排卵的可靠指标。LH峰的出现使初级卵母细胞完成第一次减数分裂，排出第一极体，成熟为次级卵母细胞；又使排卵前卵泡黄素化，产生少量孕酮。LH/FSH排卵峰与孕酮协同作用，激活卵泡液内蛋白溶酶活性，使卵泡壁隆起尖端部分的胶原消化形成排卵孔。排卵前卵泡液中前列腺素显著增加，可促进卵泡壁释放蛋白溶酶，也促使卵巢内平滑肌收缩，有助于排卵。排卵时卵细胞、透明带、放射冠及小部分卵丘内的颗粒细胞同时排出。ART中常规的体外受精（in vitro fertilization，IVF）取出的是成熟卵泡；针对卵子成熟障碍患者，可通过卵母细胞体外成熟（in virto maturation，IVM）技术，取出未成熟卵泡（直径为5～8 mm的窦状卵泡），经体外培养成熟后再进行受精。

3. 黄体形成及退化 卵泡壁的卵泡颗粒细胞和卵泡内膜细胞向内侵入，在LH排卵峰的作用下进一步黄素化，分别形成颗粒黄体细胞及卵泡膜黄体细胞，与卵泡外膜包围的结缔组织共同形成黄体（corpus luteum）。在LH的作用下黄体细胞分泌孕激素和雌激素。在血管内皮生长因子（vascular endothelial growth factor，VEGF）作用下颗粒细胞血管化，孕酮由此进入体循环中。排卵后7～8天（相当于月经周期第22天左右），黄体体积和功能达到高峰，直径为1～2 cm，外观呈黄色。若排出的卵子受精，黄体则在胚胎滋养细胞分泌的人绒毛膜促性腺激素作用下转变为妊娠黄体，至妊娠3个月末才退化。若卵子未受精，黄体在排卵后9～10天开始退化，黄体功能限于14天。退化时，黄体细胞逐渐缩小，周围结缔组织及成纤维细胞侵入，组织纤维化，外观色白，称白体（corpus albicans）。黄体衰退后月经来潮，又有新的卵泡发育，开始新的周期。ART取卵手术时大量颗粒黄体细胞丢失，黄体细胞减少，导致黄体功能不足，取卵后需要进行黄体支持。

（二）卵巢性激素的合成及分泌

卵巢主要合成分泌雌激素、孕激素及少量雄激素，均为甾体激素（steroid hormone）。排卵前，雌激素主要来源于卵泡膜细胞和颗粒细胞；排卵后，黄体细胞分泌大量孕激素及雌激素。雄激素（睾酮）主要由卵巢间质细胞和门细胞产生。

1. 甾体激素的基本化学结构 甾体激素属类固醇激素。类固醇激素的基本化学结构为环戊烷多氢非环。按碳原子的数目分为3组：①含21个碳原子为孕激素，如孕酮，基本结构为孕烷核；②含19个碳原子为雄激素，如睾酮，基本结构为雄烷核；③含18个碳原子为雌激素，如雌二醇、雌酮、雌三醇，基本结构为雌烷核。

2. 甾体激素的生物合成过程及代谢 卵巢内性激素合成途径遵循“两细胞-两促性腺激素学说”（图2-4），该学说于1959年由Falck提出。“两细胞”代表颗粒细胞和卵泡膜细胞，“两促性腺激素”包括FSH和LH。卵泡膜细胞与颗粒细胞在FSH与LH的共同作用下完成卵巢激素的合成：LH与卵泡膜细胞LH受体结合后可使胆固醇形成睾酮和雄烯二酮，后两者进入颗粒细胞内成为雌激素的前身物质；FSH与颗粒细胞上FSH受体结合后激活芳香化酶，将睾酮和雄烯二酮分别转化为雌二醇和雌酮，进入血液循环和卵泡液中。卵巢甾体激素生物合成需要多种羟化酶及芳香化酶的作用，这些酶都属于细胞色素P450超基因家族。在LH的刺激下，卵泡膜细胞内胆固醇经线粒体内细胞色素P450侧链裂解催化，形成孕烯醇酮。孕烯醇酮合成雄烯二酮有Δ^4和Δ^5两条途径。卵巢在排卵前以Δ^5途径合成雌激素，排卵后可通过Δ^4和Δ^5两条途径合成雌激素。孕酮的合成是通过Δ^4途径（图2-5）。

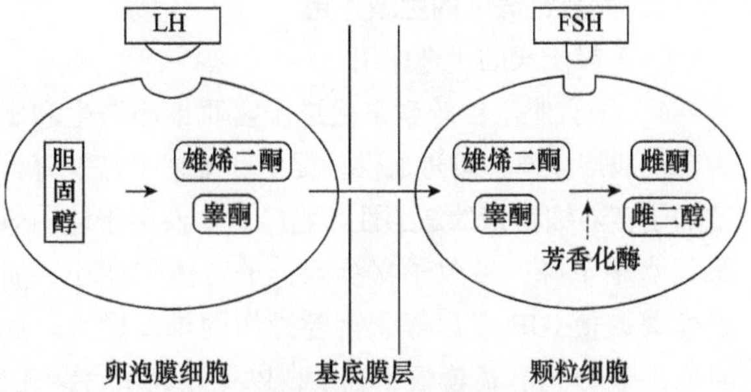

图2-4　雌激素合成的“两细胞-两促性腺激素学说”示意图（见彩插）

注：LH．黄体生成素；FSH．卵泡刺激素

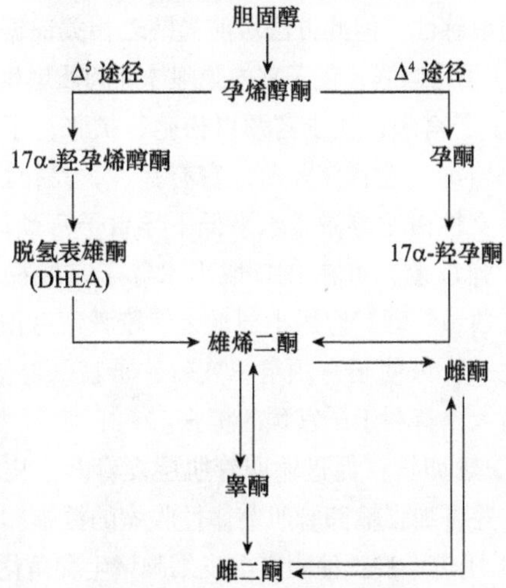

图2-5　性激素的生物合成途径示意图（见彩插）

甾体激素主要在肝内代谢。雌二醇的代谢产物为雌酮及其硫酸盐、雌三醇、2-羟雌酮等；孕激素主要代谢为孕二醇；睾酮代谢为雄酮、原胆烷醇酮。主要均经肾排出。

3. **卵巢性激素分泌的周期性变化**

（1）雌激素（estrogen）：雌激素分泌量随着卵泡的生长逐渐增多，于排卵前达高峰。排卵后循环中雌激素暂时下降。排卵后1～2天，黄体开始分泌雌激素，使循环中雌激素又逐渐上升，于排卵后7～8天黄体成熟时又形成一个高峰。此后黄体萎缩，雌激素水平急剧下降，在月经期达最低水平。

（2）孕激素（progestin）：卵泡期卵泡不分泌孕酮，排卵前成熟卵泡的颗粒细胞分泌少量孕酮，排卵后黄体分泌孕酮逐渐增加，于排卵后7～8天黄体成熟时，分泌量达最高峰，之后逐渐下降，至月经来潮时降到卵泡期水平。

（3）雄激素（androgen）：女性雄激素主要来自肾上腺。卵巢也能分泌部分雄激素，卵泡内膜层合成分泌雄烯二酮，卵巢间质细胞和门细胞合成与分泌睾酮（testosterone）。排卵前循环中雄激素升高可促进非优势卵泡闭锁，亦能提高性欲。

4. **卵巢性激素的生理作用**

（1）雌激素的生理作用

1）子宫肌层：雌激素促进子宫肌细胞增生和肥大，使肌层增厚；增进血供，促使和维持子宫发育；增加子宫对缩宫素的敏感性。绝经后女性由于体内雌激素水平下降，导致子宫萎缩，子宫体积变小、肌层变薄，使IUD取出等子宫腔操作的难度增大。此时取出IUD时，需谨慎、轻柔，以免造成子宫穿孔，甚至损伤其他器官。稽留流产时，由于胚胎死亡导致孕妇体内雌激素水平降低，有学者在进行流产手术前口服雌激素类药物3～5天，以期提高子宫肌层对缩宫素的敏感性，但此方法目前尚缺乏相关证据。

2）子宫内膜：使子宫内膜腺体和间质增生、修复。

3）子宫颈：使子宫颈口松弛、扩张，子宫颈黏液分泌增加，性状变稀薄，富有弹性，易拉成丝状。绝经后女性由于雌激素水平低下导致子宫颈口狭窄、子宫颈弹性差，可在IUD取出术等子宫腔操作前进行子宫颈预处理。应用小剂量天然雌激素是预处理的方法之一，可使子宫颈组织变软、子宫颈黏液增多、弹性增大，有利于子宫颈的扩张。

4）输卵管：促进输卵管肌层发育及上皮的分泌活动，并可加强输卵管肌节律性收缩的振幅。

5）阴道上皮：使阴道上皮细胞增生和角化，黏膜变厚，并增加细胞内糖原含量，使阴道维持酸性环境。

6）外生殖器：使阴唇发育、丰满、色素加深。

7）第二性征：促使乳腺管增生，乳头、乳晕着色，促进其他第二性征的发育。

8）卵巢：协同FSH促进卵泡发育。

9）下丘脑、垂体：通过对下丘脑和垂体的正、负反馈调节，控制促性腺激素的分泌。

10）代谢作用：促进水钠潴留；促进肝高密度脂蛋白合成，抑制低密度脂蛋白合成，降低循环中胆固醇水平；维持和促进骨基质代谢。

（2）孕激素的生理作用：在雌激素作用的基础上发挥效应。

1）子宫肌层：降低子宫平滑肌兴奋性及其对缩宫素的敏感性，抑制子宫收缩，有利于胚胎及胎儿宫内生长发育。

2）子宫内膜：使增生期子宫内膜转化为分泌期内膜，为受精卵着床做好准备。

3）子宫颈：使子宫口闭合，黏液分泌减少，黏稠度增加，拉丝度降低，不利于精子穿透。

4）输卵管：抑制输卵管肌节律性收缩的振幅。

5）阴道上皮：加快阴道上皮细胞脱落。

6）乳房：促进乳腺腺泡发育。

7）下丘脑、垂体：在黄体期对下丘脑、垂体有负反馈作用，抑制促性腺激素分泌。

8）体温：兴奋下丘脑体温调节中枢，可使基础体温在排卵后升高0.3～0.5 ℃。

9）代谢作用：促进水钠排泄。

（3）孕激素与雌激素的协同和拮抗作用：孕激素在雌激素作用的基础上，进一步促使女性生殖器和乳房发育，为妊娠准备条件；另一方面，雌激素和孕激素又有拮抗作用，雌激素促进子宫内膜增生及修复，孕激素则限制子宫内膜增生，并使增生的子宫内膜转化为分泌期，可以使内膜更好地脱落。

（4）雄激素的生理作用

1）对女性生殖系统的影响：自青春期开始分泌增加，促使阴蒂、阴唇和阴阜发育，促进阴毛、腋毛生长；还与性欲有关。

2）对机体代谢功能的影响：雄激素能促进蛋白合成，促进肌肉生长，并刺激骨髓中红细胞的增生。在性成熟期前，促使长骨骨基质生长和钙的保留；性成熟后可导致骨骺的关闭，使生长停止。

（三）卵巢分泌的多肽激素

卵巢除分泌甾体激素外，还分泌一些多肽激素、细胞因子和生长因子。

1. **多肽激素** 在卵泡液中可分离到3种多肽，根据它们对FSH产生的影响不同，分为抑制素（inhibin）、激活素（activin）和卵泡抑制素（follistatin，FS）。它们既来源于卵巢，也产生于垂体等部位，构成调节垂体促性腺激素合成与分泌的激活素 - 抑制

素 - 卵泡抑制素系统。

（1）抑制素：由 2 个不同的亚单位（α 和 β）通过二硫键连接，β 亚单位再分为 β_A 和 β_B，形成抑制素 A（$\alpha\beta_A$）和抑制素 B（$\alpha\beta_B$）。抑制素存在于卵泡液中，经卵巢静脉或淋巴液进入血液循环系统。它的主要生理作用是选择性地抑制垂体 FSH 的产生，包括其合成和分泌，同时可增加合成 LH 分泌细胞表面的 GnRH 受体，增强 LH 的分泌。抑制素由小窦状卵泡的颗粒细胞产生，其水平反映窦状卵泡的数量，临床上可以通过监测血清抑制素 B 水平对卵巢储备功能进行预测。抑制素 B 还可能与卵巢癌风险增加相关。

（2）激活素：由抑制素的 2 个 β 亚单位组成，形成激活素 A（$\beta_A\beta_A$）、激活素 AB（$\beta_A\beta_B$）和激活素 B（$\beta_B\beta_B$）。激活素主要在垂体中合成，通过旁分泌作用刺激 FSH 分泌，增加垂体细胞的 GnRH 受体数量，提高垂体对 GnRH 的反应性。

（3）卵泡抑制素：是一个高度糖基化的多肽，在多个器官均存在。它与抑制素和激活素的 β 亚单位具有亲和力。激活素与之结合后，失去刺激 FSH 产生的能力。卵泡抑制素的主要功能是通过自分泌 / 旁分泌作用，抑制 FSH 的产生。

2. 细胞因子和生长因子　白介素 -1、肿瘤坏死因子 -α、胰岛素样生长因子、血管内皮生长因子、表皮生长因子、成纤维细胞生长因子、转化生长因子、血小板衍生生长因子等细胞因子和生长因子通过自分泌或旁分泌形式也参与卵泡生长发育的调节。

二、月经

（一）月经的定义

月经（menstruation）是指随卵巢的周期性变化而出现的子宫内膜周期性脱落及出血。规律月经的出现是生殖功能成熟的重要标志。月经第一次来潮称月经初潮（menarche）。月经初潮年龄多在 13～15 岁。月经初潮的迟早主要受遗传因素控制，其他因素如营养、体重亦起着重要作用。

（二）月经血的特征

月经血一般呈暗红色。除血液外，还有子宫内膜碎片、宫颈黏液及脱落的阴道上皮细胞。月经血不凝固，其内缺乏纤维蛋白及纤维蛋白原。剥脱的子宫内膜中含极多的活化物质，使经血中的纤溶酶原激活转变为纤溶酶，纤维蛋白在纤溶酶的作用下裂解为流动的分解产物。同时内膜组织含有其他活性酶，能破坏许多凝血因子，也妨碍血液凝固。

（三）正常月经的临床表现

月经周期出血的第 1 日为月经周期的开始，两次月经第 1 天的间隔时间称一个月经周期（menstrual cycle），正常的月经周期一般为 21～35 天，平均 28 天。每次月经持续时间称经期，一般为 2～8 天，平均为 4～6 天。一次月经的总失血量为经量，正常月经量为 20～60 ml，＞80 ml 为月经过多，＜5 ml 为月经过少。一般月经期无特殊症状。但由于经期盆腔淤血及子宫血流量增多，部分女性可有下腹及腰骶部下坠感，个别女性可有膀胱刺激症状（如尿频）、轻度神经系统不稳定症状（如头痛、失眠、忧郁、易激动）、胃肠功能紊乱（如食欲缺乏、恶心、便秘或腹泻）等，一般并不严重，不影响日常生活、工作和学习。

经前期综合征（premenstrual syndrome，PMS）是一种周期性出现在月经周期下半期的情感障碍、行为障碍和躯体障碍等的综合表现。临床特征多种多样，包括乳房胀痛、腹部气胀、下肢水肿、疲劳、情绪波动和抑郁等，在月经开始时即刻或之后很快消退。流行病学研究表明，10%～20% 的女性患有 PMS，3%～8% 的女性患有经前期心境障碍（premenstrual dysphoric disorder，PMDD），即经前期心理、身体和行为症状严重影响女性在家庭、工作和生活等方面的功能。与 PMS 相比，PMDD 更为严重且更加注重精神症状。

（四）月经周期的调节

月经周期的调节涉及下丘脑、垂体和卵巢，是一个非常复杂的过程。三者之间相互调节、相互影响，形成一个完整而协调的神经内分泌系统，称为下丘脑 - 垂体 - 卵巢轴（hypothalamic-pituitary-ovarian axis，HPOA）（图 2-6）。另外，抑制素 - 激活素 - 卵

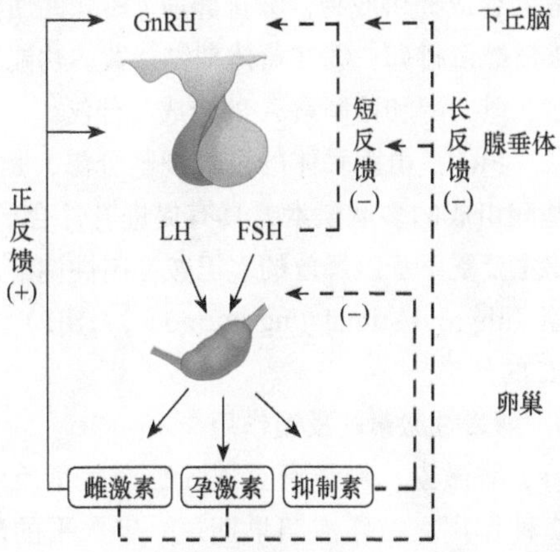

图 2-6　下丘脑 - 垂体 - 卵巢轴之间的相互关系（见彩插）

注：GnRH. 下丘脑促性腺激素释放激素；LH. 黄体生成素；FSH. 卵泡刺激素

泡抑制素系统也参与对月经周期的调节。HPOA 的神经内分泌活动还受到大脑高级中枢的影响，其他内分泌腺和月经周期的调节亦有关系。

1. GnRH 是一种十肽激素，由下丘脑弓状核神经细胞分泌，直接通过垂体门脉系统输送到腺垂体，调节垂体促性腺激素的合成和分泌。GnRH 呈脉冲式释放，频率为 60～120 min。不同的 GnRH 脉冲式分泌模式变化伴有相应的正常或异常的月经周期。GnRH 的脉冲式释放可调节 LH/FSH 的比值。脉冲频率减慢时，血中 FSH 水平升高，LH 水平降低，LH/FSH 比值下降；频率增加时，LH/FSH 比值升高。下丘脑是 HPOA 的启动中心，GnRH 的分泌受垂体促性腺激素和卵巢性激素的正、负反馈调节。

2. 腺垂体生殖激素 腺垂体（垂体前叶）分泌促性腺激素和 PRL。

（1）促性腺激素：GnRH 与腺垂体促性腺激素细胞膜上的 GnRH Ⅰ型受体结合并刺激后者合成促性腺激素，包括 FSH 和 LH。它们均为糖蛋白激素，皆由 α 与 β 2 个亚单位链以共价键结合而成。它们的 α 亚基结构相同，β 亚基结构不同。β 亚基是决定激素特异抗原性和特异功能的部分。FSH 和 LH 对 GnRH 的脉冲式刺激起反应，自身亦呈脉冲式分泌，并受卵巢性激素和抑制素的调节。FSH 是卵泡发育必要的激素，其功能包括：①直接促进窦前卵泡及窦状卵泡颗粒细胞增生与分化，分泌卵泡液，使卵泡生长发育；②激活颗粒细胞芳香化酶，合成与分泌雌二醇；③在前一周期的黄体晚期使卵巢内窦状卵泡募集；④促使颗粒细胞合成分泌 IGF 及其受体、抑制素、激活素等物质，调节优势卵泡的选择与非优势卵泡的闭锁退化；⑤在卵泡期晚期与雌激素协同，诱导颗粒细胞生成 LH 受体，为排卵及黄素化做准备。LH 的功能包括：①在卵泡期刺激卵泡膜细胞合成雄激素，为雌二醇的合成提供底物；②排卵前 LH 峰促使卵母细胞最终成熟及排卵；③在黄体期维持黄体功能，促进孕激素、雌二醇和抑制素 A 的合成与分泌。

（2）PRL：由腺垂体的催乳细胞分泌，是由 198 个氨基酸组成的多肽激素，具有促进乳汁合成功能。其分泌主要受下丘脑释放的多巴胺抑制性调节。促甲状腺素（thyroid-stimulating hormone，TSH）亦能刺激 PRL 的分泌。

3. 卵巢性激素的反馈作用

（1）雌激素：雌激素对下丘脑产生负反馈和正反馈 2 种作用。在卵泡期早期，一定水平的雌激素对下丘脑产生负反馈作用，抑制 GnRH 释放，并降低垂体对 GnRH 的反应性，从而抑制垂体促性腺激素脉冲式分泌。随着卵泡逐渐发育成熟，雌激素随之升高，当雌激素的分泌达到阈值［≥730 pmol/L（200 pg/ml）］并维持 48 h 以上，雌激素即可发挥正反馈作用，刺激 LH 分泌高峰。在黄体期，雌激素协同孕激素对下丘脑有负反馈作用。

（2）孕激素：在排卵前，低水平的孕激素可增强雌激素对促性腺激素的正反馈作用。在黄体期，高水平的孕激素对促性腺激素的脉冲式分泌产生负反馈抑制作用。

4. 月经周期的调节机制

（1）卵泡期：在上一次月经周期的黄体萎缩后，雌激素、孕激素和抑制素 A 水平降至最低，解除了对下丘脑和垂体的抑制，下丘脑开始分泌 GnRH，使垂体 FSH 分泌增加，促进卵泡发育，分泌雌激素，使子宫内膜发生增生期变化。随着卵泡的发育，雌激素逐渐增加，其对下丘脑的负反馈增强，抑制下丘脑 GnRH 的分泌，加之抑制素 B 的作用，使垂体 FSH 分泌减少。卵泡发育接近成熟时卵泡分泌的雌激素达到 730 pmol/L 以上并持续 48 h，即对下丘脑和垂体产生正反馈作用，形成 LH 和 FSH 峰，两者协同作用，促使成熟卵泡排卵。复方短效口服避孕药通过雌、孕激素负反馈抑制下丘脑释放 GnRH，减少垂体分泌 FSH 和 LH，同时直接影响垂体对 GnRH 的反应，不出现排卵前 LH 峰，阻碍卵子的成熟和排卵。

（2）黄体期：排卵后循环中 LH 和 FSH 均下降。在少量 LH 和 FSH 作用下，黄体形成并逐渐发育成熟，黄体分泌雌激素、孕激素，使子宫内膜发生分泌期变化。排卵后第 7～8 天，黄体分泌达到最高值，循环中孕激素达到高峰，雌激素也达到另一高峰。由于大量孕激素、雌激素及抑制素 A 的共同负反馈作用，又使垂体 LH 和 FSH 分泌相应减少。排卵后第 9 天，黄体开始萎缩，雌激素、孕激素分泌减少，子宫内膜失去性激素支持，继而造成内膜的剥脱和出血，即月经来潮。雌激素、孕激素及抑制素 A 的减少使其对下丘脑和垂体的负反馈抑制解除，FSH 分泌增加，卵泡又开始发育，下一个月经周期重新开始，如此周而复始（图 2-7）。

5. 其他内分泌腺功能对月经周期的影响 HPOA 也受其他内分泌腺功能的影响，如甲状腺、肾上腺及胰腺的功能异常，均可导致月经失调，甚至闭经。

（1）甲状腺：下丘脑 - 垂体 - 甲状腺轴是神经内分泌系统的重要组成部分。甲状腺分泌甲状腺素（thyroxine，T_4）和三碘甲状腺原氨酸（triiodothyronine，T_3），两者不仅参与机体各种物质的新陈代谢，还对性腺的发育成熟、维持正常月经和生殖功能具有重要影响。青春期前发生甲状腺功能减退者可有性发育障

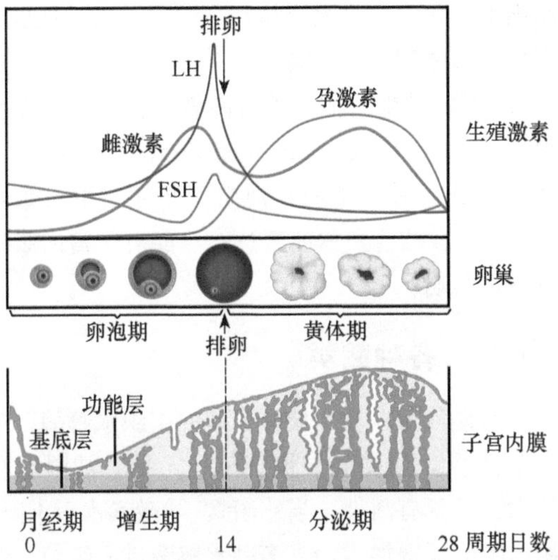

图 2-7　卵巢及子宫内膜周期性变化和激素水平关系（见彩插）

注：LH．黄体生成素；FSH．卵泡刺激素

碍，使青春期延迟；生育期甲状腺功能减退者则出现月经失调，多合并不孕，自然流产、早产、胎儿畸形或神经认知缺陷发生率增加。甲状腺功能亢进时可能发生异常子宫出血。

（2）肾上腺：下丘脑 - 垂体 - 肾上腺轴亦是神经内分泌系统的重要组成部分。肾上腺合成和分泌糖皮质激素、盐皮质激素，同时还能合成和分泌少量雄激素和极微量雌激素、孕激素。女性雄激素主要来源于肾上腺皮质。少量雄激素为正常女性的阴毛、腋毛、肌肉和全身发育所必需。若雄激素分泌过多，可抑制下丘脑分泌 GnRH，并对抗雌激素，使卵巢功能受到抑制而出现闭经，甚至男性化表现。

（3）胰腺：胰岛分泌的胰岛素不仅参与糖代谢，而且对维持正常的卵巢功能有重要影响。胰岛素依赖型糖尿病患者常伴有卵巢功能低下。高胰岛素会促进卵巢产生过多的雄激素，从而发生高雄激素血症，导致月经失调，甚至闭经。

第三节　子宫内膜的周期性变化

卵巢周期使女性子宫内膜发生周期性变化，主要包括子宫内膜的组织学和生物化学的相应性变化。

一、子宫内膜的组织学变化

子宫内膜从形态学上可分为功能层和基底层。功能层受卵巢激素变化的调节，具有周期性增生、分泌和脱落性变化；基底层靠近肌层，不受卵巢激素变化的调节，不发生剥脱，在月经后再生并修复子宫内膜创面，重新形成子宫内膜功能层。根据子宫内膜的组织学变化，将月经周期分为以下 3 个阶段（以一个正常月经周期 28 天为例）。

（一）增生期（proliferative phase）

月经周期的第 5～14 天，与卵巢周期中的卵泡期相对应。可分为早期、中期、晚期 3 期。

1．增生期早期　月经周期第 5～7 天，内膜厚 1～2 mm；腺体短、直、细且稀疏，腺上皮细胞呈立方形或低柱状；间质致密，间质细胞呈星形，间质中的小动脉较直、壁薄。

2．增生期中期　月经周期第 8～10 天，内膜腺体数增多、伸长并稍有弯曲；腺上皮细胞增生活跃，细胞呈柱状，开始有分裂象；间质水肿，螺旋小动脉逐渐发育，管壁变厚。

3．增生期晚期　月经周期第 11～14 天，内膜增厚达 3～5 mm，表面高低不平，略呈波浪形；上皮细胞呈高柱状，增生为假复层上皮，核分裂象增多，腺体更长，形成弯曲状，间质细胞呈星状，并相互结合成网状；组织内水肿明显，小动脉增生，管腔增大，呈弯曲状。

（二）分泌期（secretory phase）

月经周期第 15～28 天，与卵巢周期中的黄体期相对应。子宫内膜厚且松软，有利于受精卵着床发育。分泌期亦分为早期、中期、晚期 3 期。

1．分泌早期　月经周期第 15～19 天，内膜腺体更长，弯曲更明显，腺上皮细胞开始出现含糖原的核下空泡；间质水肿，螺旋小动脉继续增生、弯曲。

2．分泌中期　月经周期第 20～23 天，内膜较前更厚并呈锯齿状。腺体内的分泌上皮细胞顶端胞膜破裂，细胞内的糖原溢入腺体，称为顶浆分泌。此期间质更加疏松、水肿，螺旋小动脉进一步增生并卷曲。

3．分泌晚期　月经周期第 24～28 天，此期为月经来潮前期，相当于黄体退化阶段，该期子宫内膜呈海绵状，厚达 10 mm。内膜腺体开口面向子宫腔，有糖原等分泌物溢出，间质更疏松、水肿。

（三）月经期

月经周期第1～4天，为子宫内膜海绵状功能层从基底层崩解脱落期。由于雌激素、孕激素的撤退，在经前24 h，子宫内膜功能层的螺旋小动脉节律性收缩及舒张，血管痉挛性收缩，导致远端血管壁及组织缺血坏死、剥脱，脱落的内膜碎片及血液一起从阴道流出，即月经来潮。

激素类避孕药可以改变子宫内膜组织的形态和功能，不利于受精卵着床，其作用机制为：①孕激素成分干扰雌激素效应，子宫内膜增生变化受抑制；②孕激素作用使腺体及间质提前发生类分泌期变化，造成子宫内膜腺体变小、分泌不良，血管稀少，间质退化，致密层萎缩，不适合受精卵着床。随着继续服药，内膜腺体退化萎缩，分泌衰竭，呈无功能状态。

二、子宫内膜的生物化学变化

（一）甾体激素受体和蛋白激素受体

1. 甾体激素受体 在增生期，子宫内膜腺细胞和间质细胞中雌激素受体、孕激素受体都很丰富。雌激素受体在排卵后明显减少；孕激素受体在排卵时达高峰，随后腺上皮孕激素受体逐渐减少，而间质细胞孕激素受体含量相对增加。子宫内膜螺旋小动脉的平滑肌细胞亦含有雌激素受体和孕激素受体，且呈周期性变化，黄体期含量最高。

2. 蛋白激素受体 子宫内膜中存在人绒毛膜促性腺激素（human chorionic gonadotrophin, hCG）/LH受体的表达，其功能尚不清楚。亦存在生长激素受体/生长激素结合蛋白的表达，可能对子宫内膜的发育有一定影响。

（二）各种酶类

一些能使蛋白质、核酸分解的组织水解酶，如酸性磷酸酶、β-葡糖醛酸糖苷酶等，平时被限制在溶酶体内，不具有活性。当雌激素、孕激素水平下降时，溶酶体膜的通透性增加，多种水解酶进入组织，影响子宫内膜的代谢，对组织有破坏作用，从而造成内膜的剥脱和出血。

（三）酸性黏多糖

在雌激素作用下，子宫内膜间质细胞能产生一种和蛋白质结合的糖类，称为酸性黏多糖，其对增生期子宫内膜的成长起支架作用。在排卵后，孕激素促使其降解，致使子宫内膜黏稠的基质减少，血管壁的通透性增加，有利于营养及代谢产物的交换，并为受精卵着床和发育做好准备。

第四节 宫颈黏液和输卵管的周期性变化

一、宫颈黏液的周期性变化

子宫颈腺细胞分泌黏液，其物理、化学性质及其分泌量在卵巢性激素的影响下均有明显的周期性改变。激素可刺激分泌细胞的分泌功能。随着卵泡的生长，雌激素水平不断提高，至排卵期黏液分泌量增加，黏液稀薄、透明，拉丝度可达10 cm以上。黏液涂片干燥后可见“羊齿状结晶”。排卵后受孕激素影响，黏液分泌量逐渐减少，质地变黏稠而浑浊，拉丝度差，易断裂，黏液涂片可见排列成行的椭圆体。临床上可根据宫颈黏液检查了解卵巢功能。

宫颈黏液成分为糖蛋白、血浆蛋白、氧化钠和水分的水凝胶，其中，氯化钠含量在排卵期为黏液干重的40%～70%，远远超过在月经前后其占黏液干重的比例。由于黏液是等渗的，氯化钠比例的增加可导致水分亦相应增加，故排卵期的宫颈黏液稀薄而量多。宫颈黏液中的糖蛋白排列成网状，近排卵时，在雌激素影响下网眼变大，故排卵期的宫颈黏液最适宜精子通过。雌激素、孕激素的作用使子宫颈在月经周期中对精子穿透发挥着生物阀作用。左炔诺孕酮宫内缓释系统、甾体激素避孕药均利用其所含的孕激素改变宫颈黏液性状，使宫颈黏液稠厚，不利于精子穿透的作用来增强避孕效果。单孕激素制剂改变宫颈黏液的作用为主要避孕机制之一。

二、输卵管的周期性变化

在雌激素、孕激素的作用下，输卵管的形态和功能均发生周期性变化。雌激素使输卵管膜上皮纤毛细胞生长、非纤毛细胞分泌增加，为卵子提供运输和种植前的营养物质。雌激素还促进输卵管发育及输卵管肌层的节律性收缩振幅；孕激素则抑制输卵管的节律性收缩振幅，抑制输卵管黏膜上皮纤毛细胞的生长，降低分泌细胞分泌黏液的功能。在雌激素、孕激素的共同作用下，受精卵在输卵管内正常运行。COC 中雌激素、孕激素的持续作用，改变输卵管正常的分泌活动与肌肉运动，改变受精卵在输卵管内的正常运行速度，使受精卵的运行和子宫内膜的发育不同步，从而干扰受精卵的着床，达到避孕目的。

（编写：周　抒；审校：黄　薇；终审：刘欣燕）

参 考 文 献

［1］谢幸，孔北华，段涛．妇产科学．9 版．北京：人民卫生出版社，2018.

［2］于传鑫，李诵弦．实用妇科内分泌学．2 版．上海：复旦大学出版社，2006.

［3］徐丛剑，华克勤．实用妇产科学．4 版．北京：人民卫生出版社，2018.

［4］石琪，漆洪波．早产的定义、分类及诊断．实用妇产科杂志，2012，28（10）：801-803.

［5］朴曙花，李艳霞．围绝经期妇女避孕方式的选择．社区医学杂志，2015，13（1）：13-15.

［6］梁晓燕．辅助生殖临床技术实践与提高．北京：人民卫生出版社，2018.

［7］田秦杰，葛秦生．实用女性生殖内分泌学．2 版．北京：人民卫生出版社，2018.

［8］程利南，狄文，丁岩，等．女性避孕方法临床应用的中国专家共识．中华妇产科杂志，2018，53（7）：433-447.

［9］MacGregor KE, Khadr SN. Contraception for Adolescents (American Academy of Pediatrics). Arch Dis Child Educ Pract Ed, 2016, 101 (2): 61-64.

［10］中华医学会计划生育学分会．早期妊娠稽留流产治疗专家共识．中国实用妇科与产科杂志，2020，36（1）：70-73.

［11］Irvin SR, Weiderpass E, Stanczyk FZ, et al. Association of anti-Müllerian hormone, follicle-stimulatinghormone, and inhibin B with risk of ovarian cancer in the janus serum bank. Cancer Epidemiol Biomarkers Prev, 2020, 29 (3): 636-642.

［12］黄雅梅，周仁来，吴梦莹．一种新的诊断类别：经前期心境不良障碍．心理科学，2015，38（4）：995-1003.

第 3 章　男性生殖系统解剖和生理

第一节　男性生殖系统器官和功能

男性生殖系统器官（图 3-1）可分为内生殖器和外生殖器。内生殖器（图 3-2）包括生殖腺（睾丸）、输精管道（附睾、输精管、射精管和尿道）和附属腺体（精囊腺、前列腺、尿道球腺），外生殖器包括阴囊及阴茎（图 3-2）。在复杂的神经 - 内分泌系统调节和心理因素作用下，正常成年男性生殖系统器官完成精子发生、成熟、排出等生殖生理过程，维持正常男性性功能，包括性欲、性兴奋产生、阴茎勃起、射精等。

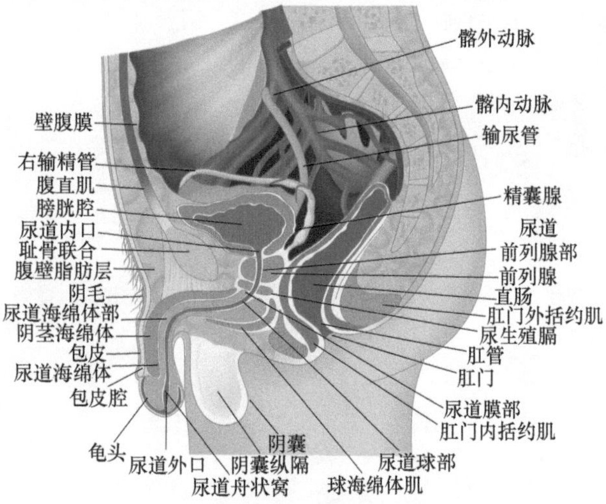

图 3-1　男性生殖系统器官（见彩插）

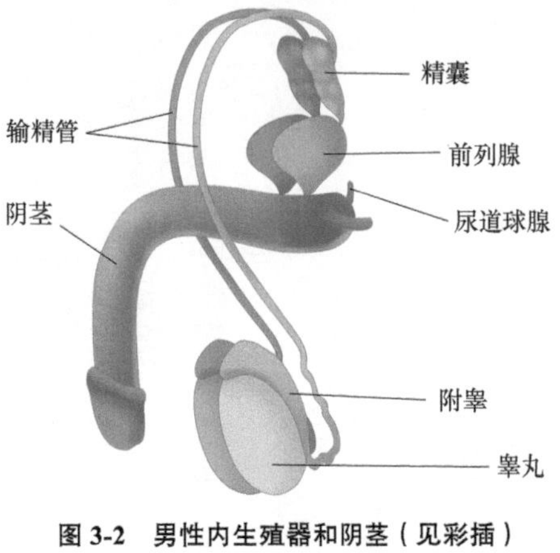

图 3-2　男性内生殖器和阴茎（见彩插）

一、睾丸

（一）睾丸的解剖

正常成年男性睾丸呈卵圆形，左右各一，位于阴囊内。单个睾丸体积为 12～25 ml，长 4～5 cm，宽约 3.0 cm，厚约 2.5 cm。睾丸由被膜和实质部分构成。睾丸被膜由浅层至深层分别为睾丸鞘膜、白膜和睾丸血管膜。睾丸鞘膜分为深面的脏层和浅面的壁层，脏层与白膜紧密相连。白膜在睾丸后方增厚形成睾丸纵隔，发出放射状的小隔将睾丸分成 200～300 个睾丸小叶（图 3-3），每个睾丸小叶内含有 1～4 根生精小管，与小管间结缔组织即睾丸间质共同构成睾丸实质部分。生精小管汇合于睾丸纵隔并相互吻合形成睾丸网，继而发出约 10 根输出小管移行于附睾头部。睾丸的血供来自睾丸动脉（起源于腹主动脉）、提睾肌动脉及输精管动脉，其分支与伴行静脉构成的血管膜。睾丸上有时可见一带蒂小体附着，称为睾丸附件，是胚胎发育时期的退化组织。

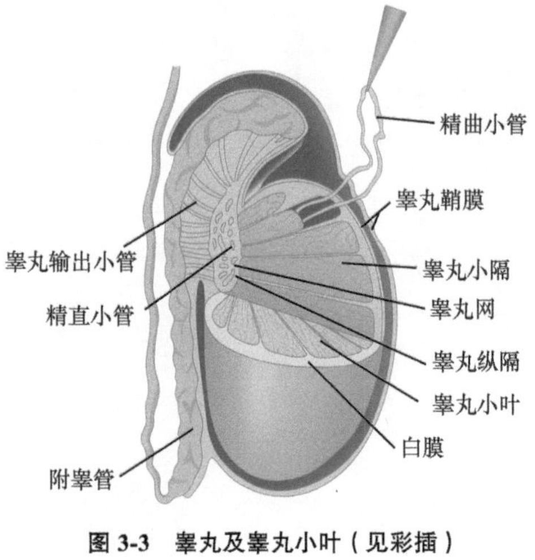

图 3-3　睾丸及睾丸小叶（见彩插）

（二）睾丸的功能

1. 精子发生 生精小管是生精上皮、基膜和管周肌样细胞构成的小管样结构，包含各级生殖细胞及支持细胞（sertoli cell）。在下丘脑-垂体-睾丸性腺轴的调控下，卵泡刺激素（follicle-stimulating hormone，FSH）和雄激素等性激素协同作用于精原细胞，使其发生减数分裂并形成蝌蚪样精子的复杂过程称精子发生（spermatogenesis）（详见本章第二节）。睾丸内还存在着一种可以阻隔生精小管和周围毛细血管的屏障，称为血睾屏障。目前认为，其由支持细胞、管周肌样细胞，以及周围毛细血管内皮细胞间的特殊细胞连接构成，以维持精子发生微环境稳定，减少血源性毒性物质、药物、免疫细胞及自身抗体的损伤。

2. 内分泌功能 睾丸是男性重要的内分泌器官，男性大部分雄激素由睾丸间质细胞（Leydig cell）在黄体生成素（luteinizing hormone，LH）刺激下产生和分泌。雄激素对男性生殖生理过程的调控至关重要，其影响精子发生、男性生殖系统发育、第二性征出现和维持、性欲的产生等。雄激素及其在芳香化酶催化下产生的雌激素对生殖轴有反馈调节作用。此外，雄激素还参与全身内分泌系统的功能，对骨骼肌肉系统、心血管系统、神经系统、免疫系统发挥重要作用。

二、附睾

（一）附睾的解剖

附睾位于睾丸后方，分为头部、体部和尾部，头部附着于睾丸上极，尾部附着于下极，中间为体部。少数存在解剖变异的附睾可位于睾丸前方、上方或下方。附睾的细微结构还存在一定争议，通常认为，附睾头部由睾丸网发出的输出小管构成，在体部汇合成单一的附睾管。附睾管是高度迂曲的小管结构，长度达4～6 m，最终在附睾尾部连接于输精管。附睾前方由睾丸鞘膜的脏层包绕，后方通过睾丸鞘膜脏层和鞘膜壁层相互移行成的纤维结缔组织与精索相连。

（二）附睾的功能

1. 精子成熟 精子在附睾内获得运动的能力，并初步获得具备识别卵母细胞并使其受精的能力，这一转化过程称为精子成熟。附睾远端的活动精子比例较附睾近端要高。精子成熟的机制目前尚不清楚，可能为雄激素依赖性过程，雄激素的缺乏可导致附睾重量减轻、附睾液分泌减少。

2. 分泌和吸收 附睾管内层上皮有纤毛结构，可以吸收大部分睾丸输出小管液，同时分泌的附睾液构成射出精液的一小部分，其中包含多种激素、酶、信号分子等成分促进精子成熟。附睾液还含有中性α-葡萄糖苷酶，当发生附睾梗阻或分泌功能障碍时，精浆中性α-葡萄糖苷酶水平下降。

3. 精子运输和储存 精子通过附睾管平均需要2～12天。附睾管外层的平滑肌层和内层上皮纤毛结构有助于精子向远端排出。正常成年男性附睾储存约180×10^6个精子，其中52%储存在附睾尾部。未排出精子的去向仍不明确，精子自发排出和进入附睾的巨噬细胞吞噬作用是其可能的机制。

三、输精管

（一）输精管的解剖

输精管（图3-4）是一个厚壁腔小的肌性管道，起于附睾尾部，止于前列腺后方射精管的起点，长30～40 cm。无梗阻的输精管外径为1.5～3.0 mm，内径为200～700 μm。输精管分为5个部分：附睾部、阴囊部、腹股沟部、盆腔部和壶腹部。阴囊部为临床实施输精管结扎术处，腹股沟疝修补术可能引起腹股沟部损伤导致输精管阻塞。先天性输精管缺如可导致男性不育，可能与*CFTR*、*ADGRG2*等基因突变相关。输精管的血供来自膀胱下动脉的分支输精管动脉，与输精管静脉相伴行。输精管的收缩受交感神经和副交感神经支配。

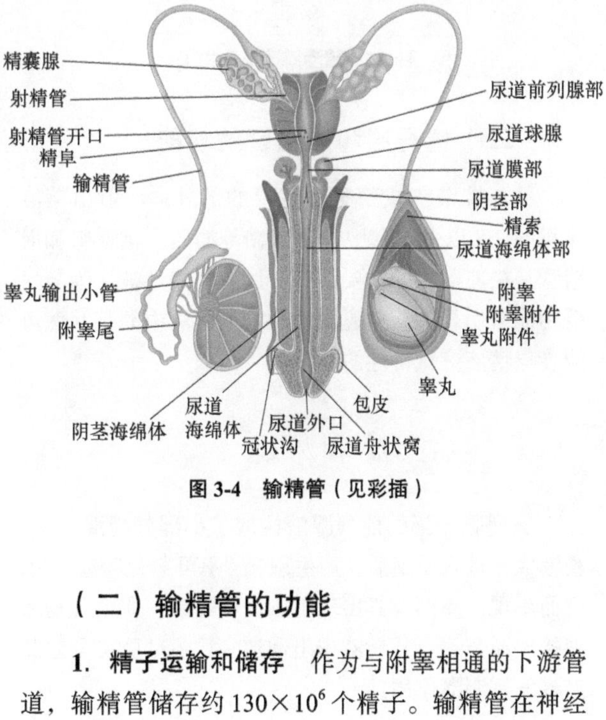

图3-4 输精管（见彩插）

（二）输精管的功能

1. 精子运输和储存 作为与附睾相通的下游管道，输精管储存约130×10^6个精子。输精管在神经调控下发生收缩，有助于精子向远端运输。该过程依赖于管壁的三肌层结构及较大的肌层 / 管腔比（约 10 : 1），其中内、外层为纵行肌纤维层，中层为环行肌纤维层。

2. 分泌和吸收 人类输精管可能存在分泌和吸收的功能，并可能释放精子吞噬小体，但目前尚不明确。

四、精囊腺和射精管

（一）精囊腺和射精管的解剖

精囊腺（图 3-5）位于膀胱和前列腺后方，左右各一，与同侧输精管壶腹部在前列腺后方包膜处汇合，形成左、右侧射精管的起点，射精管穿前列腺中央区开口于尿道精阜。精囊腺容量为 3～4 ml，无梗阻的精囊通常长 5.0～7.0 cm，宽约 1.5 cm。精囊腺内部是曲折的单管结构。精囊腺管可分为 3 层组织，包括内层黏膜、中间的胶原层和外层的环行和纵行肌层。射精管长 1.0～2.0 cm，与精囊腺管在组织结构上具有延续性，但无外层环行肌层。

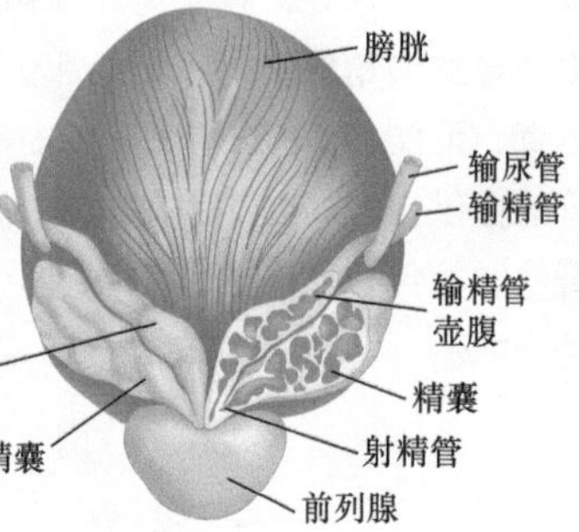

图 3-5 精囊腺（见彩插）

（二）精囊腺和射精管的功能

精囊腺液构成精浆最主要的部分，占射出精液体积的 2/3 以上，其中包含果糖等物质。精囊腺和射精管是精液射出的主要结构，两者收缩性被认为与射精功能密切相关。精囊腺液与前列腺液中的某些酶可能参与精液液化特性的调节。

五、前列腺和尿道

前列腺分泌的前列腺液构成了小部分精液成分，精液成分进入尿道后，产生射精“不可避免”的感觉，进而出现性高潮，其出现机制尚不明确。尿道既是尿液排出通道，也是精液排出通道。尿道球腺可分泌黏液，发挥润滑作用。

六、阴囊

阴囊（图 3-6）是男性外阴部下垂的囊状物，由中间的纵隔分成 2 个囊腔，内各包含一侧睾丸、附睾和阴囊段精索。阴囊壁由浅至深分别为皮肤、肉膜、精索外筋膜、提睾肌及其筋膜、精索内筋膜。阴囊皮肤分布有毛发、较多的色素和丰富的皮脂腺和汗腺。肉膜具有可伸缩性，使得阴囊皮肤出现褶皱或呈现松弛状态。精索筋膜和腹壁相延续，其中腹外斜肌筋膜延伸形成精索外筋膜，腹内斜肌筋膜延伸形成提睾肌及其筋膜，而腹横筋膜延续成精索内筋膜。阴囊的主要功能是通过肉膜张力和提睾肌的收缩调节睾丸温度。

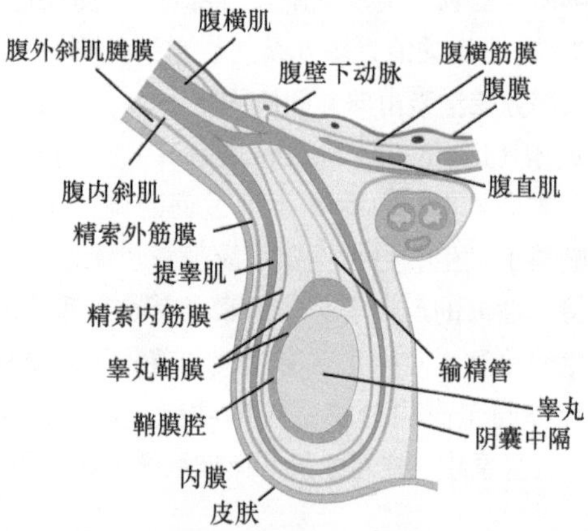

图 3-6 阴囊（见彩插）

七、阴茎

阴茎（图 3-7）是男性长圆柱形外生殖器，主要由 2 根阴茎海绵体、1 根尿道海绵体，以及包绕的皮肤和筋膜构成，分根、体、头三部分。后段的阴茎根部通过阴茎脚附着于耻骨下支、坐骨支及尿生殖膈；

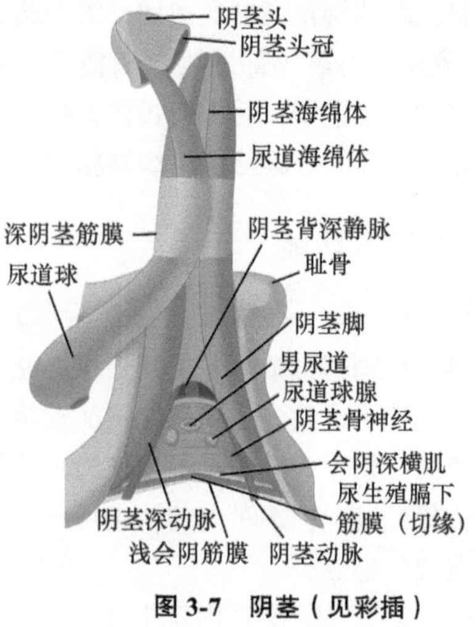

图 3-7 阴茎（见彩插）

中段阴茎体呈圆柱状，松弛时悬垂于耻骨联合前下方；前部膨大为阴茎头部，又称龟头，有尿道外口；阴茎头与阴茎体交界处的环状沟称为冠状沟。

阴茎皮肤延伸形成包绕阴茎头部的双层皱褶称为包皮（图 3-8），包皮腹侧通过一皱褶连接于尿道外口下方，即为系带，内含有丰富的神经末梢。阴茎皮肤、包皮、系带和龟头的感觉神经主要由阴茎背神经支配，位于阴茎背动脉两侧。皮下浅筋膜为肉膜（Dartos 筋膜），具有较大的活动性，深筋膜为 Buck 筋膜。阴茎海绵体血供主要来自阴部内动脉的分支阴茎深动脉（海绵体动脉）、阴茎背动脉，阴茎背深静脉收集海绵体静脉血流汇入阴部内静脉。阴茎海绵体受副交感神经和交感神经支配，通过动脉 - 静脉血流调节松弛或勃起状态。尿道海绵体有尿道穿过。

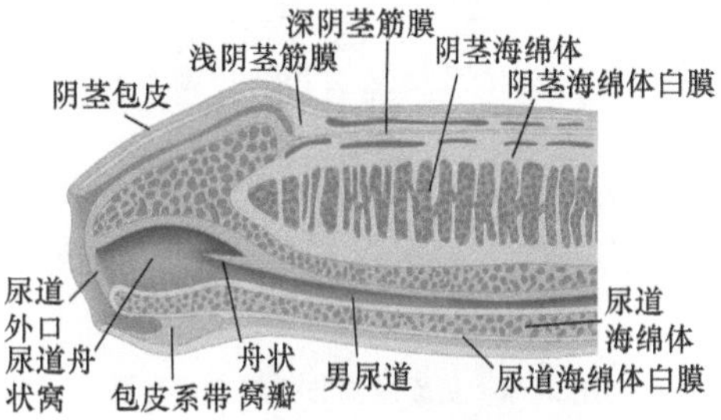

图 3-8　包皮（见彩插）

第二节　精子发生和成熟

睾丸内精原细胞通过一系列过程形成蝌蚪样精子的过程称为精子发生（spermatogenesis），男性生殖内分泌调控是精子发生的基础，也是避孕药物研究的潜在靶点之一。精子发生主要分为 3 个阶段：精原细胞的增殖和分化、精母细胞减数分裂及精子形成。精子成熟主要在附睾内完成，精子受附睾微环境影响和调节发生功能、代谢等改变，变成具有运动能力和受精能力的成熟精子。

一、精子发生

（一）男性生殖内分泌

正常生殖功能依赖于下丘脑 - 垂体 - 性腺轴（hypothalamic-pituitary-gonadal axis，HPGA）系统的调控（图 3-9），下丘脑 - 垂体 - 睾丸轴在男性发挥精子发生和分泌雄激素的功能。

促性腺激素释放激素（gonadotropin-releasing hormone，GnRH）由下丘脑基底部的神经内分泌细胞合成、储存，呈脉冲式释放入垂体。GnRH 脉冲式分泌高峰周期为 90～120 min，且受季节、昼夜节律影响。在 GnRH 作用下，腺垂体的促性腺细胞合成与释放 2 种肽类促性腺激素，即 FSH 和 LH。LH 主要生理功能为刺激睾丸间质细胞产生睾酮（testosterone）；FSH 作用于睾丸支持细胞（Sertoli 细胞），在睾酮的协同作用下促进生精上皮精子发生过程。支持细胞是人体内目前唯一发现存在 FSH 受体的细胞，同时还可以分泌糖蛋白激素来抑制 FSH 的分泌，称为抑制素。支持细胞及细胞间连接形成的微环境对生殖细胞的增殖、分化，以及精子形态形成起着至关重要的作用。

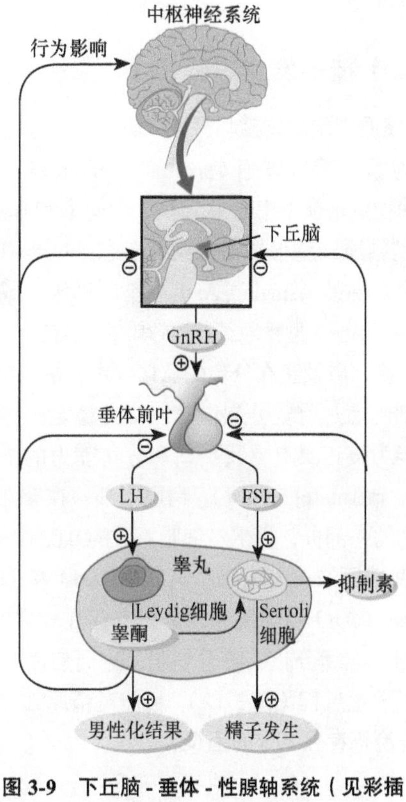

图 3-9　下丘脑 - 垂体 - 性腺轴系统（见彩插）

注：GnRH. 促性腺激素释放激素；LH. 黄体生成素；FSH. 卵泡刺激素

负反馈调节机制（negative feedback regulation mechanism）（图 3-10）使得精子发生调控更加精细化。血浆睾酮可负反馈抑制 GnRH 和 FSH、LH 的释放，称为“长环负反馈”。该反馈机制主要由芳香化酶将睾酮转化成的雌激素与下丘脑、垂体的雌激素受体作用实现，睾酮本身也可直接发挥部分负反馈作用。既往研究发现，长期应用小剂量外源性睾酮可以抑制生精达到避孕效果，但因其不良反应及不确定性难以转化应用。FSH、LH 可负反馈抑制下丘脑 GnRH 的分泌，从而下调垂体 FSH、LH 的分泌，称为“短环负反馈”。

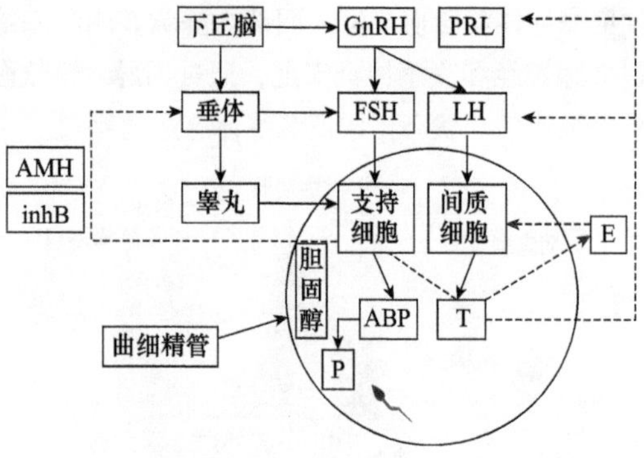

图 3-10　负反馈调节机制（见彩插）

注：GnRH. 促性腺激素释放激素；PRL. 催乳素；FSH. 卵泡刺激素；LH. 黄体生成素；AMH. 抗米勒管激素；inhB. 抑制素 B；ABP. 雄激素结合蛋白；P. 孕酮；T. 睾酮；E. 雌激素

此外，GnRH 也可能直接作用于自身神经内分泌细胞，使其分泌减少，即“超短环负反馈”。

（二）精子发生过程

1. 精原细胞的增殖与分化　完整的精子发生过程通常认为始于精原细胞（spermatogonium）（图 3-11），在啮齿动物生精模型中分为 A 型、中间型和 B 型 3 类。小鼠 A 型精原细胞根据切片染色形态进一步可分为未分化单个存在的 Asingle（As）型精原细胞、成对存在的 Apaired（Apr）型精原细胞、成串存在 Aaligned（Aal）型精原细胞，以及正在分化的 A1～A4 型精原细胞。As 型精原细胞通过有丝分裂增殖以维持稳定的生精细胞群，可能为真正具有自我更新和分化能力的精原干细胞（stem spermatogonium）。精原干细胞在睾丸细胞中仅占极小的一部分，为生殖细胞总数的 0.02%～0.03%。人类 A 型精原细胞分为暗型 Adark（Ad）精原细胞和亮型 Apale（Ap）精原细胞，其研究存在较多空白。B 型精原细胞继续分化成精母细胞，进而启动减数分裂进入精子发生过程（图 3-12）。目前对精原细胞的分离鉴定和分型仍存在一定的困难和争议。

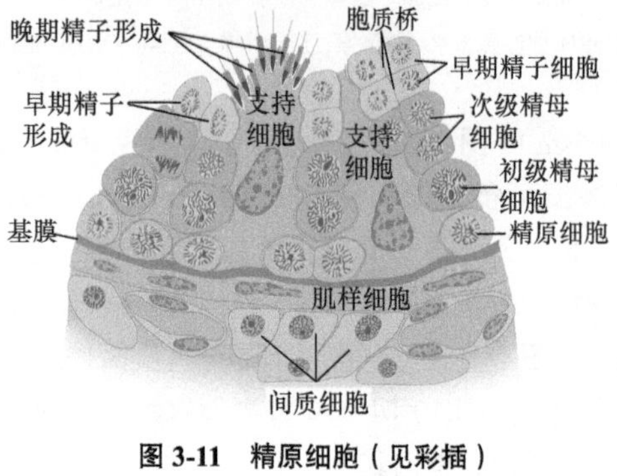

图 3-11　精原细胞（见彩插）

2. 减数分裂　减数分裂是二倍体生物有性生殖的重要过程，通过减数分裂生殖母细胞由二倍体

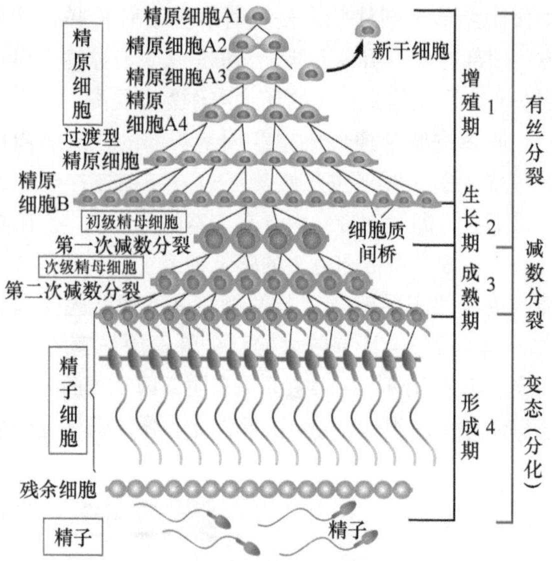

图 3-12　精子发生过程（见彩插）

形成单倍体配子，再通过配子结合恢复二倍体。在减数第一次分裂过程中，初级精母细胞（primary spermatocyte）经历各阶段（前细线期、细线期、偶线期、粗线期、双线期等），同源染色体发生重组和分离形成 2 个次级精母细胞（secondary spermatocyte）。该过程是真正实现染色体减半的过程，如发生异常可导致非整倍体配子的产生。在自然妊娠中，约 20% 的胚胎为非整倍体，这也是导致流产、不育、出生缺陷的主要原因。次级精母细胞继续发生减数第二次分裂，姐妹染色单体分离形成 4 个由细胞间桥连接的圆形精子细胞（round spermatid）（图 3-13）。

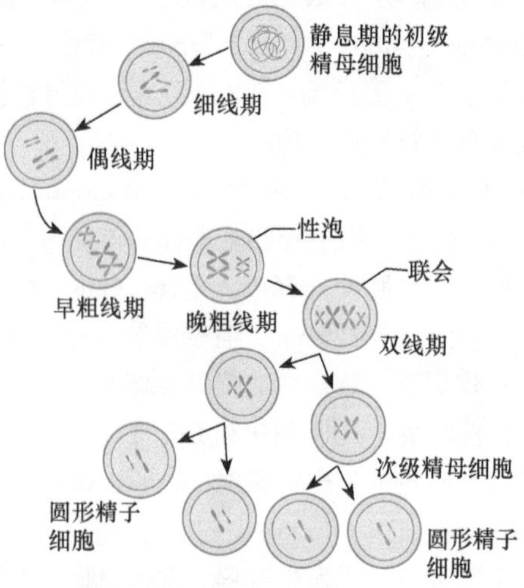

图 3-13　圆形精子细胞（见彩插）

3. 精子形成（spermiogenesis）　精子形成（图 3-14）是精子发生的最后阶段，是圆形精子细胞经过结构重建形成蝌蚪状精子最终脱落于生精小管管腔的形态变化过程。精子形成主要包括精子颈带的形

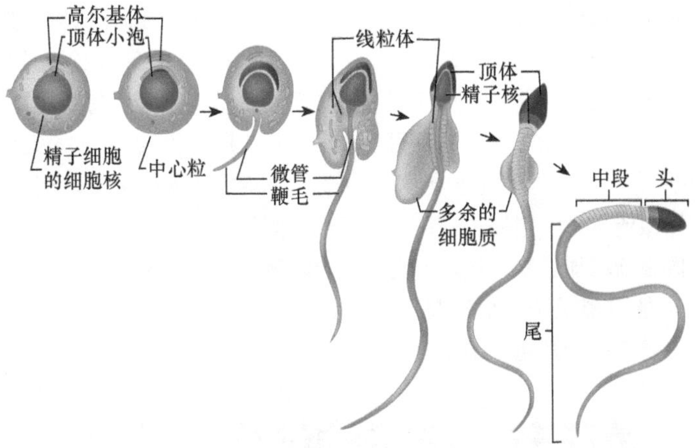

图 3-14　精子形成（见彩插）

成和解聚、精子细胞核浓缩、精子顶体的形成、精子尾部形成、多余细胞质丢弃等，其具体机制有待研究。在精子形成的过程中，细胞核发生鱼精蛋白置换取代原先的组蛋白，促进核的高度浓缩。高尔基复合体融合成一个大的囊泡，覆盖于精子细胞核大部分的表面，形成顶体；中心粒迁移到细胞核的尾侧，远端中心粒形成精子尾部的鞭毛中轴，线粒体集中在鞭毛起始部形成线粒体鞘，大部分细胞质形成残余体脱落。这些变化过程对精子的正常形态和功能至关重要。

（三）生精上皮周期

哺乳动物生精小管中截面存在不同增殖和分化阶段的生殖细胞组合，称为生精时相。在小鼠睾丸不同的生精时相截面通常沿生精小管纵轴连续、依次排列，提示精子发生沿纵轴连续、周而复始地进行。生精小管不同部位的生精细胞交错进行精子发生过程称为精子发生波（spermatogenic wave），从而保证了睾丸内精子连续地产出。对某一生精小管截面来说，连续出现 2 次相同的生精时相间隔，称为一个生精上皮周期（cycle of the seminiferous epithelium）。大多数哺乳动物精子发生过程从精原干细胞到精子形成、脱落需要经历 4～6 个生精上皮周期。

在人类睾丸中生精小管截面某些区域表现为 6 种可识别的生殖细胞组合，即 6 个生精时相。与啮齿动物生精小管内生精时相有序、线性分布不同，人类生精小管截面可识别的生殖细胞组合只占部分小的楔形区域，且沿着纵轴呈螺旋形分布。人类 1 个生精上皮周期经历Ⅰ～Ⅵ生精时相约需要 16 天，精子发生需经历约 4 个生精上皮周期，即约 64 天。研究人类精子发生规律对生精机制的理解、男性不育症治疗和男性避孕药物研发具有重要的作用。

二、精子成熟

（一）附睾精子成熟的变化

在附睾中精子发生复杂的能量代谢变化。精子可通过糖无氧酵解和线粒体有氧氧化作用产生的腺苷三磷酸（adenosine triphosphate，ATP）供能，而附睾精子的 ATP 水平较睾丸精子大幅升高，为精子鞭毛运动的微管滑动提供能量基础。附睾精子进行无氧酵解相关酶活性明显提高，如己糖激酶（葡萄糖激酶）、磷酸果糖激酶等糖酵解限速酶。附睾尾部精子对葡萄糖和氧的消耗增加，但同时也失去利用葡萄糖合成磷脂和氨基酸的能力。精子在睾丸内主要通过糖的无氧酵解供能，附睾精子还可以同时通过线粒体内脂质产生 ATP 供能。附睾尾部附睾液内存在高浓度的长链脂肪酸，摄取后通过精子中的左卡尼汀和左卡尼汀乙酰转移酶发生 β- 氧化作用产生 ATP。

附睾上皮细胞还可以通过附睾小体（epididymosome）向精子传递物质。附睾小体携带多种蛋白如 Crisp、附睾精子结合蛋白等，对精子成熟、运动能力获得及精子获能具有重要意义。精子在经过附睾管的过程中 RNA 谱也发生改变，包括 miRNA、piRNA、tRNA 等。在受到外界环境因素影响后，精子 RNA 可能发生表观遗传学改变，从而影响子代健康，如高脂饮食引起的 tRNA 修饰异常可以导致子代代谢功能紊乱。

（二）精子运动能力和受精能力的获得

精子的运动能力是保证其在女性生殖道内通过子宫颈、子宫腔到达输卵管的主要动力。精子的运动能力主要在附睾精子成熟过程中获得，但实际在体内环境下大多数精子包括附睾精子均处于静止状态，只有取出在体外放置于相应稀释介质中才表现出运动能力。因此，观察附睾成熟精子的运动特性是一种间接方式，而精子位于不同介质中，其运动方式、速度可能改变。将精子置于体外介质中并在显微镜下观察，生精小管提取的精子只能做微弱震颤，附睾中，由头到尾部前向运动的精子比例逐渐增加。精子运动能力的获得由许多因素决定，可能与精子鞭毛结构发育、精子能量系统功能状态、附睾液成分及精子细胞内信号转导系统的调控等相关。

精子从发生到成熟再到射出所需时间的个体差异较大，在氘核素 ^2H_2O 作为标记的体内试验中，11 例精液质量正常男性每次口服 50 ml 的 ^2H_2O，每天 2 次，共 3 周，摄入 42～76 天后可射出含 ^2H_2O 的新精子，平均需要 64±8 天。精子在附睾成熟后实际已经获得使卵子受精的能力，但由于精子表面黏附某些去能物质，正常情况下，只有进入女性生殖道使去能物质失活，才获得直接的受精能力。

第三节　精子的结构和功能

人类精子（图 3-15）形似蝌蚪，总长约 60.0 μm，最宽处 2.5～3.2 μm，包括头和尾两段。精子尾又进一步分为颈段、中段、主段和末段。精子全表面由细胞膜即质膜覆盖，精子头部内主要包含细胞核和顶体，尾部主要包含轴丝和线粒体等细胞器。头部长约 4.1 μm，宽约 2.8 μm，长宽比值为 1.5；中段长约 4.0 μm，宽约 0.6 μm；主段长约 45.0 μm；末段特别细，在光学显微镜下不易观察和测量。

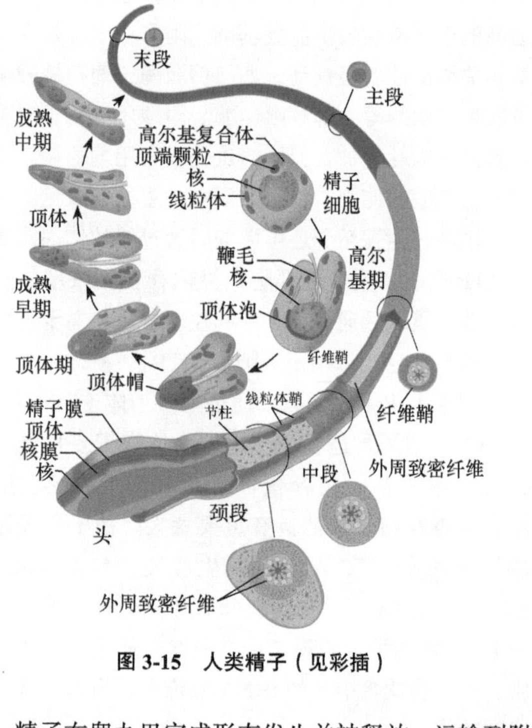

图 3-15　人类精子（见彩插）

精子在睾丸里完成形态发生并被释放、运输到附睾里进行功能上的成熟变化，最后在男性射精时随精液排出体外。通常认为，能在体内穿越宫颈黏液或在体外受精条件下能与卵透明带结合的精子，才是功能正常的精子。

一、精子的结构

（一）人类精子头部

人类精子头部（图 3-16）正面呈椭圆形，侧面呈扁平梨形，长 3.7～4.7 μm、宽 2.5～3.2 μm、厚 1.0～2.0 μm。内含一个染色质十分致密的细胞核和一个顶体及少量细胞质。精子头部从前往后可分为顶体区、赤道段、顶体后区 3 个部分。顶体区位于精子头的前近 2/3 区域，其内部结构包含位于质膜下方的大部分顶体和细胞核的前端。紧邻顶体区的是赤道段，因顶体膜在此折返其宽度与厚度均居头部的最大尺寸（类似于地球赤道）而得名，顶体的后缘延伸到此区。顶体后区位于头部后端，其表面质膜直接覆盖细胞核，其后缘称为核后环。

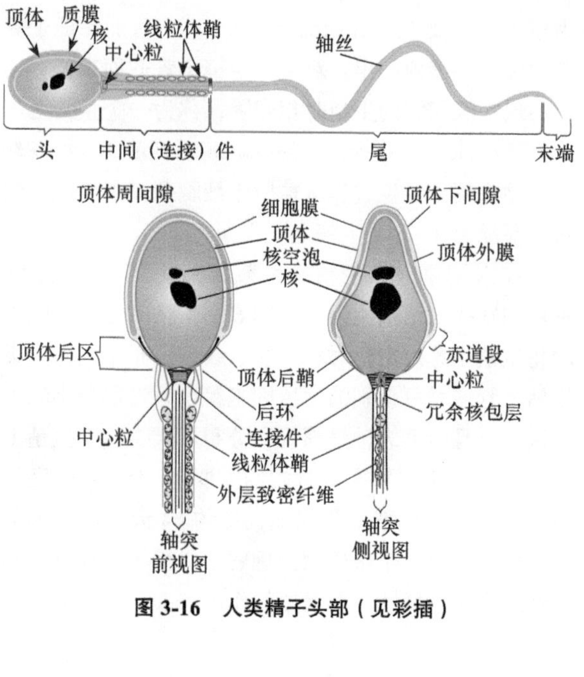

图 3-16　人类精子头部（见彩插）

（二）精子尾部

精子尾部又称为鞭毛，长约55 μm，包括颈段、中段、主段和末段4个节段。颈段内部结构主要由小头、节柱及近端中心粒组成。中段位于颈段和主段之间，长5～7 μm，主要由轴丝、外周致密纤维、线粒体鞘和质膜组成。主段为精子尾部主要组成部分，长约45 μm。主段的轴心仍为轴丝，无线粒体鞘，在外周致密纤维的周围包有纤维鞘。末段是精子尾部的最后一段，起始部有少量纤维鞘，随着末段的变细，纤维鞘消失，仅由中央的轴丝和外周的质膜组成，末端轴丝周围的双联微管可相互分离，有时在末端的横断面上见到9个环形结构和9个"C"形结构。

二、精子的功能

（一）运动能力

精子运动能力的发育过程有种属差异，但精子获得运动能力的总趋势是一致的，取自附睾头部的精子运动能力很弱，取自附睾体的精子运动能力明显增强，而取自附睾尾部的精子运动能力最强，这表明精子运动能力是在附睾的移行过程中获得并逐步发育的。精子在附睾运行过程中所获得的运动能力是一种潜在能力，储存于附睾中的精子并不进行运动。这是因为附睾液少而黏稠，具有物理性的限制作用，而且附睾液内含制动素，使精子处于被抑制的静止状态，这有利于精子储备能量。一旦将附睾内的精子转移到稀释的介质中或射精后在精液里时（此时附睾液已被稀释），精子才呈现出活跃的前向运动状态。

精子运动能力是多种因素共同发挥整体调节作用的结果。一方面，精子鞭毛外周致密纤维和纤维鞘的柔韧度逐渐提高，使精子尾的弹性增强，奠定强有力的运动基础。另一方面，精子线粒体的结构与功能的完善，为射出精子的活跃运动提供充分的能量保障。此外，Ca^{2+}、钙调蛋白、cAMP等也在调节精子的运动能力方面发挥重要作用。

（二）受精能力

精子的受精能力即精卵相互作用的能力，具体包括以下几个方面：①精子与卵丘颗粒细胞层相互作用；②精子与卵透明带相互作用；③精子与卵母细胞相互作用并与之融合。

1. 穿越卵丘颗粒细胞层 有研究表明，精子在睾丸内发生过程中产生一种称为PH-20的蛋白质，其均匀分布于精子整个头部质膜表面，在附睾移行过程中该蛋白的分布发生变化。如果PH-20蛋白被透明质酸酶抑制剂或抗氨基端活性部位的抗体封闭，精子就无法穿越卵丘细胞层。因此，PH-20蛋白在附睾精子质膜上的重新分布和浓度变化，对受精的早期阶段十分重要。

2. 穿越卵子透明带 精子穿越卵子透明带是受精中特异性最强的环节。对于卵子而言，透明带是一个精巧的生物保护系统，它能筛选精子，只有同种动物的获能精子才能与透明带相互识别，受精的物种专一性主要在此环节体现。同时，卵子受精后透明带特性发生改变，不再接受新来的精子，此现象称为透明带反应或透明带阻断。因此，透明带也是阻止多精子受精的主要屏障。

3. 融合卵母细胞 精子质膜包含多种与精卵识别并融合的蛋白质分子。例如，一种被称为受精素（fertilizin）的精子质膜固有蛋白（睾丸来源）即在附睾进行加工成熟。受精素主要由α和β亚单位构成，α亚单位在睾丸精子发生过程中被酶切，β亚基的前体（85×10^3）的成熟加工则在附睾内完成，经附睾分泌的蛋白酶水解加工变成75×10^3的中间体，又进一步裂解成（25～28）$\times10^3$的成熟形式，最后定位于成熟精子头部的顶体后区。受精素在精子膜蛋白与次级卵母细胞质膜的融合中起重要作用。

4. 形成合子 精子进入卵母细胞后，激活后者完成第二次减数分裂，使卵母细胞中期染色体一分为二，形成单倍体的雌原核，同时排出第二极体。进入的精子在卵母细胞内某些因子的影响下，发生细胞核膨胀、核染色质解聚，进而形成雄原核。在卵母细胞内细胞骨架的作用下，2个原核移位并相互靠拢，最终融合为一个新的细胞核，恢复二倍体。与精子头一起进入卵母细胞的精子尾部成分，包括线粒体、鞭毛等成分，也在卵母细胞内重新分布或降解重组。这样形成的新的细胞即为受精卵，也称合子。在合子形成的过程中，精子和卵母细胞都受到激活，彼此发生以下变化：①促使配子激活；②启动新个体生命的起点；③恢复二倍体；④决定个体性别；⑤基因表达重新编程。

（编写：张欣宗；审校：谷翊群；终审：章慧平）

参考文献

[1] 熊承良，商学军，刘继红. 人类精子学. 北京：人民卫生出版社，2013.

[2] Sokoloff NC, Misra M, Ackerman KE. Exercise, training, and the hypothalamic-pituitary-gonadal axis in men and women. Front Horm Res, 2016, 47(12): 27 (12)-43.

[3] Basaria S. Reproductive aging in men. Endocrinology & Metabolism Clinics of North America, 2013, 42 (2): 255.

[4] Baudat F, Imai Y, De MB. Meiotic recombination in mammals: localization and regulation. Nat Rev Genet, 2013, 14 (11): 794-806.

[5] Piomboni P, Focarelli R, Stendardi A, et al. The role of mitochondria in energy production for human sperm motility. Int J Androl, 2012, 35 (2): 109-124.

[6] Dacheux JL, Dacheux F. New insights into epididymal function in relation to sperm maturation. Reproduction, 2015, 147 (2): R27.

[7] Cornwall GA. New insights into epididymal biology and function. Hum Reprod Update, 2009, 15 (15): 213-227.

[8] Li JY, Liu FJ, Liu X, et al. Mapping of the human testicular proteome and its relationship with that of the epididymis and spermatozoa. Mol Cell Proteomics, 2010, 10 (3): M110. 004630.

[9] Ross C. Dynamic RNAs in sperm shape embryo development. Nat Rev Genet, 2018, 19 (10): 519.

[10] Yunfang Z, Xudong Z, Junchao S, et al. Dnmt2 mediates intergenerational transmission of paternally acquired metabolic disorders through sperm small non-coding RNAs. Nat Cell Biol, 2018, 20 (5): 535-540.

[11] Misell L, Holochwost D, Boban D, et al. A Stable Isotope-Mass Spectrometric Method for Measuring Human Spermatogenesis Kinetics In Vivo. J Urol, 2006, 175 (1): 242-246.

[12] Ikawa M, Inoue N, Benham AM, et al. Fertilization: a sperm's journey to and interaction with the oocyte. J Clin Invest, 2010, 120 (4): 984-994.

[13] Inoue N, Hamada D, Kamikubo H, et al. . Molecular dissection of IZUMO1, a sperm protein essential for sperm-egg fusion. Development, 2013, 140 (15): 3221-3229.

[14] Wein AJ. Campbell-Walsh Urology. 10th. ed. Philadelphia: Elsevier, 2012.

[15] 夏术阶，吕福泰，辛忠成. 郭应禄男科学. 2版. 北京：人民卫生出版社，2019.

[16] 陈孝平. 外科学. 9版. 北京：人民卫生出版社，2018.

[17] Kalthur SG, Kalthur G. Anatomy and Development of the Male Reproductive System. New Delhi: Springer, 2017.

[18] Older RA, Watson LR. Ultrasound anatomy of the normal male reproductive tract. J Clin Ultrasound, 2015, 24 (8): 389-404.

[19] Corona G, Maseroli E, Rastrelli G, et al. Cardiovascular risk associated with testosterone-boosting medications: a systematic review and meta-analysis. Expert Opin Drug Saf, 2014, 13 (10): 1327-1351.

[20] Li N, Tang EI, Cheng CY. Regulation of blood-testis barrier by actin binding proteins and protein kinases. Reproduction, 2015, 151 (3): REP-15-0463.

[21] Dixon JS, Jen PYP, Gosling JA. Structure and autonomic innervation of the human vas deferens: A review. Microscopy Research & Technique, 2015, 42 (6): 423-432.

[22] Yuan P, Liang ZK, Liang H, et al. Expanding the phenotypic and genetic spectrum of Chinese patients with congenital absence of vas deferens bearing CFTR and ADGRG2 alleles. Andrology, 2019, 7 (3): 329-340.

[23] 王明松，周庭友，张勇，等. 精道远端区域应用解剖及MRI影像特征研究. 第三军医大学学报，2015，37（23）：2373-2377.

第 4 章 妊娠生理和妊娠诊断

第一节 受孕机制和影响环节

卵子排出、精子运送、受精及胚胎发育是一个复杂而精密的过程，在此过程中任何一个环节的异常都可以导致不孕或流产的发生，同时也可以通过阻断其中任一环节达到避孕的目的。

一、卵子的运送

输卵管属于空腔器官，壶腹部与峡部的连接处是完成卵子迁移和受精及受精卵生存的场所。排卵后，输卵管伞部抓拾卵子，纤毛与卵丘细胞接触，依靠输卵管平滑肌的收缩和黏膜层纤毛的摆动，卵子被快速运送到壶腹部，到达壶腹部与峡部连接处等待受精，输卵管肌层增厚形成括约肌功能，输卵管近卵巢侧出现逆向蠕动，导致卵子的快速运动被控制，卵子停留此处约 48 h。目前应用的女性复方避孕药由雌激素和孕激素组成，主要避孕机制是抑制排卵。一般认为雌激素通过负反馈机制抑制下丘脑促性腺激素释放激素（gonadotropin releasing hormone，GnRH）的释放，从而减少卵泡刺激素（follitropin-stimulating hormone，FSH）分泌，使卵泡的生长成熟过程受到抑制，同时孕激素又抑制黄体生成素（luteinizing hormone，LH）释放，两者协同作用而抑制排卵。

二、精子的运送和受精

精子从生精小管出发，储存在附睾尾部。如在附睾中存储时间过长，精子染色体畸变率增高，易导致女方不孕及流产。正常情况下每次射精时有数千万至 2 亿的精子进入阴道，但能达到输卵管壶腹部的精子一般不超过 200 个。

射精后精子在女性体内的运行方式分快、慢两型：前者是在射精后 5～10 min，少数精子可迅速穿过子宫颈，约 1 h 到达输卵管壶腹部，这一部分精子能否受精取决于必要的精子数目（200 个左右）；后者是大量精子进入子宫颈隐窝，形成精液库，并于射精后 10～150 min 从精液库不断释放精子，有利于卵子受精。

精子穿过子宫颈主要通过尾部运动，子宫肌层的收缩也起到协助作用。子宫颈对精子的选择性屏障作用主要表现在：①子宫颈充满黏液，只有活力强的精子才能穿过宫颈黏液。②在卵巢激素的调控下，宫颈黏液的量和理化性质有周期性改变。在排卵前期和排卵期，雌激素占优势，黏液由凝胶态变为水样溶胶，水分占黏液总量的 92%～98%，有利于精子进入子宫腔。在排卵后，黏液变得黏稠，不利于精子通过，构成子宫腔与阴道之间的屏障，阻止精子进入子宫腔。因此，备孕夫妇在受孕前应排除影响受孕的机体因素，选择排卵期进行性生活，提高受孕概率。对于输卵管性不孕症、男性因素不育症、排卵异常、子宫颈因素等不孕症患者，可通过体外受精胚胎移植（in vitro fertilization and embryo transfer，IVF-ET）技术受孕。③从排卵前期到排卵期，子宫颈口逐新扩大，至排卵时直径可达 3 mm，此时子宫颈松软，使精子容易通过。相反，排卵后，子宫颈口逐渐缩小至 1 mm，同时子宫颈紧张度增加，不利于精子通过，安全期避孕就包括这个时期，但该方法仅适用于月经周期正常、夫妇长期生活在一起并能正确掌握推算安全期的人群。安全期避孕失败率高，不推荐作为避孕的首选方法。临床上常见的口服避孕药、释放孕激素的宫内缓释系统、皮下避孕针则是利用孕激素避孕的原理，如抑制排卵、改变子宫内膜状态，达到避孕的效果。

受精最终是通过精子与卵子的细胞膜融合来完成。细胞膜融合是生命进程基本方式之一，它使 2 个分开的脂膜融合成一个单一、连续的细胞双层脂膜。融合反应包括膜接触、膜融合，最终膜间形成融合孔而使 2 个细胞相互贯通，两者的细胞核、细胞质融合在一起。实际上，当精子接触卵母细胞微绒毛顶端时，周围的微绒毛会快速地伸长并聚集到精子上，把精子牢牢抓住，随后质膜融合首先从精子的赤道区开始，随着膜融合的进行，精子核进入卵母细胞质中，两者合为一体。一旦融合完成，卵子即刻分泌某些物质阻止第 2 个精子与之融合。

受精的意义在于：①生殖细胞在减数分裂时发生染色体联合和片段交换，单精子与单卵子的随机结合，保证双亲的遗传物质随机组合，从而保证新个体可以维持与亲代相似却不完全相同的遗传特征。②受精决定新个体的遗传性别。带有 Y 染色体的精子与卵子结合，发育为男性；带有 X 染色体的精子与卵子结合，发育为女性。③精子进入卵子，使原本相对静止的卵子转入旺盛的能量代谢与生化合成，受精卵开始进行细胞分裂，启动胚胎发育的进程。

三、受精卵着床

受精卵形成便开始向子宫腔方向移行，同时进行特殊的有丝分裂过程，即卵裂。卵裂产生的子细胞称卵裂球；至第 3 天，卵裂球数达 12～16 个，共同组成一个实心胚，外观如桑葚，故称桑葚胚；至第 4 天，桑葚胚进入子宫腔，其细胞继续分裂。

子宫有一个极短的敏感期允许受精卵着床。受精卵着床是一个复杂的生物学过程，主要是通过类固醇激素 - 免疫细胞 - 细胞因子 - 黏附分子网络的调节来实现。调控受精卵着床的机制十分复杂，与之有关的物质很多，包括激素、细胞因子、免疫因子、酶、黏附分子等。植入过程要在雌激素和孕激素的精细调节下才能正常进行。受精后 24 h 的受精卵产生的一些早孕因子能抑制母体淋巴细胞活性，防止胚泡被母体排斥。此外，目前有资料证明，许多细胞因子，如白介素（interleukin，IL）-1、粒细胞 - 巨噬细胞集落刺激因子（granulocyte-macrophage colony stimulating factor，GM-CSF）、集落刺激因子（colony stimulating factor，CSF）、IL-6 和转化生长因子 β（transforming growth factor-β，TGF-β）、表皮生长因子、胰岛素样生长因子、成纤维细胞生长因子和肝素结合表皮生长因子等，能从促进和抑制两个方面影响受精卵的植入。近年来，黏附分子尤其是整合素在胚胎着床中的作用也日益受到重视。

临床上常用的宫内节育器的避孕原理就是利用宫内节育器压迫子宫内膜，导致子宫内膜局部发生炎性反应，炎性细胞对于受精卵不仅有毒性作用，同时可以产生大量吞噬细胞覆盖于子宫内膜上，影响受精卵着床，并且可以吞噬精子及影响受精卵发育。另外，子宫腔因长期异物刺激可以导致子宫内膜的损伤及慢性炎性反应，使受精卵的运行速度与子宫内膜发育不同步，受精卵则不容易着床。一些宫内节育器还可以释放激素，例如，目前常用的左炔诺孕酮宫内缓释系统，它可以在子宫腔内持续、恒定地释放低剂量孕激素，干扰子宫腔的正常环境，抑制受精卵的着床，从而起到避孕作用。

第二节　胚胎及胎儿附属物早期和中期发育

整个妊娠期是 40 周，约 280 天。妊娠 10 周（即受精后 8 周）内的人胚称为胚胎，这个时期很关键，是器官分化、形成的时期。胚胎龄可通过月经龄和受精龄来推算。但月经龄和受精龄容易受女性月经周期的影响，因此，胚胎学家总结归纳出各期胚胎的外形特征和平均长度，以此作为推算胚胎龄的依据（表 4-1）。

表 4-1　胚胎早期发育特征

胚胎龄（周）	外形特征	顶臀长度（cm）	超声特征性声像图
1	受精、卵裂、胚泡形成，开始植入完成，绒毛膜形成		
2	圆形二胚层胚盘，植入完成，绒毛膜形成		
3	梨形三胚层胚盘，神经板和神经褶出现，体节初现	1.00	妊娠 5 周左右子宫内可见接近子宫腔的液性暗区。液性暗区被 2 层光环包绕，此处强回声环实际为 2 层蜕膜的声像图
4	胚体渐形成，神经管形成，体节 3～29 对，鳃弓 1～2 对，眼、鼻、耳始基初现，脐带与胎盘形成	1.10	妊娠 6 周左右在卵黄囊旁可见点状胚芽并伴有胎心样搏动，2～3 天后便可清晰显示胚芽回声
5	胚体屈向腹侧，鳃弓 5 对，肢芽出现，手板明显，体节 30～40 对	1.25	妊娠 7～8 周时，可区分胚胎的头部及躯干，同时可观察到胚胎头部的囊性结构（原始脑泡），妊娠囊约占子宫腔的 1/2

（待　续）

（续　表）

胚胎龄（周）	外形特征	顶臀长度（cm）	超声特征性声像图
6	胚芽分为两节，足板明显，视网膜出现色素，耳郭突出现	1.59	
7	手（足）板相继出现指（趾）初形，体节不见，颜面形成，乳腺脊出现	2.24	妊娠 9～10 周时，可辨认到胎盘回声，胎儿结构日趋清晰可辨，胎儿腹部脐带插入处可有部分伴有脐带根部膨大的现象，称为生理性的中肠疝，妊娠囊几乎占满宫腔
8	胚胎初具人形，头大，占整个肢体近 1/2，手指、足趾明显，指（趾）出现分节，眼睑开放，尿生殖膜和肛膜先后分裂，外阴可见，性别不分，但能分辨出眼、耳、鼻、口、手指及足趾，心脏已形成	2.58	

一、胚胎早期和中期的发育过程

（一）卵裂和胚泡形成

人类受精卵第一次卵裂将产出大小不等的细胞。大细胞分裂增生发育为胚体和部分胎膜，小细胞则演化形成绒毛膜和胎盘的一部分。卵裂球继续分裂增生，到第 3 天时，则会形成一个包含 12～16 个卵裂球的实心球，称为桑葚胚，桑葚胚由输卵管运行到子宫腔继续增生至 100 个左右的卵裂球时，细胞间会出现由一些小的腔隙融合形成的一个大腔，呈囊泡状，腔内充满液体，称为胚泡（图 4-1），空腔的周围为一层扁平细胞称滋养层，中心的腔称为胚泡腔，腔内一侧有一群细胞，称为内细胞群，即一群成胚细胞。

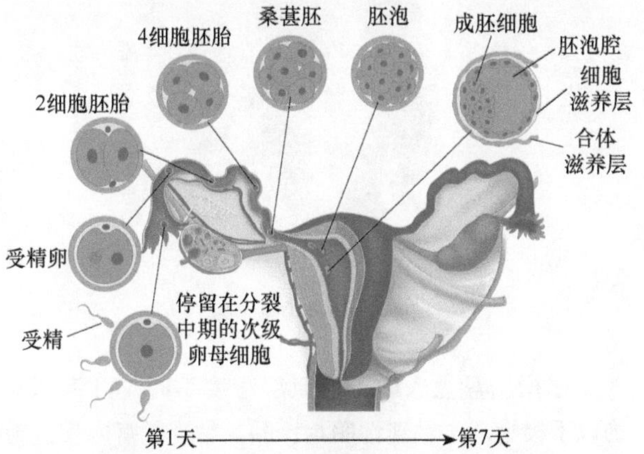

图 4-1　受精卵第 1 周的发育模式图（见彩插）

（二）植入和植入位置

胚泡逐渐埋入子宫内膜的过程称为植入，又称着床。着床一般于受精后第 5～6 天开始，第 11～12 天完成。胚泡准备植入时，内细胞群一侧的极端滋养层首先与子宫内膜上皮接触并黏附，同时分泌蛋白水解酶，溶蚀出一个缺口，然后陷入缺口，逐渐包埋在内膜中。在植入过程中，与内膜接触的滋养层细胞迅速增殖，滋养层增厚，并分化成内、外两层，外层的细胞相互融合形成合体滋养层，内层细胞称为细胞滋养层，通过分裂，使细胞数目不断增多，并补充、融入合体滋养层。

胚泡完全植入子宫内膜，缺口修复完成植入。胚泡植入后，子宫内膜会发生蜕膜反应，即分泌期的内膜血液供应会更丰富，腺体分泌更旺盛，基质细胞也会变得更肥大，并且富含糖原和脂滴，使内膜进一步增厚。经过蜕膜反应的子宫内膜改称蜕膜，基质细胞改称蜕膜细胞。根据蜕膜与囊胚的位置关系，将其分为 3 部分。①底蜕膜：囊胚着床部位的子宫内膜，位于囊胚深面；②包蜕膜：覆盖在囊胚表面的蜕膜，即在胚的子宫腔侧；③真蜕膜：底蜕膜及包蜕膜以外覆盖子宫腔其他部分的蜕膜（图 4-2）。

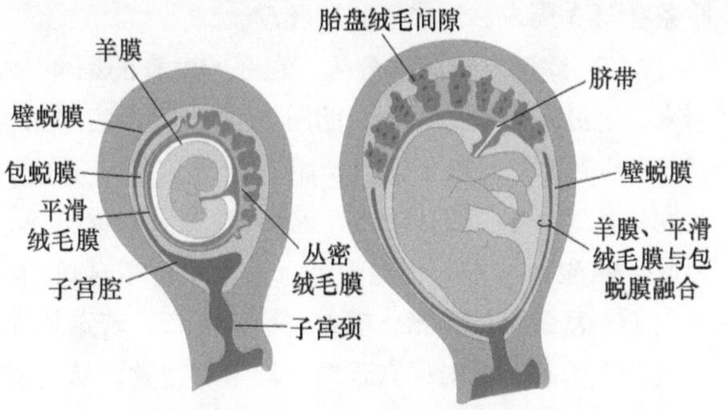

图 4-2　胎膜、蜕膜与胎盘模式图（见彩插）

子宫的体部和底部通常是受精卵植入的部位，又以后壁最为多见。若植入部位靠近子宫颈处，形成的胎盘称前置胎盘，在自然分娩时前置胎盘可能会阻塞产道或出血，导致胎儿娩出困难或失血性休克，甚至会发生危害母婴生命健康的并发症，需行剖宫产。若植入部位在子宫体腔以外部位，称异位妊娠（ectopic pregnancy），又称宫外孕（extrauterine pregnancy）（图 4-3）。异位妊娠胚胎多因植入位置难以供应足够的营养，早期即死亡被吸收；少数植入输

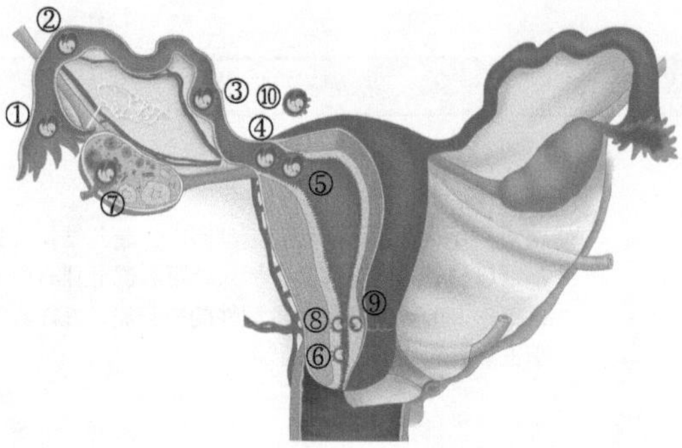

图 4-3 胚胎植入正常部位及异常部位模式图（见彩插）

注：①输卵管伞部妊娠；②输卵管壶腹部妊娠；③输卵管峡部妊娠；④输卵管间质部妊娠；⑤子宫角妊娠；⑥子宫颈妊娠；⑦卵巢妊娠；⑧子宫峡部妊娠；⑨剖宫产瘢痕部妊娠；⑩腹腔妊娠

卵管等部位的胚胎即使能够继续发育，但发育到较大后，会引起输卵管等部位破裂和大出血，这是妇产科常见的急症。

（三）胚层形成、分化及胚体形成

1. 胚层形成 胚胎发育第 2 周，内细胞群和滋养层细胞同时增生演化。内细胞群具有全能分化的潜力，最终形成胚盘，此时的胚盘包含内、外两个胚层，上胚层邻近滋养层，为柱状细胞，下胚层靠近胚泡腔的一侧，为立方细胞。上胚层与细胞滋养层之间会逐渐发育形成羊膜腔。上胚层构成羊膜腔的底，下胚层形成卵黄囊。胚体发育至第 3 周，上胚层部分细胞在胚盘一端的中轴线上形成条状增厚区域，称为原条。原条在第 3 周末，形成三胚层胚盘。

2. 胚体形成与胚层分化 在胚胎发育的第 4～8 周末，三胚层逐渐分化形成胎膜、胎盘及多器官雏形。妊娠 5～7 周时，由于胎儿 - 胎盘循环未完全建立，此期作用于子宫颈的雌激素、孕激素均为卵巢分泌，因此，雌激素的水平相对较低，子宫颈口相对较硬，不利于子宫颈口的扩张，应首选药物流产，若选择人工流产手术时，会对子宫颈产生较重的刺激，从而引起迷走神经兴奋，出现人流（心脑）综合征的反应，受术者的痛苦较大。妊娠 8～10 周仍属于胚胎期，胎盘绒毛发育还不是很成熟，与子宫蜕膜联系尚不牢固，此期选择负压吸引术，容易成功。妊娠 12～14 周以后，胎盘已经完全形成，胎盘的绒毛发育茂盛，与子宫的底蜕膜联系比较牢固，胎儿的组织器官也已经逐渐分化发育成熟，若盲目进行负压吸引术，不仅会损害子宫、身体的健康，还会影响流产的成功率，应采用钳刮术或引产术。本时期的胚胎发育状态极易受到外界因素如病毒、药物等的影响，导致发生某些严重的不可逆的先天性畸形。

二、胎儿附属物的早期和中期发育

胎儿附属物主要包括胎盘、胎膜、脐带和羊水，其中胎膜包括绒毛膜、羊膜、卵黄囊和尿囊。脐带是维持胎儿在子宫内生长发育的重要器官。胎儿附属物的主要功能为以下几种。①母胎之间物质交换：通过脐带内脐动脉、脐静脉血流形成，由胎儿 - 胎盘循环完成。②胎盘合成多种激素、酶和细胞因子等维持正常妊娠，并起到一定的胎盘屏障作用。③羊膜腔完整性，可以保证羊水在母胎间形成液体动态循环，缓冲胎儿在子宫内的压力，对母胎均起保护作用。

（一）胎盘

胎盘外观呈椭圆形或圆形，由胎儿的丛密绒毛膜与母体的基蜕膜共同组成（图 4-4）。胎盘的胎儿面光滑，表面覆盖羊膜，脐带附着其中央或稍偏，透过羊膜可见呈放射状走行的脐血管分支。胎盘的母体面粗糙，为剥脱后的基蜕膜，由 15～30 个被浅沟分隔的胎盘小叶构成。胎盘附着的正常位置在子宫内膜的功能层，若胎盘绒毛异常附着于子宫肌层，则称胎盘植入。多次人工流产史、剖宫产史、子宫肌瘤剥除术史、高龄妊娠等因素容易导致胎盘植入。

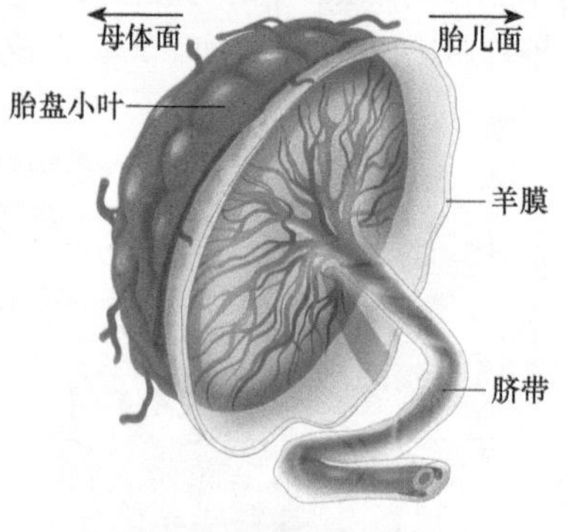

图 4-4 胎盘（见彩插）

根据胎盘植入的子宫肌层程度不同，可将其分为以下类型。①粘连性胎盘：胎盘粘连子宫内膜，胎盘绒毛入侵至子宫肌层表面，此种胎盘可能部分能自行剥离，但部分会残留于子宫腔，需行人工剥离，剥离胎盘时出现不能自主控制出血为胎盘粘连。②植入性胎盘：绒毛组织嵌入子宫肌层，需要有效预防、治疗出血的有力措施并根据植入的范围及程度决定具体术式，必要时行宫腔镜或开腹清除植入的胎盘组织，注意子宫肌壁的损伤。③穿透性胎盘：穿透性为胎盘组织侵入子宫壁全层，甚至超出子宫并入侵周围器官或组织，常可造成子宫破裂。

胎盘内有母体和胎儿两套血液循环系统（图 4-5）。母体动脉血从子宫螺旋动脉流入绒毛间隙，胎儿静脉性质的血经脐动脉及其分支流入绒毛间隙，与母体血进行物质交换，后经脐静脉回流，成为动脉性质的血，而与胎儿交换后的血液再经子宫静脉流回母体。母体与胎儿的血液在各自封闭的管道内循环，互不相混，但可进行物质交换。

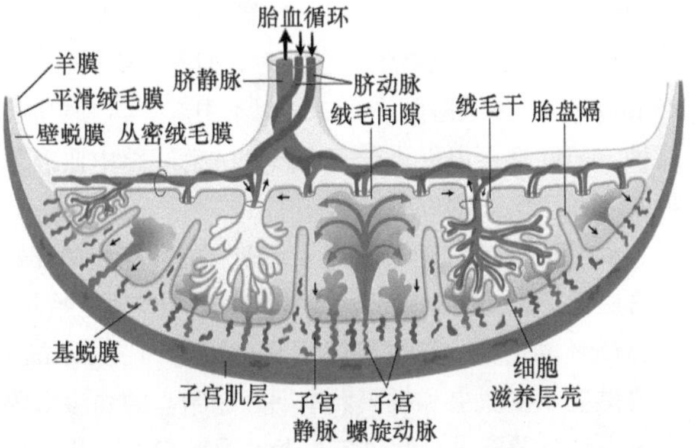

图 4-5　胎盘的结构与血液循环模式图（见彩插）

胎盘屏障也称为胎盘膜，是胎儿血与母体血在胎盘内进行物质交换所通过的结构。早期胎盘屏障较厚，由合体滋养层、细胞滋养层和基膜、薄层绒毛结缔组织及毛细血管基膜和内皮组成。发育后期胎盘屏障逐渐变薄，细胞滋养层及合体滋养层在许多部位消失，仅由绒毛毛细血管内皮和薄层合体滋养层，以及两者的基膜组成，母胎之间的物质交换效率也随之明显提高。

（二）胎膜

胎膜包括绒毛膜、羊膜、卵黄囊和尿囊。

1. 绒毛膜　由绒毛膜、各级绒毛干及绒毛组成。受精卵植入后，滋养层分化形成的外表的合体滋养层和内部的细胞滋养层，共同构成初级绒毛干。第 3 周时，胚外中胚层伸入初级绒毛干内，形成次级绒毛干。每个绒毛干中均有脐静脉和脐动脉的分支，在进入子宫壁的过程中，绒毛干直接开口于绒毛间隙。绒毛间隙充满母体血液，游离绒毛悬浮于其中，进行母儿间的物质交换，次级绒毛干最终形成三级绒毛，建立胎儿 - 胎盘循环。

在绒毛膜发育过程中，若血管发育不良或与胚体血管未连接，胚胎可因缺乏营养而发育迟缓或死亡。若滋养层细胞过度增生，绒毛内结缔组织变性水肿，血管消失，胚胎发育受阻，绒毛呈葡萄状或水泡状，称葡萄胎或水泡状胎块。若滋养层细胞癌变，则称绒毛膜癌。

2. 羊膜　羊膜由囊胚的内细胞群发育而来，是覆盖住胎盘胎儿面的半透明、光滑，无血管、神经及淋巴的薄膜（图 4-6）。正常羊膜厚 0.02～0.05 mm，随着妊娠进展胚体逐渐形成，同时羊膜腔扩大及胚体逐渐突入羊膜腔内，羊膜在胚体的腹侧包裹体蒂形成脐带。电子显微镜下可见羊膜面有微绒毛，使羊水与羊膜间进行交换。

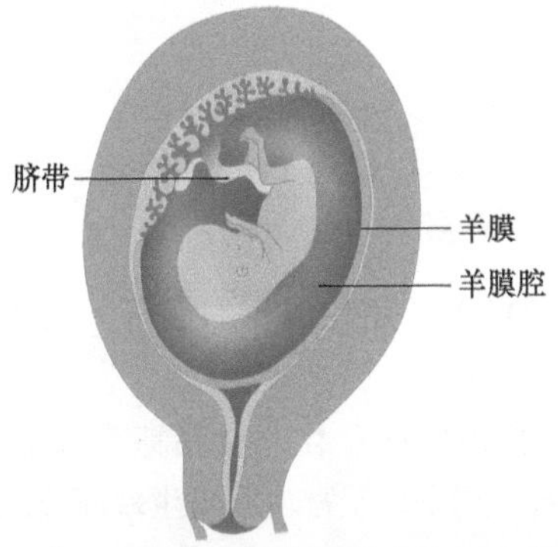

图 4-6　羊膜及羊膜腔（见彩插）

早期妊娠羊水无色透明，由羊膜分泌和吸收。中期妊娠后，胎儿消化系统、泌尿系统的排泄物及脱落的上皮细胞分泌进入羊水，尿液成为羊水的主要来源，羊水可以逐渐变得稍浑浊。羊水的生理作用：①保证胎儿在子宫内自由活动；②防止胎体粘连，有利于胎儿全身骨骼和肌肉发育；③可有效缓解来自外界的压迫和震荡，同时也减少母体的不适感；④临产后，起到扩张子宫颈与冲洗产道的作用。

整个妊娠期中羊水量并非恒定。随着妊娠的进展，羊水量处于动态平衡状态，但羊水过多（≥2000 ml）或羊水过少（≤300 ml），都可影响胎儿正常发育，也可能是胎儿子宫内发育异常的临床表现之一。如胎儿无肾或尿道闭锁可致羊水过少；无脑畸形或消化道闭锁等可致羊水过多。需要注意的是胎儿发育多发畸形，羊水量可以保持在正常范围内。羊水里有胎儿的脱落物，通过羊水穿刺对胎儿染色体检查、DNA 分析等，可以早期诊断某些先天性异常，提高优生率。

3. 脐带　脐带长 40.0～60.0 cm，粗 1.5～2.0 cm，是连于胎儿脐部与胎盘之间的条索状结构。脐带外覆羊膜，内含黏液性结缔组织，即华通胶。包绕 1 条脐静脉，将富含氧及吸收的营养物质和氧送回胎儿；2 条脐动脉，因其长于脐带，故呈螺旋状外观。脐动脉将胎儿静脉性质的血液运送到绒毛间隙内，与母体血进行物质交换。

4. 卵黄囊、尿囊　卵黄囊和尿囊对胚胎生长发育的影响不大，最终被包入脐带内，闭锁退化。

第三节　早期妊娠和中期妊娠母体的变化

孕妇由于受到自身神经内分泌改变及胎盘甚至胎儿所产生的激素影响，在生化、生理等多方面发生相应变化，外观呈现特征性改变，维持至分娩结束甚至停止哺乳后才能恢复至未妊娠状态。

一、生殖系统的改变

（一）子宫

子宫是胚胎及胎儿孕育的场所，是妊娠期变化最大的器官。

1. 子宫内膜的变化 受精卵着床后，在雌激素、孕激素作用下，子宫内膜发生蜕膜样改变。此时内膜腺体增大，腺上皮细胞内糖原增加，结缔组织细胞肥大，血管充血。

2. 子宫肌层的变化 子宫肌层非妊娠期厚0.8～1.0 cm。早期妊娠，在雌激素的作用下，肌层轻度增厚，中期妊娠子宫肌层厚度达到最大（2.0～2.5 cm）。

3. 子宫重量、体积、形状的变化 非妊娠期子宫重量为50～70 g，妊娠足月时可增至1000 g左右，约为非妊娠时的20倍。非妊娠时子宫腔容量约为5 ml，妊娠足月时增至5000 ml左右，约为非妊娠时的1000倍。子宫形状也随之发生明显的变化。非妊娠期子宫呈倒梨形，孕卵着床后局部稍凸出，至妊娠12周呈球形，中期妊娠逐渐长成椭圆形以适应胎儿发育的需要。子宫的增大、增重主要由于子宫平滑肌肌细胞肥大、结缔组织的增生，以及血管的增多和增粗等。子宫肌细胞由非妊娠时长20 μm、宽2 μm增至足月时长500 μm、宽10 μm。在早期妊娠，子宫增大是雌激素作用的结果。妊娠12周后子宫体积增大则为胎儿及其附属物组织的扩展所致。

4. 子宫位置的改变 早期妊娠子宫位于真骨盆腔内，随着妊娠进展子宫增大，妊娠12周末后超出盆腔，在耻骨联合上方可触及子宫底。由于乙状结肠位于盆腔左侧，子宫逐渐发展成轻度右旋。孕妇站立时，子宫长轴与骨盆入口长轴一致，如腹壁松弛则子宫前倾形成悬垂腹。孕妇仰卧位时，子宫向后倒向脊柱，可压迫下腔静脉及腹主动脉，出现心率加快、血压下降、出冷汗、呕吐等症状，称为仰卧位低血压综合征（supine hypotensive syndrome）。

5. 子宫收缩 子宫在妊娠9周时出现一种规则的、低强度收缩，孕妇自身无法感觉到这种收缩，这种收缩由子宫平滑肌本身特点所决定，临床称为Alvarez波。这种收缩有利于子宫血液循环。妊娠12～14周后出现生理性的收缩称为Braxton Hicks收缩。其主要特点为收缩时孕妇无自觉症状，其发生频率随着妊娠进展而逐步增加，收缩时缺乏宫缩的节律性、对称性，子宫腔内压力通常为0.67～3.33 kPa（5～25 mmHg），持续时间少于30 s，不引起子宫颈扩张。这种宫缩同样可以促进子宫血窦和绒毛间隙中血液循环，有利于胎儿的发育。

6. 子宫胎盘的血流灌注及调节 妊娠期早期开始子宫血管扩张、增粗，子宫血流量增加，以适应胎儿-胎盘循环的需要。早期妊娠子宫血流量为50 ml/min，主要供应子宫肌层和蜕膜。中期妊娠胎盘的灌注主要由子宫动脉及卵巢动脉供应，胎儿及胎盘的生长、代谢，以及废物的排出均依赖于子宫胎盘。关于人类子宫胎盘血流控制因素迄今尚不清楚，但从动物模型而得知，子宫收缩可使子宫血流下降，子宫胎盘血流的控制因素可能与儿茶酚胺及血管紧张素Ⅱ有关。

7. 子宫峡部及子宫颈 子宫峡部为解剖学内口与组织学内口间一狭窄地带，非孕时长约1 cm。妊娠后子宫峡部变软，逐渐伸展拉长变薄，最长可达10 cm，逐渐扩展成子宫腔的一部分。子宫颈在早期妊娠雌激素的作用下充血、水肿，逐渐变软，外观呈蓝紫色。同时由于雌激素、孕激素的协调作用导致宫颈黏液增多，形成黏稠的黏液栓，避免上行性感染。

（二）卵巢

受孕后卵巢黄体因受绒毛膜促性腺激素刺激，继续生长成为妊娠黄体。妊娠黄体较大，可形成囊腔，内含黄色液体，是产生雌激素、孕激素的主要器官，对维持早期妊娠有重要作用。妊娠10周后，黄体开始萎缩，其功能逐渐被胎盘替代。有时可见双侧卵巢包膜下有较多直径为5～10 mm的囊状水泡，形成黄素囊肿，卵巢外观呈均匀性增大。

（三）输卵管

妊娠期输卵管黏膜也可发生蜕膜样改变，长度稍增加，但肌层并不增厚。

（四）阴道

妊娠后阴道pH为3.6～6，保持酸性，对于控制阴道内的致病菌有一定作用，这是雌激素水平增加导致阴道上皮细胞糖原聚集、经乳酸杆菌作用变为乳酸的结果。同时阴道脱落细胞及分泌物增多，阴道分泌物外观呈白色糊状。

（五）会阴

妊娠期在雌激素作用下，会阴及大、小阴唇的肌肉与血管均增加，同时结缔组织变软，伸展性增加，利于分娩时胎儿通过。

二、乳房的改变

早期妊娠乳房开始增大，充血明显，孕妇自觉乳房发胀是早期妊娠的常见临床表现，这是由于妊娠期大量雌激素刺激乳腺腺管发育，大量孕激素刺激腺泡增多所致。此外，乳腺的完善发育还需垂体催乳素、人胎盘催乳素、胰岛素及皮质醇等参与。乳头外周乳晕皮脂腺增生肥大，形成散在结节状隆起，称为蒙氏结节（Montgomery's tubercles）。中期妊娠乳房体积进一步增大。乳房皮肤表面可见扩张的静脉，乳头颜色加深，乳头变大，此时期应选择没有压迫感的支撑性胸罩，以缓解乳房胀大时的麻刺感、胀痛感，同时避免由于过度压迫乳头导致乳腺发育障碍。中、晚期妊娠时，乳房内可能开始生成乳汁，故乳头会自主分泌少量白色乳汁。

三、循环系统的改变

（一）心脏

早期妊娠心脏变化不明显。中期妊娠后，逐渐增大的子宫使膈肌升高，心脏向左、向上、向前、向外移位，心浊音界稍扩大，心尖冲动左移1～2 cm，心脏沿纵轴向顺时针方向扭转，加之血流量增加、血流速度加快，部分孕妇心尖区出现Ⅰ～Ⅱ级收缩期吹风样柔和杂音，伴第一心音分裂及第三心音。心脏位置改变的程度与子宫体积、腹壁肌张力、腹部及胸部的结构类型有关。

（二）心排血量

心排血量增加是妊娠期循环系统最重要的改变。为子宫、胎盘、乳房提供足够的血流供应。心排血量与孕妇的体位有极大关系，左侧卧位心排血量较未妊娠时约增加30%。伴随着外周血管阻力下降，心率增加及血容量增加，心排血量自妊娠第10周逐渐增加。至中期妊娠，心排血量增加更明显。在感染、摄入量增多等高危因素下，妊娠合并心脏病的孕妇心脏负担会加重，极易发生心力衰竭。

（三）血压

早期及中期妊娠血压偏低，在妊娠24～26周后血压轻度升高。一般收缩压无变化，舒张压因受外周血管扩张、血液稀释及胎盘形成动静脉短路而轻度降低，使脉压稍增大。侧卧位能解除子宫压迫，改善血液回流。因此，鼓励孕妇侧卧位休息。

中期妊娠后下肢静脉压开始显著升高，同时，逐渐增大的子宫压迫下腔静脉，导致下肢水肿、静脉曲张和痔疮的发生率增加，同时也增加深部静脉血栓的发生风险。

四、血液的改变

（一）血容量

从妊娠6～8周起，为适应子宫、胎盘及各组织器官增加的血流量，孕妇血容量逐渐增加，这也是对妊娠期、分娩期出血的一种保护机制。血容量增加程度个体间差异较大。血浆容量增加较早、较多，增长幅度与胎儿体重有密切关系，约为1000 ml。红细胞增加较晚、较少，约为450 ml。血浆量增加多于红细胞增加，故出现生理性血液稀释。

（二）血液成分

1. 红细胞 妊娠期骨髓造血增加，网织红细胞轻度增多。由于血液稀释，红细胞计数由非妊娠时的平均4.2×10^{12}/L降至3.6×10^{12}/L，血红蛋白则由非妊娠时的平均130 g/L降至110 g/L，血细胞比容从非妊娠时的0.38～0.47降至0.31～0.34。

2. 白细胞 妊娠期白细胞计数增多，由非妊娠期的5×10^{9}/L上升为12×10^{9}/L，临产和产褥期白细胞轻度增加，平均为（14～16）$\times10^{9}$/L，有时可达25×10^{9}/L。主要为中性粒细胞增多，淋巴细胞增加不明显，单核细胞及嗜酸性粒细胞几乎无变化。因妊娠期白细胞计数增多，故在人工流产、中期妊娠引产时，要结合临床表现及其他生化学指标如C反应蛋白、降钙素原来综合判断是否为感染急性期。

3. 血小板 妊娠期间血小板计数维持在正常范围或较妊娠前稍有减少。妊娠期由于血小板破坏增加、血液稀释或免疫因素等，部分孕妇血小板计数下降，但仍维持在正常范围内。血小板数量下降，血小板通过功能增强以维持止血能力。

4. 凝血因子 妊娠期凝血因子Ⅱ、Ⅴ、Ⅶ、Ⅷ、Ⅸ、Ⅹ等增加，静脉血液淤滞和血管壁损伤，故血液处于高凝状态。妊娠期女性发生血管栓塞性疾病的风险较非妊娠妇女增加 5～6 倍。妊娠期凝血酶原时间及活化部分凝血活酶时间轻度缩短，凝血时间无明显改变。血浆纤维蛋白原由非妊娠时的平均 3 g/L 升至正常晚期妊娠 4.5 g/L，增加约 50%。

5. 血浆蛋白 早期妊娠开始降低，以白蛋白减少为主。主要是血液稀释所致，血浆蛋白产生并未相应增加。

五、泌尿系统的改变

（一）肾、输尿管和膀胱的解剖及形态改变

1. 肾及输尿管的改变 超声检查发现妊娠期肾盏、肾盂及输尿管会出现不同程度的扩张。主要是由于妊娠期增大子宫的压迫，以及孕激素抑制泌尿系统平滑肌张力所致。由于妊娠期子宫出现右旋，故右侧输尿管更容易受压，较左侧更为多见输尿管扩张，甚至肾盂积水，右侧泌尿系统感染更多见。

2. 膀胱 早期妊娠由于增大子宫的压迫，膀胱容量减少，故常有尿频现象。中期妊娠子宫长出盆腔，胎头未入盆，膀胱、尿道受压减轻，故尿频症状缓解。初产妇于晚期妊娠由于先露入盆，可影响膀胱底部血液及淋巴的引流，特别在临产后，该处易发生水肿和局部损伤，上述变化增加泌尿系统感染率，无症状细菌尿易于发展成急性肾盂肾炎，慢性肾盂肾炎易有急性发作。

（二）肾功能的改变

妊娠期肾体积轻度增大。肾血浆流量及肾小球滤过率均于早期妊娠开始增加，肾小球滤过率最高可增加 50%，故代谢产物尿素、肌酐等排泄增多，其血清浓度降低。妊娠期肾小球滤过率增加，肾小管对葡萄糖重吸收能力并未相应增加，10%～15% 的孕妇餐后出现轻度糖尿。妊娠期氨基酸排出虽然增加，但无蛋白尿出现。孕妇平卧时肾小球的肾血流量及滤过率增加，尿量随之增加，故夜尿量明显增多。

六、呼吸系统的改变

妊娠期呼吸加深，但呼吸次数无明显变化，每分钟 16～20 次。孕妇耗氧量在早期妊娠无明显变化，中期妊娠增加 10%～20%，肺通气量约增加 40%。动脉血氧分压（PO_2）增高达 12.3 kPa（92 mmHg），二氧化碳分压（PCO_2）下降至 4.27 kPa（32 mmHg），有利于胎儿二氧化碳通过胎盘交换，并为孕妇及胎儿增加供氧。

七、消化系统的改变

在雌激素的作用下，牙龈肥厚，充血、水肿、易出血，牙龈出现血管灶性扩张，称为妊娠龈瘤。

约 50% 的孕妇在停经后出现早孕反应，表现为食欲缺乏、偏食及喜食酸味食物，部分孕妇并伴有恶心、呕吐现象。这种反应的程度及持续时间往往因人而异，但多数无须特殊治疗，在妊娠 10～12 周逐渐消失。

妊娠期胃肠管向上、向两侧移位，故这些部位发生病变时，体征与非妊娠期有所差异，如阑尾炎可表现为右侧腹中部或上部疼痛，压痛点随之改变。

孕妇出现胃灼热不适感，其原因可能是胃的位置发生改变，腹内压力增加使胃部压力增加，孕激素使胃贲门括约肌松弛，胃内酸性内容物反流至食管下部产生胃灼热感，胃排空时间正常。胆囊收缩减弱，胆道平滑肌松弛，故胆囊排空时间延长，残余量增加，胆汁黏稠、淤滞，易诱发胆囊炎及胆石症。肠蠕动虽有减少，但铁和钙吸收增加，粪便在结肠停留时间延长，水分被吸收，致使粪便干燥，孕妇易发生便秘。

八、内分泌系统的改变

（一）垂体

妊娠期腺垂体明显增大，与非妊娠期相比增大 1～2 倍。腺垂体分泌的促肾上腺皮质激素、促甲状腺激素、垂体催乳素及促黑素细胞刺激激素均增多。嗜酸细胞肥大增多，形成“妊娠细胞”。

1. 促性腺激素 妊娠期促性腺激素分泌受到妊娠黄体及胎盘分泌雌激素、孕激素的抑制而减少，妊娠期间卵巢内的卵泡无法发育成熟、排卵。

2. 催乳素 从妊娠 7 周开始增多，并随着妊娠进展逐渐增量。其主要功能是促进乳腺发育，为产后泌乳做准备。

（二）甲状腺

妊娠期受促甲状腺激素和人绒毛膜促性腺激素（hCG）的作用，甲状腺呈中度增大。促甲状腺激素在早期妊娠短暂降低，至早期妊娠末回升至妊娠前水平，之后保持稳定。妊娠第 6 周甲状腺素结合球蛋白水平较非妊娠妇女增高 2～3 倍，约 20 周达高峰，此后维持近基线水平的 2 倍。妊娠 6～9 周血清中总甲状腺素开始迅速增加，至 18 周达到高峰。游离甲状腺素轻度升高，并和 hCG 一起达高峰，然后降至正常水平。母体甲状腺素可少量穿过胎盘以维持胎儿甲状腺功能。

妊娠 10～12 周前胎儿甲状腺不能聚集碘。近 20 周时，胎儿在垂体分泌的促甲状腺激素作用下合成和分泌甲状腺素，在此之前胎儿的任何需求都依赖母体供给。妊娠期间，母体即使发生轻度甲状腺分泌不足，仍会产生不良妊娠结局，如子痫前期、妊娠高血压、剖宫产、流产、早产、低出生体重儿及出生缺陷的发生率等较甲状腺功能正常的孕妇显著增加。

（三）甲状旁腺

早期妊娠血清甲状旁腺激素浓度轻度下降。中期妊娠后逐渐升高，形成生理性甲状旁腺功能亢进。由于妊娠期血容量增加、肾小球滤过率增加及胎儿对钙的需求量增加，导致孕妇血钙浓度缓慢降低，钙离子通过负反馈作用促进甲状旁腺激素的分泌，故甲状旁腺激素在中期妊娠逐渐升高，有利于为胎儿提供钙和维持母体钙的内环境稳定。

九、皮肤的改变

妊娠期肾上腺皮质分泌的糖皮质激素增多，该激素分解弹性纤维蛋白，导致弹性纤维变性，同时随着妊娠进展子宫体积逐渐增大，腹壁压力增加，皮肤弹性纤维断裂，形成妊娠纹，腹部和大腿内侧最明显。初产妇多呈紫色或淡红色不规律平行略凹陷的条纹，经产妇妊娠纹呈银色光亮。妊娠期促黑素细胞刺激激素分泌增多，雌激素、孕激素亦可以增加黑色素细胞刺激效应，黑色素分泌增加，大多数孕妇在乳头、乳晕、腹白线、外阴等处出现不规则色素沉着。色素沉着于颧颊部或同时累及眶周、前额、上唇和鼻部，呈蝶状分布，称为妊娠黄褐斑，产后消失，少数妊娠黄褐斑无法完全消失。

十、新陈代谢的改变

（一）基础代谢率

早期妊娠基础代谢率稍下降，于中期妊娠增高，最高可增加 15%～20%。妊娠期每天需要增加约 1255 kJ（300 kcal）的能量。早期妊娠体温最高，随后降低。

（二）体重

早期及中期妊娠体重增加主要受母体因素影响，如循环血量、组织液及子宫、乳房的因素影响，后期则主要受胎儿因素影响。妊娠期间体重平均增加 12.5 kg。近年来，有关妊娠期体重增长与胎儿宫内发育的关系引起人们广泛关注，妊娠期过度营养、体重过重所致巨大儿导致的难产已屡有报道。对孕妇妊娠期进行体重指数连续监测，进行适宜的营养指导，可以减少上述情况发生。

（三）糖类（碳水化合物）代谢

妊娠期由于雌激素、孕激素及胎盘生乳素的作用，胰岛 B 细胞增生、肥大及过度分泌，胰腺分泌胰岛素增多，胎盘产生的胰岛素酶、激素等拮抗胰岛素致其分泌相对不足。孕妇空腹血糖值稍低于非孕女性，餐后高血糖和高胰岛素血症，以利于对胎儿葡萄糖的供给。

（四）脂肪代谢

妊娠期总脂肪增加。脂肪储存为能量储存做好准备，当能量消耗过多时，体内动用大量脂肪，使血中酮体增加，易发生酮血症。妊娠期母体有脂肪储存，由于肠道对脂肪吸收能力增加，整个妊娠期血脂水平生理性增高，血浆脂蛋白胆固醇水平亦明显增高。

（五）蛋白质代谢

妊娠期间对蛋白质的需要量明显增加，共约 1000 g，处于正氮平衡状态。储备的蛋白质除供给胎儿生长发育及子宫、乳房增大的需要外，还为分娩消耗做准备。妊娠期由于血容量的增加，血浆总蛋白减少，白蛋白降低但球蛋白增加，组织间液增加，易出现水肿。

（六）水的代谢

妊娠期可出现生理性水潴留。从中期妊娠开始增加较为明显，平均增加约 6.5 L。水潴留主要发生在组织间隙。

十一、矿物质的改变

妊娠期胎儿生长发育需要大量的钙及铁，主要在晚期妊娠需求量增加，可加强饮食中钙的摄入。总钾、钠储存增加，但由于血容量增加，血清中钾、钠浓度与非妊娠期相近。妊娠期血清磷无明显变化，血清镁浓度下降。

十二、骨骼、关节及韧带的改变

妊娠期间部分孕妇自觉腰骶部及肢体疼痛不适，可能与孕妇特殊的姿势、胎盘分泌松弛素使骨盆韧带及椎骨间的关节、韧带松弛有关。

第四节 早期妊娠和中期妊娠的诊断

根据妊娠周期不同，妊娠期可分为3个时期。①早期妊娠（first trimester of pregnancy）：妊娠13^{+6}周；②中期妊娠（second trimester of pregnancy）：妊娠14～27^{+6}周；③晚期妊娠（third trimester of pregnancy）：妊娠28周及其后。

临床上通过停经时间、临床表现、体格检查、辅助检查等进行综合判断。对于月经不规律者不能直接通过末次月经日期推测孕周及预产期。早期妊娠的诊断主要是明确是否妊娠、孕龄、妊娠囊发育状况、排除异位妊娠等情况；中期妊娠的诊断则重视胎儿发育状况、发育是否畸形、胎产式、胎方位及胎盘附着部位等情况。

一、早期妊娠诊断

有性生活史的育龄期女性出现停经或月经周期的改变，均应排外早期妊娠。超声检查子宫腔内见到胚芽和原始心管搏动就能确定子宫内早孕活胎。

（一）症状与体征

早期妊娠典型的临床表现如下。

1. 停经 停经是妊娠最早与最重要的症状。平素月经规律且有性生活史的女性，出现停经就应排除是否妊娠。平素月经规律者停经时间超过10天以上，特别是超过14天以上则应高度怀疑早期妊娠。临床上，少数患者会刻意隐瞒性生活史、停经史或围绝经期妇女出现停经情况，或在某些药物的影响下，部分女性可能在月经本来就不规则、稀发甚至无月经来潮的情况下发生妊娠，对于这些患者均应行妊娠试验，以明确是否妊娠。极少数的早期孕妇可有定期类似月经少量出血，可持续出现1～2周，偶尔中期妊娠仍可以出现上述症状，可能是由于在早期妊娠时激素水平的变化尚未能够完全抑制垂体促性腺激素的分泌而导致蜕膜周期性出血。

2. 早孕反应 超过50%的妊娠期女性可在妊娠6周左右出现如厌油腻、食欲缺乏、偏食、恶心、晨起呕吐、头晕、嗜睡等症状，部分孕妇可伴有情绪明显改变，称为早孕反应（morning sickness）。早孕反应在妊娠8～10周达到高峰，持续1～2周后开始减轻，12周后可自行消失，偶有持续至中期妊娠者。应注意的是，一些特别惧怕妊娠或急盼妊娠的闭经女性也可出现假孕现象。早孕反应发生的机制尚未明确，可能与以下原因有关：①妊娠期女性体内hCG增多，可导致胃排空延长，胃酸基础分泌量降低，故会出现恶心、晨起呕吐等症状。②早期妊娠，精神和心理的改变导致自主神经失调。③部分激素水平的增加如游离T_4、胃动素等加重恶心、呕吐等症状。④早孕反应可能是一种早期胚胎的保护机制，可减少外界摄入有害物质的机会。⑤hCG分泌增加，可降低流产、早产和胎儿生长受限的发生率，有利于早期胚胎的发育。

3. 尿频 早期妊娠，尿频是由逐渐增大的子宫在盆腔内向前压迫膀胱所致，一般不伴有尿急、尿痛等尿路刺激症状。妊娠12周后，子宫增大超出盆腔，膀胱受压减轻，尿频症状自然消失。

4. 乳房变化 在妊娠期，受雌激素、孕激素、垂体催乳素等共同影响，乳腺的乳腺管和腺泡出现增生，孕妇自觉乳房及乳头轻度胀痛，初产妇明显。体格检查会发现乳房表面浅静脉显露，乳晕周围出现一些深褐色的小结节（蒙氏结节），乳头、乳晕着色也会较未孕时加深，这种体征在妊娠8周后尤其明显。

5. 体格检查 妊娠早、中期会出现以下几个典型的体征。

（1）黑加征（Hegar sign）：在妊娠6～8周时，行双合诊检查时触诊子宫峡部，感觉极软如唇，子宫颈与子宫体之间似分离。

（2）Chadwick征：阴道壁黏膜变软，子宫颈水肿、充血，外观呈蓝紫色。

（3）生理性子宫收缩：妊娠12周起即可出现，表现为不规则的无痛性收缩，孕妇可觉腹部发紧，也可从腹部扪及子宫发硬。以后随着妊娠进展，宫缩的频率和强度有所增加，但没有规律性。

（4）妊娠黄褐斑：部分孕妇在面颊部、额部和鼻部出现褐色斑点，呈蝴蝶状。

（5）其他体征：部分孕妇出现雌激素增多的表现，如蜘蛛痣、肝掌、皮肤色素沉着（面部、腹白线、乳晕等）。

（二）辅助检查

1. 超声检查

（1）B型超声检查：是检查早期妊娠、确定子宫内妊娠快速、准确的“金标准”。早期进行超声检查是安全的，目前尚未发现超声对胎儿有不可逆的损害。早期妊娠囊有一个重要特征——双环征，是来自妊娠囊的圆形或椭圆形光环，环内为液性暗区（羊水）。B型超声显示为子宫内圆形或椭圆形回声减低结构，妊娠5周时可见，是子宫内妊娠的可靠标志，基本可排除异位妊娠时在子宫内的假性胚囊。随着妊娠的进展，妊娠囊逐渐演变成厚薄不均的内层强回声环，妊娠5～6周时，已可见原始心管搏动。妊娠7周时，如未见到卵黄囊和原始心管搏动，常提示妊娠不良。妊娠8～9周时可见胚胎开始有四肢活动。有研究发现，妊娠9周时B型超声检查若未发现胎动，流产的概率为100%；而发现胎动者，即使有先兆流产的症状，但不发生流产的概率为90%。妊娠11～13周可根据胎儿头臀长度，准确估计孕周，校正预产期。另外，检测胎儿鼻骨、颈项透明层厚度（NT）联合血清标志物如甲胎蛋白（AFP）等，可早期筛查出某些早期妊娠染色体疾病。早期妊娠超声检查对发现双胎或多胎妊娠具有独特的作用，可通过妊娠囊数目判断是单胎还是多胎。

（2）超声多普勒法：最早在妊娠7周时，用超声多普勒仪听到子宫内有节律、单一高调的胎心音，此时可以确诊为早期妊娠且为活胎。胎心率多在每分钟110～160次。此外，还可听到脐带血流音。

2. 实验室检查　最常用的是hCG，其他还包括早孕因子（early pregnancy factor，EPF）、妊娠特异性β1糖蛋白（pregnancy specific 1- glycoprotein，SP1）和妊娠相关蛋白A（pregnancy associated plasma protein A，PAPP-A）、孕酮等。

（1）hCG：在受精1周后就能用放射免疫法检测出孕妇血清和尿中的hCG，即妊娠试验。具有特异性强、敏感性高的优点，临床上常用的早早孕试纸法，就是利用免疫检测法检测受检者尿液中的hCG，3～10 min即可观察结果，反应线的颜色深浅可反映hCG的浓度。妊娠试验也会出现假阳性，因此，不能将妊娠试验阳性作为诊断妊娠唯一的依据，以免误诊。末次月经后4～5周，该方法测定妊娠试验的符合率在99%以上。若月经过期1个月仍为阴性者基本上可排除妊娠。妊娠试验除了用于极早期妊娠的诊断外，还可用于异位妊娠、滋养细胞疾病的诊断和随访。

（2）孕酮：血清孕酮水平测定更多用于判定妊娠的正常发育情况，若血清孕酮水平＜15.9 nmol/L（5 ng/ml），则可诊断胚胎无存活可能。当血清孕酮含量＞47.6 nmol/L（15 ng/ml）时，异位妊娠可能性较小。当血清孕酮水平＞79.3 nmol/L（25 ng/ml）时，子宫内妊娠活胎的可能性极大。

（3）EPF：是目前受精后最早能够检测到的标志物，为多肽物质。其在体外可以抑制抗淋巴细胞血清对淋巴细胞和异种红细胞的形成能力。母源性与胎源性是妊娠期早孕因子的2种来源，但由于检测方法尚未成熟，未广泛应用于临床。

3. 其他检查方法

（1）基础体温（basal body temperature，BBT）：妊娠期女性基础体温为双相型，并且高温会持续不降，若体温高温持续3周不降者，应考虑早孕。目前研究认为是妊娠期上升的孕激素通过影响下丘脑体温调节中枢，导致可维持20天以上的高温，体温升高幅度波动在0.3～0.5℃。

（2）宫颈黏液检查：早期妊娠，升高的孕激素可使宫颈黏液涂片显示为成行排列的椭圆体，无羊齿状结晶。宫颈黏液也变得量少质稠。

（3）黄体酮试验：黄体酮试验主要是针对平素月经周期规律的妇女，月经过期未来潮的可疑早孕妇女，可考虑每天肌内注射黄体酮20 mg，连续5～7天。未孕者多在停药3～7天后来月经。超过7～10天仍无月经者，早孕的可能性较大，其原理是利用孕激素在体内突然撤退引起子宫出血。

早期妊娠需根据病史、体征及辅助检查结果来总体判断，才能确诊早孕。对症状与体征不典型者，应注意与卵巢囊肿、囊性变的子宫肌瘤及膀胱尿潴留等相鉴别。

二、中期妊娠诊断

中期妊娠是早期妊娠的延续，诊断相对简单。随着妊娠进展子宫逐渐增大，孕妇于妊娠18～20周开始自觉胎动，可在腹部表面扪及胎体。中期妊娠的诊断主要是推断胎龄、胎儿大小和预产期外，通过超声定期监测胎心率、监测胎儿生长发育，筛查排除胎儿畸形、妊娠并发症等异常，早期诊断、早期治疗，确保母儿安全。

（一）症状与体征

1. 子宫增大　随妊娠进展，腹部检查发现子宫逐渐增大，子宫增大的程度受胎儿发育情况、羊水量、胎儿数目等差异影响。通过测量子宫底高度，可估计胎儿大小及孕周。正常情况下，中期妊娠的子宫底最高高度一般在脐上三横指，子宫底高度因孕妇的脐耻间距离有所不同。

2. 胎动　胎儿在子宫腔内的活动冲击到子宫壁的动作即为胎动，妊娠12周后可用听诊器在孕妇腹壁听及胎动。部分初产妇在妊娠16周时就能自觉胎动，经产妇一般自觉胎动较初产妇晚，正常胎动为每小时3～5次。随孕周增加，胎动逐渐增强，妊娠28周以后，正常胎动次数≥10次/2 h。胎动是评估活胎生存质量的依据之一，胎动消失可能是胎儿异常最早引起的症状。部分孕妇感到胎动增多，胎儿较以往躁动，可能是因为胎儿子宫内缺氧导致，若不及时处理，胎动会逐渐减少，直至消失，此时应严密观察，仔细听取胎心，如胎心存在则表示胎儿还存活，胎儿死亡时，通过刺激胎体也听不到胎心，对羊水较多和肥胖的孕妇尤需耐心、仔细地检查，用多普勒胎心听诊器更为准确，必须通过超声检查来最后确诊。

3. 胎心音 经产妇在妊娠18～20周就可用一般的听诊器经腹壁听到胎心音。整个妊娠期胎儿正常胎心频率都在110～160次/min。在妊娠24周以前，在脐下正中或稍偏左、右侧听胎心音明显。在妊娠24周及以后，在胎背所在侧听取最明显。听取胎心音时，需与腹主动脉音、子宫杂音及脐带杂音相鉴别。胎心率检测是判断胎儿子宫内安危的简单且重要的方法，胎心率低于或高于此范围均提示有胎儿子宫内异常的可能。

4. 胎体 中期妊娠时，胎儿大部分组织器官基本已分化完成，妊娠20周后经腹壁可清楚地触及子宫内的胎体，胎儿在子宫内不规则活动时，有时还能看到胎儿肢体顶到腹壁形成的小隆起，妊娠24周及以后，除能在腹壁上触及胎儿的胎体外，若仔细轻触，还能区分出胎体的不同部位，圆而硬，有浮球感的是胎头；宽而平坦的是胎背；宽而软，形状略不规则的是胎臀。

（二）辅助检查

1. B型超声检查 在中期妊娠，超声检查不仅能准确确定子宫内妊娠，还可显示子宫内胎儿的基本情况，如胎产式、胎方位、胎先露，胎心搏动频率、胎盘位置是否正常及其与子宫颈内口的位置关系、羊水量的多少、评估胎儿体重。在妊娠28周前还可以采用超声对胎儿进行系统检查，筛查胎儿结构畸形，对于致死性或存活率低的胎儿畸形，如严重神经管缺陷、致死性骨骼畸形、18-三体综合征、唐氏综合征等，早期发现异常，以便及时终止妊娠，降低围生儿死亡率和先天缺陷儿的出生，有效提高人口质量。

2. 彩色多普勒超声 彩色多普勒超声更多用在确定妊娠后，因其在检测子宫动脉、脐动脉及胎儿动脉的血流速度和波形方面具有独特的作用，故在中期妊娠可利用这个优势，监测胎儿大脑中动脉的收缩期峰值流速来判断胎儿贫血的程度，检测子宫动脉血流舒张期早期切迹来评估发生子痫前期的风险。

3. 胎儿超声心动图 胎儿超声心动图是一种产前诊断，是目前产前评价胎儿心血管畸形最重要的非侵袭性手段之一，并且可以反复使用，间接检测并描记出胎儿心电活动。常与三级产科超声检查同步，在妊娠20～24周检测最佳。它可以观测心脏各个腔室结构、心肌厚度、瓣膜形态和活动及心脏的功能。但胎儿超声心动图受孕妇腹壁厚度、羊水多少及胎儿体位等多种因素的影响，只能筛查出70%～80%的先天性心脏病，小的房室隔缺损、心外血管畸形等容易漏诊。另外，有些先天性心脏病只有在晚期妊娠才出现，但由于胎儿骨骼钙化声影的影响，或孕妇肥胖或胎儿俯卧体位等原因，晚期妊娠给胎儿先天性心脏病的全面检查造成一定的困难。

（编写：黄金智；审校：董白桦；终审：刘欣燕）

参 考 文 献

[1] 谢幸，孔北华，段涛. 妇产科学. 9版. 北京：人民卫生出版社，2018.
[2] 曹泽毅. 中华妇产科学. 3版. 北京：人民卫生出版社，2014.
[3] 庄广伦. 现代辅助生育技术. 北京：人民卫生出版社，2005.
[4] 孙莹璞，相文佩. 人类卵子学. 北京：人民卫生出版社，2018.
[5] 李继承，曾园山. 组织学与胚胎学. 9版. 北京：人民卫生出版社，2018.
[6] 邓学东. 产前超声诊断与鉴别诊断. 北京：人民军医出版社，2013.
[7] Schoenwolf G, Bleyl S, Brauer P, et al. Larsen's Human Embryology. 5th ed. New York: Churchill Livingstone, 2014.
[8] 徐丛剑，华克勤. 实用妇产科学. 4版. 北京：人民卫生出版社，2018.
[9] 沈铿，马丁. 妇产科学（八年制）. 3版. 北京：人民卫生出版社，2015.
[10] Abha Maheshwari. In vitro fertilisation. Obstetrics, Gynaecology & Reproductive Medicine, 2020, 30 (2): 61-65.
[11] MV Wolff. The role of Natural Cycle IVF in assisted reproduction. Best Practice & Research Clinical Endocrinology & Metabolism, 2019, 33 (1): 35-45.
[12] 林建华，缪慧娴. 妊娠合并心脏病的分类诊断和妊娠风险评估. 诊断学理论与实践，2019，18（06）：613-618.
[13] 马荣光，刘晓光. 妊娠期母体血清甲状腺激素水平的动态变化及其与妊娠结局的关系. 中国卫生检验杂志，2015，25（06）：848-851.
[14] 严英榴，杨秀雄. 产前超声诊断学. 2版. 北京：人民卫生出版社，2012.
[15] Malvasi A, Marinelli E, Ghi T, et al. ISUOG Practice Guidelines for intrapartum ultrasound: application in obstetric practice and medicolegal issues. Ultrasound in obstetrics & gynecology: the official journal of the International Society of Ultrasound in Obstetrics and Gynecology, 2019, 54 (3): 421.
[16] 张波，杨太珠. 产前超声诊断临床解读. 中国计划生育和妇产科，2017，9（05）：22-25.
[17] 刘立梅. 胎儿产前超声筛查异常结果分析. 影像研究与医学应用，2019，3（23）：183-184.
[18] Alfred Abuhamad. Rabih Chaoui. 胎儿超声心动图实用指南. 刘琳，译. 3版. 北京：北京科学技术出版社，2017.

第5章 异常妊娠

正常妊娠是指受精卵着床在子宫腔内的适当部位，并继续生长发育至足月分娩。若受精卵种植在子宫腔内异常位置、子宫腔外或胎儿在子宫内时间不足或过长，都称为异常妊娠。

第一节 自然流产

一、定义及类型

妊娠未达到28周、胎儿体重不足1000 g而终止者，称为流产（abortion）。在妊娠12周前终止者称为早期流产，妊娠12周至28周终止者称为晚期流产。流产分为自然流产（spontaneous abortion）和人工流产（induced abortion），本节主要讨论自然流产。

二、病因

自然流产的病因主要包括胚胎因素、母体因素、父亲因素和环境因素。胚胎或胎儿染色体异常是早期流产最常见的原因；母体因素主要包括全身性疾病（严重感染、高热疾病、严重贫血等）、生殖器异常（子宫畸形、子宫肌瘤、子宫腔粘连、子宫颈损伤等）、内分泌异常（黄体功能不全、高催乳素血症、甲状腺功能减退等）、强烈应激与不良习惯和免疫功能异常；父亲因素包括精子染色体异常等；过多接触放射线或砷、铅、甲醛、苯等化学物质也会引起自然流产。

三、临床表现

自然流产的主要表现为停经后阴道出血和腹痛。

（一）早期流产

出现阴道出血，产生阵发性下腹部疼痛，阴道完全排出胚胎及其附属物后，出血可停止。

（二）晚期流产

临床过程与早产相似，胎儿娩出后胎盘娩出，出血不多。

四、临床类型

（一）先兆流产（threatened abortion）

指阴道少量出血，但无妊娠物排出，可伴有下腹痛。妇科检查子宫颈口未开，胎膜未破，子宫大小与停经周数相符。经休息及治疗后症状消失，可继续妊娠；若子宫颈口扩张或胎膜早破，则进展为难免流产。

（二）难免流产（inevitable abortion）

指流产不可避免。在先兆流产基础上，阴道出血量增多，下腹痛加剧或出现阴道流液（胎膜破裂）。妇科检查子宫颈口已扩张，子宫大小与停经周数基本相符或略小。

（三）不全流产（incomplete abortion）

如果难免流产继续进展，部分妊娠物排出子宫腔，还有部分（胎儿或胎盘）残留于子宫腔内或嵌顿于子宫颈口处，影响子宫收缩，导致出血，甚至发生休克。妇科检查见子宫颈口已扩张，子宫颈口有妊娠物堵塞及持续性血液流出，子宫小于停经周数。

（四）完全流产（complete abortion）

指胎儿及胎盘已全部排出，阴道出血和腹痛症状逐渐停失。妇科检查子宫颈口已关闭，子宫接近正常大小。

（五）自然流产的 3 种特殊情况

1. 稽留流产（missed abortion） 指胚胎或胎儿已死亡，却滞留于子宫腔内未能及时自然排出者。表现为早孕反应消失，有先兆流产症状或无任何症状，子宫不再增大反而缩小。若已到中期妊娠，孕妇腹部不见增大，胎动消失。妇科检查子宫颈口未开，子宫较停经周数小，质地不软，未闻及胎心。

2. 复发性流产（recurrent spontaneous abortion，RSA） 指与同一性伴侣连续发生 3 次及 3 次以上的自然流产。RSA 大多数为早期流产，少数为晚期流产。虽然 RSA 的定义为连续 3 次或 3 次以上，但大多数专家认为连续发生 2 次流产即应重视并予以评估，因其再次流产的风险与 3 次者相近。RSA 的病因十分复杂，妊娠不同时期病因也有所不同，早期 RSA 常见原因为胚胎染色体异常、免疫功能异常、黄体功能不全、甲状腺功能低下等；晚期 RSA 常见原因为子宫解剖异常、自身免疫异常、血栓前状态等。

（3）流产感染（septic abortion）：流产过程中，若阴道出血时间长或组织残留于子宫腔内不能及时排出，则有可能发生子宫腔感染。常为厌氧菌及需氧菌混合感染，严重感染可播散至盆腔、腹腔甚至全身，并发盆腔炎性疾病、腹膜炎、败血症及感染性休克。

五、诊断

（一）病史

①询问本次停经史和既往流产史；②早孕反应；③阴道出血的量及持续时间；④有无阴道排液及组织物排出，阴道排出物有无异味；⑤腹痛的部位、性质和程度；⑥有无发热。

（二）体格检查

①检查生命体征；②消毒外阴后行妇科检查，注意子宫颈口是否扩张，羊膜囊是否膨出，有无妊娠物堵塞子宫颈口；③子宫大小与停经周数是否相符，有无压痛；④双侧附件有无压痛、增厚或包块。

（三）辅助检查

1. 超声检查 了解妊娠囊的位置、形态及有无胎心搏动，确定妊娠部位和胚胎是否存活。

2. 尿、血清 β-hCG 测定 采用胶体金法 hCG 检测试纸条检测尿液，可快速明确是否妊娠。血清 β-hCG 水平动态测定的敏感性更高。

六、处理

应根据自然流产的不同类型进行相应处理。

（一）先兆流产

适当休息，禁性生活，避免情绪紧张，同时予以心理治疗直至症状消失。先兆流产是否需要补充孕激素需要综合考虑患者年龄、体检和实验室检查结果，孕激素的用法是经验性的，黄体功能不全者可肌内注射黄体酮 20 mg，每天 1 次，或口服孕激素制剂，但目前国际上对于先兆流产时是否需要补充孕激素仍有争议，没有充分证据支持补充孕激素可以减少先兆流产患者最终发生流产的概率；甲状腺功能减退者可口服小剂量甲状腺片。治疗后，若阴道出血停止，超声检查提示胚胎存活，可继续妊娠。若临床症状加重，超声检查发现胚胎发育不良，血清 β-hCG 持续不升或下降，表明流产不可避免，应终止妊娠。

（二）难免流产

一旦确诊，应尽早使胚胎及胎盘组织完全排出。早期流产应及时行清宫术，妊娠物送病理检查或行绒毛染色体核型分析，以检查流产原因。晚期流产时子宫较大，如出血较多，可用缩宫素静脉滴注以促进子宫收缩，检查排出的胎儿或胎盘不完整应行清宫术。

（三）不全流产

治疗手段主要包括清宫术、药物治疗和期待治疗。

1. 清宫术 清除子宫腔内残留组织。阴道大量出血伴休克者，应同时输血、输液，并给予抗生素预防感染。清宫术是效率较高的治疗手段，是一种有创性操作。

2. 药物治疗 药物治疗适应证包括①妊娠物残留时间较短（阴道出血时间≤14 天）。②B 超提示子宫腔内存在混合样结构或稍强回声伴或不伴血流信号，子宫腔内残留组织直径较小（直径≤2.5 cm）。③血 β-hCG 水平较低。主要治疗药物包括前列腺素类药物、米非司酮及中药等。

3. 期待疗法 对于阴道出血不多、彩色超声监测子宫腔残留物较小（直径＜2.0 cm）且无血流信号的患者也可采取期待疗法，观察 7～14 天，并可等待下次月经来潮排出子宫腔残留物。

非手术治疗不全流产的疗程长，治疗前应充分告知患者有大出血、继发感染、非手术治疗失败的可能，需密切随访。而且应具备随时转为手术治疗的条件。

（四）完全流产

流产症状消失，超声检查证实子宫腔内无残留妊娠物，若无感染征象，无须特殊处理。

（五）稽留流产

目前，早期妊娠（妊娠12周内）稽留流产的主要治疗方式有3种：期待治疗、药物治疗和手术治疗。

1. 期待治疗 确诊早期妊娠稽留流产患者可采取期待治疗。期待时间为7～14天，每周进行超声检查1次，超过14天妊娠物仍未排出则需改为其他治疗方式，观察期间发生不全流产、阴道出血量多则需转为手术治疗。

2. 药物治疗 尤其适用于子宫畸形、子宫位置极度倾屈、子宫颈坚韧等手术治疗困难的患者。可用米索前列醇阴道后穹放置600 μg，或舌下含服400 μg，卡前列甲酯栓阴道后穹放置1 mg。如未见妊娠物排出，则间隔3 h重复用药1次。

应用米非司酮联合米索前列醇或可提高流产率。用法：口服米非司酮200 mg，24～48 h后开始使用前列腺素类似物。

3. 手术治疗 清除子宫腔内妊娠组织。术前检查血常规、血小板计数及凝血功能，并做好输血准备。传统上，术前常口服3～5天雌激素类药物以提高子宫肌对缩宫素的敏感性，但目前的观点认为，对于反复流产或可疑凝血功能异常者，使用大剂量雌激素会增加血栓风险，需要谨慎使用。对于凝血功能异常者，应输注新鲜血、血浆、纤维蛋白原等予纠正后再尽早手术。手术方式为负压吸引术（妊娠10周内）和钳刮术（妊娠10～12周）。术前建议预防性使用抗生素，可术前1 h内服用多西环素200 mg。

（六）RSA

应根据RSA发生的不同病因进行针对性处理。

1. 染色体异常夫妇，应于妊娠前进行遗传咨询或在中期妊娠进行产前诊断，确定是否可以妊娠。

2. 黏膜下肌瘤可在宫腔镜下行肌瘤切除术。

3. 纵隔子宫、子宫腔粘连可在宫腔镜下行纵隔切除、粘连松解术。

4. 子宫颈功能不全者应在妊娠12～14周行预防性宫颈环扎术，妊娠≥37周或出现有症状的早产临产时拆除环扎缝线。

5. 黄体功能不全者，肌内注射或口服黄体酮治疗。

6. 对于不明原因RSA患者是否应给予黄体酮支持及孕激素补充仍有争议。目前一般经验用药为排卵后3天开始至妊娠10周。可以选择阴道内用黄体酮200 mg，每天3次，或者阴道内用黄体酮凝胶90 mg，每天1次，也可选择口服微粒化黄体酮100 mg，每天2次或每天3次。

7. 低分子量肝素（low molecular weight heparin，LMWH）用于防治复发性流产的适应证主要是抗磷脂综合征（antiphospholipid syndrome，APS）、血栓前状态（prethrombotic state，PTS）、自身免疫病（autoimmune diseases，AID）等。依据病情，LMWH使用剂量包括预防剂量和治疗剂量。对于不明原因的反复自然流产（unexplained recurrent spontaneous abortion，URSA）、反复生化妊娠（recurrent biochemical pregnancy，RBP）和反复种植失败（repeated planting failure，RPF）患者使用LMWH能否改善妊娠结局尚缺乏依据，尚无足够的临床证据显示增加LMWH剂量能增加血β-hCG水平。对于合并高血压、糖尿病、慢性肾病等病程较长、有可能存在血管内皮损伤的RSA患者，可以适当应用LMWH，但疗效有待进一步临床验证。临床上应避免超适应证和超大剂量使用。

（七）流产感染

治疗原则为控制感染的同时尽快清除子宫内残留物。

1. 阴道出血不多，先选用广谱抗生素2～3天，待感染控制后再行刮宫术。

2. 阴道出血量多，静脉滴注抗生素及输血的同时，先用卵圆钳将子宫腔内残留的大块组织夹出，使出血减少，切不可用刮匙全面搔刮子宫腔，以免造成感染扩散。术后继续应用广谱抗生素，待感染控制后再行彻底刮宫。

3. 合并感染性休克者，应积极进行抗感染、抗休克治疗，待病情稳定后再行彻底刮宫。

4. 感染严重或盆腔脓肿形成，应行手术引流，必要时切除子宫。

七、小结

1. 自然流产多为早期流产，其中50%～60%与胚胎染色体异常有关。

2. 主要临床表现为阴道出血和腹痛。

3. 主要辅助检查是超声检查和血清β-hCG测定。

4. 按疾病发展阶段分为不同临床类型，并作为依据选择相应的治疗措施。

第二节 异位妊娠

受精卵种植在子宫腔外或子宫体、子宫腔内异常位置，均称为异位妊娠（ectopic pregnancy）。根据异位妊娠的发生部位可分为子宫外异位妊娠和子宫内异位妊娠。子宫外异位妊娠包括输卵管妊娠、腹腔妊娠、卵巢妊娠等，以输卵管妊娠为最常见（占95%）；子宫内异位妊娠（也称为特殊部位妊娠）包括剖宫产切口部妊娠（cesarean scar pregnancy，CSP）、子宫颈妊娠、子宫角妊娠、子宫残角妊娠、肌壁间妊娠等。另外，在偶然情况下，可见子宫内妊娠与异位妊娠同时存在，或输卵管同侧或双侧多胎异位妊娠，多见于辅助生殖技术受孕者（图5-1）。

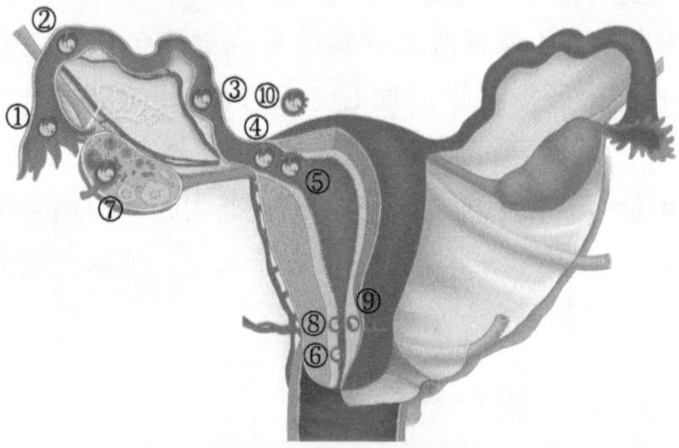

图5-1 异位妊娠的常见发生部位（见彩插）

①输卵管伞部妊娠；②输卵管壶腹部妊娠；③输卵管峡部妊娠；④输卵管间质部妊娠；⑤子宫角妊娠；⑥子宫颈妊娠；⑦卵巢妊娠；⑧子宫峡部妊娠；⑨剖宫产切口部妊娠；⑩腹腔妊娠

一、子宫外异位妊娠

（一）输卵管妊娠

输卵管妊娠（tubal pregnancy）以壶腹部妊娠最多见，约占78%，其次为输卵管峡部、伞部妊娠，间质部妊娠较少见。

1. 病因

（1）输卵管炎症：输卵管炎和输卵管周围炎是输卵管妊娠的主要原因。

（2）输卵管妊娠或手术史：有异位妊娠史的女性，其再次异位妊娠的概率增加；有输卵管手术史（包括输卵管绝育术、再通术或成形术等），其输卵管妊娠的概率也增加。

（3）输卵管发育不良或功能异常：输卵管发育不良包括输卵管过长、肌层发育差、黏膜纤毛缺乏、双输卵管、输卵管憩室、输卵管副伞等；输卵管功能异常包括蠕动、纤毛活动及上皮细胞分泌失常。输卵管发育不良和功能异常均可影响受精卵在输卵管内的正常运行。

（4）辅助生殖技术：接受辅助生殖技术受孕的女性中，输卵管因素的不孕和多胚胎移植者发生异位妊娠的风险增加，且少见的异位妊娠，如卵巢妊娠、子宫颈妊娠、腹腔妊娠的发生率增加。

（5）避孕节育措施：宫内节育器能够显著降低正常子宫内妊娠和异位妊娠的发生率，在少数有限的带环避孕失败而发生妊娠的人群中，异位妊娠发生概率约为53%，但这不是宫内节育器本身造成的。另外，口服避孕药、紧急避孕等常用的避孕措施均不增加异位妊娠的风险。

（6）其他高危因素：子宫肌瘤、卵巢肿瘤、输卵管子宫内膜异位、不孕症病史、吸烟史、年龄>35岁均可增加胚胎着床于输卵管的可能性。

2. 临床表现 输卵管妊娠的临床表现与胚胎着床部位、是否流产或破裂，以及出血量多少和时间长短等有关。在输卵管妊娠早期，若尚未发生流产或破裂，常无特殊的临床表现，其过程与早孕或先兆流产相似。

（1）症状：典型症状为停经、阴道出血与腹痛。

1）停经：多有停经史，还有20%～30%的患者无明确停经史。

2）阴道出血：不规则阴道出血，色暗红或深褐色，量少呈点滴状，一般不超过月经最多量，少数患者阴道出血量较多，类似月经。

3）腹痛：当发生输卵管妊娠流产或先兆破裂时，可出现一侧下腹部隐痛或酸胀感；当输卵管妊娠破裂时，可突感一侧下腹部撕裂样疼痛，常伴有恶心、呕吐或肛门坠胀感。

当输卵管妊娠破裂发生大出血时，患者可出现晕厥，严重者出现失血性休克。值得注意的是，在输卵管峡部妊娠早期未发生流产或破裂时，其临床表现与输卵管壶腹部或伞部妊娠相似，但输卵管峡部妊娠破裂发生时间较早，多见于停经6周左右。输卵管间质部妊娠在临床上较少见，与输卵管其他部位妊娠相比，输卵管间质部妊娠患者一般有较长的停经时间，输卵管间质部妊娠破裂常发生于停经12～16周，一旦破裂，犹如子宫破裂，症状极严重，往往在短时间内出现失血性休克症状，后果严重。

（2）体征

1）一般情况：当腹腔出血不多时，生命体征尚平稳，血压可代偿性轻度升高；当腹腔出血较多时，可出现休克症状，如面色苍白、心率增快、脉搏快而细弱、血压下降等。通常体温正常，休克时体温略低，腹腔内血液吸收时体温略升高，但不超过 38 ℃。

2）腹部检查：腹肌稍紧张，下腹压痛及反跳痛，尤以患侧为甚，出血较多时叩诊有移动性浊音。

3）妇科检查：阴道内常有来自子宫腔的少许血液。输卵管妊娠未发生流产或破裂者，除子宫略大、较软外，仔细检查可触及胀大的输卵管并有轻度压痛；输卵管妊娠流产或破裂者，阴道后穹饱满、有触痛，有子宫颈举痛或摇摆痛，内出血多时子宫可有漂浮感；子宫一侧或其后方可触及包块，触痛明显。

3. 诊断 输卵管妊娠未发生流产或破裂时，临床表现不明显，诊断较困难，需辅助检查确诊。输卵管妊娠流产或破裂后，诊断多无困难。育龄期女性一旦出现腹痛或阴道出血，无论是否采取避孕措施，首先应排除妊娠。有明确异位妊娠高危因素的孕妇，即使没有症状，也应该排除异位妊娠。常用的辅助检查包括以下几种。

（1）超声检查：超声检查是诊断输卵管妊娠的常用方法，经阴道超声检查准确性更高。在停经 5～6 周时经阴道超声检查可探及含有卵黄囊的子宫内孕囊，一般情况下，如果超声检查见到子宫内孕囊可基本排除异位妊娠（除外罕见的子宫内妊娠合并异位妊娠）；如果经阴道超声检查在子宫外见到孕囊，同时见到卵黄囊和（或）胎芽时，可明确诊断异位妊娠（图 5-2～图 5-4）。若超声检查发现与卵巢分离的肿块或低回声肿块，应高度怀疑为异位妊娠，其阳性预测值可达 80%。输卵管妊娠时胚胎形成包块，边界比较清楚，超声检查时可见血流；当输卵管妊娠流产或破裂时，妊娠组织与血肿也会形成包块，一般仅有少许血流或无血流，边界欠清；输卵管妊娠组织和血肿再与周围组织或器官（如子宫、输卵管、卵巢、肠管或大网膜等）发生粘连，则形成的包块比较大，无明显边界，一般无血流。尽管超声检查发现子宫腔内囊性结构提示子宫内妊娠，但也有可能为“假孕囊”（子宫腔内的积液或积血），20% 的异位妊娠患者超声检查可见“假孕囊”。超声检查与血清 β-hCG 测定相结合，对异位妊娠的诊断帮助更大。

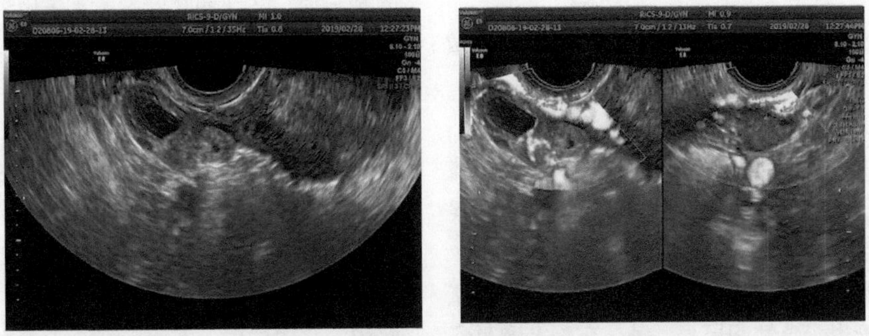

图 5-2 输卵管峡部妊娠的二维超声图像（见彩插）

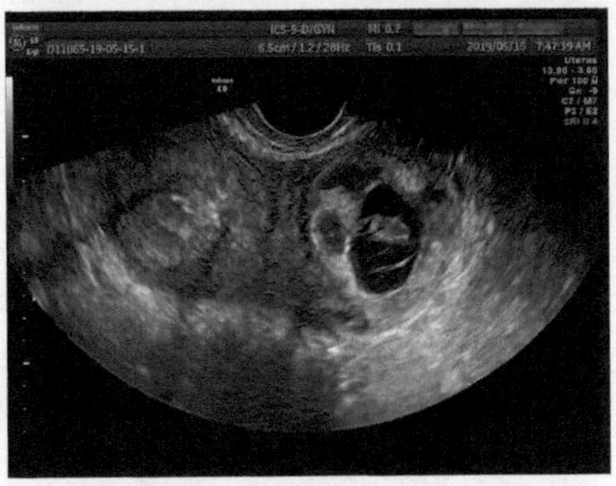

图 5-3 输卵管间质部妊娠（合并子宫内妊娠）二维超声图像（见彩插）

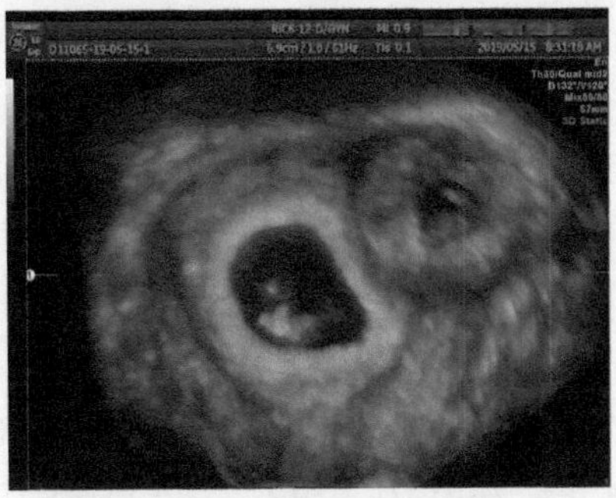

图 5-4 输卵管间质部妊娠（合并子宫内妊娠）三维超声图像（见彩插）

（2）血人绒毛膜促性腺激素（hCG）测定

1）超过 99% 的异位妊娠患者 hCG 阳性，但单独的血清 β-hCG 测定不能用于异位妊娠的诊断，应结合患者的病史、症状和超声检查协助诊断。异位妊娠者体内 β-hCG 水平较正常子宫内妊娠低。

2）血清 β-hCG 水平升高，经阴道超声检查可以见到孕囊、卵黄囊甚至胚芽的部位，即可明确子宫内妊娠或异位妊娠。为了避免潜在的误诊及可能的正常子宫内妊娠，建议将 β-hCG 超声阈值提高至 3500 U/L）（B 级证据）。β-hCG≥3500 U/L，应怀疑异位妊娠存在，β-hCG＜3500 U/L，应继续动态观察 hCG 变化；如果 β-hCG 持续上升，复查经阴道超声以明确妊娠部位。

3）hCG检测时间和增幅：临床怀疑诊断异位妊娠者，推荐在第1次血β-hCG测定后间隔48 h重复血清β-hCG测定。但由于可能存在虽为正常子宫内妊娠但β-hCG增幅缓慢的情况，因此，对于血清β-hCG增幅应谨慎看待，应参照初始检测的血清β-hCG水平。初始血清β-hCG<1500 U/L，则间隔48 h血清β-hCG水平增幅为49%；初始血清β-hCG处于1500～3000 U/L者增幅为40%；>3000 U/L者增幅为33%。

4）血清孕酮测定：对预测异位妊娠意义不大。

5）不明部位妊娠患者如果病情稳定且有继续妊娠的意愿，可重复经阴道超声检查和（或）随访血清β-hCG以明确诊断并指导治疗（C级证据）。

（3）腹腔镜检查：腹腔镜检查不再是诊断异位妊娠的"金标准"，目前很少将腹腔镜作为检查的手段，而更多作为手术治疗手段。

（4）经阴道后穹穿刺：经阴道后穹穿刺抽出暗红色不凝血液，说明有腹腔积血。但阴道后穹穿刺阴性不能排除输卵管妊娠，因可能为穿刺当时未发生内出血或出血量很少、血肿位置过高或盆腔粘连导致无法抽出血液。

（5）诊断性刮宫：很少应用。将子宫腔刮出物做病理检查，切片中见到绒毛，可诊断为子宫内妊娠；仅见蜕膜未见绒毛，有助于诊断异位妊娠。适用于不能存活的子宫内妊娠的鉴别诊断、多次超声检查不能确定妊娠部位、动态观察β-hCG没有上升或上升缓慢的患者。

4. 鉴别诊断 输卵管妊娠应与子宫内妊娠流产、急性输卵管炎、急性阑尾炎、黄体破裂及卵巢囊肿蒂扭转等鉴别。

5. 治疗 异位妊娠的治疗包括手术治疗、药物治疗和期待治疗。对于病情稳定的非破裂型异位妊娠患者，腹腔镜手术或肌内注射氨甲蝶呤（MTX）治疗均是安全有效的治疗方法。需根据临床表现、实验室和影像学检查，以及患者知情选择（讨论告知不同治疗方案的风险和益处）来选择手术治疗还是药物治疗。

（1）手术治疗：根据是否保留患侧输卵管分为保守手术和根治手术。手术治疗适用于：①生命体征不稳定或有腹腔内出血征象者；②异位妊娠有进展者（如血清β-hCG>3000 U/L或持续升高、有胎心搏动、附件区大包块等）；③随诊不可靠者；④药物治疗禁忌证或无效者；⑤持续性异位妊娠者。手术治疗还适用于临床病情稳定的患者或与其他有适应证的手术同时进行（如输卵管绝育手术或合并输卵管积水并计划辅助生殖技术患者的输卵管切除手术）。根据患者的临床病情、生育期望及输卵管损伤程度来决定行保守手术和根治手术。手术治疗一般采用腹腔镜输卵管切除术或腹腔镜输卵管开窗术。开腹手术适用于血流动力学不稳定、大量腹腔内出血者及腹腔镜检查中视野受限者。

1）保守手术：适用于有生育要求的年轻女性，特别是对侧输卵管已切除或有明显病变者。根据胚胎着床部位及输卵管病变情况选择术式。若为伞部妊娠，可行挤压将妊娠产物挤出；壶腹部妊娠行输卵管切开术，取出胚胎再缝合；峡部妊娠行病变节段切除及断端吻合。视术中情况可以考虑预防性单剂量氨甲蝶呤治疗。术后应密切监测血清β-hCG水平以防持续性异位妊娠，每周复查1次，直至正常水平。

2）根治手术：适用于无生育要求的输卵管妊娠、内出血并发休克的急症患者。对侧输卵管正常者行患侧输卵管切除术更合适。重症患者应在积极纠正休克的同时，手术切除患侧输卵管，酌情处理对侧输卵管。

（2）药物治疗：药物治疗主要适用于病情稳定的输卵管妊娠患者及保守手术后发生持续性异位妊娠者。药物治疗必须用于异位妊娠确诊和排除子宫内妊娠的患者。药物治疗的适应证：①无氨甲蝶呤使用的禁忌证；②输卵管妊娠未发生破裂；③盆腔包块直径<3 cm；④血β-hCG<2000 U/L；⑤无明显内出血。主要的禁忌证：①生命体征不稳定；②输卵管妊娠破裂；③盆腔包块直径≥4 cm或有胎心搏动；④对氨甲蝶呤过敏、慢性肝病、血液系统疾病、活动性肺部疾病、免疫缺陷、消化性溃疡等。

药物治疗常用氨甲蝶呤，治疗方案有单次方案和5天方案。①单次方案是氨甲蝶呤50 mg/m^2体表面积，肌内注射。在治疗第7天测血清β-hCG，若血清β-hCG下降<15%，需要追加氨甲蝶呤治疗（单剂量或二次剂量方案）或手术干预，然后每周测血清β-hCG，直至β-hCG降至5 U/L，一般需3～4周。②5天方案是氨甲蝶呤0.4 mg/（kg·d），肌内注射，5天为1个疗程。氨甲蝶呤治疗期间，应用超声检查和血清β-hCG进行严密监护，并注意患者的病情变化及药物不良反应。若血β-hCG下降不满意，甚至发生急性腹痛或输卵管破裂症状，则应立即进行手术治疗。局部用药可采用在超声引导下穿刺或在腹腔镜下将氨甲蝶呤直接注入输卵管的妊娠囊内。

（3）期待治疗：适用于病情稳定、初始血清β-hCG水平<1500 U/L且呈下降趋势。患者应知情同意并愿意接受期待治疗过程中存在的潜在风险如输卵管破裂、大出血和急诊手术等。

（二）腹腔妊娠

胚胎或胎儿位于输卵管、卵巢及阔韧带以外的腹腔内称为腹腔妊娠（abdominal pregnancy），发病率为1/25 000～1/10 000，母体死亡率约为5%，胎儿存活率仅为1‰。

腹腔妊娠分为原发性腹腔妊娠和继发性腹腔妊娠两类。原发性腹腔妊娠指胚胎直接种植于腹膜、肠系膜、大网膜等处，极少见。继发性腹腔妊娠往往发生于输卵管妊娠流产或破裂后，偶可继发于卵巢妊娠或子宫内妊娠、子宫瘢痕的自发分离和人工流产期间子宫穿孔、子宫破裂后胚胎落入腹腔并继续生长，绒毛组织可部分附着于原着床部位，也可能附着于盆腔腹膜及邻近脏器表面。

患者有停经及早孕反应，如为继发性腹腔妊娠，其病史中多有腹痛及阴道出血等输卵管妊娠流产或破裂症状。随后阴道出血停止，腹部逐渐增大。随着胎儿长大，孕妇常于胎动时自觉腹部疼痛。腹部检查发现子宫轮廓不清，极易触及胎儿肢体，胎心音及胎盘杂音异常清晰响亮。妇科检查发现子宫颈位置上移，子宫小于停经时间且不易触及，胎儿位于子宫另一侧。若胎儿死亡，妊娠征象消失，月经恢复来潮，粘连的脏器和大网膜包裹死胎，日久者胎儿逐渐缩小。超声检查（图5-5）发现：子宫腔内空虚，胎儿与子宫分离；在胎儿与膀胱间未见子宫肌壁层；胎儿与子宫关系异常或胎位异常；子宫外可见胎盘组织。磁共振成像（MRI）（图5-6）、CT对诊断也有一定帮助。

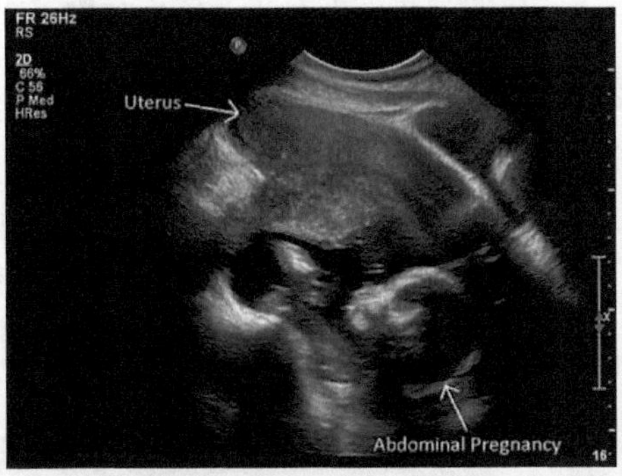

图5-5 腹腔妊娠的二维超声图像（见彩插）

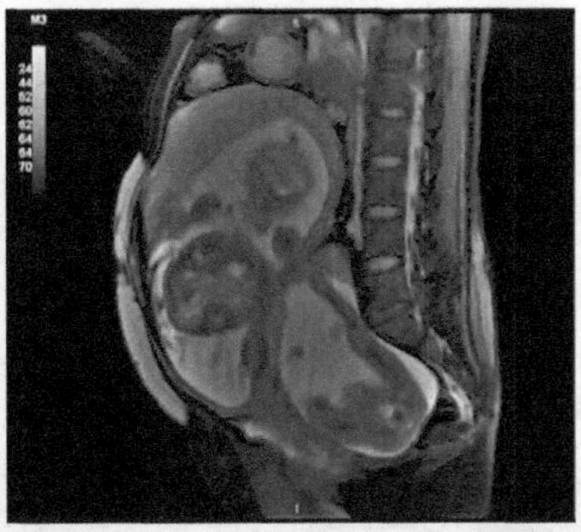

图5-6 腹腔妊娠的MRI图像（见彩插）

腹腔妊娠一经确诊应立即行剖腹手术取出胎儿。应进行充分的术前评估和准备：术前血管造影栓塞术、子宫动脉插管、输尿管插管、肠道准备、备血及成立多专科抢救团队等。胎盘的处理要特别慎重，任意剥离将引起大量出血。胎盘的处理应根据其附着部位、胎儿存活及死亡时间决定是否切除或将胎盘留在腹腔内，一般不做胎盘部分切除。术后需用抗生素预防感染。将胎盘留于腹腔内者，定期行超声检查及检测血清β-hCG以了解胎盘退化吸收程度。

（三）卵巢妊娠

受精卵在卵巢着床和发育称为卵巢妊娠（ovarian pregnancy）。

卵巢妊娠的临床表现与输卵管妊娠极为相似，主要症状为停经、腹痛及阴道出血。破裂后可引起腹腔内大量出血，甚至休克。

卵巢妊娠的诊断标准为：①患侧输卵管完整；②异位妊娠位于卵巢组织内；③异位妊娠以卵巢固有韧带与子宫相连；④绒毛组织中有卵巢组织。卵巢妊娠的超声图像见图5-7。

治疗方法为手术治疗，手术应根据病灶范围行卵巢部分切除、卵巢楔形切除、卵巢切除术或患侧附件切除术。切除组织必须常规进行病理检查。

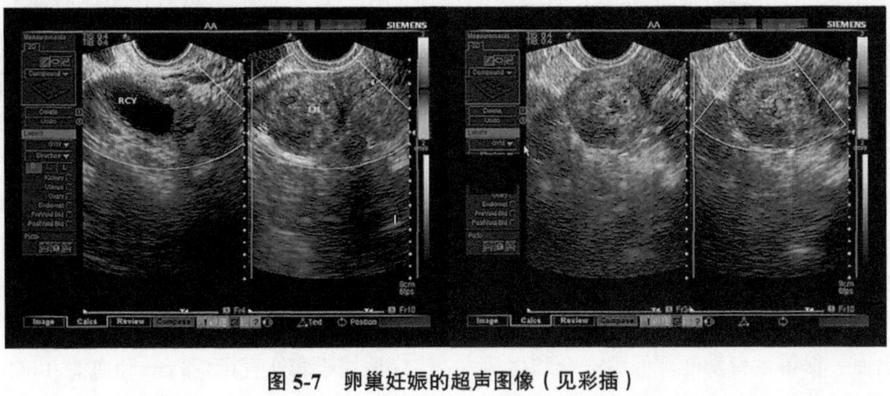

图5-7 卵巢妊娠的超声图像（见彩插）

二、子宫内异位妊娠（特殊部位妊娠）

（一）剖宫产切口部妊娠

剖宫产切口部妊娠（CSP）是指胚胎着床于子宫下段原剖宫产切口部位，是子宫内异常位置妊娠的一种。发生在早期妊娠（≤12 周）诊断为“CSP”，妊娠 12 周以后则描述为“剖宫产术后宫内中孕，胎盘前置伴植入”；妊娠 28 周以后则描述为“剖宫产术后宫内晚孕，前置胎盘伴植入”，即形成所谓的“凶险性前置胎盘”。临床以早期妊娠的 CSP 多见，特别是妊娠 10 周前，故本章仅论述这一特定孕期的 CSP。

1. 临床表现 早期 CSP 患者缺乏特异性症状和体征。既往有剖宫产史，约 1/2 患者停经后出现阴道出血，伴或不伴腹痛症状。

（1）症状。

1）停经：多有停经史。

2）阴道出血：约 1/2 患者停经后出现阴道出血。阴道出血可表现为少量或大量阴道出血、人工流产术中或术后大量出血不止、药物流产后阴道出血持续不净等多种不同形式。

3）腹痛：大多数患者无腹痛，少数患者为轻微腹痛。

（2）体征：早期 CSP 患者缺乏特异性体征。个别患者妇科检查时可发现子宫下段饱满或形态异常，随着妊娠月份的增大可有子宫下段原剖宫产切口部局部压痛。一旦发生子宫破裂，可出现腹部压痛、反跳痛、移动性浊音阳性等表现。

2. 诊断 CSP 因缺乏特异性临床表现，需依靠以下辅助检查帮助确诊。

（1）超声检查：经阴道彩色超声检查是诊断 CSP 敏感而可靠的首选方法。其典型超声显像特点为：①子宫腔与子宫颈管内未见孕囊，在子宫下段见孕囊或不均质包块，与剖宫产瘢痕处部分或全部关系密切。②该处见丰富的血流信号，严重者呈“蜂窝状”低阻血流信号。③可出现该处子宫壁外凸、肌层不连续或与膀胱壁间变窄甚至分界结构不清等。剖宫产切口部妊娠的超声图像见图 5-8 和图 5-9。

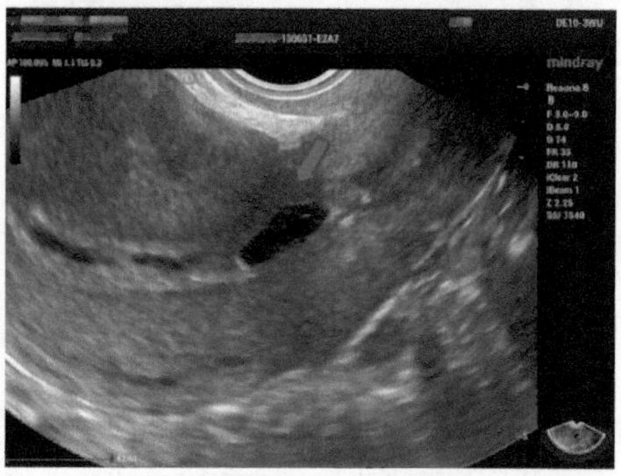

图 5-8 剖宫产切口部妊娠的二维超声图像（见彩插）

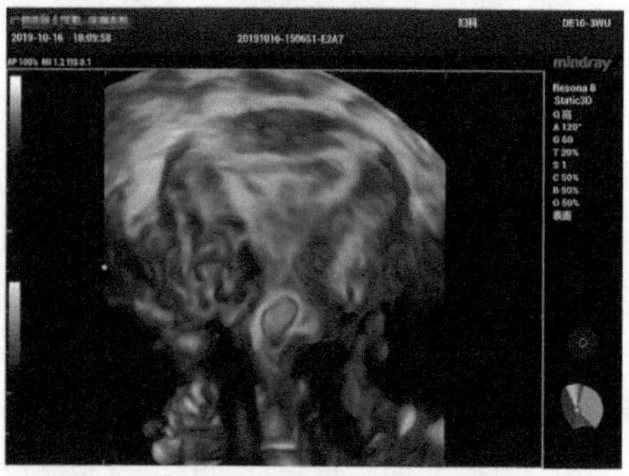

图 5-9 剖宫产切口部妊娠的三维超声图像（见彩插）

（2）MRI 检查：矢状位及横位 T_1、T_2 加权 MRI 均能清晰地显示子宫前壁下段内的妊娠囊与子宫及其周围器官的关系。MRI 检查不作为首选检查项目，仅用于疑难病例的进一步确诊及治疗辅助。

（3）β-hCG 测定：β-hCG 测定对 CSP 的诊断虽缺乏特异性，但在鉴别滋养细胞疾病、选择治疗方案、评估治疗效果、治疗后的随诊中具有非常重要的作用。

（4）组织病理学检查：CSP 子宫全切标本可发现子宫腔和子宫颈管内没有胚胎，子宫下段增宽且肌层非薄，被胚胎、胎盘或血块所占据。组织学检查可发现原剖宫产切口处肌纤维组织内有滋养层细胞及绒毛结构。

3. 鉴别诊断 CSP 应与子宫峡部妊娠、子宫颈妊娠、不全流产、滋养细胞疾病等相鉴别。

4. 治疗 早诊断、早终止、早清除是关键。清除病灶、预防出血、保留生育功能、保障安全和生活质量是治疗原则。目前治疗方法主要有以下几种。

（1）子宫动脉血流暂时阻断后清宫术：子宫动脉血流暂时阻断不仅是清宫术 / 宫腔镜术前预防出血的重要手段，也是大出血抢救时的重要措施，适用于超声提示病灶部位血流丰富或动静脉瘘样血流、大出血风险高的病例。在清宫术 / 宫腔镜术前 24～48 h 暂时阻断子宫动脉血流，然后在超声监视下清除妊娠物，降低出血风险和手术难度，成功率可达 96%。

（2）剖宫产瘢痕处病灶清除术和瘢痕修补术：一般无须行预防性阻断子宫动脉血流，可用采用经腹、经阴道或腹腔镜术式。切开子宫下段，行剖宫产瘢痕处妊娠病灶清除，然后修剪下段切口，对合整齐后双层缝合。该方法成功率比较高，但手术有一定难度且有大出血风险。

（3）MTX 治疗：MTX 肌内注射或病灶局部注射治疗适用于病灶直径≤3 cm 和血清 β-hCG≤2000 U/L、生命体征平稳的患者，成功率分别可达 67.3% 和

69.2%。也可以作为清宫术后β-hCG水平下降缓慢或再次升高，不适合再次手术时的选择。应用MTX后进行血β-hCG和超声检查动态监测，以评价治疗效果。与手术治疗相比，药物治疗疗程长，成功率低，有大出血风险，故应掌握适应证，严密随诊。

1）全身用药：按体表面积，单次肌内注射MTX 50 mg/m²。

2）局部用药：以16～20号穿刺针行孕囊内注射，先抽吸囊内液后，再注入MTX 5～50 mg。

3）随诊和评估：1周后监测β-hCG下降＜15%，可重复用药1次；若孕囊继续生长、出现胎心或胎心没有消失、或发生大出血为治疗失败，需行手术治疗。

（4）子宫切除术：当患者发生难以控制的大出血，危及生命时可以行子宫切除。剖宫产切口部妊娠病灶经常累及子宫颈，如果次全子宫切除不能有效止血时，应行子宫全切术。

5. 生育管理 CSP治疗后，有生育要求的女性，根据治疗方式的不同避孕时间不同：接受MTX治疗和行清宫术的患者，避孕半年后可以再孕；经腹、经阴道或经腹腔镜下行CSP病灶清除术和子宫下段瘢痕切开、缝合的患者，或在治疗过程中出现子宫下段瘢痕异位妊娠病灶破裂、子宫穿孔的患者，建议避孕2年。可选择长效可逆避孕方法，如宫内节育器或皮下埋植避孕，也可以选择复方短效口服避孕药、阴道避孕环等，无生育要求的女性可行输卵管结扎术。

（二）子宫颈妊娠

胚胎在子宫颈管内着床和发育者称为子宫颈妊娠（cervical pregnancy）。子宫颈妊娠较为罕见，多见于经产妇。临床表现主要如下。

1. 症状

（1）停经：多有停经史。

（2）早孕反应。

（3）阴道出血：主要为无痛性阴道出血或血性分泌物，出血量一般由少到多，也可为间歇性阴道大量出血。

2. 体征 子宫颈显著膨大呈桶状，变软变蓝，子宫颈外口扩张、边缘很薄，内口紧闭，子宫体大小正常或稍大。

3. 诊断标准

（1）妇科检查：子宫颈膨大，子宫正常大小。

（2）妊娠产物完全位于子宫颈管内。

（3）分段刮宫，子宫腔内未发现任何妊娠产物。

（4）超声检查（图5-10）显示子宫腔空虚、无孕囊回声，子宫颈膨大，妊娠组织位于子宫颈管内。

确诊后可行子宫颈管搔刮术或吸刮术，充分做好术前准备，如配血、输血前准备、术前子宫动脉血流暂时阻断（腹主动脉球囊、子宫动脉栓塞等）等；为减少刮宫时出血，术前可给予MTX治疗。每天肌内注射MTX 20 mg，共5天，或单次肌内注射MTX 50 mg/m²；或将MTX 50 mg直接注入妊娠囊内。术后用纱布条或小水囊压迫填塞子宫颈管创面止血，如仍有较大量出血，必要时可行子宫全切术以挽救生命。

（三）子宫峡部妊娠

子宫峡部妊娠是指胚胎着床和发育位于子宫组织学内口以上、解剖学内口以下的峡部，临床罕见，较为凶险。可能与受精卵发育迟缓或游走过快着床在峡部、子宫内膜炎或人工流产刮宫或剖宫产后所致内膜缺如或瘢痕形成有关。子宫峡部异位妊娠的位置略高于子宫颈妊娠，与子宫颈妊娠的临床症状及体征相似，临床有停经、早期反复阴道出血，妇科检查子宫颈管也可有膨大。

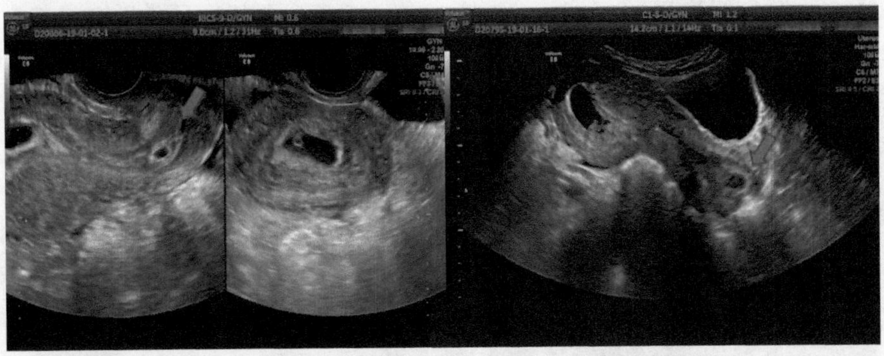

图5-10 子宫内妊娠合并子宫颈妊娠的超声图像（见彩插）

早期诊断子宫峡部妊娠较为困难，临床表现与早孕、早期自然流产相似，体征不明显。经阴道B超检查的诊断价值较高，必要时行MRI检查。早期B超诊断标准为：①子宫腔内和子宫颈管内均未见妊娠依据；②孕囊种植于子宫峡部四壁，可向膀胱、直肠及侧向膨出；③子宫峡部肌层局部菲薄。

子宫峡部妊娠应注意与CSP相鉴别：既往无剖宫产史者，胚胎着床于子宫峡部（或称为子宫下段），无论着床在前壁或后壁，即为子宫峡部妊娠；既往有剖宫产史者，胚胎着床于子宫峡部（下段）后壁，为子宫峡部妊娠；若胚胎着床在子宫前壁下段，则为CSP。

子宫峡部妊娠最终诊断及鉴别诊断要点要依靠病理检查，胎盘种植部位以下可见子宫颈腺体。治疗方法与子宫颈妊娠相似。

（四）子宫角妊娠

子宫角妊娠指胚胎种植在子宫与输卵管开口交界处的子宫角部，是子宫特殊部位妊娠。临床表现有停经、伴有或不伴有阴道流血，子宫角破裂时可出现剧烈腹痛及休克症状。因其部位近子宫腔，空间相对较大，肌层较厚，其妊娠可以维持较长时间，肌层破裂大出血时间较晚，可达中期妊娠甚至晚期妊娠，一旦发生子宫破裂常致大量出血而危及患者生命。子宫角妊娠诊断首选超声检查（图5-11），必要时可行三维超声检查（图5-12）或MRI。

按照孕囊生长趋势，子宫角妊娠分为两种类

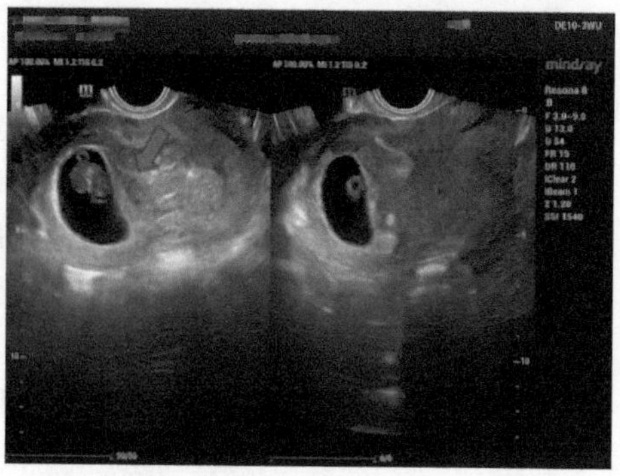

图5-11　子宫角妊娠二维超声图像（见彩插）

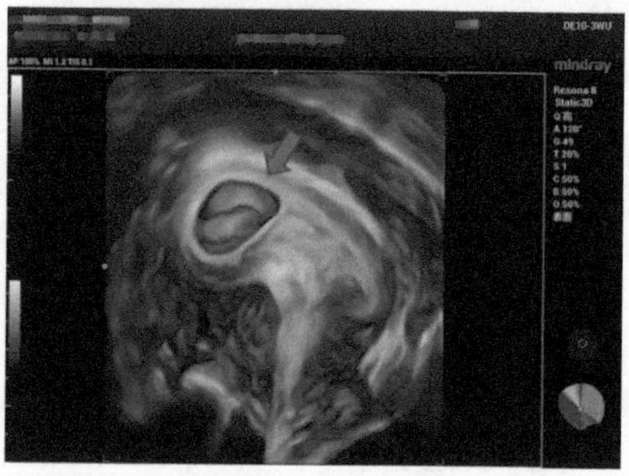

图5-12　子宫角妊娠三维超声图像（见彩插）

型：Ⅰ型，孕囊绝大部分在子宫腔内生长，子宫角部外凸不明显，子宫角部肌层破裂风险相对较低，部分患者或可妊娠至足月并经阴道分娩，但仍有较高的流产风险和子宫角破裂的风险。如患者要求终止妊娠，由于妊娠囊大部分在子宫腔内，可以采用负压吸引术或药物流产。可在超声或子宫腔直视系统监视下行负压吸引术，必要时也可在腹腔镜监视下进行。Ⅱ型，孕囊主要向子宫角以外生长，子宫角部有明显外凸，子宫角部肌层破裂和大出血风险高，常需腹腔镜或宫腔镜-腹腔镜联合手术；必要时开腹手术并止血。

（五）子宫残角妊娠

胚胎于残角子宫内着床并生长发育称为子宫残角妊娠（pregnancy in rudimentary horn）。

子宫残角妊娠多数于妊娠14～20周发生肌层完全破裂或不完全破裂，引起严重内出血，症状与输卵管间质部妊娠破裂相似。偶有妊娠达足月者，分娩期亦可出现宫缩，但因不可能经阴道分娩，胎儿往往在临产后死亡。

子宫残角妊娠可借助二维超声（图5-13）及MRI（图5-14）进行诊断。子宫残角妊娠确诊后应尽

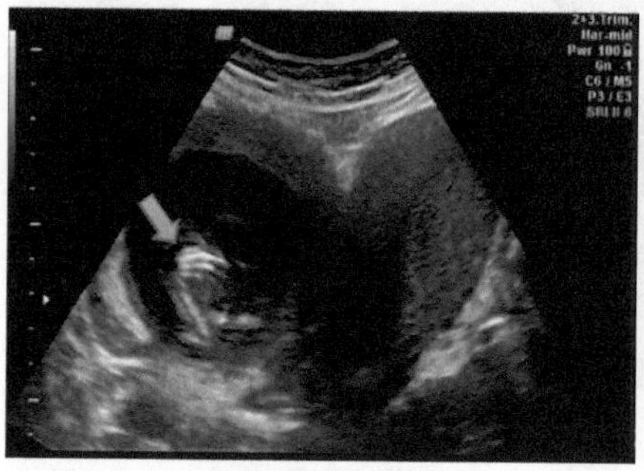

图5-13　子宫残角妊娠二维超声图像（见彩插）

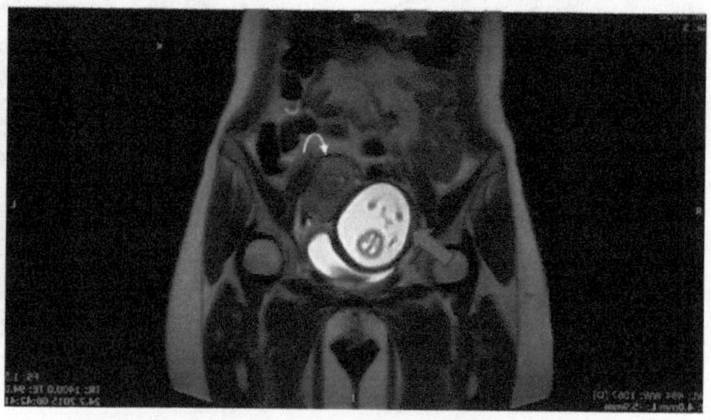

图5-14　子宫残角妊娠MRI图像（见彩插）

早手术，切除残角子宫，若为活胎，应先行剖宫产，然后切除残角子宫。

（六）子宫肌壁间妊娠

受精卵在子宫肌层内着床生长发育，四周被肌层组织包围，与子宫腔及输卵管腔均不相通，称为子宫肌壁间妊娠（intramural pregnancy，IMP），非常罕见。

IMP缺乏特异性临床表现，可有停经、腹痛及阴道流血等症状，需与宫内早孕、难免流产、不全流产、妊娠滋养细胞疾病，以及其他部位异位妊娠如子宫角妊娠或输卵管间质部妊娠、子宫肌瘤或子宫腺肌瘤等鉴别。若未及时诊断处理，可导致子宫破裂、大出血

等严重并发症，甚至需切除子宫，危及患者生命。

IMP 可借助妇科超声、血 β-hCG 诊断，经阴道三维超声和 MRI 能较准确地判断和描述孕囊（病灶）与子宫腔的关系，提高诊断率。IMP 的超声影像学特点可分为 3 型，包括孕囊型、包块型及破裂型。IMP 的治疗包括手术治疗（宫腹腔镜手术或开腹病灶切除术、子宫切除术等）、药物治疗（MTX、米非司酮及中药等）、子宫动脉栓塞、子宫腔内介入治疗和期待治疗等，应根据患者症状、妊娠部位、病灶大小及有无生育要求，并结合医院条件等制定个体化方案，确诊需根据术中所见及术后病理。

三、小结

输卵管妊娠是最常见的异位妊娠。

异位妊娠的典型症状为停经、腹痛、阴道出血，超声检查和血清 β-hCG 测定为主要的辅助检查。

治疗方法包括手术和药物治疗，结合患者生命体征、胚胎着床部位和生长状况，个体化选择治疗方案，严密随诊，妥善处理大出血等严重并发症。

第三节 胎盘异常

一、胎盘前置状态

正常位置的胎盘附着于子宫体部的前壁、后壁或侧壁，远离子宫颈内口。胎盘前置状态是指孕妇孕龄＜28 孕周（早、中期妊娠）时，胎盘位置比较低，在子宫下段贴近子宫颈内口，但尚不足以被诊断为前置胎盘（placenta praevia），因为随着孕妇孕龄增长，胎盘位置可能慢慢上移，甚至恢复至胎盘正常位置。

按胎盘与子宫颈内口的关系，将前置胎盘分为 3 种类型。①完全性胎盘前置状态（图 5-15A）：胎盘组织完全覆盖子宫颈内口。②部分性胎盘前置状态（图 5-15B）：胎盘组织覆盖部分子宫颈内口。③边缘性胎盘前置状态（图 5-15C）：胎盘下缘达到子宫颈内口，但未超越子宫颈内口。

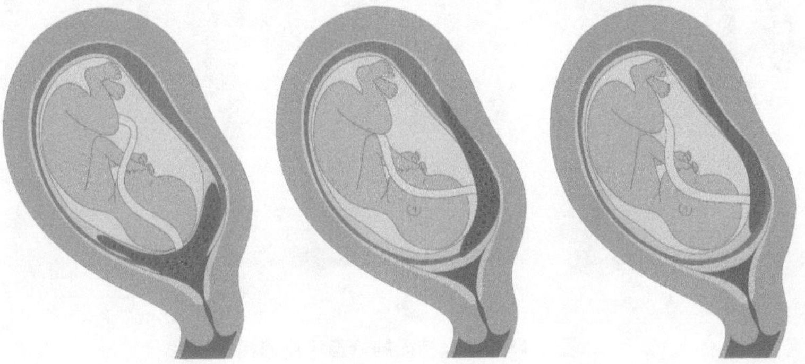

A B C

图 5-15 胎盘前置状态的 3 种类型（见彩插）

A. 完全性胎盘前置状态；B. 部分性胎盘前置状态；C. 边缘性胎盘前置状态

低置胎盘：胎盘附着于子宫下段，边缘距子宫颈内口的距离＜20 mm（国际上尚未统一，多数定义为距离＜20 mm），此距离对临床分娩方式的选择有指导意义。

（一）诊断

1. 高危因素 流产史、子宫腔操作史、产褥感染史、高龄、剖宫产史；吸烟；双胎妊娠等。

2. 临床表现

（1）病史：突然出现无诱因、无痛性的阴道出血。

（2）体征：患者全身情况与出血量及出血速度密切相关。反复出血可呈贫血貌，急性大量出血可致失血性休克。

（3）腹部检查：子宫软，无压痛，轮廓清楚，子宫大小符合妊娠周数。胎位清楚，胎先露高浮或伴有胎位异常。

（4）阴道检查：应采用超声检查以确定胎盘位置，如胎盘前置状态诊断明确，不必再行阴道检查。如必须通过阴道检查以明确诊断或选择分娩方式，可在输液、备血及可立即行剖宫产手术的条件下进行。禁止肛门指检。

3. 辅助检查

（1）超声检查：推荐使用经阴道超声进行检查，其准确性明显高于经腹超声，并具有安全性。

（2）MRI 检查：有条件的医院，怀疑合并胎盘植入者，可选择 MRI 检查。但与经阴道超声检查相比，MRI 对胎盘定位无明显优势。

（二）治疗

据报道，超声诊断前置胎盘在妊娠 20 周以前发生率高达 20%，而在晚期妊娠前置胎盘的发生率为 0.24%～1.57%。因子宫壁随子宫下段的形成及伸展，原前置状态的胎盘可被动向上“迁移”而变成正常位置胎盘，定期随访至妊娠 34 周以后再下结论。因此，若于中期妊娠诊断为胎盘低置状态，在征得孕妇及家属同意后，可给予保胎、止血等治疗，尽量延长孕周，并加强产检，定期复查 B 超，可提高妊娠成功率，同时注意降低对母婴的影响。若在此过程中决定终止妊娠，则需根据孕妇病情选择适当的引产方法。对于中期妊娠产前出血较多的胎盘前置状态孕妇，在子宫颈条件成熟、子宫口扩张的情况下，可选择胎盘钳夹、牵引胎儿头皮等手段尽快终止妊娠，也可根据病情采取紧急子宫动脉栓塞术（uterine arterial embolization，UAE）、剖宫取胎术，甚至子宫切除术等措施。对于中期妊娠引产的胎盘前置状态孕妇，必须在有条件的医院、在严密监护下进行，并强调多学科协作，对孕妇进行个体化评估和治疗，做好抢救准备，在保证孕妇生命安全的前提下，尽可能减少对其生育能力的影响。

二、胎盘植入

胎盘植入是指胎盘绒毛穿透子宫底蜕膜进入子宫肌层。

根据胎盘绒毛侵入子宫肌层深度分为：①粘连性胎盘植入（placenta accreta），胎盘绒毛黏附于子宫肌层表面（图 5-16A）。②植入性胎盘（placenta increta），胎盘绒毛深入子宫肌壁间（图 5-16B）。③穿透性胎盘植入（placenta percreta），胎盘绒毛穿过子宫肌层到达或超过子宫浆膜面（图 5-16C）。依据胎盘植入面积分为完全性胎盘植入和部分性胎盘植入。

胎盘植入在临床上可出现严重产后出血、休克，以致子宫切除，严重者甚至死亡，其产褥感染的概率也相应增高。

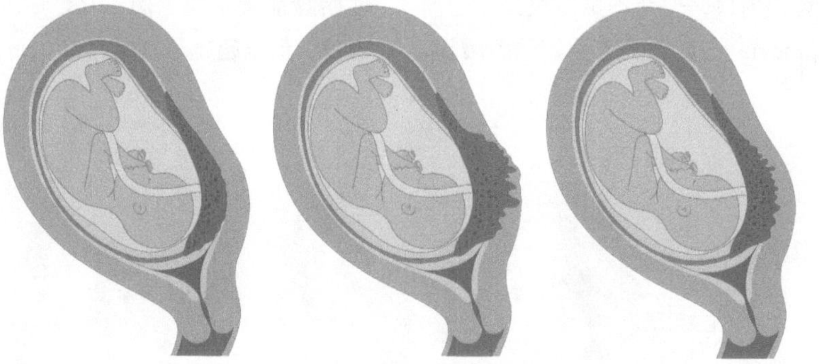

A　　B　　C

图 5-16　胎盘植入的分型（见彩插）

A. 粘连性胎盘植入；B. 植入性胎盘；C. 穿透性胎盘植入

（一）高危因素

胎盘植入与子宫内膜创伤、子宫内膜发育不良等因素有关。前次剖宫产史及前置胎盘为胎盘植入最常见的高危因素。其他高危因素还包括高龄妊娠、既往子宫穿孔史、子宫肌瘤剔除术史、多次流产史等。

（二）临床表现与诊断

无典型临床表现与体征。临床诊断主要依据高危因素结合超声检查和（或）MRI，最终确诊需要根据手术中或分娩时所见或分娩后的病理学诊断。

胎盘植入的临床表现及体征：发生于子宫体部胎盘植入患者产前常无明显临床表现，但由于胎盘植入多合并前置胎盘，故常见症状是产前反复、无痛性阴道出血。而穿透性胎盘植入合并子宫破裂患者可诉腹痛，多伴胎心率变化。胎盘植入者分娩后主要表现为胎盘娩出不完整，或胎盘娩出后发现胎盘母体面不完整，或胎儿娩出后＞30 min，胎盘仍不能自行剥离，伴或不伴阴道出血，行徒手取胎盘时剥离困难或发现胎盘与子宫肌壁粘连紧密、无缝隙；或行剖宫产时发现胎盘植入，甚至穿透子宫肌层（图 5-17，图 5-18）。

（三）胎盘植入的彩色多普勒超声与 MRI 预测

经腹或经阴道二维灰阶、彩色多普勒及三维超声检查是判断胎盘位置、预测胎盘植入最常用的方法。当超声提示胎盘部位正常结构紊乱、弥漫性或局灶性胎盘实质内腔隙血流、胎盘后方正常低回声区变薄或

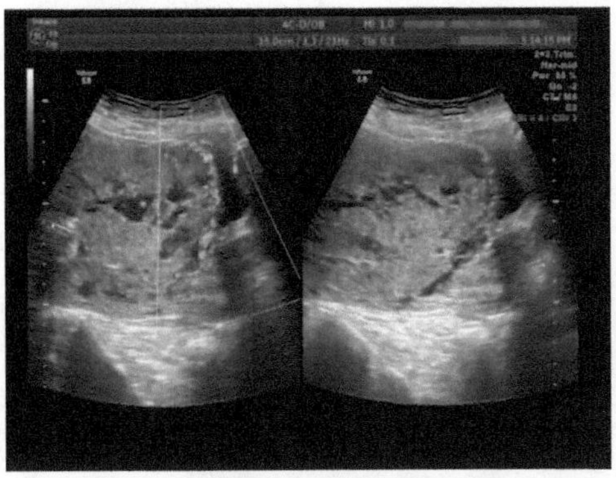

图 5-17 胎盘植入并凶险性前置胎盘超声图像（见彩插）

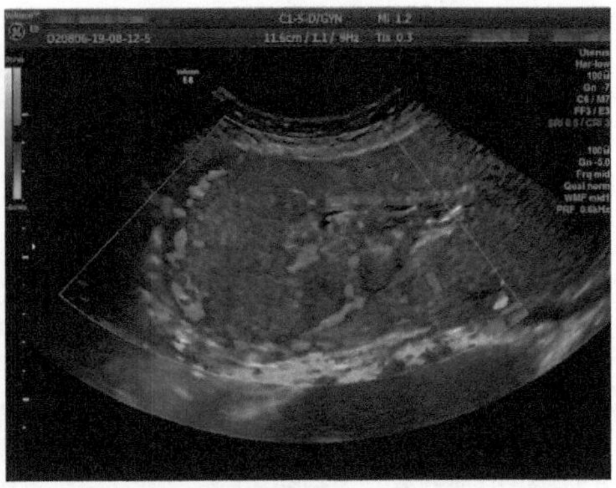

图 5-18 产后胎盘滞留并植入超声图像（见彩插）

消失、子宫浆膜-膀胱交界处血管丰富，应高度怀疑为胎盘植入。MRI 预测胎盘植入征象为：子宫凸向膀胱，胎盘内信号强度不均匀，T_2 加权像存在胎盘内条索影，胎盘血供异常。MRI 多用于评估子宫后壁胎盘植入和胎盘侵入子宫肌层的深度及子宫旁组织和膀胱受累程度。

（四）胎盘植入的治疗原则

胎盘植入管理的关键是平衡晚期妊娠宫缩造成子宫与胎盘错位导致产前、产后出血对母体的风险和胎儿成熟之间的利弊，主要是分娩孕周选择、产后出血处理技巧。在临床工作中，胎盘植入患者的母儿结局主要与孕周、胎盘植入的程度及是否合并有前置胎盘密切相关。穿透性胎盘植入合并胎盘主体位于子宫前壁下段的中央性前置胎盘，尤其是穿透性胎盘植入的处理较其他类型的胎盘植入困难。中期妊娠胎盘植入且存在必须终止妊娠适应证时，其出血、子宫切除率等严重并发症与晚期妊娠类似，因此，对于胎盘植入的中期妊娠孕妇终止妊娠时，同样应由妇产科医师、麻醉科医师、泌尿外科医师及内、外科医师等多学科医师共同探讨，制定个体化方案。

三、剖宫产后中期妊娠胎盘前置状态伴胎盘植入

（一）临床表现

1. 患者常无明显的临床表现，部分患者可有反复、无痛性阴道出血。

2. 穿透性胎盘植入合并子宫破裂的患者可有腹痛、休克、胎心消失等表现。

3. 引产后出现异常腹痛或阴道大量出血。

4. 胎儿娩出后 30 min 胎盘不能自行剥离，徒手取胎盘时发现胎盘剥离困难或胎盘与子宫肌壁粘连紧密，或胎盘部分剥离时发生大出血。

（二）辅助检查

首选超声检查，MRI 是重要的辅助检查手段。如出现血尿，怀疑胎盘植入膀胱时，可行膀胱镜检查。

1. 超声检查 超声检查可用于筛查和诊断前置胎盘是否伴有胎盘植入的妊娠，其有效性取决于临床危险因素、成像质量、操作者的经验、孕周、成像方式及膀胱充盈的程度。

（1）前置胎盘的超声征象：超声检查可以发现覆盖或接近子宫颈内口的胎盘组织呈均匀的强回声，胎盘下缘距子宫颈内口≤2 cm。

（2）胎盘植入的超声征象：胎盘后间隙部分或全部消失；胎盘内多个无回声伴丰富血流信号和（或）膀胱壁连续性中断，子宫浆膜-膀胱交界处血管丰富；子宫肌层变薄（厚度<1 mm），胎盘和子宫界限不清。

2. MRI 检查 在妊娠期使用 MRI 被认为是安全的，但出于安全考虑，很少使用造影剂增强的方法。MRI 可以更好地显示胎盘与剖宫产术后子宫切口的位置关系及胎盘侵犯子宫肌层的深度，并精确进行疾病分级。当怀疑胎盘侵袭膀胱、子宫后壁、子宫颈和（或）子宫颈旁组织时，尤其是当胎盘位于子宫后壁或宫底时，MRI 可能更准确。如 MRI 提示子宫凸向膀胱，胎盘与子宫肌层密切相连，胎盘组织呈“三角形”或“蘑菇状”侵入子宫肌层造成子宫结合带变薄或中断等，提示胎盘植入的可能。

3. 膀胱镜检查 膀胱镜检查可确定植入的胎盘是否侵及膀胱黏膜和侵及范围。

（三）诊断

剖宫产后中期妊娠胎盘前置状态伴胎盘植入的临床诊断主要依据病史，尤其要注意患者是否具有高危因素，结合临床症状、体征及辅助检查；确诊则需依据手术所见及组织病理学检查结果。剖宫取胎术中如果发

现子宫前壁下段膨隆、子宫肌层变薄甚至消失、局部血管异常充盈怒张可协助诊断；局部病灶切除或子宫切除标本的病理切片检查在子宫肌纤维之间发现胎盘绒毛，可以明确诊断胎盘植入。胎盘前置状态伴胎盘植入在终止妊娠前如忽视，易造成漏诊，往往在引产术中和术后发生大出血或胎盘不剥离时才得以诊断。所以，终止妊娠前的诊断是减少此类患者发生不良结局的重要环节，超声及MRI是重要的辅助检查手段。

（四）中期妊娠终止妊娠的方式

终止妊娠的方式包括剖宫取胎术、子宫局部病灶切除及修补术、依沙吖啶羊膜腔内注射引产术、米非司酮配伍前列腺素引产术。目前，剖宫取胎术和子宫局部病灶切除及修补术报道的病例数相对较多。依沙吖啶羊膜腔内注射引产术和米非司酮配伍前列腺素引产术的报道极少。为减少大出血等严重并发症及保障强有力的救治力量，推荐行择期剖宫取胎术或子宫局部病灶切除及修补术，术前行双侧子宫动脉暂时阻断能有效减少术中出血。已诊断或可疑诊断为胎盘前置状态伴胎盘植入者，若要求终止妊娠，应转诊到具备行开腹子宫切除术条件、有救治产后大出血经验的医院。

1. 建立多学科综合治疗团队 由妇产科、超声科和麻醉科等相关科室医师组成，术前多学科会诊，充分沟通病情，制定抢救预案。

2. 患者及其家属的知情同意 术前与患者和家属讲解病情，解释治疗方案，告知术中、术后可能出现的大出血、感染等并发症及切除子宫等结局。

3. 终止妊娠的术前准备 术前24～48 h内行双侧子宫动脉暂时阻断。备红细胞、血浆等血制品，并具有大量输血的能力，必要时准备凝血酶原复合物和纤维蛋白原。

4. 终止妊娠的时机 一旦决定终止妊娠，无须等待，应尽快手术；如患者出现活动性阴道出血，应立即终止妊娠。

5. 经腹剖宫取胎术或子宫局部病灶切除及修补术 由于胎盘植入子宫肌层，无法完全、迅速剥离，创面难以有效止血；子宫下段缺乏肌纤维，宫缩药不能有效发挥作用；术中大出血为最大的危险。建议由经验丰富的医师主刀，应尽量缩短手术时间。子宫切口原则上应避开胎盘或胎盘的主体部分以减少出血。考虑腹腔严重粘连者宜选择腹部纵向切口，方便腹腔探查及手术操作。若术中出血多，可行止血带捆绑子宫下段、创面缝扎、子宫腔填塞纱条或放置球囊、双侧子宫动脉上行支结扎、髂内动脉结扎或子宫动脉暂时阻断等止血措施。腹主动脉或髂内动脉球囊压迫也是效果非常好的止血措施。在有效的止血措施下，术中尽量去除植入的胎盘组织，以降低术后胎盘残留所致的感染和大出血风险。

第四节　妊娠合并生殖道畸形

女性生殖道畸形是指米勒管发育、融合、（隔）吸收过程中，不同节点发生异常而出现的（自头侧向尾侧方向）输卵管、子宫体、子宫颈、阴道的多种多样的结构异常，既可以是单独的局部异常，如子宫纵隔，也可以是多部位的组合畸形，如先天性无子宫无阴道的MRKH综合征。

在众多生殖道畸形中，子宫畸形与计划生育手术关系最为密切。欧洲人类生殖与胚胎学会（ESHRE）及欧洲妇科内镜学会（ESGE）于2013年6月发布了新的女性生殖器官畸形分类共识，以解剖学为基础，将最常见也最重要的子宫畸形分为7个主型，各主型根据临床意义又分不同亚型，并按严重程度从轻到重进行排序，见表5-1。子宫畸形可通过常规妇科检查、阴道超声、子宫输卵管造影（hysterosalpingography，HSG）、子宫声学造影（saline infusion sonography，SIS）、MRI等检查进行初步诊断，诊断不明确者可通过宫腔镜联合腹腔镜检查确诊。常规妇科检查应注意发现阴道纵隔、斜隔，区别单子宫颈、子宫颈纵隔和双子宫颈。经腹或经阴道二维超声检查是诊断子宫畸形的常用方法。三维超声、盆腔MRI检查对子宫颈畸形、子宫畸形、盆腔复杂畸形的诊断有优势，尤其三维超声能够清晰显示纵隔形态、子宫底的外形和厚度，与宫腔镜、腹腔镜检查结果具有高度一致性，已成为诊断子宫畸形的可靠方法。

子宫畸形合并终止妊娠时手术失败、漏吸、损伤等发生率明显升高，因此，对手术不成功者应仔细进行妇科检查和其他辅助检查，以明确手术失败原因。术前诊断明确，术中谨慎操作尤为重要。建议尽量在可视的情况下进行手术操作。最常采用腹部超声的方式配合人工流产，也可以使用超导可视化人工流产技术或子宫腔直视人工流产手术系统。合并子宫颈狭窄者可以术前给予子宫颈预处理。充分发挥药物流产的优势。

表 5-1 欧洲人类生殖与胚胎学会（ESHRE）及欧洲妇科内镜学会（ESGE）子宫畸形分类

类型	描述	亚型	解剖图示
U0	正常子宫		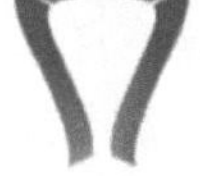
U1	子宫形态异常	a. T 形子宫	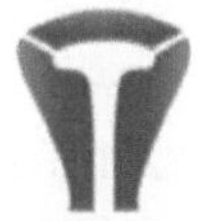
		b. 幼稚子宫	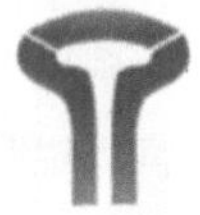
		c. 其他子宫发育不良	
U2	纵隔子宫	a. 部分纵隔子宫（子宫底内陷＜子宫壁厚度的 50% 且子宫腔内隔厚度＞子宫壁厚度的 50%）	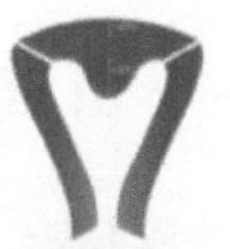
		b. 完全纵隔子宫（子宫底内陷＜子宫壁厚度的 50%）	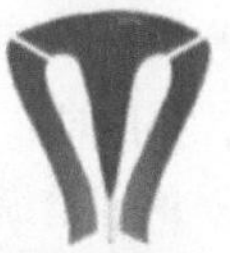
U3	双角子宫	a. 部分双角子宫（子宫底内陷＞子宫壁厚度的 50%）	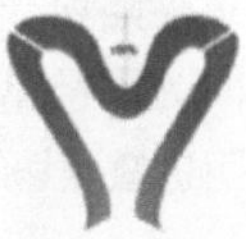
		b. 完全双角子宫	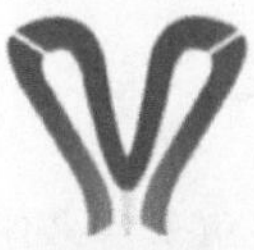
		c. 双角纵隔子宫（子宫底内陷＞子宫壁厚度的 50% 且子宫腔内隔厚度＞子宫壁厚度的 150%）	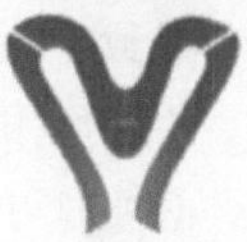
U4	单角子宫	a. 对侧伴有子宫腔的残角子宫（与单角子宫相通或不相通）	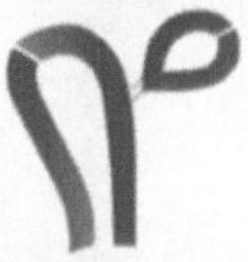
		b. 对侧为子无宫腔残角子宫或缺如	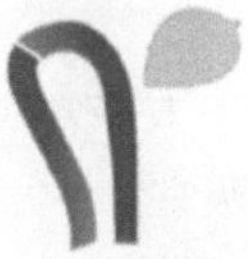
U5	发育不良	a. 有子宫腔始基子宫（双侧或单侧）	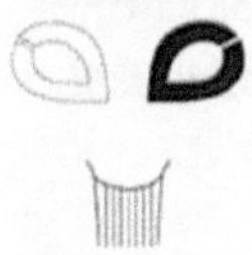
		b. 无子宫腔始基子宫（双侧或一侧子宫残基，或无子宫）	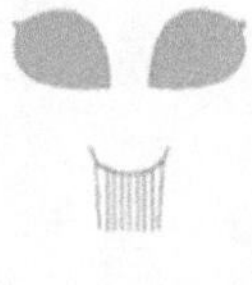
U6	未分类畸形		

一、纵隔子宫

纵隔子宫是最常见的女性生殖道畸形，根据纵隔与子宫颈内口的接近程度分为完全纵隔子宫和不全纵隔子宫。不全纵隔子宫多能顺利完成人工流产手术，完全纵隔子宫的纵隔达到或超过子宫颈内口，将子宫分为2个子宫腔，处置时应将吸管沿子宫侧壁进入子宫腔，在子宫颈内口水平开始紧贴子宫壁一侧试探寻找，分别探寻2个子宫腔，尽可能将妊娠物及非妊娠侧子宫腔蜕膜完全清除，纵隔子宫引产手术时同样要注意对2个子宫腔的处理。

二、阴道纵隔和阴道横隔

完全或不完全阴道纵隔和阴道横隔可使阴道上段狭窄，子宫颈发育不良，手术中易发生子宫颈暴露困难及子宫腔操作困难。对于人工流产手术或引产手术暴露和操作困难的阴道纵隔或阴道横隔，可在术前将阴道纵隔或阴道横隔切开并充分暴露子宫颈后行人工流产手术。同时为了避免发生子宫内膜异位症，建议将阴道纵隔或阴道横隔切缘缝合后再行人工流产或引产手术。

三、双角子宫

双角子宫多伴有子宫颈发育不良，子宫腔形状不规则，导致手术操作困难、人工流产不全、漏吸等并发症。手术操作时，应注意双角子宫存在子宫角深的特点，必要时可在超声的引导下或子宫腔直视下手术，在吸宫或搔刮等操作的过程中要全面彻底，人工流产及引产时都要常规处理双侧子宫腔。

四、双子宫

对于双子宫畸形人工流产或引产，最好做双侧子宫腔吸宫。一方面可以防止漏吸，特别是双子宫腔同时妊娠的漏吸；另一方面，可将非妊娠子宫腔的蜕膜同时吸出，防止术后流血时间过长。

五、残角子宫

残角子宫妊娠易发生子宫扭转或子宫体破裂而致急腹症，残角子宫妊娠引产有致子宫破裂大出血可能，故残角子宫妊娠一经确诊，需采取腹腔镜探查术，大出血等紧急情况下剖腹探查，切除残角子宫，以免发生意外。

六、特殊生殖道畸形

（一）Robert子宫（斜隔子宫）

Robert子宫是指子宫分隔偏于子宫腔一侧，将该侧子宫腔完全封闭，使之成为与阴道或对侧子宫腔不相通的盲腔，若妊娠发生在盲腔，易导致漏吸。操作时应在超声引导下或腹腔镜监测下尽量寻找并打通双侧子宫腔之间的通道，顺利地从阴道完成人工流产或引产手术。

（二）阴道斜隔综合征

子宫完全不融合呈双单角状伴阴道斜隔畸形，共分为3型。①Ⅰ型，为无孔斜隔型，一侧阴道完全闭锁，隔后的子宫与外界及对侧子宫完全隔离，两子宫间和两阴道间无通道，子宫腔积血聚积在隔后阴道腔。②Ⅱ型，为有孔斜隔型，一侧阴道不完全闭锁，隔上有一个直径数毫米的小孔，隔后子宫也与对侧隔绝，经血可通过小孔滴出，但引流不畅。③Ⅲ型，为无孔斜隔合并子宫颈瘘管型，一侧阴道完全闭锁，在两侧子宫颈之间或隔后阴道腔与对侧子宫颈之间有一小瘘管，有隔一侧的经血可通过另一侧子宫颈排出，但引流也不畅。

妊娠若发生在阴道斜隔侧子宫腔，往往可导致人工流产及引产困难。对合并阴道斜隔侧子宫腔妊娠的患者人工流产时，可于术前口服米索前列醇导致子宫收缩出血，引起隔后腔积血，Ⅰ型患者明确斜隔位置并打开阴道斜隔，Ⅱ型患者可寻找到斜隔孔以后扩大阴道斜隔，Ⅲ型可在B超或腹腔镜监测下找到阴道斜隔并打开斜隔，3种类型均需缝合创缘后再行人工流产手术或引产手术。

（编写：莫小亮；审校：刘欣燕；终审：刘欣燕）

参考文献

［1］谢幸，孔北华，段涛．妇产科学．9版．北京：人民卫生出版社，2018．

［2］中华医学会妇产科学分会产科学组．复发性流产诊治的专家共识．中华妇产科杂志，2016，51（1）：3-9．

［3］Wahabi HA, Fayed AA, Esmaeil SA, et al. Progestogen for treating threatened miscarriage. Cochrane

Database Syst Rev, 2011, 3 (12): CD005943.
[4] 孙赟，刘平，叶虹，等. 黄体支持与孕激素补充共识. 生殖与避孕，2015，35（1）：1-7.
[5] 丁榕，范建霞. 2017年妊娠期及产后甲状腺疾病诊治指南. 中华围产医学杂志，2017，20（3）：165-169.
[6] 中华医学会计划生育学分会. 不全流产保守治疗专家共识. 中华生殖与避孕杂志，2019，39（5）：345-348.
[7] 中华医学会计划生育学分会. 早期妊娠稽留流产治疗专家共识. 中国实用妇科与产科杂志，2020，36（1）：62-65.
[8] 低分子肝素防治自然流产中国专家共识编写组. 低分子肝素防治自然流产中国专家共识. 中华生殖与避孕杂志，2018，38（9）：701-708.
[9] Committee on Practice Bulletins-Gynecology. ACOG Practice Bulletin No. 191: Tubal Ectopic Pregnancy. Obstet Gynecol, 2018, 131 (2): 65-77.
[10] Barnhart KT, Fay CA, Suescum M, et al. Clinical factors affecting the accuracy of ultrasonography in symptomatic first-trimester pregnancy. Obstet Gynecol, 2011, 117 (2 Pt 1): 299-306.
[11] Morse CB, Sammel MD, Shaunik A, et al. Performance of human chorionic gonadotropin curves in women at risk for ectopic pregnancy: exceptions to the rules. Fertil Steril, 2012, 97 (1): 101-106.
[12] 中华医学会计划生育学分会. 临床诊疗指南与技术操作规范. 北京：人民卫生出版社，2017.
[13] 陈娜，刘欣燕，彭萍，等. 剖宫产瘢痕妊娠两种手术治疗方式安全性及有效性的比较. 生殖医学杂志，2017，26（9）：885-890.
[14] Liu XY, Fan GS, Lang JH, et al. Lower uterine segment pregnancy with placenta increta complicating first trimester induced abortion: diagnosis and conservative management. Chinese Medical Journal, 2003, 116 (5): 695-698.
[15] Peng P, Gui T, Liu XY, et al. Comparative efficacy and safe of local and systemic methotrexate injection in cesarean scar pregnancy Dovepress. Ther Clin Risk Manag, 2015, 11: 137-140.
[16] 中华医学会计划生育学分会. 宫角妊娠诊治专家共识. 中国实用妇科与产科杂志，2020，36（4）：329-332.
[17] 中华医学会围产医学分会，中华医学会妇产科学分会产科学组. 胎盘植入诊治指南（2015）. 中华产科急救电子杂志，2016，5（1）：26-31.
[18] 陈敦金，苏春宏. 胎盘植入. 长沙：湖南科技出版社，2013.
[19] 刘欣燕，李志毅，边旭明. 前置胎盘的孕期处理. 实用妇产科杂志，2014，30（8）：569-572.
[20] Committee on Obstetric Practice. Committee opinion no 529: placenta accreta. Obstet Gynecol, 2012, 120 (1): 207-211.
[21] Hobson SR, Kingdom JC, Murji A, et al. No. 383-Screening, Diagnosis, and Management of Placenta Accreta Spectrum Disorders. Obstet Gynaecol Can, 2019, 41 (7): 1035-1049.
[22] 中华医学会计划生育学分会. 剖宫产后中期妊娠胎盘前置状态伴植入终止妊娠的专家共识，中华妇产科杂志，2018，53（9）：585-589.
[23] 曹泽毅. 中华妇产科学. 3版. 北京：人民卫生出版社，2014.
[24] Frischhertz S, Eubanks-Bradley J, Gilbert P. Endovascular Therapy for Abdominal Pregnancy. Ochsner, 2019, 19 (2): 74–76.
[25] Huang K, Song L, Wang L, et al. Advanced abdominal pregnancy: an increasingly challenging clinical concern for obstetricians. Int J Clin Exp Pathol, 2014, 7 (9): 5461-5472.
[26] Yildirim D, Turkgeldi LS, Tekiner N, et al. A case of rudimentary horn pregnancy diagnosed after failed attempts at pregnancy termination. Niger J Clin Pract, 2017, 20 (1): 111-114.
[27] 张喜锦，董雁，王春霞，等. 经腹与经会阴超声联合应用诊断前置胎盘的临床价值. 新疆医科大学学报，2009，32.
[28] 夏恩兰. 子宫畸形的诊治. 中国实用妇科与产科杂志，2018，34（4）：367-371.
[29] Grimbizis GF, Gordts S, Di Spiezio Sardo A, et al. The ESHRE/ESGE consensus on the classification of female genital tract congenital anomalies. Hum Reprod, 2013, 28 (8): 2032-2044.
[30] 中华医学会妇产科学分会. 女性生殖器官畸形诊治的中国专家共识. 中华妇产科杂志，2015，50（10）：729-733.
[31] 朱兰. 女性生殖器畸形新分类分型和现代诊治策略. 中国实用妇科与产科杂志，2013，29（10）：761-763.

第6章　宫内节育器具

第一节　宫内节育器具概述

宫内节育器（IUD），又统称宫内节育器具（intrauterine contraception，IUC），含孕激素的IUD又称为释放孕激素的宫内节育系统（progestin-releasing intrauterine system，IUS）。宫内节育器是一种最常用的长效、高效、可逆的避孕措施，在采取避孕措施的女性中，IUD的平均使用率为23%，各国的使用率差异较大，从低于2%到高于40%不等。2014年，在亚洲国家采取避孕措施的所有女性中，IUD的使用率为27%，欧洲国家为17%；美国为12%，中国为54.56%。

一、宫内节育器的作用机制

IUD的作用机制有许多方面。

1. 塑料或金属支架诱发的异物效应和缓释药物（铜或孕激素）引起的局部变化可以预防妊娠。

2. 当子宫暴露于异物时会发生无菌性炎症反应，这对精子和受精卵有毒性并会阻碍受精卵着床。

3. 细胞毒性肽的产生及酶的激活将抑制精子活动度，降低精子获能和存活，并使精子被吞噬。

4. 加入铜或孕激素可以提高避孕效果。

（1）铜离子可以增强子宫内膜细胞的毒性炎症反应，损害精子的迁移、活性和顶体反应，还会影响受精卵着床。

（2）孕激素可增加宫颈黏液的黏稠度，从而成为阻隔精子进入子宫腔的屏障；还可引起子宫内膜蜕膜化和腺体萎缩，从而影响受精卵着床；此外，还可增加免疫抑制性糖蛋白A（glycodelin A）的生成，从而抑制精子与卵子的结合。

惰性IUD和含铜IUD不影响排卵。IUS对排卵的影响取决于血浆中左炔诺孕酮的水平。完全抑制排卵需每天在子宫腔内释放50 μg左炔诺孕酮，而左炔诺孕酮宫内节育系统（曼月乐）每天仅释放20 μg左炔诺孕酮，故抑制排卵仅发生在少数女性中，并且这一影响主要发生在放置IUD后第1年。没有证据表明IUD会破坏着床后的妊娠。

二、宫内节育器的类型

世界各地不同时期的IUD，在形状、成分和构造上有明显差异。现代IUD分为两类：孕激素缓释型(IUS)、铜缓释型（包括铜和铜及含吲哚美辛缓释型，所含吲哚美辛可有效改善放置铜节育器后月经增多及痛经症状）。

（一）IUS

其孕激素缓释主要作用于子宫局部，不会引起血浆出现高浓度孕激素水平，但在一部分对低水平孕激素敏感的女性中也足以引起全身不良反应。IUS最常见的不良反应是出血模式的改变，包括使用1年末观察到出血时间延长（59%）、不规则出血（多达52%）、闭经（6%～20%）和点滴出血（23%～31%）。出血模式改变是由于孕激素对子宫内膜的作用所致，常见表现为不规则出血，使用初期表现较为明显，随着使用时间的延长（6个月甚至更长）会逐渐改善。除避孕以外，IUS还可以改善月经过多、贫血、痛经、子宫内膜异位症相关疼痛、子宫内膜增生症相关症状。

（二）铜缓释型IUD

与IUS相比，含铜IUD的优势是可以在无保护性交后120 h内放置用于紧急避孕，其用于紧急避孕时的妊娠率<0.1%，之后该IUD可留置于原位，用于持续避孕。与使用IUS相比，使用含铜IUD的女性发生盆腔炎性疾病（pelvic inflammatory disease，PID）的风险更高，两者PID的风险差异是由于IUS中的孕激素使宫颈黏液变得更黏稠，阻碍性传播疾病病原体上行感染，而不是含铜IUD增加上生殖道感染的风险。含铜IUD的避孕失败率高于IUS，但这两类IUD的失败率总体很低。对于放置含铜IUD的女性，应告知其可能出现经期出血增多、经期延长或经期不适加重，特别是在放置的最初几个月经周期。

第二节 宫内节育器的放置

一、适应证

放置宫内节置器的适应证：①育龄期女性自愿要求放置IUD且无禁忌证者。②用于要求紧急避孕并愿意继续以IUD避孕且无禁忌证者。

二、禁忌证

（一）绝对禁忌证

1. 所有IUD的绝对禁忌证 ①妊娠或可疑妊娠者。②化脓性宫颈炎、衣原体感染或淋球菌感染者，现在或最近3个月内患PID者。对于无症状的患性传播疾病的高危人群，在放置IUD同时予以性传播疾病的筛查，但不必延迟放置，对阳性试验结果的处理可能不需要取出节育器，需给予相应的抗感染规范治疗。对于无症状的患性传播疾病的低危人群，不需要在放置IUD前常规进行性传播疾病的筛查。③3个月以内有异常子宫出血，如月经频发、经量过多或经间期出血者，需先明确诊断。④子宫颈内口过松和重度撕裂（固定式IUD例外）及子宫颈重度狭窄者。⑤子宫脱垂Ⅱ度以上者（无尾丝节育器例外）。⑥子宫腔形态异常，如子宫纵隔、双角子宫、双子宫、生殖器官肿瘤影响子宫腔形态并导致无法将节育器放置在正常位置。⑦盆腔结核。⑧人工流产后子宫收缩不良、出血多，有妊娠组织物残留或感染可能者。⑨阴道分娩时或剖宫产时胎盘娩出后存在潜在感染或出血可能者。⑩合并各种较严重的全身急、慢性疾病，不能耐受手术者。⑪ 对节育器所含成分过敏者。⑫ 恶性肿瘤，如可疑或确诊恶性妊娠滋养细胞疾病；子宫颈、子宫内膜恶性肿瘤。

2. IUS的绝对禁忌证 除上述所有IUD的绝对禁忌证之外，乳腺癌患者不宜放置IUS。

（二）相对禁忌证

1. 所有IUD的相对禁忌证 ①产后48 h至产后4周。②产后42天后，如恶露未净或会阴伤口未愈者，应暂缓放置。③良性妊娠滋养细胞疾病患者。④卵巢癌患者。⑤获得性免疫缺陷综合征患者。

2. 含铜IUD的相对禁忌证 ①系统性红斑狼疮伴严重血小板减少者。②有严重痛经者（含吲哚美辛的含铜IUD例外）。③月经量过多者。

3. IUS的相对禁忌证 ①急性深静脉血栓或肺栓塞者。②系统性红斑狼疮伴抗磷脂抗体阳性者。③有局灶性神经症状的偏头痛者。④5年及以上未复发的乳腺癌患者。⑤重度肝硬化失代偿期、肝细胞腺瘤及肝癌患者。

三、放置时机

1. 在排除妊娠及可能妊娠的情况下，可在月经周期的任何时间放置IUD。含铜IUD多选择月经干净后3～7天；IUS多选择月经期7天内放置，IUS超过7天放置需加用屏障避孕7天。

2. 妊娠早期人工流产术后、中期妊娠引产24 h内清宫术后可即时放置。妊娠早期药物流产当天胎囊及妊娠附属物完全排出后及药物不全流产清宫术后亦可立即放置。

3. 剖宫产或阴道正常分娩胎盘娩出后即时放置。

4. 产后42天恶露已净，子宫恢复正常者。根据会阴伤口和剖宫产瘢痕愈合情况选择放置。

5. 含铜IUD用于紧急避孕，不受月经周期时间限制，需在无保护性交后5天内放置。

四、宫内节育器的选择

如果女性需要减少月经量、治疗痛经或诱发闭经，或伴有月经过多、痛经或子宫内膜异位症疼痛等妇科疾病，则使用IUS。如果受术者需避免暴露于孕激素和阴道不规则出血、需保持月经周期并获得长达10年的避孕效果，又不必治疗月经过多和痛经，则使用含铜IUD。如果女性有月经过多、痛经或子宫内膜异位症疼痛，不建议放置含铜IUD，因为含铜IUD不会改善这些症状，甚至还可能加重。此外，可根据女性的既往避孕史来帮助其选择IUD。含铜IUD和IUS都是高效的长效可逆避孕方法，但IUS比含铜IUD的避孕效果更好。

（一）选择含铜IUD的理由

1. 避免使用外源性激素 含铜IUD不含激素，可能适用于想要或需要避免外源性激素的女性（如乳腺癌患者），或不愿发生激素相关不良反应（如头痛、心情改变）的女性。

2. 维持内源性月经周期 含铜IUD不会导致无

排卵或闭经。使用含铜 IUD 可以维持周期性月经出血，且不定期出血或点滴出血的发生率比 IUS 更少。

3. 要求长期避孕 含铜 IUD 的批准使用年限比 IUS 更长（5～15 年 *vs.* 5 年）。

4. 需要紧急避孕 可以为了紧急避孕而放置含铜 IUD，然后将其留置以发挥持续避孕作用。

5. 放置后立刻发挥避孕作用 IUS 放置后 1 周内需采取其他避孕措施（如避孕套）。

6. 产后优势 产后立即放置专用 IUD。

7. IUD 适用于任何年龄的育龄期女性 无性传播疾病高风险的青少年及未生育女性、流产后、无相关月经疾病的围绝经期女性。

（二）选择 IUS 的理由

1. 人工流产后放置 其脱落率较含铜 IUD 低。

2. 产后放置 阴道分娩或剖宫产后即刻放置，应根据每位女性的母乳喂养意愿及其意外妊娠的风险，讨论与使用 IUS 相关的问题。目前没有证据表明放置 IUS 会影响母乳的营养成分及新生儿的发育；产后即刻放置 IUS 的脱落率略增高，但与产后意外妊娠相比，其获益远远大于弊端。

3. 青少年和未育女性使用 IUS 不增加 PID 的风险，长期使用对骨密度无不良影响，对未来的生育力无影响。

4. 绝经过渡期女性使用 IUS 在提供高效避孕的同时，还可长期管理绝经过渡期女性的异常子宫出血症状并控制复发，保护子宫内膜，进而降低子宫内膜病变的发生风险。IUS 可作为绝经激素治疗的孕激素补充，与雌激素联合应用能够有效缓解围绝经期症状。IUS 中的左炔诺孕酮的全身血药浓度低，长期使用对绝经过渡期女性的脂代谢、肝功能影响较小，不增加心脑血管疾病的风险，不会加速腰椎和前臂的年龄相关骨密度的丢失。

5. 减少月经量，改善贫血 使用 IUS 后所有女性的出血量均减少，无论之前的月经出血量如何。IUS 与传统药物治疗相比，可以显著改善月经过多，改善生命质量。

6. 缓解痛经 IUS 可有效缓解原发性痛经，以及子宫腺肌病等导致的继发性痛经的症状。

7. 治疗子宫内膜异位症 IUS 可显著改善子宫腺肌病相关的疼痛和月经过多症状，保守手术后放置可减少术后症状复发，控制疾病进展。与正常避孕人群相比，子宫腺肌病和子宫内膜异位症患者放置 IUS 后的脱落率和不规则出血的不良反应发生率略高。

8. 治疗子宫内膜增生 IUS 可作为子宫内膜增生不伴非典型增生的一线治疗方案；对于子宫内膜增生伴非典型增生的患者，首选子宫切除术，但对于年轻有强烈生育要求或各种原因不适合手术的患者，在排除保留生育功能治疗的禁忌证后，可考虑 IUS 治疗；子宫内膜增生合并不孕症的患者，治疗逆转后建议积极辅助生殖技术治疗，取卵周期中维持放置 IUS 有利于预防促排卵过程中的病变复发，而对辅助生殖治疗结局根据现有证据无不良影响。

9. 抑制子宫内膜息肉复发 子宫内膜息肉，尤其是多发性息肉术后复发率高，建议手术同时放置 IUS，但需结合病史和宫腔镜下所见的特征，警惕子宫内膜息肉恶变的可能，必要时可延迟放置 IUS。

10. 治疗子宫肌瘤引起的月经过多 IUS 可作为无明显子宫腔变形的子宫肌瘤患者的避孕措施，同时减少月经过多的症状；子宫肌瘤有手术适应证患者应首选手术，如果不适合手术或不能耐受手术（如血液病、心脏病、白血病患者），可使用 IUS 缓解月经过多症状。

11. 用于剖宫产术后子宫瘢痕缺损 / 憩室患者 IUS 可作为无生育要求的剖宫产术后子宫瘢痕缺损 / 憩室患者的避孕措施，同时治疗月经期过长或不规则出血。

12. 乳腺癌患者的使用 乳腺癌患者在应用他莫昔芬治疗时放置 IUS 可大大降低子宫内膜增生及子宫内膜息肉的发生风险，可有效起到子宫内膜保护作用。关于安全性的研究，IUS 对乳腺癌复发的影响有不同的结论，所以，基于目前的证据，对乳腺癌患者使用 IUS 应持审慎态度。

（三）选择 IUS 的标准

为了更好地进行 IUD 的选择，根据《WHO 避孕方法选择的医学标准（第 5 版）》将每种避孕方法适用性的情况分为下述 4 种级别。

1 级：使用此种避孕方法无限制。

2 级：使用此种避孕方法的益处一般大于理论上或已证实的危险。

3 级：理论上或已证实的危险通常大于使用该方法的益处。

4 级：使用此种避孕方法对健康有不可接受的危险。

1 级和 4 级容易解释，当某种方法 / 情况被定义为 2 级时，认为这种方法通常可以使用，但需要认真的随访。然而，在为 3 级情况的女性提供某种方法时，需要认真地进行临床评估，要考虑病情的严重程度和其他方法的可获得性、实用性和可接受性，当某一方法 / 情况被定为 3 级时，除非无法实施其他方法或其他方法不被接受，通常建议不使用这一方法，同样，需要认真地随访，可定义为相对禁忌证。

对于继续使用标准限于以下 2 种情况：①在某种方法继续使用标准与开始使用标准不同时。②继续使用标准与开始使用标准虽然相同，但其原因有所不同时，无论女性在使用方法的任何时候发生某一种情况，继续使用标准在临床上都是相关的。开始使用与继续使用在分级上的不同见表 6-1。

表 6-1 IUS 选用建议

情况	分级		新的证据 / 建议
	Cu	IUS	
个体特征和生育史			
妊娠	4	4	
年龄 a. 月经初潮至 20 岁前 b. ≥20 岁	 2 1	 2 1	
产次 a. 未产妇 b. 经产妇	 2 1	 2 1	关注未产妇存在节育器脱落和年轻女性性行为存在 STD 的风险
产后 哺乳或非哺乳（包括剖宫产后） a. 产后 48 h（甚至胎盘娩出后 10 min 内） b. 产后 48 h 至产后 4 周 c. 4 周以上 d. 产褥感染	 1 3 1 4	 2 3 1 4	尽管产后立即放置 IUD 的脱落率高于延迟放置，但与意外妊娠相比，其获益仍然很高 产后立即放置 IUS 被列为 2 级是基于其对母乳喂养的研究的矛盾的结果，绝大多数证据并未显示出 IUS 对母乳喂养有负面影响 产后 48 h 至产后 4 周，由于放置 IUD 的子宫穿孔率增高，尤其是对于母乳喂养的女性，故列为 3 级
流产后 a. 妊娠早期 b. 妊娠中期 c. 感染性流产后即时	 1 2 4	 1 2 4	早期妊娠自然流产或人工流产后均可立即放置 IUD 流产后即时放置与延迟放置 IUD 相比，发生并发症的风险无差别。中期妊娠流产后较早期妊娠流产后放置 IUD 的脱落率更高
异位妊娠史	1	1	放置 IUD 后，异位妊娠的绝对危险很低。但女性在使用 IUD 时发生妊娠，其为异位妊娠的相对可能性显著增加
盆腔手术史 （同剖宫产后）	1	1	
吸烟 a. 年龄<35 岁 b. 年龄≥35 岁 i. 吸烟<15 支 / 天 ii. 吸烟≥15 支 / 天	 1 1 1	 1 1 1	
肥胖 BMI≥30 kg/m^2	1	1	
解剖畸形 a. 子宫腔形状异常（先天性或后天性子宫腔变异影响 IUD 放置） b. 其他畸形（包括子宫颈狭窄或子宫颈撕裂）无子宫腔改变或不影响 IUD 放置	 4 2	 4 2	
心血管疾病			
合并多种动脉心血管疾病的危险因素 （如年龄大、吸烟、糖尿病和高血压）	1	2	当存在多种危险因素时，发生心血管疾病的危险性必然增加，一些孕激素可增加血栓形成的危险性，尽管其危险性明显低于 COC

（待 续）

（续 表）

情况	分级 Cu	分级 IUS	新的证据 / 建议
高血压			
a. 有高血压病史（包括妊娠期高血压），不能测量血压	1	2	
b. 血压控制满意，能够测量血压	1	1	
c. 血压水平（正规测量）			
i. 收缩压 18.7～21.15 kPa（140～159 mmHg）或舒张压 12.0～13.2 kPa（90～99 mmHg）	1	1	
ii. 收缩压≥21.3 kPa（160 mmHg）或舒张压≥13.3 kPa（100 mmHg）	1	2	
d. 血管病变	1	2	
妊娠期间血压升高史（目前能够测量血压并且正常）	1	1	
DVT/PE			一些孕激素增加静脉血栓形成的危险，但其危险性明显低于 COC
a.DVT/PE 病史	1	2	
b. 急性 DVT/PE	1	3	
c.DVT/PE 正在接受抗凝治疗	1	2	
d.DVT/PE 家族史（一级亲属）	1	1	
e. 经历大手术			
i. 长期不能活动	1	2	
ii. 无长期不能活动	1	1	
f. 小手术而无长期不能活动的问题	1	1	
表浅静脉栓塞			
a. 静脉曲张	1	1	
b. 浅表血栓性静脉炎	1	1	
现患或曾患缺血性心脏病	1	I：2；C：3	
卒中（脑血管意外史）	1	2	
已知高血脂	1	2	理论上孕激素对脂代谢的影响有所顾虑
心脏瓣膜病			建议在放置 IUD 时预防性使用抗生素，以预防心内膜炎
a. 无并发症	1	1	
b. 有并发症（肺动脉高压、心房颤动、亚急性细菌性心内膜炎病史、抗凝治疗）	2	2	
风湿性疾病			
SLE 患者缺血性心脏病、卒中和静脉血栓栓塞的风险增加。在此处对于 SLE 的级别是基于不存在其他动脉心血管疾病的危险因素的假设，在存在这些危险因素的情况下，必须对分级做出调整			
a. 抗磷脂抗体阳性（或未知）	I：1；C：1	3	抗磷脂抗体与动静脉血栓形成风险均有关联性
b. 严重的血小板减少	I：3；C：2	2	IUS 可能对治疗严重血小板减少症女性的月经过多有利
c. 免疫抑制治疗	I：2；C：1	2	
d. 无上述各项	I：1；C：1	2	
神经系统情况			
头痛			对任何新发生的头痛及头痛的明显变化都应进行评估
a. 非偏头痛（轻度或重度）	1	I：1；C：1	
b. 偏头痛			
i. 没有局灶性神经症状			
年龄＜35 岁	1	I：2；C：2	
年龄≥35 岁	1	I：2；C：2	
ii. 有局灶性神经症状（任何年龄）	1	I：2；C：3	
癫痫	1	1	

（待 续）

（续 表）

情况	分级				新的证据 / 建议
	Cu		IUS		
抑郁症	1		1		某些抗抑郁药物与激素类避孕药可能存在相互作用
生殖道感染和异常					
阴道出血			I	C	对于不规则的大出血，应警惕严重的潜在病情 IUS 对于治疗月经过多有利
a. 不规则，但无大量出血	1		1	1	
b. 不规则，大量或长期出血	2		1	2	
不明原因的阴道出血（可疑有严重的病情）确诊前	I	C	I	C	若怀疑妊娠或潜在病理情况，必须先明确诊断。确诊前无须取出 IUD
	4	2	4	2	
子宫内膜异位症	2		1		IUS 可减轻痛经、盆腔痛和性交痛
卵巢良性肿瘤（包括囊肿）	1		1		
严重痛经	2		1		带铜 IUD 可能加重痛经，IUS 可能减轻痛经
妊娠滋养细胞疾病					良性妊娠滋养细胞疾病女性在术后放置 IUD 不增加恶性滋养细胞疾病风险
a. 良性妊娠滋养细胞疾病	3		3		
b. 可疑或确诊恶性妊娠滋养细胞疾病	4		4		
子宫颈柱状上皮移位	1		1		
子宫颈上皮内瘤变	1		2		
子宫颈癌（等待治疗）	I	C	I	C	
	4	2	4	2	
乳腺疾病					
a. 不能确诊的包块	1		2		
b. 良性乳腺疾病	1		1		
c. 有乳腺癌家族史	1		1		
d. 乳腺癌					
i. 现在患病	1		4		
ii.5 年内无复发迹象	1		3		
子宫内膜癌	I	C	I	C	
	4	2	4	2	
卵巢癌	3	2	3	2	
子宫肌瘤					对于有子宫肌瘤的女性，未出现与使用 IUS 相关的不良事件，而且有些女性会有症状减轻和肌瘤缩小
a. 无宫腔变形	1		1		
b. 有宫腔变形	4		4		
PID	I	C	I	C	IUD 使用者在治疗 PID 期间，取出或保留 IUD，其临床过程无差别
a. 过去有 PID（假设现在没有 STDs）					
i. 患病后曾妊娠	1	1	1	1	
ii. 患病后未曾妊娠	2	2	2	2	
b. 现在或最近 3 个月内患 PID	4	2	4	2	
STDs	I	C	I	C	放置 IUD 的女性患 STDs 后，可采用适当的抗生素治疗 STD，通常无须取出 IUD 在放置 IUD 的女性中，放置时患 STD 者，其后发生 PID 的绝对风险低，但高于放置时无 STD 者
a. 现在患化脓性子宫颈炎或衣原体感染或淋病	4	2	4	2	
b. 其他 STDs（不包括 HIV 感染和肝炎）	2	2	2	2	
c. 阴道炎（包括滴虫阴道炎和细菌性阴道病）	2	2	2	2	
d.STDs 危险性增加（多个性伙伴或对方有多个性伙伴）	2/3	2	2/3	2	
HIV 感染 / 获得性免疫缺陷综合征					

（待 续）

（续 表）

情况	分级				新的证据 / 建议
	Cu		IUS		
	I	C	I	C	
HIV 感染高度危险	2	2	2	2	对于患有获得性免疫缺陷综合征的 IUD 使用者，应密切监控盆腔感染
HIV 阳性	2	2	2	2	
获得性免疫缺陷综合征	3	2	3	2	
经抗反转录病毒药物治疗临床稳定	2	2	2	2	
其他感染					
血吸虫病					
a. 无并发症	1		1		
b. 肝纤维化（如果严重，见肝硬化）	1		1		
结核病	I	C	I	C	
a. 非盆腔性结核	1	1	1	1	
b. 已知有盆腔结核	4	3	4	3	
疟疾	1		1		
内分泌系统情况					
糖尿病					
a. 妊娠糖尿病病史	1		1		
b. 无血管病变					
i. 非胰岛素依赖型糖尿病	1		2		
ii. 胰岛素依赖型糖尿病	1		2		
c. 肾 / 视网膜 / 神经病变	1		2		
d. 其他血管疾病或糖尿病病史 20 年以上	1		2		
甲状腺疾病					
a. 单纯性甲状腺肿	1		1		
b. 甲状腺功能亢进症	1		1		
c. 甲状腺功能减退症	1		1		
消化道情况					
胆囊疾病					
a. 有症状					
i. 已行胆囊切除术	1		2		
ii. 药物治疗	1		2		
iii. 现在正患病	1		2		
b. 无症状	1		2		
胆汁淤积症史					
a. 与妊娠有关	1		1		
b. 与过去使用 COC 有关	1		2		
病毒性肝炎					
a. 活动期	1		1		
b. 病毒携带者	1		2		
肝硬化					
a. 轻度（代偿期）	1		1		
b. 重度（失代偿期）	1		3		
肝肿瘤					
a. 良性					
i. 局灶性结节状增生	1		2		
ii. 肝细胞腺瘤	1		3		
b. 恶性（肝细胞癌）	1		3		
贫血					
珠蛋白生成障碍性贫血	2		1		
镰状细胞贫血	2		1		
缺铁性贫血	2		1		

注：IUS. 释放孕激素的宫内节育系统；Cu. 带铜节育器；I. 开始；C. 继续；STD. 性传播疾病；IUD. 宫内节育器；COC. 复方口服避孕药；BMI. 体重指数；DVT. 深静脉血栓；PE. 肺栓塞；SLE. 系统性红斑狼疮；PID. 盆腔炎性疾病

五、术前准备

1. 询问病史和月经史，特别要了解高危情况，如哺乳、多次人工流产史、近期人工流产或剖宫产史、长期服用糖皮质激素及避孕药物史、性传播疾病感染史，以及性传播疾病感染高危人群等。

2. 常规体格检查、妇科检查。进行血常规、乙肝表面抗原和丙肝病毒抗原抗体、梅毒及人类免疫缺陷病毒（HIV）抗体检查，对于性传播疾病感染的高危人群（既往有性传播疾病的病史、现患性传播疾病或性伴患性传播疾病、静脉吸毒或药瘾者、卖淫或嫖娼、曾使用过不规范的血制品、近3个月内有新的性伴及多性伴者）应进行相应疾病筛查。

3. 做好术前咨询，详细介绍该避孕方法的特点。例如，IUD隶属长效可逆、高效的避孕方法，使用便利，不同类型IUD预计的使用期限，放置操作和实际使用中可能发生的手术风险和常见的不良反应，以及随访的重要性等。受术者知情并签署同意书。

4. 术前复测血压、脉搏、体温，术前24 h内2次体温测量＞37.5 ℃者暂不放置。

5. 受术者术前排空膀胱。

6. 检查手术包和IUD的有效灭菌日期。

六、手术步骤

1. 手术必须在手术室进行。术者应穿手术衣裤，戴帽子、口罩，常规刷手后戴无菌手套。

2. 受术者取膀胱截石位，常规消毒外阴及阴道。

3. 常规铺垫消毒治疗巾、套腿套、铺孔巾。

4. 妇科检查：核查子宫大小、位置、倾屈度及附件情况后，更换无菌手套。

5. 应用窥器扩张阴道，暴露阴道和子宫颈，消毒阴道（包括阴道穹隆部）及子宫颈。用子宫颈钳钳夹子宫颈前唇或后唇。拭净黏液后，消毒子宫颈管。

6. 用子宫探针沿子宫腔走向探测子宫腔深度（有条件时超声引导下操作）。

7. 根据子宫颈口的松紧和选用IUD的种类与型号大小，决定是否扩张子宫颈口。

8. 撕开选用的IUD外包装袋，取出IUD。将准备放置的IUD告知受术者，并示以实物。

9. 缓缓牵拉子宫颈，适当矫正子宫轴线。

10. 置入IUD，按IUD的相应产品说明书放置（有条件时超声引导下操作）。

11. 取下子宫颈钳，拭净血液，撤出窥器，手术完毕。

七、注意事项

1. 严格无菌操作，在放置IUD的过程中，避免进入子宫腔的器械和IUD等与阴道壁接触。

2. 遇子宫颈较紧或使用需扩张子宫口的IUD时，均需扩张子宫口。

3. 放置时如感到IUD未放至子宫腔底部时，应取出重放。

4. 放置环形IUD时，放环叉应避开IUD的接头。

5. 手术过程中，如遇多量出血、器械落空感、子宫腔深度异常、受术者突感下腹疼痛等，应立即停止操作，进一步查明原因，采取相应措施。

6. 操作应轻柔，尽量避免发生心脑综合征、子宫损伤等并发症。

7. 对于具有高危因素病例的操作，如产后和剖宫产后、哺乳期等，应由高年资及有经验的、具有熟练技能的术者操作，且有条件时在超声引导下操作，以降低并发症发生的风险和避免发生。

八、术后处置

1. 填写IUD放置术记录。

2. 告知受术者注意事项。

（1）术后常规建议休息2天。

（2）1周内避免过重的体力劳动和过多的下蹲动作。

（3）2周内不宜性交和盆浴，保持外阴清洁。

（4）放置后可能有少量阴道出血及下腹不适感，均为正常现象；如出血多、腹痛、发热、白带异常等，应及时就诊。

（5）放置IUD术后3～6个月，在经期（尤其是经量增多）及排便后应注意IUD是否脱出。

（6）放置带尾丝IUD者，经期不使用阴道棉条等阴道用卫生用品。

（7）放置IUD的种类及建议使用年限，随访时间，放置术后第1次月经后随访，之后如无异常则应每年随访1次。

（8）放置IUD前后不推荐常规使用抗生素预防感染。

九、随访

倾听主诉和了解月经情况，酌情妇科检查。IUD

定位，常用超声检查，亦可结合X线检查。如有异常，给予相应处理。

第三节　宫内节育器的取出

一、适应证

1. 因不良反应或并发症须取出者。

2. 带器妊娠（包括带器子宫内妊娠或异位妊娠）者。带器子宫内妊娠，若要求终止妊娠，则需取出，若要求继续妊娠，节育器位于子宫颈或可探及尾丝，应充分告知妊娠相关风险并予以取出。带器异位妊娠，应在术中或术后出院前取出IUD。并发腹腔内出血、失血性休克者可在下次转经后取出。

3. 要求改用其他避孕方法或到期需更换。

4. 围绝经期，应在月经停止后6～12个月将IUD取出。

5. 异常子宫出血者。

6. 计划妊娠、无须继续避孕者。

二、禁忌证

1. 全身情况不佳，无法适应手术或处于疾病急性期者暂不适宜手术，待好转后择期进行。

2. 并发急性生殖道炎症时，应在抗感染治疗后再实施IUD取出；情况严重者亦可在积极抗感染的同时取出IUD。

三、取出时机

1. 月经干净后7天内为宜。

2. 如因异常子宫出血而需取出者，则随时可取，并酌情同时做（或宫腔镜下）诊断性刮宫，刮出物应送病理检查。术前、预防性应用抗生素。

3. 更换IUD者，可在取出IUD后立即更换一个新的IUD。

4. 带器早期妊娠，应在人工流产术同时取出IUD，可根据IUD所在部位，先行取器后进行负压吸引术或钳刮术，或先行负压吸引术或钳刮术后再取器。带器中、晚期妊娠应在胎儿、胎盘娩出时检查IUD是否随之排出，如未排出，可在超声监视下清宫同时试取，取出困难者可于转经后再取或流产后3个月试取。

5. 带器异位妊娠，若节育器位置异常，应在术中或术后出院前取出IUD。并发内出血、失血性休克者可在下次转经后取出。

四、术前准备

1. 术前咨询，了解取器原因及健康状况。受术者知情并签署同意书。

2. 取器前，应了解IUD种类（包括金属部分的完整性）及位置。

3. 常规测量体温、脉搏、血压及妇科检查。

4. 辅助检查：心电图、盆腔X线检查、超声检查。超声检查子宫腔内不确定有无IUD时行盆腔X线检查以确定IUD存在于体内，必要时应用CT扫描进行IUD定位；非金属IUD（如IUS）可行MRI进行IUD定位及判断有无周围脏器受累。

5. 实验室检查：血常规、乙肝表面抗原、丙肝病毒抗体、梅毒及HIV抗体检查。对于性传播疾病感染的高危人群（既往有性传播疾病的病史、现患性传播疾病或性伴患性传播疾病、静脉吸毒或药瘾者、性伴卖淫或嫖娼、曾使用过不规范的血制品、近3个月内有新的性伴及多性伴者）需同时进行性传播疾病的筛查。

6. 术前排空膀胱（术中超声监测例外）。

五、手术步骤

手术必须在手术室进行。取出的IUD需与盆腔X线检查结果比对，以确定是否完整取出IUD。

（一）无尾丝IUD

1～5. 同本章第二节“宫内节育器的放置”手术步骤1～5。

6. 用探针探查子宫腔深度，同时轻轻探查IUD在子宫腔内的位置（有条件时在超声引导下操作）。

7. 根据子宫颈口状况和所放置IUD的种类，酌情扩张子宫颈口。

8. 有条件时可在超声引导下操作，用取环器（取环钩或取环钳）钩住IUD的下缘或钳夹IUD的任何部位轻轻拉出，如遇困难，须扩张子宫颈口，切勿强拉，以免损伤宫壁。

9. 必要时将带出的子宫内膜送病理检查。

10. 环形IUD部分嵌顿于肌壁内，可牵拉金属环丝，若牵拉困难，环被拉长变形，则牵拉环的一端取出，若环断裂，则需检查断端是否为完整的环结，若断端不是环结，要警惕残留发生，同时核查金属螺旋结构内塑料支架或铜段等。

11. 如 IUD 嵌顿、断裂、残留，可在超声导视下利用取环钳、小号胎盘钳或无齿卵圆钳取出，亦可在宫腔镜下取出。

12. IUD 异位于子宫外者，应在腹腔镜下或实施开腹手术取出。

（二）有尾丝 IUD

1～5. 同本章第二节“宫内节育器的放置”手术步骤 1～5。

6. 用卵圆钳在近子宫颈外口处夹住尾丝，轻轻向外牵拉取出 IUD。

7. 如尾丝断裂，按无尾丝 IUD 取出法取出。

8. T 形节育器横臂、纵臂嵌顿于子宫颈管造成取出困难时，可酌情扩张子宫口，用取环钳或小号胎盘钳或无齿卵圆钳夹住 T 形节育器纵臂并略上推，然后在旋转的同时将节育器牵出。

凡取出成拉丝状或断裂的 IUD 应核对其是否完整。取出的 IUD 应示以受术者并告知。必要时拍摄盆腔 X 线片以除外节育器残留。

六、术后处置

1. 填写 IUD 取出术记录。

2. 告知受术者注意事项。

（1）一般术后休息 1 天。

（2）术后 2 周内禁止性交及盆浴。

（3）需要继续避孕者，应同时尽快落实高效避孕措施。

七、注意事项

1. 绝经时间较长者的取器或估计取器有一定困难者，应在有条件的医疗保健机构实施手术操作。应酌情在术前进行子宫颈准备（如前列腺素、间苯三酚或机械性扩张等，可参照《宫腔操作前宫颈预处理专家共识》），待子宫颈条件改善后再取 IUD。

2. 手术过程中，如遇多量出血、器械落空感、子宫腔深度异常、受术者突感下腹疼痛等，应立即停止操作，不宜继续强行取器，进一步查明原因并采取相应措施。

3. 取器失败或断裂、残留病例建议 1 个月后住院实施再次取出手术。

第四节　宫内节育器的不良反应及手术并发症诊治

IUD 非常安全、高效，大多数女性对其耐受性良好。尽管其总体安全性很好，但在使用时及放置过程中仍有可能出现不良反应及并发症。

IUD 相关的严重并发症非常罕见，包括 PID、带器妊娠和子宫穿孔。IUD 异位绝大多数情况下是一种不太严重的并发症。不良反应中常见的疼痛和异常子宫出血是前 6 个月内取出 IUD 的最常见原因。因此，对于提高受术者的满意度从而提高续用率来说，识别和处理轻微的不良反应也很重要。

本文根据宫内节育器不良反应及并发症发生的时间，将其分为放置或取出 IUD 手术时及术后 7 天内发生的围术期并发症，以及放置 IUD 7 天以后发生的宫内节育器不良反应来分别进行讨论。

一、围术期并发症

（一）探入子宫腔困难

探入子宫腔困难包括难以识别子宫颈口（如子宫颈锥切术后、阴道粘连），以及探针难以穿过子宫颈和子宫颈内口（如子宫颈管狭窄、弯曲及粘连）。可能的解决方法包括使用子宫颈口探测器、子宫颈扩张器和超声引导，必要时亦可以尝试以宫腔镜辅助。

（二）血管迷走神经反射（心脑综合征）

血管迷走神经反射可在置入或取出 IUD 术中及术后发生，表现为头晕、晕厥、恶心、心动过缓和低血压。大多数反应为一过性，可自行消退。若术中出现，需暂停手术，患者取头低足高仰卧位，待患者症状缓解后再尝试手术，操作手法需尽量轻柔。在少数情况下，血管迷走神经反射可能需要静脉补液和（或）静脉给予阿托品（0.5～1.0 mg）以改善症状和生命体征。如果患者症状不缓解，不宜继续手术，若血管迷走神经反射发生在 IUD 放置后，经过上述处理不能改善症状和生命体征，需在严密监护下取出 IUD。

（三）子宫穿孔

当器械穿过子宫壁时会发生子宫穿孔，可导致内脏损伤、出血和感染。放置或取出IUD时，其子宫穿孔发生率低（为1∶2500～1∶350）。但为手术并发症中较严重的一种，任何进入子宫腔操作的器械均可能发生。子宫穿孔与子宫本身存在高危因素（哺乳期、绝经后子宫、子宫过度倾屈、伴有子宫肌瘤、子宫手术史、未诊断的子宫畸形、多次人工流产史或近期人工流产史等）及手术者技术不熟练，术前未查清子宫位置和大小或未按常规操作及操作粗暴有关。

国内外均有IUD放置或取出时导致子宫穿孔或合并周围脏器损伤、感染等报道，如处理及时，预后良好。若未能及时甄别，其后果严重，甚至导致患者死亡。

1. 临床表现 虽然在IUD放置过程中疼痛和出血是正常的，但一旦操作完成，没有发生穿孔的女性预计会很快改善，并且任何疼痛都会很快消失或几乎消失。在放置时如果有过度疼痛或过量出血，或者在放置后疼痛加重或出血增多，可能提示已发生子宫穿孔。在放置时或放置后出现下列症状和体征提示穿孔。

（1）疼痛：多数患者为在手术过程中突感剧痛、撕裂样疼痛，但也有少数患者疼痛不剧烈，偶见无痛感者；有的在术时疼痛不明显，但在术后因出血或感染而出现持续性隐痛、钝痛或胀痛。腹部检查可有肌紧张、压痛、反跳痛。

（2）出血：出血量根据子宫穿孔的部位、有无损伤血管而不同，可表现为内出血或外出血。一般内出血量＞500 ml，腹部可出现移动性浊音。如损伤大血管，可出现休克，如未及时处理则后果严重。

（3）器械落空感：子宫穿孔时多数手术者会有器械落空感，用探针探查子宫腔深度时，常超过子宫应有深度或超过原探查的深度。用取环钩损伤时，有时取环钩难以退出。

（4）取环钩穿孔合并其他脏器损伤时，可钩出肠管、大网膜等组织，受术者可伴剧痛和腹膜刺激症状。

（5）超声监测下手术可见器械穿透子宫壁。

2. 子宫穿孔分类

（1）根据子宫损伤的程度分为：①完全性子宫穿孔，指子宫肌层及浆膜层全部损伤。②不完全性子宫穿孔，指损伤全部或部分子宫肌层，但浆膜层完整。

（2）根据子宫损伤与邻近脏器的关系分为：①单纯性子宫穿孔，指仅损伤子宫本身。②复杂性子宫穿孔，指损伤子宫同时累及邻近脏器，如肠管、大网膜等。

3. 治疗原则 发现或疑有子宫穿孔时，须立即停止手术操作。

（1）非手术治疗：若手术中发生单纯性子宫穿孔，如探针或小号子宫颈扩张器的穿孔，未放入IUD、无出血症状及腹膜刺激症状，患者一般情况良好，应住院严密观察血压、脉搏、体温、腹部压痛及腹膜刺激征、阴道流血等，一般观察5～7天。同时应用抗生素及子宫收缩药预防感染和出血。

（2）腹腔镜或开腹治疗：在放、取IUD时并发单纯性子宫穿孔，穿孔面积比较小，而IUD已放到子宫腔外（进入盆、腹腔），可在腹腔镜下明确诊断并取出IUD，同时穿孔处可在腹腔镜下修补破孔及止血。若穿孔较大或合并脏器损伤，特别是取环钩或取环钳穿孔，症状严重者或因穿孔进行非手术治疗过程中发现腹痛加重，体温升高，腹膜刺激症状加重或出现休克等，应及时行腹腔镜或开腹探查。

（3）再次放置：初次放置IUD穿孔的患者可在数周后再次尝试放置，放置过程中加以辅助，如超声引导，以避免再次穿孔。在重新放置IUD之前应使用其他方式避孕。鉴于IUD穿孔的子宫缺损相对较小，IUD穿孔史不是引产及阴道分娩的禁忌证。

（四）置入不全或部分脱落

在取下IUD放置器后，有时会立即发现部分IUD被抽出或向下移位（即能看见从子宫颈内脱出的IUD纵臂）。此外，临床医师尝试剪断IUD尾丝时，可能会不小心将IUD部分拉出子宫腔。如果在放置时立即发现IUD向下移位或部分脱落，有些非固定式含铜节育器可取出，重新装入放置器，并再尝试放置。IUS通常不能重新装进放置器。如果IUD不能重新装入，则可能需要更换新的IUD。

（五）取出IUD术中出现的IUD异常

参照宫内节育器的不良反应相关章节。

（六）阴道出血

放置IUD引起的轻微创伤，包括子宫颈钳的钳夹和IUD对子宫颈的擦伤，通常导致术后出血。虽然针对IUD放置后初始出血模式的数据很少，但大多数女性在放置IUD后会立即有至少一定程度的出血或点滴出血。

对于正常的出血，宣教和安慰受术者最为重要。告知受术者放置IUD后出血通常不会超过正常月经量。放置IUD后7天内的少量出血通常无须使用药物治疗，因为出血通常很快缓解。对于出血量多于月经量的女性，应迅速对其评估，因为可能是IUD部分脱落、子宫穿孔或子宫颈撕裂伤的征象。

（七）腹痛

无论哪种类型的IUD，放置后都容易出现下腹痉挛痛。几乎所有女性放置IUD时轻度至中度的不适或疼痛会在数分钟内减轻。在放置前进行子宫颈预处理（如前列腺素、间苯三酚或机械性扩张等），能使绝大多数受术者的术时疼痛缓解（可参照《宫腔操作前宫颈预处理专家共识》）。疼痛的持续时间个体差异很大，但随着时间的推移，疼痛程度均较前减轻。建议受术者在不适时根据需要使用非甾体抗炎药（nonsteroidal anti-inflammatory drug，NSAID）和局部物理治疗。若疼痛显著加重且使用NSAID不能改善，则应尽快评估，因为这可能是发生并发症的征象，如IUD部分脱落、异位，子宫穿孔或盆腔感染（见下文）。

（八）过敏

目前常用的活性IUD均带有铜丝或铜套。在子宫腔、子宫颈、输卵管液中有较高铜离子浓度。近来常有个案报道，放置含铜IUD后出现与其他过敏原致敏相似的临床症状。大多数患者出现皮疹、全身瘙痒，个别患者出现心慌、腹痛等。如临床上怀疑铜过敏者应及时取出含铜IUD，并给予抗过敏治疗。据报道，放置含铜IUD后引起速发性严重过敏反应，类似青霉素所引起的过敏性休克临床表现，在抢救休克的同时及时取出含铜IUD，病情才可以快速控制。

对于IUS过敏的病例也有发生，有报道在放置IUS术后2 h，患者出现全身急性荨麻疹，伴瘙痒、左下腹轻度疼痛、轻度头晕。如临床上怀疑IUS过敏者应及时取出IUS，并给予抗过敏治疗。

（九）感染

放、取IUD术后感染常见原因：①原有生殖道炎症未经治愈，尤其是性传播疾病感染未规范治疗或未治疗；②无菌操作不严格；③手术时合并子宫穿孔、其他脏器损伤；④因人工流产不全持续出血而继发感染；⑤术后过早有性生活或未能保持阴部清洁卫生等。

1. 临床表现　①术后出现腰酸、下腹疼痛、出血，阴道分泌物浑浊并伴有臭味，体温升高等征象。②严重感染时，子宫增大，附件增厚、压痛，盆腔感染时可伴炎性包块；导致败血症或脓毒血症时，可出现全身中毒症状。③血白细胞计数增高，中性粒细胞数量和分类比例异常增高，C反应蛋白升高。④术前无生殖器官炎症，术后1周内发生子宫内膜炎、输卵管炎、输卵管卵巢脓肿、盆腔腹膜炎及有并发症（如感染性休克、多脏器功能衰竭及继发不孕等）的盆腔腹膜炎。

2. 治疗原则　放置IUD后一旦出现可疑感染的症状，应积极进行抗感染治疗。抗感染治疗前无须取出IUD，若患者要求取出IUD，应在应用抗生素治疗后将其取出。倘若合并放线菌感染，则需立即取出IUD，并给予青霉素或多西环素治疗。

严重感染时，需行宫颈分泌物培养及药物敏感试验，选用敏感抗生素治疗。感染不能控制或有感染不易控制的高危因素者应取出IUD，并继续应用抗生素及全身支持治疗至痊愈。

如发生盆腔脓肿，可先行药物治疗，如无效则应手术切开引流。

放线菌属于正常的胃肠道菌群，通常位于阴道内，不产生症状和后遗症。子宫颈细胞学涂片不是对放线菌最有特异性的检测方法；在所有用子宫颈细胞学涂片进行的放线菌诊断中，仅半数在子宫颈培养时为真阳性。对于子宫颈细胞学涂片发现放线菌的女性，需评估其PID的症状并进行子宫颈样本的放线菌培养。如果IUD使用者无PID症状且培养结果为阴性，则需告知其警惕这种感染的相关症状，而IUD继续放置在子宫腔内，无须进一步治疗。如果患者有PID症状和（或）子宫颈样本培养显示放线菌阳性，除进行PID治疗外，需静脉给予青霉素治疗，对青霉素过敏者可改为四环素。在应用抗生素治疗的同时需取出IUD。

二、宫内节育器的不良反应

（一）异常子宫出血

异常子宫出血是IUD主要的不良反应。据世界卫生组织（WHO）的资料，未用任何避孕措施女性的月经出血量，正常范围为31～39 ml；中国女性为47～59 ml。目前常将经血量>80 ml作为月经过多；经期>7天作为经期延长；对于月经期外的出血，量少者为点滴出血，量偏多者为不规则出血。

1. 临床表现　异常子宫出血表现为月经量改变，月经量过多或过少、流血时间延长、点滴出血或不规则出血，而月经周期较少改变。含铜IUD（以TCu 380为例）在放置后0～3个月，71%的使用者可伴有经血量的增加，在放置后6个月时，81%的使用者称出血增多减轻或较前无变化。大多数IUS使用者称经血量减少。使用IUS早期点滴阴道出血常见，少数使用者闭经等，在放置IUS的最初3个月内，仅少数使用者出血增多。

2. 治疗原则及方案 放置IUS后，常见的点滴阴道出血和少见的闭经无须治疗。点滴阴道出血，多为间断发生，随着使用时间的延长，其发生概率降低，出血程度减轻或缓解。闭经一般在取出IUS后月经即可恢复。对于持续出血的女性，治疗方案如下。

（1）NSAID：NSAID能抑制前列腺素产生，从而减少出血。

1）布洛芬：国内推荐每次200 mg，口服，每4～6小时1次，24 h不超过4次；或每次300 mg，口服，每天2次；国外推荐每次200～400 mg，口服，每4～6小时1次，每天的最大剂量为1200 mg。

2）萘普生：国内推荐首次500 mg，口服，之后每次250 mg，每6～8小时1次；国外推荐首次500 mg，口服，之后每次250 mg，每6～8小时1次，可根据个体需求调整用药剂量和频次，每天最大剂量不超过1250 mg。

3）双氯芬酸：国内推荐每次75 mg，口服，每天1～2次，每天最大剂量为150 mg；国外推荐每次35 mg，口服，每天3次。

（2）甾体激素：对不宜使用NSAID或疗效欠佳者，可使用复方短效口服避孕药周期治疗。理论上，复方短效口服避孕药有助于同步薄化子宫内膜，减少经期出血量、经期延长或经前出血的发生，反应良好的女性可以治疗1～3个月，之后可停用。如继续出现异常出血或不适合雌激素治疗者，可使用单纯的孕激素药物，如炔诺酮，每天0.35 mg，共1～3个月。

放置含铜IUD后出现月经过多时，亦可使用上述NSAID或甾体激素进行治疗。也可在经前期开始预防性应用或经量多时应用以下药物。

1）抗纤溶药物：①氨甲环酸。a. 止血环酸（AMCA），每次1 g，每天4次，口服；或注射液每次0.2 g，每天2次，肌内注射。b. 妥塞敏，口服片剂，每次0.5～1.5 g，每天2～3次；静脉用药，每次0.25～0.5 g，每天0.75～2.00 g。静脉注射液以5%葡萄糖注射液稀释，静脉滴注液以5%～10%葡萄糖注射液稀释。②止血芳酸（PAMBA），每次0.25～0.50 g，每天2～3次，口服；或注射液每次0.1～0.2 g，每天2～3次，静脉注射。③氨基己酸（EACA），首次3 g，以后每次1 g，每天4次，口服；注射液每次4～6 g，每天1次，静脉滴注。

2）酚磺乙胺（止血敏）：每次1 g，每天3次，连服10天；或注射液每次0.5 mg，每天2～3次，肌内注射或静脉注射。

3）其他止血药物：如云南白药、宫血宁等均有一定疗效。

（3）抗生素：因长期出血使子宫口开放，破坏正常子宫颈的保护屏障，易于诱发感染。因此，在可疑子宫内膜炎及出血时间长时可应用抗生素进行治疗，但不推荐IUD放置时预防性使用抗生素。

对长期放置后出现异常出血者，应考虑IUD的位置下移、部分嵌顿、感染或因IUD质量变化等因素，若经非手术治疗无效者应取出，同时进行（可在宫腔镜下）诊断性刮宫，刮出物送病理检查。

如出血多难以控制或出现明显贫血，在纠正贫血的同时应取出IUD。

3. 注意事项

（1）正确选择IUD：①可根据月经量、是否痛经、避孕时长、有无伴发妇科疾病及全身器质性疾病来选择IUD的种类；②月经量偏多、痛经及伴发妇科月经相关疾病者，可选择IUS；③含吲哚美辛的带铜IUD可以在使用第1年中减少一定的经血量，亦可减少经期延长和点滴出血的发生；④严格掌握适应证及禁忌证，根据手术操作常规选择对象。

（2）把握放置IUD技巧，稳、准、轻巧地把IUD放至正确位置。术前咨询，说明IUD可能发生的不良反应，增加耐受性。

（二）腹痛

与IUD有关的疼痛包括下腹痛与腰骶部疼痛、性交痛，其发生率约为10%，因疼痛的取出率仅次于子宫异常出血。

IUD引起的疼痛可能为生理性的或病理性的。病理性疼痛可由于损伤、继发感染等原因引起；引起生理性疼痛指非IUD并发症引起的下腹痛和腰骶部坠痛及性交痛，一般取出IUD后疼痛即消失。

1. 临床表现

（1）持续性疼痛：指疼痛持续10天以上者。如IUD与子宫大小、形态不相适合，可对子宫壁产生明显的机械性刺激，使前列腺素的合成和释放持续增加，致子宫收缩延续可引起钝痛。延迟性疼痛，一般提示IUD与子宫腔不匹配。疼痛时间持续越长，可能说明IUD与子宫腔的一致性越差。

（2）再发疼痛：指放置IUD术后疼痛缓解后4周以上出现的疼痛。多数为病理性疼痛，应进一步查明原因。应重点排除感染或异位妊娠；尚需考虑IUD变形、嵌顿、下移、粘连等。

（3）性交痛：常因IUD过大、子宫形态和IUD

不相容或IUD下移引起，也可因带尾丝IUD的尾丝过硬、过短或过长末端露于子宫口，性交时可刺激男方龟头引起疼痛。

2. 治疗原则

（1）非手术治疗：如给予小剂量抗前列腺素合成药物治疗，如甲芬那酸、吲哚美辛等。

（2）取出IUD：如放置IUD后持续疼痛，经药物治疗无效时可取出。根据具体情况调整IUD类型或改用其他避孕措施。

（3）可改换IUS：IUS的疼痛发生率低，也可放置固定式铜串节育器（GyneFix-IUD），因无支架，减少机械性压迫，疼痛也较轻。

（4）性交痛者，须检查尾丝位置和长度，短而硬的尾丝或无法改变尾丝方向者，宜取出IUD或剪去子宫颈口外露的尾丝。

3. 注意事项　放置前对IUD使用者进行咨询和指导。选择种类、形态大小合适的IUD，减少对子宫壁的刺激。

（三）阴道分泌物增多

IUD在子宫腔内对子宫内膜刺激，引起无菌性炎症可使子宫液分泌增加。有尾丝者尾丝刺激子宫颈管上皮，也可能引起子宫颈分泌物增加。一般经数月，组织适应后方能逐渐减少。多数女性无须治疗。

（四）带器妊娠

IUD是一种高效的避孕方式，放置IUD后第1年内IUD避孕失败导致妊娠的风险最高。IUD失败的危险因素包括年轻（生育力强）、IUD异位等。

1. 异位妊娠　尽管与未避孕女性或使用其他可逆避孕措施的女性相比，IUD使用者的异位妊娠绝对风险较低，倘若IUD位置正常而妊娠，则发生异位妊娠的风险占比较高。如果因为异位妊娠需要行吸宫术，则在吸宫术同时取出IUD，并可放置新的IUD。若不需要吸宫，则可在处理异位妊娠期间或之后取出IUD，或更换新的IUD。但也有研究指出，若女性IUD位置正常，可不取出IUD，但因该研究的样本量较小，其指导意义有待进一步论证。

2. 子宫内妊娠　带器子宫内妊娠可伴有轻微腹痛、少量出血，也可无任何症状。若有继续妊娠的愿望，则应向其交代妊娠过程中可能存在的风险，即与一般人群相比，带器子宫内妊娠使母亲和胎儿的风险增加。母亲风险主要与感染有关，包括流产合并感染和绒毛膜羊膜炎；胎儿风险包括自然流产、早产、低出生体重和胎盘早剥。虽然理论上IUS存在左炔诺孕酮胎儿暴露的风险，但保留IUS似乎没有增加出生缺陷的风险。

若IUD含尾丝或已经下移至子宫颈管内，应将其取出，取出后上述妊娠期间的风险将有所降低。若妊娠期女性要求终止妊娠，带器早期妊娠应在药物终止妊娠前或手术终止妊娠时取出IUD。在手术终止妊娠后，可立即根据需要更换IUD。带器中、晚期妊娠应在胎儿、胎盘娩出时检查IUD是否随之排出，如未排出，可在超声波导视下清宫的同时试取或转经后再取，或在流产、分娩后3个月试取。

（五）宫内节育器异常

IUD异常包括IUD异位、变形、断裂、脱结、部分残留及尾丝消失等。

IUD部分或完全嵌入肌层，或异位于子宫外及盆腹腔内、阔韧带内者，称为IUD异位。IUD部分嵌顿于子宫肌层称为部分异位；全部嵌顿于子宫肌层称为完全异位；已在子宫外，处在盆腹腔中、腹膜外、膀胱、肠管内膜等称为子宫外异位。近年来，亦将IUD子宫腔内的位置下移归属于IUD异位。哺乳期、瘢痕子宫、节育器过大、张力过高或放置和取出操作不当，均可造成IUD异位。

子宫增大（合并肌瘤、妊娠等），使尾丝相对过短而缩至子宫腔内或子宫颈管内。或因尾丝断裂、IUD脱落、IUD异位可造成尾丝消失。

IUD变形发生率较低，子宫畸形、子宫颈过紧和绝经后子宫萎缩可致IUD变形，可与放置操作技术及非手术操作技术（IUD质量及IUD不适于子宫腔形态等）有关。

1. 临床表现

（1）病史：应重点详细询问IUD放置时间，IUD类型和大小，放置顺利程度，放置时有无腹痛，置器后有无取器困难等病史。

（2）症状：IUD异位一般无症状，多数在随访或取器时或带器妊娠时才发现。部分患者有腰骶部酸痛、下腹胀坠不适或有不规则阴道流血。如果异位于腹腔，可伤及肠管、膀胱等组织并造成粘连，可引起相应的症状和体征。IUD下移、断裂或接头处脱结者可有下腹坠痛、腰酸、阴道内有血性白带等表现，常在随访时发现。

（3）妇科检查

1）窥视：如有尾丝的IUD，在子宫颈口未见尾丝需考虑IUD异位可能；或当尾丝明显增长时，应考虑到IUD下移。

2）妇科双合诊：检查盆腔有无包块，直肠子宫陷凹、阴道前后穹隆处有无压痛及异物感，子宫大小、形态、有无压痛等。必要时行三合诊检查。

（4）辅助检查

1）超声检查：是较好的IUD定位方法，应作为首选。如超声提示IUD未在子宫腔的中上部、上缘未贴近子宫底部、上方可见子宫内膜回声，或IUD顶端距离子宫底浆膜层的距离>2 cm（子宫底部肌层无占位性病变时），或IUD下缘达子宫颈内口以下，可诊断为IUD下移。三维经阴道超声，能够立体显示子宫腔形态，准确显示子宫腔，确定IUD与子宫腔的关系，并可以判定有无肌壁内异位。

2）X线检查：①X线直接透视或摄片，远离下腹中心的IUD可诊断为子宫外异位。②X线透视下双合诊检查，如移动子宫而IUD影未随之移动可说明IUD子宫外异位。③X线透视下，用探针、定位器置入子宫腔，如不能和IUD重叠，则说明节育器异位。④子宫、输卵管用5%～10%碘化油行子宫输卵管造影或盆腔气腹双重造影，后者可正确定位IUD所在部位。⑤三维立体超声检查可对IUD做三维定位诊断。IUD变形多数在随访时通过超声、X线多方位透视发现。例如，“O”形变成“8”“△”形或其他不规则形态，V形IUD可以发生横臂折叠，中心扣断裂散架，T形IUD可发生横臂歪斜等。

3）盆腔CT检查：如可疑宫内节育器异位、嵌顿或残留，可行CT检查进一步了解宫内节育器与子宫腔、子宫肌壁及周边器官的位置关系。结合超声检查确定残留IUD的形状、材质等。

4）宫、腹腔镜检查：能直接观察IUD子宫内嵌顿和子宫外异位的状态。

5）IUS可应用MRI检查了解宫内节育器与子宫腔、子宫肌壁及周边器官的位置关系。

2. 治疗原则 一旦发现尾丝消失，需超声、三维经阴道超声或结合放射线检查确诊IUD是否还在子宫腔内。如确诊IUD仍在子宫腔内正常位置，可以继续存放。如IUD位置异常，则应及时取出。凡IUD异位，无论有无症状，均应及早取出。根据异位的部位不同，可以采取以下取器方法。

（1）经子宫颈取出：IUD变形、异位易发生带器妊娠，一旦发现应及时经子宫颈取出。IUD嵌入肌层较浅，用刮匙轻轻刮去内膜，然后用取环钩或取环钳将IUD通过子宫颈从阴道内取出。嵌入肌层稍深的金属IUD，可钩住IUD下缘并轻拉至子宫口，拉直环丝后缓慢取出。对于取出困难者，切勿盲目用力牵拉，可在B超监护下或宫腔镜下指引进行。IUD大部嵌入肌层不能松动者，不宜单纯经子宫颈取器。

（2）IUD下移：含铜IUD下移会影响避孕效果，建议取出或更换。若IUS下移者，没有腹痛和持续出血等症状，可不予取出，因为有随机试验表明，位于子宫颈内口上的IUS释放的左炔诺孕酮与位于子宫底的LNG-IUS释放的剂量相同，提示即使不在子宫底，其局部的孕激素效应是足够的，不影响其避孕效果。但需要严密监测IUD下移的程度，若其纵臂下端达子宫颈内口以下，则需要取出。也有学者研究IUS纵臂下端达子宫颈外口以下才需要取出。

（3）经阴道后穹切开取出：IUD异位于直肠子宫陷凹时，可切开阴道后穹取出。

（4）宫腔镜下取出：困难取器时如发现IUD部分残留子宫腔，或IUC断裂或合并嵌顿，宜在宫腔镜下或B超监视下宫腔镜取出。IUD碎片留在子宫腔的后果包括异常出血、疼痛、不孕和感染。对于未来有生育要求的女性，如果在影像学检查或宫腔镜检查中可见碎片，则建议取出碎片。

（5）腹腔镜下取出：IUD异位于腹腔内，并估计无粘连或轻度粘连，可在腹腔镜直视下取出。

（6）开腹探查：IUD经定位后，大部分或全部嵌入肌层，按上述方法取出困难者，应开腹取器。如穿孔部位有严重感染或年龄较大并伴有其他妇科疾病（如子宫肌瘤等），可考虑子宫切除术。如IUD已穿入肠管内或膀胱内，应请普通外科或泌尿外科医师协助处理。

3. 注意事项 在放置环形IUD时，要避免环叉在接头处，以防IUD脱结。部分IUD残留于肌壁内而无临床症状，并且无生育要求者，可充分告知知情选择，加强随访。

（六）激素的不良反应

与孕激素相关的常见主诉包括：痤疮、体重变化、多毛症、头痛、恶心和情绪改变等。虽然IUS的孕激素作用主要是局部的，但使用者血液中仍可检测出低水平孕激素。通常情况下，女性对于这种低水平的孕激素具有良好的耐受性，不良反应很少。但由于个体差异，仍有少部分女性对低水平的激素敏感。需根据使用者的自身情况，以及这些症状对其日常生活的影响程度进行个体化治疗，首先在不取出IUS的同时治疗不良反应，治疗效果不满意者可取出IUS。

三、常见症状的鉴别诊断

对放置、取出IUD术后出现的常见症状进行鉴别，将有利于手术并发症的早期诊断及处理。现以放置、取出 IUD 后腹痛、出血为例进行鉴别诊断。

（一）术中、术后腹痛

放置、取出 IUD 术中、术后腹痛为常见症状之一。临床医师应了解腹痛发生时间、持续时间、疼痛部位、疼痛性质、伴随症状、疼痛能否自然缓解等。腹部触诊注意疼痛部位，有无压痛、反跳痛及肌紧张，腹部叩诊注意有无移动性浊音出现及肝浊音界消失。妇科检查注意有无子宫颈举痛、子宫压痛，附件包块及压痛。

1. 精神紧张、疼痛耐受性异常 受术者精神紧张、疼痛耐受性差，可在放置、取出 IUD 术中及术后出现腹痛，手术操作停止则疼痛缓解。无其他症状与阳性体征。部分受术者在放置 IUD 后 10 天内下腹轻度坠痛且逐渐减轻多为生理性的。

2. IUD 与子宫相容性差 放置 IUD 后下腹疼痛持续 10 天以上，常因 IUD 与子宫大小、形态不相容，对子宫产生明显的机械性刺激，同时前列腺素合成释放持续增加所致。取出 IUD 后症状消失。

3. 子宫损伤 疼痛发生在术中并持续到术后，疼痛部位在下腹部，疼痛程度依损伤程度及内出血量而异。妇科检查子宫有局限性压痛、附件可及包块。在哺乳期、产后、人工流产后、中期妊娠引产后放置 IUD，发生子宫损伤的风险增加。

4. IUD 异位 放置 IUD 发生的子宫损伤常合并 IUD 异位（完全嵌顿或异位于子宫外）。常有放置 IUD 后近期内子宫内妊娠史、反复取器失败史。取器术中在子宫腔内未能探及 IUD。超声及 X 线定位检查可协助诊断，CT 检查进一步了解宫内节育器与子宫及周边器官的位置关系，结合超声检查确定 IUD 的形状、材质等。闭合型 IUD（主要为圆形）异位腹腔内，可继发引起肠管不全套叠或绞窄性肠梗阻，为持续性阵发性加重腹痛，伴腹胀、恶心、呕吐、排气、排便困难等症；腹部检查有局限性压痛，有时可摸到包块，腹部听诊可闻及肠鸣音亢进及气过水声；X 线检查可协助诊断。

5. 感染 放置、取出 IUD 后 1 周内下腹部持续性钝痛伴畏寒、发热。阴道分泌物血性、浑浊或呈脓性、有异味。有上述盆腔感染症状与体征。既往常有性传播疾病感染史。

6. 带器异位妊娠 疼痛可发生在放置 IUD 后任何时间。常有异位妊娠典型症状及体征如停经、不规则阴道出血史，反复下腹隐痛后突发一侧下腹撕裂样锐痛、腹部拒按；尿妊娠试验呈阳性；B 超检查提示子宫内无妊娠囊而在剖宫产瘢痕憩室内，或在子宫外如附件包块内有不均质强回声；IUD 可位于子宫腔内或子宫腔外。

7. IUD 合并子宫内膜异位症 为渐进性加重的痛经和持续性下腹隐痛，常有性交痛。妇科检查子宫呈均匀性增大，直肠子宫陷凹、子宫骶韧带、子宫后壁下段有触痛性结节。一侧或双侧可扪及与子宫相连的囊性偏实性包块。B 超及腹腔镜检查可协助诊断。

8. 宫颈宫腔粘连 放置 IUD 可预防子宫腔粘连，但临床也可见到长期放置 IUD（主要为圆形 IUD）后继发宫颈宫腔粘连。其特点为放置 IUD 后继发渐进性经期缩短、经量减少、痛经增加。严重时继发闭经伴周期性下腹痛。常有取器失败史。B 超检查提示 IUD 位置正常。

9. IUD 合并盆腔肿物 放置 IUD 后可合并盆腔肿物。如一侧下腹痛持续性阵发性加重，伴恶心、呕吐应考虑卵巢囊肿蒂扭转的可能。顽固性难以忍受的下腹痛，应考虑盆腔晚期恶性肿瘤的可能。一侧下腹突发撕裂性锐痛，应考虑输卵管或卵巢肿瘤破裂的可能。妇科检查可扪及盆腔肿物。超声检查可协助诊断。

10. IUD 合并其他内、外科急腹症 腹痛可发生在放置 IUD 后任何时间。应注意相关病史、相关临床症状与体征。必要时请内、外科医师会诊。贻误诊治将引起不良后果。

（二）术后出血

放置、取出 IUD 后出血为常见症状之一，可能是手术并发症引起的出血，还有可能合并妇科疾病。临床医师应注意服务对象的年龄、放置 IUD 年限，出血发生时间、出血天数、出血量，有无停经史、妊娠反应及伴随症状，必要时了解手术情况、既往月经史、出血性疾病史、药物应用史。妇科检查是鉴别诊断的重要手段，为防止感染，可消毒外阴后检查。必要时查血常规、X 线检查等。

1. IUD 自身引起 常发生在放置 IUD 6 个月内或 1 年内，随放置年限延长，出血症状减轻。其特点为月经周期基本正常、经期延长、经量增多、点滴出血及不规则出血。可继发贫血、血清铁蛋白下降。无其他阳性症状与体征。IUD 异位常可引起点滴出血、性交出血，常伴有下腹隐痛。

2. 子宫损伤、子宫颈裂伤 常发生在困难放置或困难取器后。为持续性出血、色鲜红、出血量依损伤程度而异。伴持续性下腹痛。损伤重、内出血多，有如上所述子宫损伤典型症状与体征。

3. 带器异位妊娠 发生在放置节育器后任何时间。常表现为阴道不规则出血，有时可有停经史，IUD 可位于子宫内或子宫外。有上述异位妊娠症状与体征易于诊断。尿妊娠试验阳性，行诊断性刮宫有助于诊断。

4. IUD合并围绝经期出血 放置IUD后多年，年龄接近围绝经期时出现月经异常。多为月经周期不规则，持续时间长、月经量增加。常有潮热、出汗、激动易怒、情绪低落、尿频、尿急、心血管疾病症状及骨质疏松等症。子宫内膜病理诊断多为无排卵型，子宫内膜伴或不伴不典型性增生，需除外任何可疑的子宫内膜恶性病变。

5. IUD合并子宫肌瘤 放置IUD妇女合并子宫肌瘤并不少见。其特点为月经周期不变或缩短、经量增多、经期延长，有时为不规则出血。长期月经过多可继发贫血。黏膜下肌瘤可发生大量出血，合并感染时还有脓血性分泌物排出。妇科检查显示，子宫增大、质硬、表面不规则，呈单个或多个结节状凸起。B超检查可协助诊断。

6. IUD合并慢性子宫颈炎 表现为白带增多，可伴有接触性出血。妇科检查可见不同程度子宫颈糜烂样改变或子宫颈息肉。子宫颈刮片细胞学检查和（或）HPV检测可协助与早期子宫颈癌做鉴别诊断。治疗子宫颈炎后可止血。

7. IUD合并子宫颈癌 高发年龄呈双峰状，35～39岁和60～64岁，平均为52岁。早期子宫颈癌常无症状与体征。子宫颈细胞学检查可用于筛查。放置IUD女性应定期检查子宫颈细胞学检查和（或）HPV检测。子宫颈癌常见症状为接触性出血、阴道异常排液，也有月经周期缩短、经期延长、月经增多等表现。妇科检查：早期子宫颈癌宫颈局部常无明显病灶，子宫颈光滑或轻度子宫颈糜烂样改变；晚期子宫颈癌无论外生型或内生型子宫颈局部体征明显。阴道镜检查、子宫颈活体组织检查、子宫颈锥切术检查可协助诊断。

8. IUD合并子宫内膜癌 高发年龄为58～61岁。放置IUD妇女绝经后延或绝经后阴道出血伴阴道排液应考虑本病。早期时妇科检查无明显异常。病情发展，子宫增大而软。分段诊断性刮宫病理诊断可确诊。

（编写：韦晓昱；审校：于晓兰；终审：刘欣燕）

参考文献

[1] Cortessis VK, Barrett M, Brown WN, et al. Intrauterine device use and cervical cancer risk: a systematic review and meta-analisis. Obstet Gynecol, 2017, 130: 1226.

[2] Mirena package insert. [EB/OL] http://labeling. bayerhealthcare. com/html/products/pi/ Mirena_PI. pdf (Accessed on June 12, 2017).

[3] US Selected Practice Recommendations for Contraceptive Use, 2013 [EB/OL]. http://www. cdc. gov/mmwr/preview/mmwrhtml/rr6205a1.htm (Accessed on March 04, 2016).

[4] Dragoman MV, Simmons KB, Paulen ME, et al. Combined hormonal contraceptive (CHC)use among obese women and contraceptive effectiveness: a systematic review. Contraception, 2017, 95: 117.

[5] Curtis KM, Tepper NK, Jatlaoui TC, et al. U. S. medical cligibility criteria for contraceptive use, 2016. MMWR Recomm Rep, 2016, 65: 1.

[6] Berry-Bibee EN, Tepper NK, Jatlaoui TC, et al. The safety of intrauterine devices in breastfeeding women: a systematic review. Contraception, 2016, 94: 725.

[7] Ngo LL, Braaten KP, Eichen E, et al. Naproxen sodium forpain Control with Intrauterine device insertion: a randomized controlled trial. Obstet Gynecol, 2016, 128: 1306.

[8] Abbas AM, Abdellah MS, Khalaf M, et al. Effect of cervical lidocaine-prilocaine cream on pain perception during copper T380A intrauterine device insertion among parous women: a randomized double-blind controlled trial. Contraception, 2017, 95: 251.

[9] Rapkin RB, Achilles SL, Schwarz EB, et al. Self-administered lidocaine gel for intrauterine device insertion in nulliparous women: a randomized controlled trial. Obstet Gynecol, 2016, 128: 621.

[10] Melo J, Tschann M, Soon R, et al. Women's willingness and ability to feel the strings of their intrauterine device. Int J Gynaecol Obstet, 2017, 137: 309.

[11] Immediate postpartum long-acting reversible contraception. Committee opinion No. 670. American college of obstetricians and gynecologists. Obstet Gynecol, 2016, 128: 32–37.

[12] Phillips SJ, Tepper NK, Kapp N, et al. Progestogen-only contraceptive use among breastfeeding women: a systematic review. Contraception, 2016, 94: 226–252.

[13] Optimizing support for breastfeeding as part of obstetric practice. Committee opinion No. 658. American college of obstetricians and gynecologists. Obstet Gynecol, 2016, 127: e86–92.

[14] Selected Practice Recommendations for Contraceptive Use. 2016. Geneva. World Health Organization.

[15] 吴尚纯，李丽，邓姗.《避孕方法选用的医学标准》的第三次修订.

中国计划生育学杂志，2012，20（2）：137-138.

［16］ Committee on Practice Bulletins-Gynecology, Long-Acting Reversible Contraception Work Group. Practice Bulletin No. 186: long-acting reversible contraception: implants and intrauterine devices. Obstet Gynecol, 2017, 130 (5): e251-e269.

［17］ 郎景和，冷金花，邓姗，等．左炔诺孕酮宫内缓释系统临床应用的中国专家共识．中华妇产科杂志，2019，54（12）：815-825.

［18］ Management of endometrial hyperplasia. Green top Guideline No. 67. RCOG/BSGE Joint Guideline, February 2016 [EB/ OL]. [2019 09 04]. https://www. rcog. org. uk/globalassets/ documents/ guidelines/green top guidelines/ gtg_67_endometria 1_hyperplasia. pdf.

［19］ 中华医学会妇产科学分会感染性疾病协作组．盆腔炎症性疾病诊治规范（2019 修订版）．中华妇产科杂志，2019，54（7）：433-437.

［20］ 中华医学会计划生育学分会．绝经后宫内节育器取出技术指南．中华妇产科杂志，2019，54（10）：649-653.

［21］ 邓婷，周应芳．左炔诺孕酮宫内缓释系统下移和脱落的危险因素及防治措施．中华妇产科杂志，2019，54（11）：780-783.

［22］ 中华医学会计划生育学分会．宫腔操作前宫颈预处理专家共识．中华生殖与避孕杂志，2020，40（1）：3-8.

［23］ World Health Organization. Selected practice recommendations for contraceptive use. Geneva, WHO, 2016.

［24］ Family planning: a global handbook for providers. Evidence-based guidance developed through worldwide collaboration. Updated 3rd edition. Baltimore Maryland Johns Hopkins Bloomberg School of Public Health Center for Communication Programs, 2018.

［25］ 中华医学会计划生育学分会．临床诊疗指南与技术操作规范——计划生育分册（2017 修订版）．北京：人民卫生出版社，2017.

第 7 章　女用甾体激素避孕药具

第一节　女用甾体激素避孕药具种类及避孕机制

女用激素避孕（hormonal contraception）是指女性使用甾体激素达到避孕的目的，是一种高效的避孕方法。自 20 世纪 60 年代美国第 1 个复方口服避孕药 Enovid 上市后，其可靠的避孕效果已被证实。甾体激素避孕药的激素成分是雌激素和孕激素。

一、种类

目前国内外常见的甾体激素避孕药具有：①复方避孕方法（combined hormonal contraception，CHC），包括低剂量复方口服避孕药（combined oral contraceptive pill，COC）、复方避孕针剂（combined injectable contraceptive，CIC）、复方阴道避孕环（combined contraceptive vaginal ring，CVR）、复方避孕贴片（combined contraceptive patch，P）；②单孕激素避孕方法（progestogen-only contraceptive，POC），包括单孕激素口服避孕药（progestogen-only pill，POP）、单孕激素避孕针剂（progestogen-only injectable，POI）、单孕激素皮下埋植剂（progestogen-only implant，P）、单孕激素宫内节育器（progestogen-only IUD）、紧急避孕药（emergency contraceptive pill，ECP）。具体见表 7-1。

表 7-1　常见的甾体激素避孕药具种类

种类		名称
复方避孕方法	低剂量复方口服避孕药（炔雌醇含量≤35 μg）	复方左炔诺孕酮片（21+7）
		复方孕二烯酮片
		复方去氧孕烯片
		屈螺酮炔雌醇片
	复方避孕针	复方甲地孕酮避孕针
		复方庚酸炔诺酮避孕针
	复方阴道避孕环	依托孕烯炔雌醇复方阴道环
		炔雌醇复方阴道环
	复方避孕贴剂	复方雌孕激素贴剂
单孕激素避孕方法	单孕激素口服避孕药	去氧孕烯
		炔诺孕酮
		去甲炔诺孕酮
	单孕激素避孕针	醋酸甲羟孕酮避孕针
		庚酸炔诺酮避孕针
	单孕激素皮下埋植剂	依托孕烯皮下埋植剂
		左炔诺孕酮硅胶棒 Ⅰ 型
		左炔诺孕酮硅胶棒 Ⅱ 型
	单孕激素宫内节育器	左炔诺孕酮宫内节育器
紧急避孕药		复方炔雌醇
		左炔诺孕酮
		醋酸优力司特

二、避孕机制

1. 抑制排卵　避孕药中雌激素、孕激素负反馈抑制下丘脑释放 GnRH，从而抑制垂体分泌 FSH 和 LH，同时直接影响垂体对 GnRH 的反应，不出现排卵前 LH 峰，排卵受到抑制。

2. 改变宫颈黏液性状　孕激素使宫颈黏液量减少，黏稠度增加，拉丝度降低，不利于精子穿透。单孕激素制剂改变宫颈黏液作用可能为主要的避孕机制之一。

3. 改变子宫内膜形态与功能　子宫内膜的正常生理变化，为受精卵着床创造必要条件，雌激素、孕激素抑制子宫内膜增殖变化，使子宫内膜与囊胚发育不同步，不适于受精卵着床。

4. 改变输卵管的功能　在雌激素、孕激素的作用下，输卵管上皮纤毛功能、肌肉节段运动和输卵管液体分泌均受到影响，改变受精卵在输卵管内正常运动，干扰受精卵着床。

第二节　激素避孕药具的使用建议

女性在不同生理阶段及合并不同疾病时对于激素避孕药具的选择是不同的，需要在考虑安全有效的基础上对不同生理阶段及不同生理状态进行评估后选择。本章节参考 WHO《避孕方法选用的医学标准（2015 版）》进行说明，详见表 7-2。

第三节　复方避孕方法

一、复方短效口服避孕药

1958 年，Pincus 首次将雌激素、孕激素联合作为 COC，1960 年有产品问世至今，COC 已是发达国家应用最广泛的避孕方法之一，占避孕措施的 25%～40%。目前最普遍应用的口服避孕药为含有雌激素、孕激素的复方制剂，雌激素成分以炔雌醇为主，孕激素成分则有不同，因而构成不同的配方与名称。

（一）种类和用法

1. 整个周期中雌激素、孕激素固定剂量，本节主要指的是低剂量复方口服避孕药（炔雌醇含量≤35 μg）。国产的有复方左炔诺孕酮片，进口的有去氧孕烯炔雌醇片、复方孕二烯酮片、屈螺酮炔雌醇片、屈螺酮炔雌醇片（Ⅱ）等（表 7-3）。

2. 服用活性（激素）药丸后 2 h 内呕吐（由于任何原因）。女性应服用另一片活性药丸。如果剧烈呕吐或腹泻持续 2 天或 2 天以上，应遵守漏服药片的程序（表 7-4）。

3. 由于激素代谢存在个体间差异，不同女性在漏服 COC 后是否会发生避孕失败也存在差异

（二）注意事项

1. 正常月经周期：月经来潮 5 天内服用 COC，不需要额外的避孕保护。月经来潮 5 天之后服用 COC，需要在接下来的 7 天避免性行为或使用额外的避孕保护。

2. 闭经：如果确定没有妊娠，可以随时开始 COC，但需要在接下来的 7 天避免性行为或使用额外的避孕保护。

3. 从其他激素类避孕方法改为 COC：如果是正确服药且确认没有妊娠的情况下，可以随时改用，不一定等待月经来潮；如果 CIC 改成 COC，需要等到下一次注射时间才能开始服用。

4. 从非激素避孕方法（避孕环除外）转为 COC：如果在月经来潮 5 天之内开始服用，不需要额外的避孕措施；如果在月经来潮 5 天后且排除妊娠后可以服用，接下来的 7 天内需要避免性行为或增加额外的避孕措施。

5. 从宫内节育器（包括左炔诺孕酮）转为 COC，如果在月经来潮 5 天之内开始服用 COC，本次月经干净后可以取环，而不需要额外的避孕措施。月经来潮 5 天后且排除妊娠者可服 COC，一般建议在下次月经来潮后再取环。

6. 2019 年英国的性与繁殖健康委员会（Faculty of Sexual & Reproductive Healthcare，FSRH）发表的《激素联合避孕指南 2019 年版》中建议：①使用 CHC 的女性应减少长途旅行期间不动的时间；②在 1 周以上的时间里，徒步到高海拔地区（4500 m 以上）的女性建议考虑改用一种更安全的替代避孕方法；③在计划的大手术或预期的行动受限期前至少 4 周应建议女性停止使用 CHC，改用替代避孕方法。

表 7-2 不同情况下对于避孕药物选择的级别和建议［引用自 WHO《避孕方法选用的医学标准（2015 版）》］

情况	COC/P/CVR	CIC	POP	DMPA/NET-EN	LNG/ETG/IMPLANTS	LNG-IUD	说明
妊娠	N/A	N/A	N/A	N/A	N/A	N/A	
年龄	初潮到<40 岁=1，≥40 岁=2	初潮到<40 岁=1，≥40 岁=2	初潮到<18 岁=1，18～45 岁=1，>45 岁=2	初潮到<18 岁=2，18～45 岁=1，>45 岁=2	初潮到<18 岁=1，18～45 岁=1，>45 岁=1	初潮到<20 岁=2，>20 岁=1	
生育情况							
初产妇	1	1	1	1	1	2	
经产妇	1	1	1	1	1	1	
母乳喂养							
a. 产后<6 周	4	4	2	3	2		
b. ≥6 周，≤6 个月产后（主要是母乳喂养）	3	3	1	1	1		
c. 产后 6 个月及以上	2	2	1	1	1		
产后非母乳喂养							
a. <21 天							
i. 无静脉血栓栓塞（VTE）危险因素	3	3	1	1	1		
ii. 有其他静脉血栓危险因素	4	4	1	1	1		VTE 危险因素：产后少动、分娩时输血、BMI>30 kg/m²、产后出血、子痫前期或吸烟
b. ≥21 天，≤42 天							
i. 无静脉血栓栓塞（VTE）危险因素	2	2					
ii. 有其他静脉血栓危险因素	3	3					
c. 大于 42 天	1	1	1	1	1		
产后（哺乳期或非哺乳期妇女，包括剖宫产后）							
a. <48 h，包括分娩后立即插入胎盘						非母乳喂养=1 母乳喂养=2	
b. ≥48 h 至<4 周						3	
c. ≥4 周						1	
d. 产后败血症						4	

（待 续）

（续 表）

情况	COC/P/CVR	CIC	POP	DMPA/NET-EN	LNG/ETG/IMPLANTS	LNG-IUD	说明
流产后							
a. 妊娠早期流产	1	1	1	1	1	1	流产后可以立即使用
b. 妊娠中期流产	1	1	1	1	1	2	
c. 感染性流产	1	1	1	1	1	4	
既往异位妊娠史	1	1	2	1	1	1	
盆腔手术史	1	1	1	1	1	1	
吸烟							吸烟的COC使用者相较于不吸烟者心血管疾病风险增加，特别是心肌梗死。研究还显示心肌梗死的风险随着每天吸烟的数量增加而增加
a. 年龄<35岁	2	2	1	1	1	1	
b. 年龄≥35岁							
i.<15支香烟/天	3	2	1	1	1	1	
ii.≥15支香烟/天	4	3	1	1	1	1	
肥胖							体重>90 kg的女性使用避孕贴片的效果可能下降
a.BMI≥30 kg/m^2	2	2	1	1	1	1	
b. 月经初潮至<18岁和BMI≥30 kg/m^2	2	2	1	2	1	1	
无法测量血压时	NA	NA	NA	NA	NA	NA	一般情况下，在无法测量血压时，不建议使用。但是在与妊娠相关的发病率和死亡率风险很高的地区，COC、P、CVR或CIC可能是少数几种广泛使用的方法之一。在这种情况下，不能仅因为无法测量血压而不给女性使用避孕药
动脉性心血管疾病的多种危险因素（如年龄大、吸烟、糖尿病、高血压和已知的血脂异常	3/4	3/4	2	3	2	2	当一个女性有多种主要危险因素，其中任何一种因素都会大大增加患心血管疾病的风险时，使用COC、P、CVR或CIC、DMPA/NET-EN可能会增加风险。停用后，DMPA和NET-EN的影响可能持续一段时间
高血压							在开始使用COC之前没有做过血压检查的女性患急性心肌梗死和卒中的风险增加
a. 高血压史，无法评估血压（包括妊娠高血压）	3	3	2	2	2	2	
b. 高血压得到充分控制，并可以评估血压	3	3	1	2	1	1	

（待 续）

（续　表）

情况	COC/P/CVR	CIC	POP	DMPA/NET-EN	LNG/ETG/IMPLANTS	LNG-IUD	说明
c. 血压升高（正确测量的情况下）							有限的证据表明，患有高血压的女性，使用 POP 的女性或 POI 相对于没有使用的女性增加心血管事件的风险很小
i 收缩期 18.7~21.15 kPa~（140~159 mmHg）或舒张期 12~13.2kPa（90~99mmHg）	3	3	1	2	1	1	
ii. 收缩期≥21.3 kPa（160mmHg）或舒张期≥13.3 kPa（100mmHg）	4	4	2	3	2	2	
d. 血管疾病	4	4	2	3	2	2	
妊娠期高血压史（当前血压可测量和正常）	2	2	1	1	1	1	
深静脉血栓形成（DVT）/肺栓塞（PE）							
a. 深静脉血栓形成（DVT）/肺栓塞（PE）史	4	4	2	2	2	2	
b. 急性 DVT/PE	4	4	3	3	3	3	
c. 急性 DVT/PE 并进行溶栓治疗	4	4	2	2	2	2	
d. 家族史（一级亲属）	2	2	1	1	1	1	
e. 大手术							
i. 长时间制动	4	4	2	2	2	2	
ii. 无须长时间制动	2	2	1	1	1	1	
f. 不需要制动的小手术	1	1	1	1	1	1	
已知的凝血基因突变（例如，凝血因子V雷登；凝血酶原突变；蛋白S、蛋白C和抗凝血酶缺陷）	4	4	2	2	2	2	在有凝血基因突变的女性中，使用 CHC 的人患血栓的风险是非使用者的 2~20 倍

（待　续）

（续 表）

情况	COC/P/CVR		CIC		POP		DMPA/NET-EN		LNG/ETG/IMPLANTS		LNG-IUD		说明
浅表静脉疾病													
a. 静脉曲张	1		1		1		1		1		1		
b. 浅静脉血栓形成（SVT）	2		2		1		1		1		1		
					开始	继续			开始	继续	开始	继续	
患有缺血性心脏病或缺血性心脏病病史	4		4		2	3	3		2	3	2	3	
					开始	继续			开始	继续			
卒中（脑血管意外史）	4		4		2	3	3		2	3	2		
血脂异常而无其他心血管危险因素	2		2		2		2		2		2		
心脏瓣膜病													
a. 单瓣膜病	2		2		1		1		1		1		
b. 复杂瓣膜病（肺动脉高压，心房颤动风险，亚急性细菌性心内膜炎病史）	4		4		1		1		1		2		
风湿性疾病													
系统性红斑狼疮							开始	继续					
a. 抗磷脂抗体阳性或不确定	4		4		3		3	3	3		3		抗磷脂抗体阳性的患者动脉和静脉血栓形成的风险高
b. 严重血小板减少	2		2		2		3	2	2		2		
c. 免疫抑制治疗	2		2		2		2	2	2		2		
d. 以上都不是	2		2		2		2	2	2		2		
神经系统疾病													
头痛	开始	继续	开始	继续	开始	继续	开始	继续	开始	继续	开始	继续	
a. 非偏头痛（轻微或严重）	1	2	1	1	1	1	1	1	1	1	1	1	分类取决于对严重头痛和非重型头痛的准确诊断，任何新的头痛或头痛的明显变化都应进行评估。分类是针对没有任何其他卒中危险因素的女性。卒中风险随年龄、高血压和吸烟而增加
b. 偏头痛													
i. 无卒中													
年龄<35岁	2	3	2	3	1	2	2	2	2	2	2	2	
年龄≥35岁	3	4	3	4	1	2	2	2	2	2	2	2	
ii. 任何年龄发生卒中	4	4	4	4	2	3	2	3	2	3	2	3	

（待 续）

（续　表）

情况	COC/P/CVR	CIC	POP	DMPA/NET-EN	LNG/ETG/IMPLANTS	LNG-IUD	说明
癫痫	1	1	1	1	1	1	
	如果在治疗，见药物相互作用（本表最后一节）						
抑郁症	1	1	1	1	1	1	
生殖道感染和疾病							
阴道流血						开始　继续	异常严重的出血要注意排查潜在的风险，如果怀疑妊娠或潜在的病理状况（如盆腔恶性肿瘤），必须进行评估，并在评估后调整类别
a. 不规律少量阴道流血	1	1	2	2	2	1　1	
b. 大量或长期阴道流血（规律或不规律）	1	1	2	2	2	1　2	
c. 不明原因阴道出血*（怀疑病情严重）评估前	2	2	2	3	3	4　2	
子宫内膜异位症	1	1	1	1	1	1	
卵巢良性肿瘤（包括囊肿）	1	1	1	1	1	1	
重度痛经	1	1	1	1	1	1	
妊娠滋养细胞疾病							有证据表明，使用COC并不会增加患滋养细胞疾病的风险
a. β-hCG水平降低或检测不到	1	1	1	1	1	3	
b. 持续升高β-hCG或恶性疾病	1	1	1	1	1	4	
子宫颈柱状上皮外移	1	1	1	1	1	1	
子宫颈上皮内瘤样变（CIN）	2	2	1	2	2	2	在持续感染HPV的女性中，长期使用COC、DMPA（≥5年）可能会增加原位癌和浸润癌的风险
子宫颈癌*（等待治疗）	2	2	1	2	2	开始 4　继续 2	

（待　续）

（续　表）

情况	COC/P/CVR	CIC	POP	DMPA/NET-EN	LNG/ETG/IMPLANTS	LNG-IUD		说明
乳腺疾病								
a. 未确诊	2	2	2	2	2	2		
b. 良性乳腺疾病	1	1	1	1	1	1		
c. 乳腺癌家族史	1	1	1	1	1	1		
d. 乳腺癌								
i. 患病中	4	4	4	4	4	4		
ii.5 年内没有复发的证据	3	3	3	3	3	3		
						开始	继续	
子宫内膜癌	1	1	1	1	1	4	2	
						开始	继续	
卵巢癌	1	1	1	1	1	3	2	
子宫肌瘤								
a. 宫腔未变形	1	1	1	1	1	1		
b. 宫腔变形	1	1	1	1	1	4		
子宫畸形								
a. 子宫腔畸形						4		
b. 无子宫腔畸形						2		
盆腔炎性疾病（PID）						开始	继续	
a. PID 史								
i. PID 后妊娠	1	1	1	1	1	1	1	
ii. PID 后未妊娠	1	1	1	1	1	2	2	
b. 现确诊 PID	1	1	1	1	1	4	2	
性传播疾病						开始	继续	
a. 化脓性宫颈炎或衣原体感染或淋病	1	1	1	1	1	4	2	
b. 其他性传播疾病（不包括获得性免疫缺陷综合征和肝炎）	1	1	1	1	1	2	2	
c. 阴道炎（包括滴虫阴道炎和细菌性阴道病）	1	1	1	1	1	2	2	有证据表明，在性传播疾病高风险的 COC 使用者中，衣原体感染的风险可能增加。对于其他的性传播疾病，COC 的使用与其之间的发生无太多证据
d. 增加性传播感染的风险	1	1	1	1	1	2/3	2	

（待　续）

（续 表）

情况	COC/P/CVR	CIC	POP	DMPA/NET-EN	LNG/ETG/IMPLANTS	LNG-IUD 开始	LNG-IUD 继续	说明
获得性免疫缺陷综合征						开始	继续	
HIV 感染高风险的女性	1	1	1	1	1	2	2	POI 可能会增加 HIV 感染的风险，对于选择 POI 避孕的高风险女性应告知，同时了解并获得预防 HIV 的途径措施，包括男用和女用避孕套
患有无症状或轻度 AIDS 临床疾病的女性（WHO 第 1 或第 2 阶段）	1	1	1	1	1	2	2	因为激素避孕药和抗病毒药物之间可能存在药物相互作用，请参阅本表关于药物相互作用的最后一节
患有严重或晚期 AIDS 临床疾病的女性（WHO 第 3 或第 4 阶段）	1	1	1	1	1	3	2	
其他传染病								
血吸虫病								
a. 无并发症	1	1	1	1	1	1		
b. 肝纤维化	1	1	1	1	1	1		
结核						开始	继续	如果女性服用利福平，请参阅本表最后一节，即药物相互作用。利福平可能会降低 COC 的有效性。使用 P 或 CVR 的程度类似于 COC 在这方面的使用仍不清楚
a. 非盆腔结核	1	1	1	1	1	1	1	
b. 盆腔结核	1	1	1	1	1	4	3	
疟疾	1	1	1	1	1	1		
内分泌疾病								
糖尿病								在有妊娠糖尿病病史的女性中，非胰岛素依赖型糖尿病的发展并不是通过使用 COC 而增加的。同样，血脂水平似乎不受 COC 的影响。在患有胰岛素依赖型糖尿病或非胰岛素依赖型糖尿病的女性中，COC 的使用对日常胰岛素需求的影响有限，对长期糖尿病控制没有影响
a. 妊娠糖尿病病史	1	1	1	1	1	1		
b. 非血管疾病								
i. 非胰岛素依赖型糖尿病	2	2	2	2	2	2		
ii. 胰岛素依赖型糖尿病	2		2	2	2	2		
c. 肾病 / 视网膜病变 / 神经病	3/4	3/4	2	3	2	2		
d. 其他血管疾病或病程＞20 年	3/4	3/4	2	3	2	2		

（待 续）

（续　表）

情况	COC/P/CVR	CIC	POP	DMPA/NET-EN	LNG/ETG/ IMPLANTS	LNG-IUD	说明
甲状腺疾病							
a. 单纯甲状腺肿	1	1	1	1	1	1	
b. 甲状腺功能亢进	1	1	1	1	1	1	
c. 甲状腺功能减退	1	1	1	1	1	1	
胃肠道疾病							
胆囊疾病							
a. 有症状的							
i. 胆囊切除术	2	2	2	2	2	2	
ii. 服药治疗	3	2	2	2	2	2	
iii. 现症	3	2	2	2	2	2	
b. 无临床症状	2	2	2	2	2	2	
胆汁淤积史							
a. 妊娠相关的	2	2	1	1	1	1	
b. 既往口服避孕药相关的	3	2	2	2	2	2	
	开始　继续	开始　继续					慢性肝炎，COC 使用不增加肝硬化纤维化的发生率或严重程度，也没有证据表明其会增加肝细胞癌的风险。对于携带 HBV 的女性，COC 的使用也不会增加出现肝衰竭或严重功能障碍的风险。COC 能在活动性肝炎期间使用的证据是有限的
病毒性肝炎							
a. 急性病毒性肝炎	3/4　2	3　2	1	1	1	1	
b. 病毒性肝炎病原携带者	1　1	1　1	1	1	1	1	
c. 慢性病毒性肝炎	1　1	1　1	1	1	1	1	
肝硬化							
a. 轻度（代偿性）肝硬化	1	1	1	1	1	1	
b. 重度（失代偿性）肝硬化	4	3	3	3	3	3	
肝肿瘤							有限的直接证据表明，CHC 的使用不会影响局灶性结节增生女性肝病变的进展或消退
a. 良性肿瘤							
i. 灶性结节性增生	2	2	2	2	2	2	
ii. 肝细胞腺瘤	4	3	3	3	3	3	
b. 肝癌	4	3/4	3	3	3	3	

（待　续）

（续 表）

情况	COC/P/CVR	CIC	POP	DMPA/NET-EN	LNG/ETG/IMPLANTS	LNG-IUD		说明
药物相互作用								
抗反转录病毒治疗（ART）								
a. 核苷反转录酶抑制药（NRTIs）						开始	继续	
阿巴卡维（ABC）	1	1	1	1	1	2/3	2	目前的证据表明，NRTI 没有增加与激素避孕方法相互作
替诺福韦（TFD）	1	1	1	1	1	2/3	2	
拉米夫定（3TC）	1	1	1	1	1	2/3	2	
二羟肌苷（DDI）	1	1	1	1	1	2/3	2	
恩曲他滨（FTC）	1	1	1	1	1	2/3	2	
斯塔夫定（D4T）	1	1	1	1	1	2/3	2	
b. 非核苷类反转录酶抑制药（NNRTIs）						开始	继续	抗逆转录病毒药物有可能降低或增加使用激素避孕药的女性类固醇激素水平。药代动力学数据显示潜在的药物相互作用，部分抗逆转录病毒药物（特别是一些 NNRTIs 和利托那韦促进的蛋白酶抑制剂）和部分激素避孕药之间的离子。这些相互作用可能会降低激素避孕的有效性
依非韦仑（EFV）	2	2	2	DMPA=1，NET-EN=2	2	2/3	2	
伊特拉韦林（ETR）	1	1	1	1	1	2/3	2	
奈韦拉平（NVP）	2	2	2	DMPA=1，NET-EN=2	2	2/3	2	
利匹韦林（RPV）	1	1	1	1	1	2/3	2	
c. 蛋白酶抑制药（PIs）						开始	继续	
利托那韦和利托那韦重组抗反转录病毒药物（ATV/r）	2	2	2	DMPA=1，NET-EN=2	2	2/3	2	
洛匹那韦 / 利托纳那韦（LPV/r）	2	2	2	DMPA=1，NET-EN=2	2	2/3	2	
利托那韦增强的达芦那韦（DRV/r）	2	2	2	DMPA=1，NET-EN=2	2	2/3	2	
利托那韦（RTV）	2	2	2	DMPA=1，NET-EN=2	2	2/3	2	
d. 整合酶抑制药	1	1	1	1	1	开始	继续	
						2/3	2	

（待 续）

（续　表）

情况	COC/P/CVR	CIC	POP	DMPA/NET-EN	LNG/ETG/IMPLANTS	LNG-IUD	说明
抗惊厥治疗							虽然某些抗惊厥药物与COC、P或CVR的相互作用对女性无害，但可能会降低COC、P或CVR的有效性。应鼓励长期使用这些药物的女性使用其他避孕药具。当选择COC时，应使用至少含有30 μg乙烯基雌二醇的制剂药物强烈抑制。拉莫三嗪：不适用于已经在服用其他有强烈抑制（如丙戊酸钠）或诱导（如卡马西平）其代谢作用药物的女性
a. 某些抗惊厥药（苯妥英、卡马西平、巴比妥酸盐、丙咪通、托吡酯、奥卡西平）	3	2	3	DMPA＝1, NET-EN＝2	2	1	
b. 拉莫三嗪	3	3	1	1	1	1	
抗生素的使用							大多数广谱抗生素不影响COC、P或CVR的避孕效果。对抗真菌药物的研究表明，在临床上，与COC没有显著的药动学相互作用。对抗寄生虫药的研究表明，在临床上，与COC之间没有显著的药动学相互作用。虽然利福平或利福布汀治疗与COC、P、CVR或CIC的相互作用对女性无害，但可能会降低COC、P、CVR或CIC的有效性。应鼓励长期使用这2种药物的女性使用其他避孕药具。当选择COC时，应使用至少含30 μg EE的制剂
a. 广谱抗生素	1	1	1	1	1	1	
b. 抗真菌药物	1	1	1	1	1		
c. 抗寄生虫药物	1	1	1	1	1	1	
d. 利福平或利福布汀治疗	3	2	3	DMPA=1, NET-EN=2	2	1	

级别1：指任何情况均可以使用，该避孕方法无使用限制；级别2：指通常可以使用该方法，使用该方法的益处通常大于（理论上或已证实的）风险；级别3：指使用该方法风险（理论上或已证实的）大于益处；级别4：指使用该避孕方法会带来不可接受的健康风险；NA．不能使用；COC．复方口服避孕药；CIC．复方避孕针剂；P．复方避孕贴片；POP．孕激素口服避孕药；POI．单孕激素避孕针；CVR．复方阴道避孕环；DMPA．长效醋酸甲羟孕酮；NET-EN．庚酸炔诺酮；LNG．左炔诺孕酮；ETG．依托孕烯；LNG-IUD．含左炔诺孕酮宫内节育器；VTE．静脉血栓栓塞症

表 7-3 常用的低剂量复方口服避孕药种类和用法

名称	雌激素（mg）	孕激素（mg）	剂型	用法
复方左炔诺孕酮片（21+7）	炔雌醇（0.03）	左炔诺孕酮（0.15）	28 片 / 板（激素活性片 21 片、安慰片 7 片）	月经来潮的第 1 天开始用药，每天 1 片，连服 21 天含激素活性片，不能间断，再服 7 天空白片后进入第 2 个服药周期（无论月经是否干净）；如果月经未来，确认未妊娠后可以开始服用下个周期的避孕药
复方孕二烯酮片	炔雌醇（0.03）	孕二烯酮（0.075）	28 片 / 板［白色 21 片和红色 7 片（空白片）］	月经来潮的第 1 天开始用药，每晚服 1 片白色激素药片，连续服药 21 天后，再服 7 天红色空白片。服空白片时月经会来潮。服完空白片后，接着用第 2 个周期的药，中间不停药
复方去氧孕烯片	炔雌醇（0.03）	去氧孕烯（0.15）	21 片 / 板	月经周期的第 1～5 天开始服用，每天 1 片；停药 4～7 天，停药期间有少量阴道流血即撤退性出血
屈螺酮炔雌醇片	炔雌醇（0.03）	屈螺酮（3.0）	21 片 / 板	
屈螺酮炔雌醇片(Ⅱ)	炔雌醇（0.02）	屈螺酮（3.0）	28 片 / 板	月经来潮的第 1 天开始服用，每天 1 片，按照顺序服用药物，2 个周期之间无须停药

表 7-4 迟服或漏服复方短效口服避孕药的处理

迟服或漏服情况		处 理
延迟服用 1 片含激素药物＜24 h	在任一周迟服	尽快补服 1 片含激素药物并继续每天 1 片用药直至本周期用药结束
漏服 1 片以上含激素药物	在第 1 周，漏服≥1 片	尽快补服 1 片含激素药物并继续每天 1 片用药直至本周期用药结束。使用备用避孕方法 7 天，如果近 5 天内有无保护性生活，考虑紧急避孕
	在第 2 周或第 3 周，漏服＜3 片	尽快补服 1 片含激素药物并继续每天 1 片用药直至本周期用药结束。丢弃所有不含激素药物，开始新的一个服药周期
	在第 2 周或第 3 周，漏服≥3 片	尽快补服 1 片含激素药物并继续每天 1 片用药直至本周期用药结束。丢弃所有不含激素药物，开始新的一个服药周期。使用备用避孕方法 7 天，如果反复或持续漏服，可考虑紧急避孕

注：1. 漏服被定义为在使用 COC 的既定时间 24 h 后或以上服用

（三）不良反应及处理

1. 非计划性出血 非计划性出血是 COC 相对常见的不良反应，发生率为 10%～15%。多发生在服药前 3 个周期，尤其是第 1 个周期及漏服之后。大多数女性出血量少，少数女性出血量可达月经量。一般无须处理，坚持每天相对固定的时间服用，症状可以缓解甚至消失。重者可换用雌激素含量更高的口服避孕药或其他避孕方法。但要排除其他原因，如药物漏服、继发性感染、妊娠和子宫颈、子宫腔病变等情况。

2 经量减少、闭经 经量减少一般无须处理，应向服药者说明药物抑制子宫内膜生长，这是服药后的正常反应，对健康无影响。服药后无撤退性出血在排除妊娠后可按期服药，如在服药过程中连续停经 3 个月，应停药，改用其他避孕措施。停药后如持续性闭经，应查明原因并给予相应治疗。

3. 类早孕反应 较常见，与避孕药中的雌激素有关系，表现为食欲缺乏、恶心、呕吐甚至乏力、头晕等类似妊娠早期的反应，常在服药第 1～2 周期发生，随服药时间延长而改善。孕激素引起的不良反应随避孕药中不同的孕激素而异，如炔诺酮等雄激素的活性相对较强，会产生如食欲增加、体重增加、抑郁、乏力、性欲或性快感减退或亢进、痤疮、脂溢性皮炎、乳房不适、血压升高等。还可引起蝴蝶斑样色素沉着。

二、复方避孕贴片

复方避孕贴片（P）也为缓释系统，它是将甾体激素放在特殊的储药池内，制成贴片贴在皮肤上，通过皮肤吸收入血而达到避孕目的。

（一）种类

2001 年美国已批准上市的产品商品名为 Ortho Evra®，每片表面积为 20 cm^2，含炔雌醇 0.75 mg 和诺孕曲明 6 mg，每 24 小时释放炔雌醇 20 μg 和诺孕曲明 150 μg。Twiral®（AG200-15）Agile Patch（AP）

是一种新型周效避孕贴片，由 15 cm^2 药物基质层和控制药物释放的黏胶剂组成，总表面积为 26 cm^2，含有炔雌醇 2.3 mg 与左炔诺孕酮 2.6 mg，每 24 小时释放炔雌醇 30 μg 和左炔诺孕酮 120 μg。

（二）用法

从月经第 1 天开始，来潮 24 h 内贴上。每周 1 片，连用 3 周，停 1 周。贴片部位可以选择臀部、腹部、上臂外侧或乳房以外的胸部。粘贴部位的皮肤必须清洁、干燥，没有破损。为了避免损伤其黏性，贴皮区不应涂搽乳液、乳霜、粉剂等。贴片可以每次更换部位，也可以在原来的部位。曾报道气候炎热、潮湿不影响避孕贴片的黏着性，桑拿浴、跑步机、冷水浴等运动，均不影响黏着。

（三）注意事项

1. 无贴片时间>7 天但<9 天，应尽快使用新的贴片，下次更换贴片的时间同前，不需要额外的避孕保护。如果无贴片间隔时间>9 天，接下来的 7 天内需要使用避孕套或避免性行为，如前 5 天发生无保护措施的性交，需要紧急避孕。

2. 贴片意外脱漏。如脱落>48 h，接下来的 7 天需要使用避孕套或避免性行为。如果脱落发生在第 3 周，应立即开始下一个周期而无须停 1 周。如果没有立即使用新的贴片，需要使用避孕套或避免性行为直至连续使用 7 天贴片。如在使用贴片的第 1 周内发生计划外的脱离，如 5 天内发生无保护的性交，需要紧急避孕。

3. 如果一个贴片的使用时间>7 天但≤9 天，需尽快应用新贴片，贴片更换日同前，无须额外的避孕保护。如果一个贴片的使用时间>9 天，发生在贴片使用的第 2～3 周，需要使用避孕套或避免性行为直至连续使用 7 天贴片。如在第 4 周（即预定的无激素周），不需要额外的避孕保护。

4. 部分研究显示，贴片对于体重>90 kg 的女性的避孕效果可能会下降。

5. 如对粘膏过敏者，不能使用避孕贴。

（四）不良反应及处理

非计划性出血、闭经、经量减少等处理同 COC。

三、复方阴道避孕环

CVR 属药物缓释系统中的一种，是将甾体激素避孕药放在无活性的环形载体中，由女性自行放置于阴道穹隆处，通过恒定释放一定剂量的避孕药物，经阴道吸收，从而达到避孕的目的。

（一）种类和用法

常见的 CVR 种类和用法见表 7-5。

表 7-5　常见的复方阴道避孕环种类和用法

名称	成分	剂量（日释放量）	用法
依托孕烯炔雌醇（NuvaRing）	炔雌醇 依托孕烯	2.7 mg（0.015 mg） 11.7 mg（0.12 mg）	月经第 1 日放置，3 周后取出，停用 1 周后再放置下一个环
NES（Nostorone）/炔雌醇复方阴道环 Annovea™	炔雌醇 诺孕酯（希诺孕酮）	17.4 mg（0.013 mg） 103 mg（0.15 mg）	置入 3 周，取出 1 周，连续使用 1 年

（二）注意事项

1. 使用前做好咨询工作，向患者详细介绍 CVR 的作用和优缺点，以及可能发生的不良反应和注意事项。

2. 性交时不必取出，如性交时有不适感可以取出，在性交后尽快重新放入阴道。

3. 如果更换阴道环时间超过 48 h 或无环期超过 9 天，在随后 7 天内应使用避孕套或避免性行为。

4. 如 CVR 脱出阴道口，可用手指将其推入阴道深部。如 CVR 自行脱落出阴道，可用冷开水冲洗后尽快放入阴道。

5. 如在使用的第 3 周，CVR 脱落≥48 h，应立即使用新的 CVR 并直接进入下一周期，可省掉无环间隔。如果暂不能使用新的 CVR，需要使用避孕套或避免性行为，直到连续 7 天佩戴阴道环为止。

（三）不良反应及处理

非计划性出血、闭经、经量减少等处理同 COC。

四、复方避孕针剂

CIC 注射后药物储存于局部，缓慢释放后吸收维持长效作用。

（一）种类和用法

常用的 CIC 种类和用法见表 7-6。

表 7-6 常见的复方避孕针剂种类和用法

名称	成分	剂量	用法
复方甲羟孕酮避孕针	甲羟孕酮 环戊丙酸雌二醇	25 mg 5 mg	月经来潮 7 天内注射第 1 针，以后每间隔 4 周注射 1 针
复方庚酸炔诺酮注射液	戊酸雌二醇 庚酸炔诺酮	5 mg 50 mg	

（二）注意事项

1. 用药前应仔细向咨询对象说明 CIC 的优缺点及可能出现的不良反应。

2. 如使用者发生严重头痛、黄疸、视物模糊等症状，应及时就诊。

3. 首次注射后，需要观察 15 min 以上，无特殊情况方可离开，以防过敏反应。有过敏者应停药。

4. 正常月经周期：月经来潮 7 天内注射 CIC，不需要额外的避孕保护。月经来潮后 7 天后注射，注射后 7 天内需避免性行为或使用额外的避孕措施。

5. 闭经：如果确定没有妊娠，可以随时注射，但需要在接下来的 7 天避免性行为或使用额外的避孕保护。

6. 从其他激素类避孕方法改为 CIC 避孕：如果是正确服药确认没有妊娠的情况下，可以随时改用，不需要等待下一次月经来潮后；如果从一种 CIC 改成另一种 CIC，需要等到下一次注射时间才能改用。

7. 如果从非激素避孕方法（避孕环除外）转为 CIC 避孕，可以随时改用，不需要等待下一次月经来潮后；如果在月经来潮 5 天内改用，无须额外的避孕措施；如果在月经来潮 5 天后排除妊娠后改用，接下来的 7 天内需要避免性行为或增加额外的避孕措施。

8. 从避孕环（包括左炔诺孕酮）转为 CIC：如果在月经来潮 5 天内开始注射 CIC，本次月经可以取环，而不需要额外的避孕措施。月经来潮 5 天后，排除妊娠后可以开始注射 CIC，一般建议在下次月经来潮后再取环。

9. 每 4 周注射 CIC 1 次。如不能按照间隔时间注射，可以提前 1 周注射，但可能会改变月经周期。注射间隔时间<7 天，不需要额外的避孕措施；间隔时间>7 天，排除妊娠后可以注射，注射后 7 天内需避免性行为或使用额外的避孕措施。

（三）不良反应及处理

非计划性出血、闭经、经量减少等处理同 COC。

五、复方避孕方法的新进展

（一）复方短效口服避孕药

2019 年 FSRH 的《激素联合避孕指南 2019 年版》指南提到，COC 在一个周期中不需要停服 7 天，连续服用既不影响避孕，还能减少许多出血带来的并发症。该指南认为，传统的 21＋7 服药周期被设计成每个月诱导一次出血，模拟自然发生的月经周期。然而，每个月 1 次的出血对健康并无益处，维持 7 天无激素间隔期有以下缺点：①撤退性出血可能会很严重，造成女性不必要的痛苦；② 7 天的无激素间隔期及所造成的出血可能与女性的头痛及情绪改变相关；③传统的服药周期可能增加排卵风险，从而增加潜在的妊娠风险。该指南指出，连续服用 COC 以取消或缩短无激素间隔，女性可以减少或避免出血及其相关的症状，并可能降低逃避排卵和导致避孕失败的风险，并且认为该方案与传统的 21＋7 方案一样安全和有效。目前已上市的 COC 即有 24＋4 延长激素应用时间剂型，并且有无间隔口服避孕药剂型。

传统的激素避孕模式包括使用 COC（连续服用 21 天后停药 7 天）、P（1 片贴 7 天，连续 3 周后停用 7 天）及 CVR（1 枚阴道环放置 21 天后取出，间隔 7 天）。这些方法均可以促进月经来潮，但该指南指出，该种出血对于女性来说并不等同于生理性的月经，这种“月经”对于健康毫无裨益。

该指南推荐了新型激素避孕方案，与传统方案不同，新的方案包括：①持续使用激素避孕，包括 COC、P 及 CVR，从而达到无激素间隔；②延长激素的使用时间，从而缩短无激素间隔的时间；③在进行 21 天的激素避孕后，缩短无激素间隔的时间，直接进入下一循环。具体见表 7-7。

表 7-7　不同激素避孕方案

方案类型	激素避孕的使用	无激素间隔的时间
传统模式	21 天（21 片 COC/3 片 P/1 个 CVR）	7 天
新型定制模式	/	/
减少无激素间隔的时间	21 天（21 片 COC/3 片 P/1 个 CVR）	4 天
延长激素使用的时间（连续 3 个周期）	9 周（3×21 片 COC/9 片 P/3 个 CVR）	4/7 天
持续使用	持续使用 COC/P/CVR	无

注：COC. 复方口服避孕药；P. 复方避孕贴剂；CVR. 复方阴道避孕环

（二）复方阴道避孕环

目前正在研究的阴道避孕环包括含有烯诺孕酮和炔雌醇的 CVR，含有烯诺孕酮和雌二醇的 CVR 等。

（三）复方避孕针剂

目前关注的焦点是针剂的安全性，以及制剂存在的“突释”和“拖尾”问题。

第四节　单纯孕激素避孕方法

POC 包括低剂量 POP、POI、单孕激素皮下埋植（P）和 IUD，我国目前可获得的 POC 为 P 和 IUD。

一、单纯孕激素口服避孕药

POP 仅含孕激素，无雌激素成分，且孕激素剂量比 COC 中的含量低得多，一些因外源性性激素引起的不良反应亦明显减少。然而，POP 的应用并不普遍，我国尚无此制剂。

（一）种类和用法

自 20 世纪 60 年代中期开始将 POP 作为一种避孕方法以来，国外已有多种制剂上市，常见 POP 的剂量和用法见表 7-8。

表 7-8　常见单纯孕激素口服避孕药

商品名	孕激素成分	用法
cerazette	去氧孕烯	从月经周期第 1 天开始服用，不间断地每天定时服用 1 片，月经期亦不停药
norgeston	炔诺孕酮	
cerelle	去氧孕烯	
noriday	去甲炔诺孕酮	

（二）注意事项

1. 正常月经周期：在月经 5 天内服用，不必加用其他方法，在月经周期的其他时间开始，在服用的 48 h 内要加用屏障避孕法。

2. 产后应注意以下事项。

（1）产后（纯母乳喂养）：产后 6 周内可以服用；产后 6 周至 6 个月如月经未复潮且排除妊娠后，可以服用。

（2）产后（人工喂养）：产后 21 天内可以服用，产后 21 天后至月经未来潮前，排除妊娠后可以服用，但在服用后 7 天内避免性生活或采用额外的避孕措施。产后 6 周以上月经复潮的，可以按照正常月经周期进行。

3. 人工流产时，确认子宫内物已完全清除，可以立即使用。

4. 正确使用 COC 期间，确认未妊娠后，如果要改用 POP 避孕，可以随时改用，无须等待月经来潮。

5. 如果从非激素避孕方法（避孕环除外）转为 POP，如果在月经来潮 5 天之内，无须额外的避孕措施，月经来潮 5 天后，在排除妊娠后可以植入，接下来的 2 天内需避免性生活或采用额外的避孕措施。

6. 从避孕环（包括左炔诺孕酮）转为 POP，如果在月经来潮 5 天内服用，可以取环而无须额外的避孕措施。月经来潮 5 天后，在排除妊娠后可以开始服用 POP，一般建议在下次月经来潮后再取环。

7. 一粒微丸 24 h 后几乎完全代谢，每天服药时间不得延迟 3 h。如果错过 1 片或 1 片以上、延迟服药时间＞3 h 应尽快服用 1 片，然后继续每天服用 1 片，在接下来的 2 天应避免性生活或采用额外的避孕措施。

8. 如果漏服，从发现起立即服1片，在48 h内禁止性生活或加用屏障避孕法，并要在应服药时服用下一片，即使这一天服2片。

9. 如果在服药后2 h呕吐，需要补服1片。严重呕吐或腹泻超过24 h，应继续服药。如果继续出现严重呕吐或腹泻2天或2天以上，按照漏药程序常规处理。

二、皮下埋植剂

皮下埋植剂(P)是长效可逆避孕方法(long-acting reversible contraception, LARC)中缓释避孕方式之一。皮下埋植剂是将孕激素与硅橡胶或塑胶等缓释材料制成避孕棒或胶，植入皮下后药物缓慢、恒定地释放入血而发挥长期避孕的作用。缓释避孕方式是一次给药后，通过控制释放机制达到每天释放一定的药量，在体内维持相对恒定的有效水平，并作用于靶器官，维持长效作用的同时避免用药初期过高的血药峰值引起的不良反应和肝代谢的首过效应。

(一)种类

目前国内外常用的皮下埋植剂种类见表7-9。

表7-9 国内外常用的皮下埋植剂种类

商品名	孕激素及含量	数量(根)	避孕有效期
左炔诺孕酮硅胶棒Ⅰ型	左炔诺孕酮216 mg	6	说明书5年
左炔诺孕酮硅胶棒Ⅱ型	左炔诺孕酮150 mg	2	说明书4年
依伴侬(implanon)	依托孕烯68 mg	1	FDA/SFDA批准3年

(二)注意事项

1. 正常月经周期：月经来潮7天内，可以植入(依托孕烯埋植剂建议在月经1～5天植入)，不需要额外的避孕措施。月经来潮7天后，排除妊娠后可以植入，接下来的7天内需要避免性生活或增加额外的避孕措施。

2. 闭经(非产后)：排除妊娠后可以植入，接下来的7天内需要避免性生活或采用额外的避孕措施。

3. 产后应注意如下事项。

(1)产后(纯母乳喂养)：产后6周内可以植入；产后6周至6个月如月经未复潮且排除妊娠后，可以植入。

(2)产后(人工喂养)：产后21天后月经未来潮前，排除妊娠后可以植入，植入后7天内禁止性生活或采用额外的避孕措施。产后6周以上月经复潮的，可以按照正常月经周期进行。

4. 人工流产时，确认子宫内物已完全清除，可以立即使用。

5. 正确使用COC期间，如果要改用皮下埋植剂避孕，在确认无妊娠的情况下可以随时置入，无须等待月经来潮。

6. 注射POI者，植入皮下埋植剂的当天还需再注射1次。

7. 如果从非激素避孕方法(避孕环除外)转为皮下埋植剂，如果在月经来潮7天之内，不需要额外的避孕措施，月经来潮7天后，排除妊娠后可以置入，接下来的7天内需要禁止性生活或增加额外的避孕措施。

8. 从避孕环(包括左炔诺孕酮)转为皮下埋植剂，如果在月经来潮7天之内植入皮下埋植剂，此时可以取环，而不需要额外的避孕措施。月经来潮7天后植入皮下埋植剂，避孕环需要在下一次月经来潮后取出。

(三)植入步骤

1. 左炔诺孕酮埋植剂(6根、2根型)

(1)术前咨询：由专业技术人员详细介绍皮下埋植剂的避孕优点、可能出现的出血模式改变和其他不良反应，使服务对象对该避孕方法能全面、充分地了解，并签署知情同意书。

(2)完善术前检查。

(3)埋植部位以左上臂内侧为宜，左利者埋于右上臂内侧。

(4)选用0.5%利多卡因于肘关节上6～8 cm，向上行扇形浸润麻醉。用尖刀切开皮肤真皮层，长2～3 mm。

(5)认清套管针的刻度，斜向刺入皮下组织内，轻轻将皮肤挑起，向扇形的一侧推进达第2或第3刻度处(视皮下埋植剂的类型而定)，拔出针芯，放入1根埋植剂，用针芯将其推送，遇阻力时停止，并固定针芯，后退套管达第1刻度处，埋植剂即埋入皮下。6根型每根以15°扇形排列；2根型则呈45°排列。

（6）埋植完毕，拔出套管针，以创可贴封闭切口，外覆盖纱布，再用绷带包扎。

2. 依托孕烯埋植剂 Implanon®（1根）植入方法参照《依托孕烯置入剂说明书》

（1）术前咨询：同左炔诺孕酮埋植剂。

（2）完善术前检查。

（3）埋植部位：为非惯用上臂内侧内上髁以上8～10 cm处。应仅在皮下浅表层置入本品以避开皮下组织肱三头肌和肱二头肌沟之间的大血管和神经。

（4）用无菌标记笔做2个记号：第1个记号是插入点；第2个记号是距第1个点数厘米近身体近端的点。第2个点随后将被用作置入时的方向指引。

（5）用消毒剂清洁插入部位。

（6）握住给药器的针头上方纹理处。将透明保护套按照箭头方向水平划出，去掉针头后如果保护套不易去除，则不应使用此给药器。通过针尖可以看到白色的埋植剂。内侧髁插入点指引标记紫色滑块。在没有完全将针头插入皮下前不要触碰紫色滑块，否则它会使针头回缩，并提前将埋植剂从给药器中释放出来。用另一手的拇指和示指在插入部位周围绷紧皮肤，与皮肤约成30°略微插入针尖。放低给药器到水平位置，用针尖提起皮肤并轻轻将针全部扎入，此时略感到阻力但不会太大。如果针头没有全部插入，埋植剂将不会被正确置入。

（7）保持给药器位置并确定针的整个长度全部插入。如果需要的话，可以在随后的步骤中使用另一手将给药器固定在一个位置。略微向下按紫色滑块并将其解锁。将滑块移到最后直至停止。此时埋植剂在其最终的皮下位置，同时针头被锁在给药器内。此时可以拿开给药器。如果给药器在操作过程中未保持位置或紫色滑块没有完全移到最后，埋植剂将不能正确置入。

（8）置入后立即触摸受试者上臂以确认埋植剂的存在。

（9）用无菌纱布加压包扎以避免淤血。可在24 h内去除加压绷带，然后在第3～5天去除小块绷带。

（四）取出步骤

1. 摸清埋植剂的分布及深浅。可使用无菌记号笔标出埋植剂远端（近肘部端）。

2. 手臂局部麻醉：如用0.5～1.0 ml的1%利多卡因对标记好的将要进行切口处进行局部麻醉，确保在埋植剂下方注射麻醉药以使其紧贴皮肤表面。

3. 压住埋植剂近端使之固定；从埋植剂远端开始，向肘部做一个长3～4 mm（其中依托孕烯单根皮下埋植剂可只切开2 mm）的纵向切口。

4. 将皮下埋植剂推向切口，暴露末端，用小弯血管钳夹住，钝性或锐性剥离埋植剂表面的纤维，埋植剂被外露后，再用另一把小弯钳将其抽出。同法再取其余埋植剂，直至全部取出。如果埋植剂被包裹，对纤维组织做一个切口，然后用钳子夹出埋植剂。

5. 取出埋植剂后，用免缝胶带闭合切口并加用一黏性绷带。用无菌纱布和加压绷带包扎以减少淤青。可以在24 h内去除加压绷带，然后在第3～5天去除小绷带。

6. 埋植剂到期，如需要继续使用埋植剂避孕时，可以在取出的同时埋植一组新的埋植剂。

7. 注意事项

（1）钳夹时尽量夹住埋植剂末端，避免胶囊壁断裂，造成取出困难。

（2）全部取出埋植剂后，清点埋植剂根数，核对每根埋植剂的长度，并记录埋植剂的外观和有无缺损。

（3）放置皮下埋植剂后，如发生如下情况需除外特发性颅内压增高，应立即取出：①首次发生偏头痛；②反复发生异常剧烈的头痛；③急性视觉障碍。

（五）手术并发症及处理

1. 术后伤口感染　表现为埋植部位局部红肿或发生淋巴管炎。

处理：伤口换药，局部热敷，口服或静脉注射抗生素。如感染不能控制或处理不及时引起脓肿，应取出埋植剂。埋植剂被取出后，常规换药并口服抗生素，感染控制后一般不会遗留后遗症。

2. 埋植剂脱出　极少数情况下可发生埋植剂一部分脱出，硅橡胶棒一端裸露在表皮外，造成局部不适或感染。

处理：应将脱出的硅胶棒取出，重新在原切口附近埋植一根新的相同型号的硅胶棒。

3. 取出困难　参见《临床诊疗指南与技术操作规范计划生育分册（2017修订版）》相关内容。

（六）不良反应及处理

1. 月经频发、经期延长、月经周期点滴样出血　在使用皮下埋植剂第1年内较为常见，并无危害。随着皮下埋植剂置入时间的延长而好转。倘若长期出血，要注意排除其他疾病如子宫颈疾病和性传播疾病。待排除疾病后，少量出血可以用非甾体抗炎药（布洛芬800 mg，每天3次，共5天；或甲芬那酸500 mg，每天2次，共5天）治疗；出血量多者可以使用非甾体抗炎药、低剂量COC或炔雌醇。如使用者难以忍受，可取出埋植剂，选择其他的避孕措施。

2. 闭经 排除妊娠，未妊娠者可继续观察，无须处理。闭经是正常的反应，无害，不影响身体健康，不影响生育。进行充分咨询后，对不能忍受闭经者可以取出埋植剂，月经即可恢复。

3. 头痛 轻者对症处理，重者取出皮下埋植剂。

4. 色素沉着、痤疮、性欲改变等 可对症处理。体重增加者，可加强体育锻炼，控制饮食。

5. 功能性卵巢囊肿 一般为直径5～7 cm的卵巢囊肿常在盆腔超声检查时发现，部分女性可有不适感。如为功能性卵巢囊肿，则可自行萎缩或消失，无须处理。如卵巢囊肿持续增大或出现实性肿物，应行腹腔镜或开腹探查术。

三、单孕激素避孕针剂

目前常用的POI有2种：一种是醋酸甲羟孕酮避孕针[狄波-普维拉（DMPA）1 ml、盖世通3 ml]，含有醋酸甲羟孕酮150 mg；另一种是庚酸炔诺酮避孕针（NET-EN）。

（一）注意事项

1．用药前应仔细向咨询对象说明POI的优缺点及可能出现的不良反应。

2．正常月经周期者，月经来潮7天内注射POI，不需要额外的避孕措施。月经来潮7天后在排除妊娠后注射，接下来的7天内需禁止性生活或增加额外的避孕措施。

3．如果忘记了前一针的注射时间，在本次注射之前必须排除妊娠，并在注射后的7天之内禁止性生活或增加额外的避孕措施

4．DMPA每隔3个月注射1次（肌内注射和皮下注射的效果相似）。NET-EN每隔2个月注射1次。

5．不建议交替使用DMPA和NET-ET。

（二）不良反应及处理

同皮下埋植剂。

四、单孕激素宫内节育器

目前常用的IUD主要是左炔诺孕酮宫内节育器（LNG-IUD），每个IUD含左炔诺孕酮52 mg，开始时平均24 h释放左炔诺孕酮20 μg，有效期为5年。具体使用方法及注意事项见“宫内节育器”的内容。

五、单纯孕激素避孕药新进展

1. 皮下埋植剂 目前研究热点是生物降解型皮下埋植剂，国内的研究团队成功地开发了一类基于聚三亚甲基碳酸酯三维网络聚合物的无定型药物缓释载体，为生物降解型皮下埋植剂的设计与开发提供了良好的载体材料，目前暂未上市。

2. 单孕激素避孕针剂 目前正在进行LNG的前药LNG-环丁基羧酸酯、LNG-丁酸酯的临床研究，以期获得1次给药可有效避孕4个月的长效POI。另外，微球和原位凝胶作为给药系统的POI也正在临床研究过程中，均可实现缓释3个月以上。

第五节 紧急避孕药

紧急避孕是指在无保护性交后的一定时间内，采用服药或放置含铜宫内节育器，以避免非意愿妊娠。无保护性交包括未使用任何避孕方法、避孕失败或使用失误、遭到性强暴。紧急避孕是一种补救性避孕措施。

由于应用药物紧急避孕只能对此次无保护性生活起保护作用，而本周期再发生性交时必须采用避孕套等其他避孕方法。同时研究表明，反复使用ECP的女性比持续使用其他避孕方法的女性更有可能发生非意愿妊娠，故ECP不能作为常规避孕方法使用。

（一）种类及用法

常用的ECP种类及用法见表7-10。

表7-10 常用紧急避孕药的种类及用法

名称	成分	用法
复方炔雌醇	炔雌醇0.03 mg 左炔诺孕酮0.15 mg	首次在性交后72 h内服用4片，相隔12 h再服用4片
左炔诺孕酮	左炔诺孕酮0.75 mg	性交后72 h内单次口服1.5 mg
米非司酮	米非司酮25 mg或10 mg	性交后120 h内单次口服25 mg或10 mg
醋酸优力司特片（UPA-ECPs）	醋酸优力司特30 mg	性交后120 h内口服30 mg

（二）适应证及禁忌证

本章节参考 WHO《避孕方法选用的医学标准（2015 版）》对常见的紧急避孕药适应证和禁忌证进行说明，详见表 7-11。

表 7-11 紧急避孕药的选用标准

情况	Yuzpe	LNG	UPA	说明
妊娠	N/A	N/A	N/A	N/A＝不合适
母乳喂养	1	1	2	
异位妊娠史	1	1	1	
肥胖	1	1	1	
严重心血管疾病病史 心脑血管病（缺血性心脏病、脑血管疾病或其他血栓栓塞的条件）	2	2	2	
偏头痛	2	2	2	
严重肝病（包括黄疸）	2	2	2	
CYP3A4 诱导剂［如利福平、苯妥英、苯巴比妥、卡马西平、依非韦伦、奈韦拉平、奥卡西平、普米酮、利法布丁、圣约翰草（贯叶连翘）］	1	1	1	强的 CYP3A4 诱导剂可能降低 ECP 的有效性
重复的 ECP 使用	1	1	1	反复使用 ECP 表明，女性需要进一步咨询其他避孕方法。经常重复使用 ECP 可能对分类为第 2、第 3、第 4 类的女性有害，这些女性可以应用 CHC 或 POC
性强暴	1	1	1	

注：ECP．紧急避孕药；CHC．复方避孕方法；POC．单孕激素避孕方法

（三）注意事项

1．ECP 作为一种事后补救办法，其使用方法与一般常规短效避孕药不同，只对服药前最近的一次无保护性交产生避孕作用。

2．有紧急避孕需要的女性应尽早使用，以求达到较好的避孕效果。

3．按规定、按剂量服药，无须多服。多服并不能提高紧急避孕的有效率，只会增加不良反应的发生率和严重程度。

4．服用复方炔雌醇和左炔诺孕酮者，如果服药 2 h 内发生呕吐，需要尽快补服 1 片（在服用左炔诺孕酮前可以服用镇吐药）。如果仍然呕吐，可以阴道给药 1 次。

5．服用醋酸优力司特片者，如果在服药 3 h 内发生呕吐，应尽快补服 1 次。

6．使用复方炔雌醇和左炔诺孕酮进行紧急避孕后，可以恢复或使用其他激素类（联合激素避孕药或单孕激素）避孕药。使用醋酸优力司特片进行紧急避孕后，可在服用第 6 天后才能恢复或使用其他激素类避孕药。

（四）不良反应及处理

1．恶心呕吐，以雌孕激素复合剂较为明显，轻者无须处理，呕吐常发生在服药 2 h 之内，应尽快补服同样剂量的药物，并在服药前加服镇吐药。

2．月经改变，因用药的时期和药物种类而异，单孕激素以月经周期缩短较为多见，少数女性服药后可出现点滴样出血，一般无须处理，随着用药时间延长可消失。如月经周期延长 1 周，应做妊娠试验以排除妊娠。

3．部分女性出现乳房胀痛、头痛、头晕、乏力等症状，一般症状较轻，无须特殊处理。

第六节　甾体激素避孕药的安全性

一、对代谢的影响

（一）复方避孕方法

1. 骨代谢　有证据表明，COC有助于防止围绝经期女性骨密度下降。

2. 脂类代谢　目前研究表明，雌激素增加高密度脂蛋白（high density lipoprotein，HDL）和极低密度脂蛋白（very low density lipoprotein，VLDL）水平，孕激素，特别是具有雄激素作用的孕激素增加低密度脂蛋白（low density lipoprotein，LDL）和三酰甘油，降低高密度脂蛋白水平。去氧孕烯、屈螺酮、地诺孕素，由于其较少的雄激素特性，可以增加高密度脂蛋白水平，而低密度脂蛋白的水平没有显著变化。一些研究证实，含有去氧孕烯和屈螺酮的口服避孕药提高高密度脂蛋白水平，而含有孕二烯酮或诺孕酯酮的COC降低低密度脂蛋白水平。

3. 胰岛素敏感性和糖类代谢　目前大多数研究表明，CHC对胰岛素敏感性和糖代谢的影响不大。

2014年一项综述分析31项试验中激素避孕对健康女性和代谢紊乱高危女性的影响，没有发现对糖类代谢的显著差异。

（二）单孕激素避孕方法

1. 骨代谢　研究表明，孕激素对骨密度影响不大。

2. 脂类代谢　一些数据表明，POP对低密度脂蛋白或高密度脂蛋白水平无显著变化。但是DMPA、LNG和ENG皮下埋植剂对脂类代谢影响的意见不统一。

3. 胰岛素敏感性和糖类代谢　POP、单孕激素皮下埋植剂和单孕激素IUD对胰岛素敏感性和糖类代谢的影响不大。对于POI的研究，一些数据表明DMPA与胰岛素抵抗之间存在关系。一项对回顾性病例对照研究表明，使用DMPA的女性比使用CHC的女性更容易患糖尿病，这种风险与使用时间有关，但研究结果的解释受到研究设计的限制。另一项关于DMPA的研究表明，葡萄糖水平在使用3个月后开始升高，并在12个月时达到最高水平，但都未达到糖耐量受损或糖尿病的诊断水平。

二、对血凝与纤溶系统的影响

（一）复方避孕方法

1. 静脉血栓栓塞症（包括深静脉血栓形成和肺栓塞）　静脉血栓栓塞症（VTE）在育龄健康女性中很少见（每10 000名女性发生5～10起）。目前的研究表明，COC的使用会增加VTE的风险，但VTE的发生率仍然很低（每10 000名女性发生8～10起），而且远低于妊娠期和产后的VTE发生率。一项meta分析表明，COC使用者的VTE风险取决于炔雌醇的剂量，较高的炔雌醇剂量与更大的VTE风险有关。在使用CHC期间发生的少量VTE事件中，约1%是致命的。对于患有遗传性血栓形成的女性，目前的研究证据表明，使用CHC避孕比没有使用者具有更高的VTE风险。启动CHC前几个月或在中断至少1个月后重新启动时，VTE的风险最高，风险在使用的第1年减少，并继续存在，此后稳定，因此，不鼓励频繁停止和启动CHC。

2014年，欧洲药物管理局公布了CHC使用者VTE绝对风险的估计数字。根据使用的CHC，估计1年内发生VTE的风险见表7-12。

表7-12　欧洲药物管理局对CHC使用者VTE绝对风险估计

使用的CHC的类型	1年内发展VTE的风险（10 000名女性的发病率）
不使用复方口服避孕药/复方避孕贴片/复方避孕环	约2
使用含有左炔诺孕酮、诺孕酮或诺孕酯的CHC	5～7
使用含有依托孕烯或去甲基孕酮的CHC	6～12
使用含有屈螺酮、孕二烯酮或去氧孕烯*的CHC	9～12

*有证据表明，含有巯基硫醇如屈螺酮、孕二烯酮或去氧孕烯等复方口服避孕药发生VTE风险类似。CHC. 复方避孕方法；VTE. 静脉血栓栓塞症

2. 动脉血栓栓塞性疾病

（1）心肌梗死：一些meta分析发现，COC的使用并不增加心肌梗死的风险。一项大型队列研究表明，与没有服用COC的女性相比，服用含有炔雌醇20 μg的COC发生心肌梗死的相对危险度为1.4（95%*CI* 1.07～1.81），含有炔雌醇30～40 μg的

COC 使用者的相对危险度为 1.8（95%*CI* 1.66～2.13）。19 项病例对照研究和 4 项队列研究发现，含有炔雌醇 30～49 μg 心肌梗死的风险显著增加（*OR* 1.97；95%*CI* 1.43～2.71），但炔雌醇 20 μg 制剂的风险不增加（*OR* 0.92；95%*CI* 0.21～4.08）。2016 年一项大型法国队列研究报道，使用含有炔雌醇 20 μg 的 COC 的心肌梗死风险明显低于使用含有炔雌醇 30～40 μg 的 COC（*RR* 0.74；95%*CI* 0.67～0.82）。19- 去甲基睾酮衍生物通常表现出雄激素样活性，拮抗雌激素的作用，诱导血脂成分发生变化，降低 HDL、三酰甘油水平，升高 LDL 水平，从而增加患心血管疾病的风险。

（2）缺血性卒中：一项 Cochrane 综述发现，使用 COC 的缺血性卒中的 *RR* 为 1.7（95%*CI* 1.5～1.9）。2015 年的一项荟萃分析发现，目前使用 COC 较既往使用发生缺血性脑卒中的风险高（*OR* 2.47；95%*CI* 2.04～2.99），其风险随着 COC 中雌激素剂量的减少而显著降低。

（3）动脉血栓栓塞性疾病的额外风险：COC 使用者如有高血压、吸烟、高脂血症等其他危险因素，也增加动脉血栓栓塞性疾病的风险。

（二）单孕激素避孕方法

1. VTE 大部分研究表明，与未使用激素避孕的患者相比，仅使用单孕激素避孕与增加 VTE 的风险无关。有限的证据表明，DMPA 与 VTE 的风险增加有关，而子宫内应用左炔诺孕酮与 VTE 的风险降低有关。

2. 动脉血栓栓塞性疾病 现有证据表明，POC 不增加心肌梗死、卒中和高血压的风险。

三、与肿瘤发生的关系

（一）复方避孕方法

1. 子宫内膜癌 研究表明，COC 可以降低子宫内膜癌的风险。一项研究表明，使用 COC 的时间越长，子宫内膜癌风险降低越显著。使用 COC 每 5 年可降低相对风险 0.76，使用 10～15 年后风险降低 50%。但是，COC 的使用可能对不同组织学类型的肿瘤效果各不相同，可明显减少 Ⅰ 型和 Ⅱ 型子宫内膜癌的风险。

2. 卵巢癌 研究表明，COC 可以降低卵巢癌的风险。一项 meta 分析发现，这种保护作用是持续时间依赖性的，使用 COC 至少 10 年的女性卵巢癌的发病率降低 50%。另一篇荟萃分析的综述报道称，无论女性是否具有卵巢癌的遗传易感性，这种保护作用随着 COC 使用时间的延长会增加，持续至停用 30 年之后。丹麦的一项研究纳入 1995—2014 年 1 879 227 例 15～49 岁的女性为研究对象，将其分为 3 组：从未使用（无使用激素避孕记录）、当前或近期使用（停用≤1 年）及曾经使用（停用＞1 年）不同激素避孕药物。研究结果显示，与从未使用激素避孕的女性相比，当前或近期使用（*OR* 0.58，95%*CI* 0.49～0.68）及曾经使用（*OR* 0.77，95%*CI* 0.66～0.91）者，激素持续时间越长，患卵巢癌的风险越低（$P<0.001$）。不同肿瘤类型及不同孕激素使用含量，卵巢癌发病风险无明显不同，且未发现单纯使用非口服激素避孕产品与卵巢癌风险间存在显著关联。

3. 乳腺癌 COC 与乳腺癌发生的风险暂无定论。一项丹麦的队列研究表明，目前或最近使用 COC 者患乳腺癌的相对风险比从未使用过者高 1.19（95%*CI* 1.13～1.26）。风险似乎随着使用期限的延长而增加。一些研究表明，与无乳腺癌家族史的女性相比，有乳腺癌家族史的女性应用激素避孕患乳腺癌的风险增加，携带乳腺癌易感基因（如 *BRCA*1 和 *BRCA*2）的女性乳腺癌的发病风险高于不携带基因的女性。当前，也有证据指出 CHC 并不增加乳腺癌家族史或乳腺癌易感基因发生乳腺癌的风险。英国 MEC 认为对于已知基因突变的携带者与乳腺癌相关的证据（如 *BRCA* 突变），使用 CHC 的风险通常大于获益。但是，一些研究发现使用 COC 的时间与乳腺癌风险之间没有联系，在停止使用 COC 后，乳腺癌的风险逐渐下降。

4. 子宫颈癌 目前，使用 CHC 超过 5 年与子宫颈癌风险的小幅增加有关；停止使用 CHC 后，风险随停止时间降低，停止 10 年后风险不再增加。

（二）单孕激素避孕方法

针对 POP（包括 LNG-IUS）与乳腺癌风险相关的现有证据有限。新近的一项大型前瞻性研究显示，与从未使用 LNG-IUS 的女性相比，LNG-IUS 不增加乳腺癌的发生风险。应告知女性，无论使用任何激素避孕方法，均应每年常规进行乳腺检查。现症乳腺癌患者不建议使用 POC 进行避孕，目前的证据表明乳腺癌是一种激素敏感的肿瘤，使用 POC 可能会影响乳腺癌的预后。一项大型前瞻性研究随访 12.5 年的数据提示，LNG-IUS 可降低子宫内膜癌和卵巢癌的发生风险。

四、对子代的影响

目前绝大部分证据表明，口服避孕药不增加胎儿畸形的发生率。丹麦的一项大型前瞻性观察队列研究调查了1997—2011年的880 694名活产婴儿，结果发现，与口服避孕药相关的重大出生缺陷的风险没有增加，使用口服避孕药期间有意外妊娠的女性甚至在停止使用口服避孕药后数月内妊娠的女性都不太可能导致其胎儿出现重大出生缺陷。

（编写：高 洁；审校：黄丽丽；终审：刘欣燕）

参 考 文 献

[1] 曹泽毅. 中华妇产科学. 3版. 北京：人民卫生出版社，2014：2397-3013.

[2] 谢幸. 妇产科学. 9版. 北京：人民卫生出版社，2018：366-373.

[3] 复方口服避孕药临床应用中国专家共识专家组. 复方口服避孕药临床应用中国专家共识. 中华妇产科杂志，2015，2：81-91.

[4]《皮下埋植避孕方法临床应用专家共识》编写组. 皮下埋植避孕方法临床应用专家共识. 中华妇产科杂志，2013，48（6）：476-480.

[5] 程利南，狄文，丁岩，等. 女性避孕方法临床应用的中国专家共识. 中华妇产科杂志，2018，53（7）：433-447.

[6] 郎景和，冷金花，邓姗，等. 左炔诺孕酮宫内缓释系统临床应用的中国专家共识. 中华妇产科杂志，2019，54（12）：815-825.

[7] 中华医学会计划生育分会. 临床诊疗指南与技术操作规范计划生育分册（2017修订版）. 北京：人民卫生出版社，2017：22-45.

[8] 刘欣燕，李春颖. 新型长效避孕药具的研究进展. 实用妇产科杂志，2019，10：729-731.

[9] 张金哲，周群华，杨立群，等. 非生物降解型及生物降解型长效皮下埋植避孕剂的理论研究与应用进展. 中国组织工程研究，2017，21（22）：3595-3601.

[10] 吴尚纯，邓姗. 短效复方口服避孕药的进展和应用. 实用妇产科杂志，2019，10：721-723.

[11] WHO. Medical eligibility criteria for contraceptive use, 5th edition 2015 [EB/OL]. http://www. who. int/reproductivehealth/publications/family_planning/ MEC-5/en/, accessed 8July 2016.

[12] WHO. Selected practice recommendations for contraceptive use Third edition 2016 [EB/OL]. http://www. who. int/reproductivehealth/ publications/family_planning/SPR-3/en/, 2016.

[13] Simpson, Janine. The new FSRH guideline on Combined Hormonal Contraception: how does it change practice?. BMJ Sex Reprod Health, 2019, 45 (2): 85.

[14] Mørch LS, Skovlund CW, Hannaford PC, et al. Contemporary hormonal contraception and the risk of breast cancer. N Engl J Med, 2017, 377: 2228–2239.

[15] Nath A, Sitruk-Ware R. Progesterone vaginal ring for contraceptive use during lactation. Contraception, 2010, 82 (5): 430-434.

[16] Brache V, Faundes A. Contraceptive vaginal rings: a review. Contraception, 2010, 82 (5): 418-427.

[17] Gierisch JM, Coeytaux RR, Urrutia RP, et al. Oral contraceptive use and risk of breast, cervical, colorectal, and endometrial cancers: a systematic review. Cancer Epidemiol Biomarkers Prev, 2013, 22: 1931–1943.

[18] Collaborative group on epidemiological studies on endometrial cancer. Endometrial cancer and oral contraceptives: an individual participant meta-analysis of 27276 women with endometrial cancer from 36 epidemiological studies. Lancet Oncol, 2015, 16: 1061–1070.

[19] Michels KA, Pfeiffer RM, Brinton LA, et al. Modification of the associations between duration of oral contraceptive use and ovarian, endometrial, breast, and colorectal cancers. JAMA Oncol, 2018, 4: 516–521.

[20] Havrilesky LJ, Moorman PG, Lowery WJ, et al. Oral contraceptive pills as primary prevention for ovarian cancer: a systematic review and meta-analysis. Obstet Gynecol, 2013, 122: 139–144.

[21] Wu AH, Pearce CL, Lee AW, et al. Timing of births and oral contraceptive use influences ovarian cancer risk. Int J Cancer, 2017, 141: 2392-2399.

[22] Luan NN, Wu L, Gong TT, et al. Nonlinear reduction in risk for colorectal cancer by oral contraceptive use: a meta-analysis of epidemiological studies. Cancer Causes Control, 2015, 26: 65–78.

[23] Bastos MD, Stegeman BH, Rosendaal FR, et al. Combined oral contraceptives: venous thrombosis. Cochrane Database Syst Rev, 2014,

3 (3): CD010813.

[24] Peragallo UR, Coeytaux RR, McBroom AJ, et al. Risk of acute thromboembolic events with oral contraceptive use: a systematic review and meta-analysis. Obstet Gynecol, 2013, 122: 380–389.

[25] Jackson E, Curtis KM, Gaffield ME. Risk of venous thromboembolism during the postpartum period: a systematic review. Obstet Gynecol, 2011, 117: 691–703.

[26] Dragoman MV, Tepper NK, Fu R, et al. A systematic review and meta-analysis of venous thrombosis risk among users of combined oral contraception. Int J Gynaecol Obstet, 2018, 141: 287-294.

[27] Marija G, Sara S, Stergiani T, et al. Association between progestin-only contraceptive use and cardiometabolic outcomes: A systematic review and meta-analysis. European Journal of Preventive Cardiology The European Society of Cardiology, 2018, 25 (10): 1042–1052.

[28] Marsha S, MSPH, MHSA, et al. Progestin and breast cancer risk: A systematic review. Breast Cancer Res Treat, 2016, 155 (1): 3–12.

[29] Glisic M, Shahzad S, Tsoli S, et al. Association between progestin-only contraceptive use and cardiometabolic outcomes: A systematic review and meta-analysis. Eur J Prev Cardiol, 2018, 25 (10): 1042-1052.

[30] Brittany M, Charlton, et al. Maternal use of oral contraceptives and risk of birth defects in Denmark: prospective, nationwide cohort study. BMJ, 2016, 352: h6712.

[31] Ashley MT, Emily AD, Jessica WK. Contraceptive options following gestational diabetes: current perspectives. Open Access J Contracept, 2019, 10: 41–53.

[32] Sitruk-Ware R, Nath A. Metabolic effects of contraceptive steroids. Rev Endocr Metab Disord, 2011, 12 (2): 63.

[33] Bastianelli C, Farris M, Rosato E, et al. Pharmacodynamics of combined estrogen-progestin oral contraceptives: Effects on metabolism. Expert Rev ClinPharmacol, 2017, 10 (3): 315–326.

[34] Lopez LM, Grimes DA, Schulz KF. Steroidal contraceptives: effect on carbohydrate metabolism in women without diabetes mellitus. Cochrane Database Syst Rev, 2014, 18 (4): CD00613.

[35] Asthana S, Busa V, Labani S. Oral contraceptives use and risk of cervical cancer——A systematic review & meta-analysis. Eur J Obstet Gynecol Reprod Biol, 2020, 2 (21): 163-175.

第 8 章　其他可逆避孕方法

第一节　屏障避孕法

利用屏障的方法阻止精子与卵子相遇而达到避孕目的，统称为屏障避孕法（barrier methods）。该方法不干扰机体生理，一般对身体无害，若正确使用，避孕效果可靠。屏障避孕法包括男用避孕套（male condom）、女用避孕套（female condom）、阴道隔膜（diaphragm）、外用杀精剂（spermicides）等，根据 WHO《避孕方法选用的医学标准（第 5 版）》，其应用方法选择的推荐建议见表 8-1。

表 8-1　屏障避孕法

情况	类别			说明 / 证据
	男用避孕套 女用避孕套	外用避孕药	阴道隔膜	
个体特征和生育史				
妊娠	NA	NA	NA	在已知的妊娠期间，这些方法均与避孕无关。然而，对那些在妊娠期处于 STD/HIV 危险的女性，应建议其正确和坚持使用避孕套
年龄				
1. 月经初潮至 40 岁	1	1	1	
2.≥40 岁	1	1	1	
产次				
1. 未产妇	1	1	1	
2. 经产妇	1	1	2	
产后				
1. 产后＜6 周	1	1	NA	在子宫完全复旧之前，不宜使用阴道隔膜
2. 产后≥6 周	1	1	1	
流产后				
1. 早期妊娠	1	1	1	中期妊娠流产后 6 周内不适宜使用阴道隔膜
2. 中期妊娠	1	1	1	
3. 感染性流产后	1	1	1	
异位妊娠史	1	1	1	
盆腔手术史	1	1	1	
吸烟史	1	1	1	
肥胖	1	1	1	
生殖道感染和异常				
不明原因的阴道出血（可疑有严重的病情）确诊之前	1	1	1	如果怀疑妊娠或有潜在的病理情况（如盆腔恶性肿瘤），必须先明确诊断，再确定分级
解剖异常	1	1	NA	某些子宫脱垂的病例不能使用阴道隔膜

（待　续）

（续　表）

情况	类别			说明 / 证据
	男用避孕套 女用避孕套	外用避孕药	阴道隔膜	
HIV/AIDS				
HIV 感染高度危险	1	4	4	重复和大剂量壬苯醇醚杀精剂，使生殖道损伤的危险增加，由此增加感染 HIV 的危险性
HIV 阳性	1	3	3	
AIDS	1	3	3	
中毒性休克综合征病史	1	1	3	
尿路感染	1	1	2	
抗反转录病毒药物	1	3	3	
对乳胶过敏史	3	1	3	与塑料避孕套 / 阴道隔膜无关

注：NA．不适用；1．在任何情况下均可使用此方法；2．通常可以使用此方法；3．除非其他方法不能提供或不被接受，一般不推荐使用此种方法；4．不能使用此方法；STD．性传播疾病；HIV．人类免疫缺陷病毒；如存在 STD/HIV 感染的危险因素（包括妊娠或产后），应建议正确并坚持使用避孕套，单独或与其他方法配合使用

一、男用避孕套

男用避孕套（阴茎套）多为乳胶薄膜制成的长形套，性交时套在男性阴茎上防止精液流入阴道，是目前男性节育措施中最常用的方法，具有安全有效、方便价廉、可自行掌握等优点，其避孕有效率取决于正确的使用方法。每次性生活时坚持并正确使用，避孕有效率达到 95/ 每百女性年（女性年统计法）；若同时配合使用杀精剂，可进一步提高其避孕效果。使用阴茎套的同时可防止性传播疾病（sexually transmitted disease，STD）；对于某些女性由于对配偶精液过敏或因产生凝集抗体而引起不孕，阴茎套的使用亦可防止过敏或降低抗体滴度，增加妊娠机会；长期应用阴茎套，可预防子宫颈病变，从而减少子宫颈癌的发生。

（一）适应证

自愿要求避孕而无乳胶过敏史者均可使用。

（二）禁忌证

1．对乳胶或阴茎套中加用的杀精剂过敏者。

2．应用时阴茎不能保持在勃起状态者。

（三）种类

1．根据阴茎套的直径分类　我国生产的阴茎套长度都在 19 cm 左右，根据其直径分为特大号、大号、中号、小号 4 种，相应直径分别为 37 mm、35 mm、33 mm、31 mm，市场上供应的产品以中号居多。

2．根据阴茎套的厚薄分类　大致分为厚壁型（壁厚 0.05～0.07 mm）、薄型（壁厚 0.04 mm）、超薄型（壁厚 0.01～0.03 mm）。

3．根据阴茎套的制造材料分类

（1）天然乳胶阴茎套：使用最多。

（2）聚氨酯阴茎套：主要特点有①传导体温和接触敏感性好，性愉悦感好；②无橡胶过敏反应；③性质稳定，储存时不易变质，而且可以使用油基润滑剂。

（3）合成橡胶阴茎套：主要特点有①优良的抗拉伸性、耐低温性、易加工性；②无毒性，无味，低过敏性及无排斥反应；③气密性好，具有较好的紫外线稳定性、抗氧化性等。

4．根据阴茎套形状分类

（1）普通型：外形圆柱状，顶部有一个储精囊，体部光滑。

（2）龟头型：外形类似阴茎，体部有卡腰，可卡在阴茎冠状沟处，有助于男性的性感传导。

（3）凹凸型：体部有数个狭窄段。

（4）异型：体部有均匀的乳胶颗粒、螺纹或“快乐刺”，可以增强对阴道的刺激，提高女性的性快感。

5．根据阴茎套的润滑剂种类分类　可分为硅油润滑剂阴茎套、水溶性润滑剂阴茎套等。

（四）使用方法

1．使用前检查有效期及外包装是否完整。每次性交接触前即开始使用，不要在射精前才使用。

2．卷好阴茎套，捏瘪阴茎套的储精囊挤出其中空气，将套贴在勃起的阴茎头部，顺势将卷边翻下直达阴茎根部。

3．戴套后可在阴茎套外涂上含杀精剂的避孕药膏，增加润滑。

4．射精后在阴茎未完全软缩前，从阴茎根部按住套的上口，与阴茎一起从阴道撤出，以免精液溢入阴道。延迟时间则有可能使阴茎套脱落在阴道内。

5．阴茎套为一次性使用，用后打结弃去。

（五）注意事项

1．使用阴茎套避孕，必须坚持每次性交开始前及时使用。

2．阴茎套为乳胶制品，空气、阳光、温度或湿度均可影响其质量，必须保存在阴凉避光处，并避免与樟脑等物接触，以防变脆。开封后如未使用应丢弃，应注意生产日期，保存期一般不超过 5 年。

3．不应采用油脂类润滑剂，因乳胶与其接触 60 s 后，强度可下降 90%。

4．使用阴茎套时，注意不要被指甲、戒指等损坏。

5．性交后，若发现阴茎套破裂或滑脱在阴道内，应立即采用补救措施，如 72 h 内服用紧急避孕药或 120 h 内放置含铜 IUD。

（六）不良反应

1．降低性快感为其主要缺点。

2．对乳胶制品过敏者。

二、女用避孕套

女用避孕套也称阴道套（vaginal pouch），主要是由聚氨酯制成的柔软、宽松、袋状避孕工具。长 15～17 cm，开口端外连一直径 7 cm 的柔韧外环，封闭端套内游离一直径 5.5 cm 的内环；也有内顶端仅为封闭端套的新型阴道套。使用前在阴道套内和阴道套的封闭端加用润滑剂或杀精剂。阴道套由女性自主使用，可以借助它实现女性自我保护，较阴茎套更有效地防止病原微生物的传播。

（一）适应证

育龄期女性可使用。

（二）禁忌证

1．对阴道套过敏者。

2．阴道过紧、生殖道畸形或生殖道肿瘤患者。

3．反复尿路感染者。

4．生殖道急性炎症尚未控制者。

（三）使用方法

用示指和中指握住阴道套封闭端及内环，轻轻挤压成狭长形状并将内环推入阴道深处，沿阴道后壁置入阴道后穹前方，阴道口外留 2～3 cm 阴道套，将外环贴在外阴处，可在外露的阴道套内，外加润滑剂或杀精剂。性生活时确保阴茎进入阴道套并保持在其中。性生活后，握住外环旋转一周，使套口封闭，轻轻拉出，丢弃（图 8-1）。

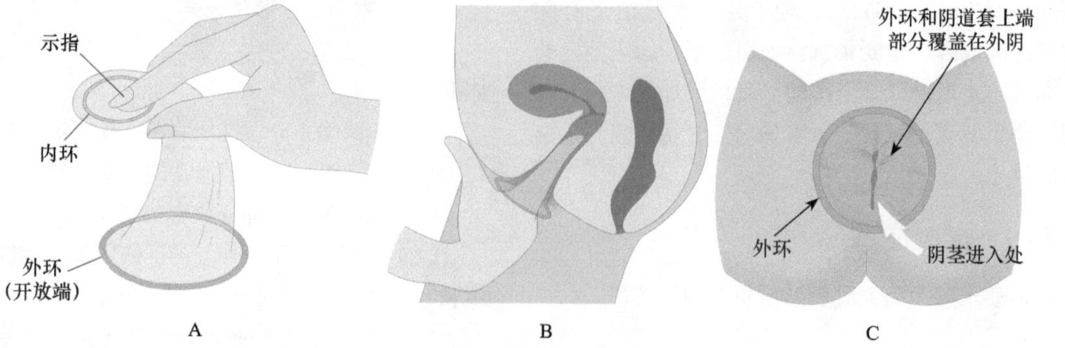

图 8-1 阴道套使用方法（见彩插）

（四）注意事项

性交时感到外环移动是正常现象。如感到外环进入阴道或阴茎从阴道套外入阴道，应停止性生活，这 2 种情况均要取出阴道套，加些润滑剂或杀精剂，然后重新放置。性交后，若发现阴道套破裂或滑脱在阴道内，应立即采用补救措施，如 72 h 内服用紧急避孕药或 120 h 内放置含铜 IUD。

2014 年，由我国专门为女性设计和生产的阴道套在成都面世。这种新型阴道套以半球形海绵泡沫体替代传统阴道套的内环方式。该海绵泡沫体具有支撑、扩张、方便放入等优点，是针对女性生殖器的特点而设计的。

三、阴道隔膜

阴道隔膜为一金属制成的弹簧圈上附以橡胶薄

膜构成，形如帽状，如能持续而又正确地使用，是一种非常安全有效的避孕措施。目前国内还没有这种产品。

（一）适应证

排除以下所列禁忌证后均可选用。

（二）禁忌证

1．产后小于 6 周，中期妊娠流产后 6 周内。

2．阴道过紧、阴道纵隔、阴道前壁过度松弛、子宫过度倾屈或脱垂。

3．阴道或盆腔急性炎症尚未控制、泌尿道感染反复发作。

4．获得性免疫缺陷综合征（AIDS）患者或存在人类免疫缺陷病毒（HIV）感染高风险者。

5．有中毒性休克综合征病史者。

6．应用抗反转录病毒药物者。

7．对乳胶或杀精剂过敏者。

8．使用对象或配偶不能掌握放置技术者。

（三）使用方法

1．使用前将避孕药膏涂在隔膜两面及弹簧环周围。

2．取蹲位、坐位、半卧位或一足踩蹬的站位，两腿分开。

3．一手分开阴唇，另一手拇指、示指和中指将隔膜弹簧环捏成椭圆形，沿阴道后壁放入，使隔膜恰好嵌在阴道穹隆与耻骨后凹之间。

4．探查子宫颈是否被隔膜完全覆盖。

5．性交后 8～12 h，手指进入阴道，在耻骨弓下勾住隔膜前缘，向下方提拉取出。

6．用清水或肥皂水将阴道隔膜洗净、擦干，检查有无破损，撒上滑石粉，置阴凉处保存、待用。通常 1 只阴道隔膜可使用 1～2 年。

四、外用杀精剂

外用杀精剂是在性交前置入阴道，具有灭活精子作用的一类化学避孕制剂，由杀精剂和基质制成。目前国内生产的外用杀精剂主要生物成分为壬苯醇醚（nonoxynol-9，Np9）。杀精剂可以单独或配合其他屏障避孕法应用。正确使用外用杀精剂的有效率达 82/每百女性年，但也有使用失败率高达 28/每百女性年的研究报道，故不建议作为避孕首选方法。外用杀精剂无防止 STD 的作用。

（一）适应证

育龄夫妇均可使用，尤其适用于患有慢性肝肾疾病、哺乳期、不适合放置 IUD 和不能使用甾体避孕制剂的女性。

（二）禁忌证

1．对杀精剂或赋形剂成分如泡沫、凝胶过敏者。

2．可疑生殖道恶性肿瘤及不规则阴道出血者。

3．AIDS 患者或存在 HIV 感染高风险者。

4．应用抗反转录病毒药物者。

（三）剂型及使用方法

1．剂型　包括可溶性避孕药膜、凝胶、霜剂；可溶性或泡沫的栓剂；壬苯醇醚阴道片剂等。

2．使用方法　将杀精剂置入阴道顶端，按规定的间隔时间后进行性交，性交时间或间隔时间超过规定时间则需重复置入杀精剂（图 8-2）。

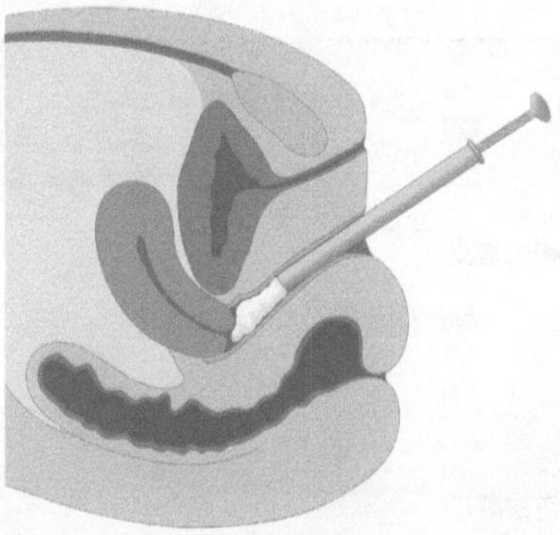

图 8-2　外用杀精剂使用方法（见彩插）

（四）注意事项

必须按制剂说明时间使用。若无足够时间使药物溶解，则影响效果。性交后 6 h 内不要灌洗阴道。

（五）不良反应

1．部分女性对杀精剂过敏，出现皮疹。

2．阴道分泌物增多。

3．局部烧灼感或干涩、刺痛。

4．外阴瘙痒。

5．有时可闻到杀精剂的异味。

6．已知风险包括：有可能造成生殖道黏膜损伤，增加生殖道感染及 HIV 感染风险。

（六）生物黏附缓释避孕剂

生物黏附缓释避孕剂（bio-adhesive delivery system

to deliver nonoxynol-9）是一种新型外用避孕药，与普通外用避孕药相比，其优势主要是将新型的聚合物作为基质。这种外用避孕药置入阴道后，能使黏膜细胞表面和聚合物在水的参与下通过界面作用紧密黏附，聚合物搭载的壬苯醇醚缓慢释放。放置后无须取出，其会自动崩解。因其壬苯醇醚含量低，对女性生殖道损伤比其他外用杀精剂要小。还有新型外用杀精药物，如苯扎氯铵（benzalkonium chloride，BZK）和氯己定（chorhexidine，CH），均具有较好的发展潜力。

研究发现，多种天然植物化合物（包括植物皂苷、抗菌肽、苦参碱等）具有体外杀精活性，均有望成为新型外用避孕药。

第二节 自然避孕法

自然避孕法（natural family planning，NFP）是根据女性月经周期和周期中出现的症状与体征，间接判断排卵时间，识别排卵前后的易受孕期，进行周期性禁欲而达到避孕的目的。此种避孕方法又称安全期避孕法（rhythm method）。NFP 不用任何药具，无须施行任何医疗手段，但需夫妇双方密切配合。希望生育者，选择在易受孕期性交，可获取较大妊娠机会。

NFP 可具体分为几种不同的方法。其中，使用较为普遍的是月经日记卡法（calendar or rhythm method）、基础体温测量法（basal body temperature method，BBT）和宫颈黏液观察法（cervical mucus or ovulation method），根据 WHO《避孕方法选用的医学标准（第 5 版）》，其应用方法选择的推荐建议见表 8-2。

坚持并正确使用失败率为 1～9 / 每百女性年；常规使用失败率为 10～20 / 每百女性年。

表 8-2 自然避孕法

情况	类别		说明 / 证据
	基础体温测量法 宫颈黏液观察法	月经日记卡法	
个体特征和生育史			
应劝告那些妊娠将使其面临不可接受的危险的女性，由于 NFP 在通常情况下使用的失败率相对较高，故不适用于不能坚持和正确使用者			
妊娠	NA	NA	建议：NFP 与妊娠无关
生育阶段			说明：月经不规律在月经初潮后和围绝经期常见，可能会使 NFP 的使用变得复杂
1. 月经初潮后	C	C	
2. 围绝经期	C	C	
母乳喂养			
1. 产后 6 周内	D	D	
2. 产后≥6 周内	C	D	
3. 月经恢复后	C	C	
产后（未哺乳女性）			
1.<4 周	D	D	
2.≥4 周	A	D	
流产后	C	D	
生殖道感染和异常			
阴道不规则出血	D	D	
阴道分泌物	D	A	
其他			
使用影响月经周期规律性、激素和（或）生育征象的药物	C/D	C/D	
使体温升高的疾病			
1. 慢性疾病	C	A	
2. 急性疾病	D	A	

注：A. 接受；C. 慎用；D. 延迟；NA. 无关；NFP. 自然避孕法

一、月经日记卡法

月经规则的女性，排卵通常发生在下次月经前 14 天左右。卵子排出后可受精的期限不超过 24 h；精子在女性生殖道中可存活的最长期限为 5 天。据此，出现了很多推算易受孕期（危险期）和不易受孕期（安全期）的公式，我国的“安全期”避孕可视为其中一种。

（一）适应证

月经周期基本规则（26～32 天）、无特殊情况的女性。

（二）禁忌证

1. 月经周期不规则或处于特殊阶段（产后、哺乳期、流产后、初潮后不久和围绝经期等）的女性。

2. 阴道不规则出血者。

（三）方法

1. 平均周期估算法 女性根据以往 6～12 个月的月经周期，确定平均周期天数并预算下次月经来潮日；预算出的下次月经来潮日减 14 天，为假定排卵日；在假定排卵日的前 5 天和后 4 天（总共 10 天）为危险期，要避免无保护性生活，其余日期为安全期（图 8-3）。

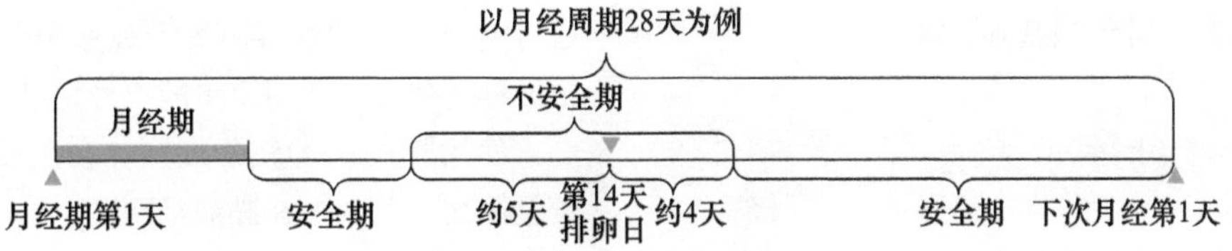

图 8-3　平均周期估算法（见彩插）

2. 标准日法 月经周期为 26～32 天且规则，从月经第 1 天算起，周期的第 8～19 天为易受孕期。

3. 日历节律法 根据最近 6 个月的月经周期记录，最短周期（天数）减 18 天，向前是前安全期；最长周期（天数）减 11 天，向后是后安全期。例如，一名女性在过去的 6 个月中，最短的月经周期为 28 天，最长为 32 天；28－18＝10，32－11＝21。那么，这名女性在月经周期的第 1～9 天是前安全期，第 10 天是危险期的开始，第 21 天是危险期的结束，第 22 天以后至下次月经来潮为后安全期，即月经周期的第 10～21 天避免无保护性生活。

（四）注意事项

1. 月经周期是指从月经来潮的第 1 天起至下次月经来潮的前 1 天止。

2. 月经周期不规则的妇女不宜使用月经日记卡法避孕。

3. 疾病、情绪紧张、环境变化、药物等因素引起的月经周期变化，可影响本方法的避孕效果。

二、基础体温测量法

基础体温是指人体处于完全休息状态时的体温。生育期女性有排卵的月经周期中基础体温呈双相型：排卵前基础体温较低，36.5 ℃左右，为低温相；排卵后因孕激素的影响，体温上升 0.2～0.5 ℃，为高温相，一直维持至下次月经来潮前。根据基础体温周期性变化规律，选择安全期性生活以达到避孕目的。传统基础体温测量法的避孕失败率较高，方法失败率为 5/ 每百女性年，使用失败率则可高达 25/ 每百女性年。目前已有智能测定基础体温的产品在我国上市，不仅测定体温的时间短（仅需要 30 s）、精度高，更重要的是可以通过产品自带的智能芯片，经过与大数据的对比分析，立即反馈当日所处的是易受孕期（红灯），还是不易受孕期（绿灯）。智能基础体温测定产品的使用，将比尔指数明显下降至 1/ 每百女性年以下，使智能基础体温测定法成为非常有效的避孕方法。

（一）适应证

月经周期基本规则、无特殊情况的女性。

（二）禁忌证

1. 月经周期不规则或处于特殊阶段（产后、哺乳期、流产后、初潮后不久和围绝经期等）的女性。

2. 不能坚持测量基础体温者。

（三）使用方法

1. 基础体温的测量应在清晨刚睡醒后即刻测量，女性不能起床，不能讲话，不能饮水、进食，体温表放在舌下，测 5 min，记录每天测量的结果。

2. 当体温处于升高水平 3 昼夜后至下次月经来潮为不易受孕期，可以在未采取避孕措施的情况下实施性交；其余日子须禁欲或采用其他避孕措施。

3. 基础体温逐步上升者，连续3天都高于上升前6天的平均体温0.2～0.5 ℃后，为不易受孕期（图8-4）。

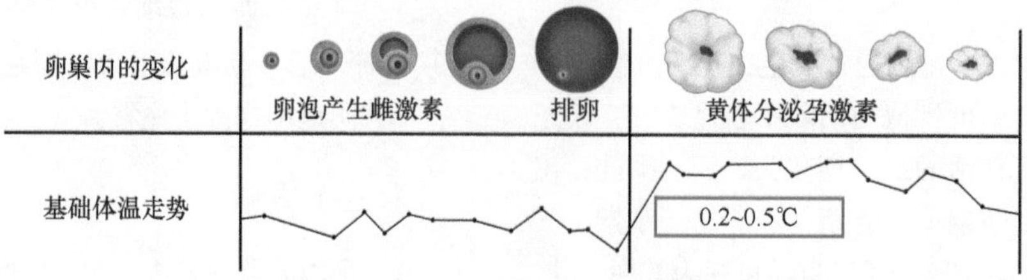

图8-4 基础体温测量法（见彩插）

（四）注意事项

1. 任何时间连续睡眠6 h后醒来，均可测量基础体温。

2. 如有发热，可影响基础体温。

三、宫颈黏液观察法

正常宫颈黏液分泌呈周期性变化，根据其周期变化进行排卵期的观察，避开排卵期性交，可达到避孕的目的。正常周期中于月经干净后几乎无黏液分泌，阴道口干燥。随着卵泡的发育，宫颈黏液开始分泌，但量少、质黏稠，阴道口有潮湿而黏稠的感觉。卵泡发育近成熟，宫颈黏液分泌量多，呈拉丝状，如生蛋清，外阴有潮湿和滑溜感。排卵前至排卵发生，阴道口黏液由湿而滑突然变得黏稠或干燥。黏液性质突然变化的前一天，也就是有湿而滑感觉的最后1天，称为“黏液峰日”。黏液峰日几乎与LH峰同时出现，是最易受孕日。排卵后，宫颈黏液分泌量迅速减少，阴道外口重新干燥，直至下次月经来潮。根据宫颈黏液观察，遵照一定规则进行性生活，以达到避孕或受孕的目的。宫颈黏液法包括比林斯排卵法、二日法，也可以通过一系列的设备进行评估检测。

（一）适应证

理论上，宫颈黏液法能在各种情况下应用。但是，处于特殊阶段的女性，如产后、哺乳期、流产后、近绝经期或周期不规则、生殖道炎症等，使用此法有一定困难，须特殊指导，属慎用范畴。

（二）禁忌证

1. 因疾病或子宫颈手术后无宫颈黏液分泌者。

2. 不能掌握观察要领者。

（三）使用方法

1. 比林斯排卵法（Billings method） 主要依靠外阴感觉。首先，要分辨是“干”还是“湿”；然后，对于“湿”，还要进一步区分是“黏”还是“滑”。开始时，可配合视觉进行。利用小便前、洗澡前，用手纸擦拭外阴后观察纸上的黏液是否与感觉一致。熟练后可完全凭感觉观察。每天观察3～4次，至临睡前把最易受孕的特征用简单的符号记录下来。

使用规则：①获孕规则。在周期中有黏液的日子里性交，尤其是在黏液呈清亮、富于弹性和润滑感时性交，易受孕。②避孕早期规则。月经期、阴道流血时，避免性生活；干燥期，可间隔1天以上有性生活；一旦出现宫颈黏液要禁欲，直到重新干燥3整天后，至第4天晚上才能有性生活。③避孕峰日规则。峰日（宫颈黏液最多之日）后第4天至下次月经来潮前，为不易受孕期，无论白天和晚上都可以有性生活，而且可以连续过性生活。

2. 两日法 两日法与比林斯排卵法相似，但两日法更简单，它是通过评估有无宫颈黏液来确定易受孕日。这种方法的使用者每个周期有13天需要避免无保护性生活。正确并坚持使用的方法失败率3.5/每百女性年，常规使用失败率14/每百女性年。

使用这种方法的女性在出现子宫颈分泌物的那一天和接下来的第2天里要避免无保护性生活。如果连续2天没有分泌物，妊娠的概率很低，可以进行性生活。

学习辨认阴道是否有分泌物是使用两日法的关键。女性需要每天观察2次：一次在下午，一次在晚上睡觉前。可以通过卫生纸、内裤或是外阴的感觉来观察分泌物。女性可以在一个月经周期的任何时间学习使用两日法。

（四）注意事项

1. 获孕规则仅适用于身体（尤其是生殖系统）无器质性病变的受孕困难夫妇。

2. 禁欲是指不仅要避免性交，而且还要避免生殖器的接触。

3. 干燥期是不易受孕阶段。女性只有经过一整天的观察，才能确认这天仍处于干燥期，故只能晚上性交。性交后第 2 天上午，精液、阴道分泌物等会从女性生殖道流出，与宫颈黏液不易区分，故只能隔天晚上进行性生活。如果性生活不是在晚上或早晨，那么应调整观察时间，避免混淆精液和分泌物。

第三节　哺乳闭经避孕法

哺乳闭经避孕法（lactational amenorrhea method，LAM）是指分娩后完全母乳喂养女性通过哺乳来暂时抑制排卵，从而达到避孕作用。在常规使用情况下，失败率为 2/ 每百女性年，而在正确使用情况下，失败率不到 1/ 每百女性年。提倡 LAM 可提高人群中母乳喂养率和延长完全母乳喂养时间，有利于母婴保健和计划生育，是产后避孕的重要方法。

（一）适应证

产后 6 个月内，哺乳期女性完全母乳喂养都可以使用 LAM。

（二）使用方法

①应用时间为产后 6 个月内；②月经未恢复；③完全（除母乳外不给婴儿喂食其他液体或食物，甚至水）或近乎完全母乳（除母乳外还给婴儿喂食其他液体或食物，但少于全部饮食的 1/4，包括水、维生素、果汁或其他营养）喂养，并且在白天和晚上经常哺乳的女性，可以进行无保护性生活。

（三）注意事项

为防止意外妊娠，女性一旦不符合 LAM 的 3 个条件中的任何一个，必须立即更换其他避孕方法。

第四节　体外排精法

体外排精法是男性将阴茎从阴道中撤出，在阴道外射精，防止精液接触女性的外生殖器。

避孕效果取决于使用者。在常规使用的情况下，是避孕方法中效果最差的方法之一，妊娠发生率为 27/ 每百女性年，如在每次性生活时均能正确使用，使用第 1 年，每 100 个男伴使用体外排精法的女性中约有 4 例妊娠发生。

（一）适应证

任何时候均可使用。

（二）禁忌证

1. 不能持续感觉何时将要射精的男性。
2. 早泄的男性。

（三）使用方法

1. 在男性感觉即将射精时，应将阴茎撤出阴道，在阴道外射精，防止精液接触女性的外生殖器。
2. 如果男性刚有过射精，在性交前应当排尿并擦拭阴茎头以清除残存的精液。

（四）注意事项

1. 建议伴侣同时使用其他避孕方法或使用替代体外排精的高效避孕方法。
2. 若男性在撤出阴茎之前射精或精液接触女性的外生殖器，建议采取紧急避孕。

第五节　免 疫 避 孕

免疫避孕（immunocontraception）是利用疫苗诱导机体发生适应性免疫应答，造成机体的暂时不孕，是尚处在发展阶段的一类新型生育调节方法。免疫避孕可以在生育的任一阶段使用，但目前尚未有一种免疫避孕的方法可在临床应用。

免疫避孕根据其作用的靶点分为 3 类：靶向配子产生、靶向配子功能及靶向配子结局。

（一）靶向配子产生的避孕疫苗

该类中目前以研究 GnRH、FSH、LH，以及它们特异性受体为靶抗原居多。

（二）靶向配子功能的避孕疫苗

该类中主要包括卵细胞抗原和精子抗原两大类。

（三）靶向配子结局的避孕疫苗

主要包括抗绒毛促性腺激素疫苗，它也是免疫避孕研究领域中研究得最为深入和进入临床试验的一类避孕疫苗。

（编写：刘　巍；审校：王晓军；终审：刘欣燕）

参 考 文 献

［1］曹泽毅．中华妇产科学．3版．北京：人民卫生出版社，2014：3014-3047．

［2］谢幸，孔北华，段涛．妇产科学．9版．北京：人民卫生出版社，2018：372-373．

［3］卢崇亮，杨柳娜，周蕊，等．天然产物与体外杀精．中国计划生育杂志，2013，21（11）：782-784．

［4］徐萍萍，毛克杰，杨利华，等．免疫避孕疫苗的最新研究进展．免疫学杂志，2016，32（2）：168-171．

［5］李坚．临床诊疗指南与技术操作规范—计划生育分册（2017修订版）．北京：人民卫生出版社，2017：41-48．

［6］Department of Reproductive Health and Research World Health Organization. Medical eligibility criteria for contraceptive use (Fifth edition 2015). Switzerland: WHO Library, 2015: 214-231.

第9章　输卵管绝育术与吻合术

第一节　概　　述

输卵管是卵子与精子结合受精并将受精卵运送到子宫的通道。经腹或经阴道施行手术将输卵管结扎、切断、电凝、环套、钳夹、切除，或采用腐蚀药物、高分子聚合物堵塞输卵管管腔，达到阻断精子和卵子相遇的各种方法，统称为女性节育术或输卵管绝育术，属于长效避孕方法。输卵管绝育术在我国曾经作为节育的重要措施之一，在计划生育手术中占据较大比例。但是，随着其他高效、可逆避孕方法的不断进步和推广，导致输卵管绝育术所占比例显著降低。

输卵管绝育术包括经腹小切口输卵管绝育术、经阴道穹隆切开输卵管绝育术、腹腔镜下输卵管绝育术及经子宫颈栓堵输卵管绝育术，其中经腹输卵管绝育术和腹腔镜下输卵管绝育术较常用。由于腹腔镜电凝对输卵管影响较大，术后基本无法行再通手术；而经典的经腹小切口输卵管绝育术及腹腔镜下采用机械手段（环或夹）进行的输卵管绝育术，由于可以行输卵管复通术，被认为是可经手术复通的长效避孕方法。经腹输卵管绝育术操作简便，对机体的生理功能无明显影响，是一种安全、简便、长效的避孕措施，适合已完成生育任务或有合并症而不适合生育的女性选用。经腹输卵管绝育术亦可在剖宫产、剖宫取胎或其他开腹手术（感染手术除外）同时实施。

通过阴道经子宫颈进入子宫腔实施输卵管绝育术，采用腐蚀性化学药物如苯酚（石炭酸）、米帕林（阿的平），组织合剂如氰基丙烯酸甲酯、丁二胶等，机械性栓堵或电凝、冷冻、激光等方法腐蚀破坏或堵塞输卵管管腔和输卵管子宫开口处以达到绝育的目的，已有百余年的探索历史。

20世纪70—90年代，女性输卵管绝育术作为国内节育的主要措施之一被广泛应用。其中，部分女性由于子女夭折、家庭离异等原因，要求在绝育术后恢复生育，于是，输卵管复通术即输卵管吻合技术得到发展。随着辅助生殖技术的日趋完善，绝育术后再孕可以选择体外受精（in vitro fertilization，IVF），并非必须选择输卵管复通。术前评估非常重要，既往绝育手术方式及输卵管碘油造影有助于临床决策。

第二节　经腹输卵管绝育术

经腹小切口输卵管绝育术曾应用广泛，其具有切口小、组织损伤小、手术简易、操作方便、直视下进行安全，遇有粘连或其他情况可扩大切口等特点。经腹输卵管绝育术也可在剖宫产、剖宫取胎及其他除外感染的开腹手术同时实施。

一、适应证

1．经充分咨询，知情选择自愿要求绝育且无禁忌者。

2．因某种器质性疾病如心脏、肝、肾疾病等，以及某些遗传病不宜妊娠者。

二、禁忌证

1．感染，如腹部皮肤感染、生殖器官感染［包括盆腔炎性疾病（PID）］等。

2．全身状况虚弱，不能耐受手术者：如重度贫血［血红蛋白（Hb）<70 g/L］，凝血功能障碍，休克，心、肝、肾和其他疾病的急性阶段。

3．各种全身性急性传染性疾病。

4．相关的精神和行为障碍潜质。

5．24 h内2次（间隔4 h）测量体温，超过37.5 ℃者暂缓手术。

女性绝育术对包括HIV在内的性传播感染（STI）无防护作用。如存在STI/HIV危险因素，应建议正确和坚持使用避孕套。坚持正确使用避孕套是预防STI（包括HIV）最有效的方法之一。具体选用标准见表9-1。

表9-1 避孕方法选用的医学标准（第5版）——女性绝育术

情况	分级	说明/证据
个体特征和生育史		
妊娠	D	
年轻	C	**说明：**所有女性均应被告知绝育术的永久性，以及可供选择的、长效和高效的避孕方法的可获得性 **证据：**研究表明，高达20%在年轻时行绝育术的女性，在以后对当初的决定后悔。年轻是绝育术前可以确定的对以后发生后悔（包括寻求输卵管再通手术的信息或要求行此手术）的最强预测指标
产次*		
未产妇	A	
经产妇	A	
母乳喂养	A	
产后*		
1.<7天	A	
7天至<42天	D	
≥42天	A	
2. 先兆子痫/子痫		
（1）轻度先兆子痫	A	
（2）重度先兆子痫/子痫	D	
3. 破膜时间长≥24 h	D	
4. 产褥感染，产中或产褥发热	D	
5. 严重的产前或产后出血	D	
6. 严重的生殖道损伤：分娩时子宫颈或阴道撕裂伤	D	
7. 子宫破裂或穿孔	S	**说明：**如实施探查术或腹腔镜手术，并且患者的情况稳定，如果没有其他危险，可在修补子宫的同时行输卵管结扎术
流产后*		
1. 无并发症	A	
2. 流产后脓毒血症或发热	D	
3. 流产后大出血	D	
4. 严重的生殖道损伤：流产时子宫颈或阴道撕裂伤	D	**说明：**如实施探查术或腹腔镜手术，并且患者的情况稳定，如果没有其他危险，可在修补子宫的同时行输卵管结扎术
5. 子宫穿孔	S	
6. 急性子宫腔积血	D	
异位妊娠史	A	
吸烟		
年龄<35岁	A	
年龄≥35岁		
1. 吸烟<15支/天	A	
2. 吸烟≥15支/天	A	
肥胖		**说明：**手术操作可能比较困难。伤口感染和裂开的危险增加。肥胖女性的呼吸功能可能有限，并且更有可能需要使用全身麻醉 **证据：**肥胖女性在术中更有可能发生并发症
1. BMI≥30 kg/m²	C	
2. 初潮至<18岁且BMI≥30 kg/m²	C	
心血管疾病		
存在多种动脉心血管疾病的危险因素* （如年龄大、吸烟、糖尿病和高血压）	S	

（待 续）

（续 表）

情况	分级	说明 / 证据
高血压 对于所有级别的高血压，对其分级的基础是假设不存在其他心血管疾病的危险因素。如果确实存在多种危险因素，心血管疾病的危险性必定增加。单次测量血压的结果不足以诊断该女性为高血压		
1. 血压控制满意	C	**说明**：术前应对高血压给予控制。血压未控制者与麻醉相关的危险及心律失常的危险增加。在这种情况下，术中有必要密切监测血压
2. 血压增高（正规测量）		
（1）收缩压 18.7～21.1 kPa（140～159 mmHg）或舒张压 12～13.2 kPa（90～99 mmHg）	C	
（2）收缩压≥21.3 kPa（160 mmHg）或舒张压≥13.3 kPa（100 mmHg）	S	
3. 血管疾病	S	
妊娠期间血压升高史 （目前能够测量血压并且血压正常）	A	
深静脉血栓（DVT）/ 肺栓塞（PE）		**说明**：为降低深静脉血栓和肺栓塞的危险，建议尽早活动
1.DVT/PE 病史	A	
2. 急性 DVT/PE	D	
3.DVT/PE 正在进行抗凝治疗	S	
4.DVT/PE 家族史（一级亲属）	A	
5. 经历大手术		
（1）长期不能活动	D	
（2）无长期不能活动	A	
6. 小手术而无长期不能活动的问题	A	
已知与凝血相关的突变 （如：凝血因子Ⅴ雷登；凝血酶原突变；蛋白 S、蛋白 C 和抗凝血酶缺乏）	A	**说明**：不宜做常规筛查，一方面发病罕见，另一方面筛查费用高
表浅静脉栓塞		
1. 静脉曲张	A	
2. 表浅血栓性静脉炎	A	
现患或曾患缺血性心脏病		
1. 现患缺血性心脏病	D	
2. 缺血性心脏病病史	C	
卒中（脑血管意外史）	C	
已知血脂异常 无其他已知心血管疾病风险	A	**说明**：不宜做常规筛查，一方面发病罕见，另一方面筛查费用高
心脏瓣膜病		
1. 无并发症	C	**说明**：需要预防性使用抗生素
2. 有并发症（肺动脉高压、心房颤动、亚急性细菌性心内膜炎病史）	S	**说明**：发生与麻醉和外科手术相关的并发症的危险很大。如果女性有未成功处理的心房颤动或目前患有亚急性心内膜炎，手术应延迟
风湿性疾病		
系统性红斑狼疮（SLE） 患者患缺血性心脏病、卒中和静脉血栓栓塞的风险增加。在《避孕方法选用的医学标准》中，为此类情况所定的级别应当与存在这些情况的患有 SLE 女性的级别一致。对于 SLE 的所有级别，分级是基于对不存在其他动脉心血管疾病的危险因素的假设；在存在这些危险因素的情况下，必须对这些分级进行调整		

（待 续）

（续 表）

情况	分级	说明 / 证据
1. 抗磷脂抗体阳性（或未知）	S	
2. 严重的血小板减少症	S	
3. 免疫抑制治疗	S	
4. 无上述各项	C	
神经系统情况		
头痛		
1. 非偏头痛（轻或重度）	A	
2. 偏头痛		
（1）没有局灶性神经症状		
年龄<35 岁	A	
年龄≥35 岁	A	
（2）有局灶性神经症状		
任何年龄	A	
癫痫	C	
抑郁症	C	
生殖道感染和异常		
阴道出血		
1. 不规则，但无大量出血	A	
2. 大量或长时间出血（包括规则或不规则出血）	A	
不明原因的阴道出血（可疑有严重的病情）确诊之前	D	**说明：**手术前必须明确诊断
子宫内膜异位症	S	
良性卵巢脚瘤（包括卵巢囊肿）	A	
严重痛经	A	
妊娠滋养细胞疾病		
1. β-hCG 水平下降或无法测量	A	
2. 能够持续监测 β-hCG 水平或恶性疾病	D	
子宫颈外翻	A	
子宫颈上皮内瘤变（CIN）	A	
子宫颈癌*（**等待治疗**）	D	
乳腺疾病		
1. 不能确诊的包块	A	
2. 良性乳腺疾病	A	
3. 乳腺癌家族史	A	
4. 乳腺癌		
（1）现在患病	C	
（2）5 年内无复发迹象	A	
子宫内膜癌*	D	
卵巢癌*	D	
子宫肌瘤*		
1. 无子宫腔变形	C	
2. 有子宫腔变形	C	
盆腔炎性疾病（PID）*		**说明：**为除外复发或持续的感染，必须进行细致的盆腔检查并确定子宫的活动度
1. 曾患 PID（假设现在没有 STI 危险因素）		
（1）患病后曾妊娠	A	
（2）患病后未曾妊娠	C	
2. 现患 PID	D	

（待 续）

（续 表）

情况	分级	说明 / 证据
性传播感染（STI）*		说明：如果在治疗后症状消失，可以行绝育术
1. 现患化脓性子宫颈炎或衣原体感染或淋病	D	
2. 其他 STI（除外 HIV 感染和肝炎）	A	
3. 阴道炎（包括滴虫阴道炎和细菌性阴道病	A	
4.STI 危险性增加	A	
HIV/AIDS		
HIV 感染高度危险	A	说明：无须进行常规筛查。整个手术过程均应严格遵守适当的感染预防程序，包括全面的预防措施。建议绝育术后使用避孕套
无症状或轻度 AIDS（世界卫生组织第 1 或第 2 期）	A	说明：无须进行常规筛查。整个手术过程均应严格遵守适当的感染预防程序，包括全面的预防措施。建议绝育术后使用避孕套
严重或晚期 AIDS（世界卫生组织第 3 或第 4 期）	S	说明：AIDS 相关疾病的存在可能要求手术延迟进行
其他感染		
血吸虫病		
1. 无并发症	A	
2. 肝纤维化（如果严重，参考肝硬化）	C	说明：可能需要做肝功能检查
结核病		
1. 非盆腔性结核	A	
2. 盆腔性结核	S	
疟疾	A	
内分泌情况		
糖尿病*		说明：如果血糖未得到很好的控制，建议转上级医院治疗 说明：有可能出现伤口愈合能力降低和伤口感染的危险增加，建议预防性使用抗生素治疗 证据：患有糖尿病的女性术中更有可能发生并发症
1. 妊娠糖尿病病史	A	
2. 无血管病变		
（1）非胰岛素抵抗型糖尿病	C	
（2）胰岛素抵抗型糖尿病	C	
3. 肾 / 视网膜 / 神经病变	S	
4. 其他的血管疾病或患糖尿病 20 年以上	S	
甲状腺疾病*		
1. 单纯甲状腺囊肿	A	
2. 甲状腺功能亢进	S	
3. 甲状腺功能减退	C	
胃肠道情况		
胆囊疾病		
1. 有症状		
（1）已行胆囊切除术	A	
（2）经药物治疗的	A	
（3）现在正患病	D	
2. 无症状	A	

（待 续）

（续 表）

情况	分级	说明 / 证据
胆汁淤积症史		
1. 与妊娠有关	A	
2. 与过去服用 COC 有关	A	
病毒性肝炎*		说明：整个手术过程都应遵守适当的预防感染措施，包括全面的预防措施
1. 急性或发作期	D	
2. 携带者	A	
3. 慢性期	A	
肝硬化		说明：肝功能及凝血机制可能会有改变，应进行肝功能检查
1. 轻度（代偿期）	A	
2. 重度（失代偿期）	S	
肝肿瘤		说明：肝功能及凝血机制可能会有改变，应进行肝功能检查
1. 良性		
（1）局灶性结节状增生	A	
（2）肝细胞腺瘤	C	
2. 恶性（肝细胞癌）	C	
贫血		
珠蛋白生成障碍性贫血	C	
镰状细胞疾病*	C	
缺铁性贫血		说明：需明确潜在的疾病。对于贫血女性，术前的血红蛋白水平及术中的出血情况都很重要。如果外周灌注不足，可能会影响伤口的愈合
1. 血红蛋白＜70 g/L（7 g/dl）	D	
2. 血红蛋白≥70 g/L（7 g/dl）～＜100 g/L（10 g/dl）	C	
其他仅与女性绝育术有关的情况		
局部感染	D	说明：术后感染的危险增加
凝血机制异常*	S	
呼吸系统疾病		说明：手术应推迟，直至情况得到改善。与麻醉相关及围术期危险增加
1. 急性（支气管炎、肺炎）	D	
2. 慢性		
（1）哮喘	S	
（2）支气管炎	S	
（3）肺气肿	S	
（4）肺部感染	S	
全身感染或胃肠炎	D	
既往外科手术或感染所致子宫位置固定*	S	
腹壁疝或脐疝	S	说明：如果可能，疝修补术和输卵管结扎术应同时进行
膈疝*	C	
肾病*	C	
重度营养不良*	C	
腹部或盆腔手术史	C	证据：既往有腹部或盆腔手术史的女性，更有可能在行绝育术时发生并发症

（待 续）

（续　表）

情况	分级	说明 / 证据
绝育术与腹部手术同时进行		
1. 选择性	C	
2. 急诊（未进行术前咨询）	D	
3. 感染情况	D	
绝育术与剖宫产同时进行 *	A	

注：A＝接受，对具有此种情况的个人，无医学理由拒绝绝育术；C＝慎用，在常规机构通常可以施术，但需要特别的准备和预防措施；D＝延迟，手术应延缓至病情得到评估和（或）改善。应提供暂时的避孕方法；S＝特例，绝育术应在具备有经验的外科医师和工作人员，配备全身麻醉所需的和其他备用医疗设备的机构进行。还须具备确定最适当的手术方式和麻醉方案的能力。如果需转诊或延迟手术，应提供暂时的避孕方法；* 参见补充说明

补充说明：

1. 产次

未产妇：与所有女性一样，未产妇应被告知绝育的永久性，以及可供选择的长效和高效避孕方法的可获得性。

2. 产后

（1）7 天以内：在产后即刻绝育术可安全地进行。

（2）7～42 天以内：如果子宫尚未完全复旧，并发症的风险增加。

（3）先兆子痫 / 子痫：与麻醉相关的危险增加。

（4）破膜时间长（≥24 h）：术后感染的危险增加。

（5）产褥感染，产中或产褥发热：术后感染的危险增加。

（6）严重的产前或产后出血：该女性可能贫血且不能耐受进一步的失血。

（7）严重的生殖道损伤：分娩时子宫颈或阴道撕裂伤，可能已有大量失血和贫血。

（8）子宫破裂或穿孔：可能已有大量失血或腹腔脏器的损伤。

3. 流产后

（1）流产后脓毒血症或发热：术后感染的危险增加。

（2）流产后大出血：该女性可能贫血且不能耐受进一步的失血。手术过程可能更痛苦。

（3）严重的生殖道损伤（流产时子宫颈或阴道撕裂伤）：该女性可能已贫血，并且不能耐受进一步失血。手术过程可能会更痛苦。

（4）子宫穿孔：可能已有大量失血和腹腔脏器的损伤。

（5）急性子宫腔积血：该女性可能贫血且不能耐受进一步的失血。

4. 存在多种动脉心血管疾病的危险因素　同时存在多种危险因素，发生与麻醉和手术相关的并发症的危险可能很大。

5. 现患和曾患缺血性心脏病　发生与麻醉和手术相关的并发症的危险很大。

6. 子宫颈癌（等待治疗）　一般情况下，治疗会使女性绝育。

7. 子宫内膜癌　一般情况下，治疗会使女性绝育。

8. 卵巢癌　一般情况下，治疗会使女性绝育。

9. 子宫肌瘤　取决于子宫肌瘤的大小和部位，寻找输卵管及活动子宫可能会有困难。

10. 盆腔炎性疾病　PID 可使绝育术后感染或粘连的危险增加。

11. 性传播感染　术后感染的危险增加。

12. 糖尿病　有术中低血糖或酮症酸中毒的危险，尤其是血糖未在术前得到很好控制的情况下。

13. 甲状腺疾病　发生与麻醉和手术相关的并发症的危险很大。

14. 病毒性肝炎　发生与麻醉和手术相关的并发症的危险很大。

15. 镰状细胞疾病　发生肺、心脏和神经系统并发症的危险增加，并且伤口感染的危险性可能增加。

16. 凝血机制异常　有凝血机制异常的女性发生手术出血并发症的危险性增加。

17. 全身感染或胃肠炎　术后感染、与脱水和麻醉相关的并发症的危险性增加。

18. 既往手术或感染造成的子宫位置固定　由于子宫、输卵管和肠管的活动受限，可能使腹腔镜和小切口绝育手术操作困难，同时增加并发症的危险。

19. 膈疝　做腹腔镜时，气腹或头低足高位可能会导致女性发生急性心肺并发症。

20. 肾病　凝血功能可能受损。感染和低血容量性休克的危险增加。可能引起基线贫血、电解质紊乱、药物代谢和排泄异常。

21. 严重的营养缺乏　伤口感染和愈合不良的危险增加。

22. 剖宫产同时行绝育术　对手术情况稳定的产妇同时做绝育术，不增加并发症的危险。

三、手术时机

1．非妊娠期，月经干净后 3～7 天为宜。

2．非复杂性流产 48 h 内（不宜用银夹法）。

3．产后立即或 7 天以内。

4．哺乳期闭经且排除妊娠后。

5．剖宫产、剖宫取胎及其他开腹手术（有感染可能的手术例外）。

6．IUD 取出或带器妊娠手术同时。

四、术前准备

1．与一般腹部手术相同。

2．术前充分咨询，夫妻双方知情，签署同意书。

3．详细询问病史，注意有无腹部手术史。

4．一般检查（包括测量血压、脉搏、体温）、全身检查及妇科检查。

5．辅助检查：血常规，尿常规，肝肾功能，凝血功能，血型，乙型肝炎病毒（HBV）、丙型肝炎病毒（HCV）、人类免疫缺陷病毒（HIV）及梅毒等血清学检查；心电图和胸部影像学检查；子宫颈液基细胞学检查（1 年内检查正常者可免查）。

6．应用普鲁卡因麻醉者需做皮试。

7．腹部备皮。术前空腹或禁食＞4 h（取决于麻醉方式）。

五、手术准备

1．手术必须在手术室进行。

2．受术者术前需排空膀胱，注意有无残余尿，必要时留置导尿管。

3．术者更换手术用衣裤，戴帽子、口罩，常规刷手后戴无菌手套。

4．受术者取平卧位或头低臀高位。

5．常规消毒腹部皮肤，常规逐层铺手术单。消毒范围：上达剑突下，下至阴阜、耻骨联合及腹股沟以下，并至大腿上 1/3 处，两侧达腋中线。

六、麻醉

1．术前 0.5～1.0 h，必要时应用镇静药。

2．麻醉方式：局部浸润麻醉、静脉强化麻醉、硬膜外或椎管内麻醉、全身麻醉。

七、手术步骤

1．选择纵向切口或横向切口，切口长 2～3 cm。

（1）非妊娠期或妊娠早期人工流产术后：切口下缘距耻骨联合（上缘）两横指，即 3～4 cm 处。

（2）产后或中期妊娠引产术后：明确子宫底高度。按摩子宫使之收缩，切口上缘在子宫底下两横指。

2．逐层切开皮肤、皮下脂肪，剪开腹直肌前鞘，钝性分离腹直肌。分离腹膜外脂肪，提起并确认腹膜，切开腹膜，进入腹腔。

3．寻找输卵管要稳、准、轻，可采取以下方法提取输卵管。

（1）指板法：如子宫为后位，可先复位至前位。以示指进入腹腔触及子宫，沿子宫角部滑向输卵管后方，再将压板放入，将输卵管置于手指与压板之间，共同滑向输卵管壶腹部，一同轻提取出（图 9-1）。

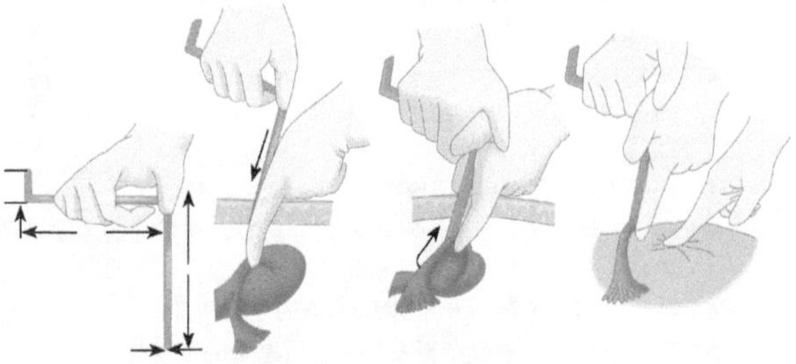

图 9-1　指板法提取输卵管（见彩插）

（2）吊钩法：将吊钩沿腹前壁滑至膀胱子宫陷凹，吊钩背部紧贴子宫前壁并滑至宫底部后方，然后向一侧输卵管斜行。钩住输卵管壶腹部后，轻轻将其提至腹壁切口，在直视下，用无齿镊夹住输卵管并轻轻提出。如吊钩提起困难或阻力较大，需辨别是否钩住相邻器官（包括卵巢固有韧带）（图 9-2）。

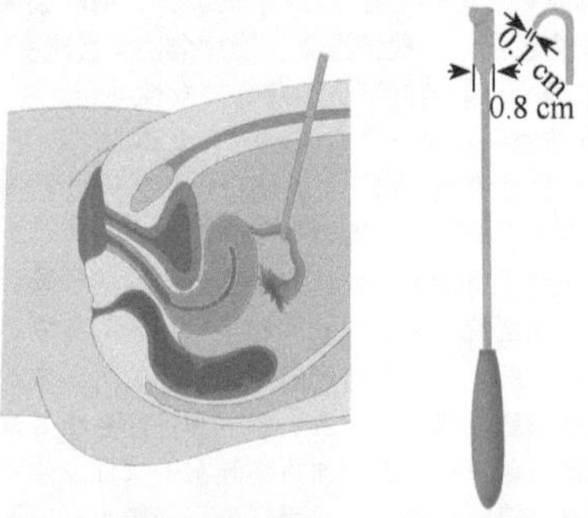

图 9-2　吊钩法提取输卵管（见彩插）

（3）卵圆钳夹取法：如子宫为后位，先将子宫复位至前位。用无齿无扣弯头卵圆钳进入腹腔后，沿前腹壁下经膀胱子宫陷凹滑过子宫体前壁至子宫角外侧，然后分开卵圆钳并滑向输卵管，向内旋转 90°，虚夹住输卵管壶腹部并提出输卵管（图 9-3）。

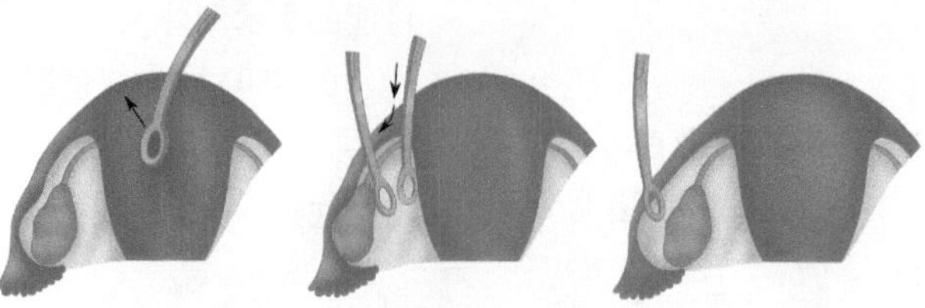

图 9-3　卵圆钳夹取法（见彩插）

4. 提出的输卵管必须追溯到输卵管伞端，以确认输卵管无误。常规检查双侧卵巢。

5. 阻断输卵管的方法有以下多种，常用抽芯近端包埋法。

（1）抽芯近端包埋法：采用两把组织钳将输卵管峡部提起，两钳距离为2～3 cm。选择峡部无血管区，在浆膜下注射少量生理盐水，分离浆膜层与肌层。沿输卵管长轴平行切开浆膜。游离该段输卵管芯，分别用两把蚊式钳钳夹输卵管芯两端，切除两钳间输卵管1.0～1.5 cm，用丝线分别结扎两断端，远端同时环绕结扎浆膜层。缝合输卵管系膜，将输卵管近端包埋于系膜内，远端缝扎并固定于输卵管浆膜外（图9-4）。

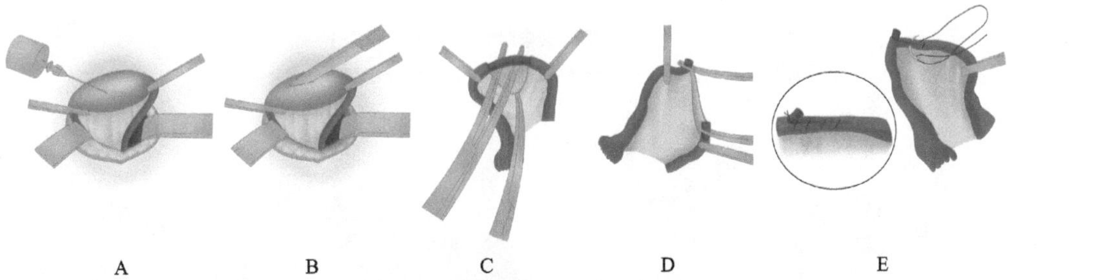

图9-4 抽芯近端包埋法（见彩插）

A. 往输卵管系膜内注入生理盐水；B. 平行切开隆起的输卵管系膜；C. 游离输卵管；D. 钳夹输卵管两端，切除部分输卵管；E. 结扎两断端后，缝合输卵管系膜层，将近端包埋于系膜内

（2）银夹法：将银夹安放在放置钳上，钳嘴对准提起的输卵管峡部，使峡部横径全部进入银夹的二臂环抱之中，缓缓紧压钳柄，压迫夹的上下臂，使银夹紧压在输卵管上，持续压迫1～2 s后松开放置钳。核查银夹是否平整地夹在输卵管上。需注意避免将银夹夹在子宫角部、输卵管壶腹部或伞部，以免失败（图9-5）。

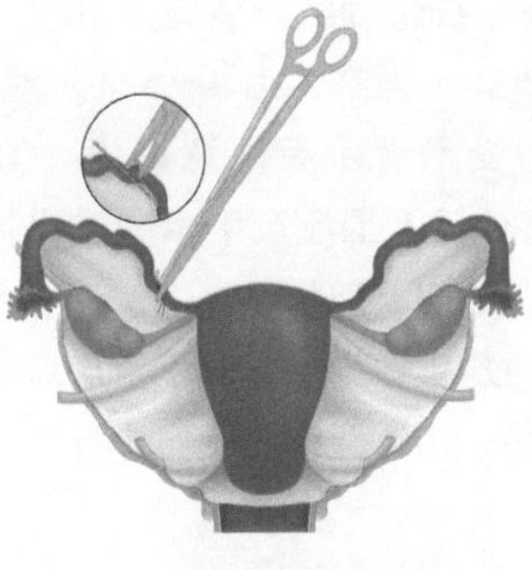

图9-5 银夹法（见彩插）

（3）输卵管折叠结扎切断法（潘氏改良法）：此法仅在上述方法不能实施时采用。以鼠齿钳提起输卵管峡部，使之双折叠；在距顶端1.5 cm处用血管钳轻轻压搓输卵管约1 min。用7号丝线贯穿“8”字缝扎压搓处输卵管，先结扎近端输卵管，后环绕结扎远端，必要时再环绕结扎近侧，切除缝扎线以上约1 cm的输卵管（图9-6）。

（4）输卵管伞端切除法：提起输卵管伞部及部分系膜，剪去伞部及部分系膜，用7号丝线缝扎断端（图9-7）。

（5）输卵管切除法：提起输卵管使系膜展平，用两把血管钳自伞端输卵管系膜向宫角部钳夹，在两血管钳钳夹中间切断，用7号丝线贯穿缝扎近卵巢侧的系膜断端。如系膜长可分次钳夹。缝扎可在每次钳夹、切断后进行，也可待全部系膜切断后进行。切除输卵管，用7号丝线缝扎止血（图9-8）。

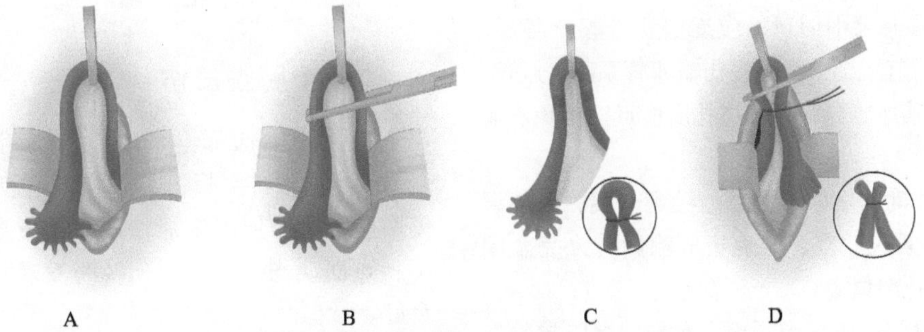

图9-6 输卵管折叠结扎切断法（见彩插）

A. 用鼠齿钳提起输卵管峡部；B. 用血管钳轻轻压搓输卵管；C. 用7号丝线缝扎输卵管；D. 切除缝扎线以上的输卵管

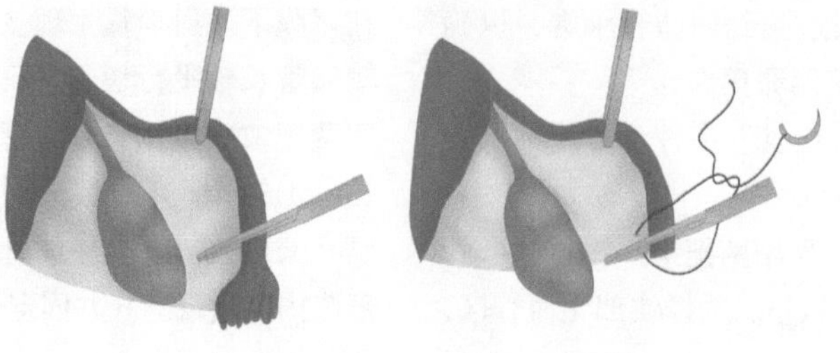

图 9-7 输卵管伞端切除法（见彩插）

A. 提起输卵管伞部及部分系膜；B. 剪去输卵管伞部及部分系膜并缝扎

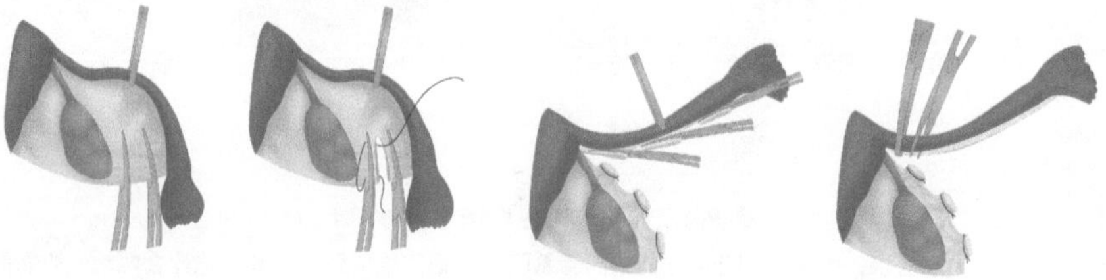

图 9-8 输卵管切除法（见彩插）

A. 钳夹并剪开输卵管系膜；B. 缝扎系膜保留端；C. 钳夹并切开输卵管系膜至间质部外；D. 钳夹并切断输卵管

6. 同法处理对侧输卵管。检查手术创面有无出血、血肿及组织损伤。

7. 清点纱布和器械无误，关闭腹腔，逐层缝合腹壁。

8. 用无菌纱布覆盖伤口。

9. 切除部分输卵管送病理。

八、注意事项

1. 如妊娠或带宫内节育器者要求绝育，需先行人工流产或取出节育器等子宫腔操作，然后再进行输卵管绝育术。

2. 手术时思想集中，避免因言语不当造成对受术者的不良刺激。

3. 严格无菌操作，以防感染。

4. 勿盲目追求小切口，应逐层切开腹壁各层。操作要稳、准、轻、细，防止损伤输卵管系膜、血管、肠管、膀胱或其他脏器。仔细结扎出血点，避免出血或血肿形成。

5. 寻找、确认输卵管必须追溯到伞端，以免误扎。结扎线松紧应适宜，避免造成输卵管未完全闭合、滑脱或结扎部位瘘。

6. 关闭腹腔前应核查器械和敷料，严防异物遗留腹腔。

7. 绝育术与阑尾切除术不宜同时进行。

九、术后处置

1. 填写输卵管绝育手术记录（表 9-2）。

2. 可吸收线包埋缝合者无须拆线。外缝线者视具体愈合状况，一般在术后 3～5 天拆线。

3. 告知受术者术后注意事项：①术后建议休息 21 天，同时行人工流产手术者建议休息 1 个月；②鼓励受术者早期下地活动；③保持手术部位清洁卫生，非妊娠期禁止性生活 2 周，流产后或产后者禁止性生活 1 个月；④休假期内不宜进行体力劳动或剧烈运动。

4. 术后 1 个月随访。

十、并发症

（一）膀胱损伤

1. 概述 腹部输卵管绝育术膀胱损伤常发生于受术者术前未排空膀胱、手术切口过低，以及术者分离腹膜前脂肪层时未能清晰辨认腹膜和膀胱壁的解剖特点而误伤。膀胱损伤及时发现并修补，其预后良好。

2. 临床表现

（1）完全性损伤：膀胱壁完全被切开时，可见淡黄色尿液溢出，探查内壁光滑，切口可分为筋膜、肌

表 9-2　输卵管绝育手术记录表

输卵管绝育手术记录

姓名：______　年龄：______　病案号：______　床号：________

末次月经：____年____月____日　手术日期：____年____月____日

术前用药：______　术前血压：____/____ mmHg　脉搏：____次 /min　体温：____℃

麻醉方法：______　麻醉药物：______　麻醉剂量：______　效果：______　时间：______

腹部切口部位：纵切 / 横切

术时检查：子　宫　__________

卵　巢　左________　右________

输卵管　左________　右________

取管法：指板法 / 吊钩法 / 卵圆钳夹取法 / 其他________

手术方式：

左侧输卵管

部位：峡部 / 峡壶部 / 壶腹部 / 伞部 / 其他______

方式：近端包埋法 / 银夹法 / 潘氏改良法 / 其他__________

结扎线：丝线__号　系膜平行血管 扎 / 未扎　纵行血管 扎 / 未扎

切除长度：______cm

右侧输卵管

部位：峡部 / 峡壶部 / 壶腹部 / 伞部 / 其他　______

方式：近端包埋法 / 银夹法 / 潘氏改良法 / 其他__________

结扎线：丝线__号　系膜平行血管 扎 / 未扎　纵行血管 扎 / 未扎

切除长度：______cm

腹壁皮肤：可吸收 / 不可吸收，间断缝合 / 包埋缝合

手术出血量：__________　手术时处理：____________

手术时间：__________　手术者：__________　助手：__________

附加手术：__________

特殊情况记录：__________

手术者：________

记录时间：________

层和黏膜层。误将膀胱当腹膜切开后，不能见到肠管或大网膜，触及不到盆腔的脏器。

（2）不完全性损伤：局部出血或渗血较多，组织层次不清。

3. 治疗原则　①用生理盐水冲洗膀胱切口。②用 1-0 可吸收缝线全层缝合并加固膀胱切口，仔细止血。对于膀胱不完全损伤，可用 1-0 可吸收缝线缝合并加固膀胱肌层及浆膜层，必要时请泌尿科医师协助进行膀胱修补术。③术后放置导尿管 5～7 天，给予抗生素预防泌尿道感染。

4. 预防　①手术切口宜在耻骨上 2～3 横指处，不宜过低。②术前嘱受术者排空膀胱，术前再次确认膀胱不充盈才可手术，必要时 B 超协助诊断。③凡需静脉开放输液下手术，建议安置导尿管，并保持尿管通畅。④对有腹部手术切口愈合不良、感染、腹腔粘连史者，在开腹时应仔细辨别腹膜和膀胱。腹膜的解剖特点为腹膜前脂肪层组织疏松，血管分布稀疏，不易渗血及出血。而膀胱的解剖特点为有膀胱前筋膜，膀胱壁组织致密，易出血，膀胱壁有肌层。⑤可疑膀胱损伤，请有经验医师确诊，切忌盲目延长切口。

（二）肠管损伤

1. 概述　腹部小切口输卵管绝育术时肠管损伤常发生在开腹钳提腹膜时误夹部分肠管，或用有齿卵圆钳取输卵管时而误伤肠管，或在分离粘连时误伤。肠管损伤必须及时修补。

2. 临床表现

（1）肠壁全层损伤：可见肠管黏膜、肌层和浆膜，并有肠内容物溢出于盆腔或腹腔。

（2）肠壁挫伤：肠管浆膜表面有钳夹齿印或破损伴渗血。若可疑损伤时，须仔细全面探查肠管。

（3）肠系膜切开时，可见切口周围有肠管。如伤

及血管则出血较多。

3. 治疗原则 ①发现肠管被切开，必须及时修补。②适宜请外科医师协助实施损伤修补术。③存在肠壁挫伤时，应间断缝合。④肠道修补术后应禁食72 h，待肠管功能恢复后逐步进食，并预防性给予抗生素。

4. 预防 ①术前1天服泻药通便，便秘者在术前1天清洁肠道，以防止术中提取输卵管时肠管干扰。②术中提取腹膜时必须确认未夹住肠管才能切开腹膜。③腹膜脂肪层较厚，分离时动作要轻，忌用止血钳盲目夹取组织。④必须使用无齿卵圆钳提取输卵管。⑤有腹腔粘连时，分离腹膜及腹腔内粘连的组织要警惕误伤肠管。

（三）输卵管系膜撕裂和卵巢门损伤

1. 概述 腹部输卵管绝育术中造成输卵管系膜撕裂和卵巢门损伤，较常见为提起输卵管时遇有粘连或提取困难而强行粗暴操作导致。也可在切开输卵管系膜、游离输卵管时或在缝合系膜时穿破血管而发生出血或血肿。

2. 临床表现 ①输卵管系膜撕裂或卵巢门损伤常伴有血管损伤而引起较多出血或形成血肿。②提取输卵管或手术操作过程中，腹腔内有活动性出血。③绝育输卵管时可见小的系膜血肿，未及时缝扎且血肿有扩大趋势。④卵巢门损伤见卵巢门血管出血。

3. 治疗原则 ①输卵管系膜血管损伤出血，应立即缝扎输卵管系膜内血管。②卵巢门血管损伤，轻者缝扎出血点，严重损伤难以修补者，必要时切除一侧附件。

4. 预防 ①提取输卵管的动作要轻。②输卵管与周围组织有粘连时，游离输卵管时要看清解剖关系。③缝合输卵管系膜时要避开血管区。

（四）腹壁血肿

1. 概述 腹部小切口输卵管绝育术引起腹壁血肿，常发生在分离腹直肌或腹膜前脂肪层时未及时止血。受术者合并血液疾病也易发生腹壁血肿。

2. 临床表现 术后局部伤口渗血，局部隆起，形成包块，可能有广泛瘀斑。如处理不及时，可并发感染。

3. 治疗原则 ①血肿较小者可行非手术治疗，加压包扎，应用抗生素预防感染。②血肿较大者需切开清创，清除淤血，结扎出血点，重新缝合；加压包扎，必要时可放置引流条；应用抗生素预防感染。

4. 预防 ①术中彻底止血。②分离腹直肌时，避免手指斜、横深入腹直肌，应上下垂直深入其裂隙拉开。

（五）感染

1. 概述 腹部输卵管绝育术后感染包括切口感染和盆腔感染。常因原有内、外生殖器炎症或腹部皮肤感染未经治愈而手术。未严格按照无菌操作原则实施手术或未能充分止血导致血肿形成后继发感染。

2. 临床表现

（1）腹壁切口感染：切口周围红、肿、热、痛；继发腹壁脓肿时局部可触及局限性包块，明显压痛。表浅者可有波动感，可伴有缝线针孔及切口处有脓液排出。可伴有全身感染症状，如体温升高、白细胞计数增高等。

（2）PID：包括子宫内膜炎、输卵管炎、输卵管卵巢脓肿和盆腔腹膜炎等，可分为无合并症PID及有合并症PID。

PID的基本诊断标准：子宫压痛；附件压痛；子宫颈举痛；下腹压痛同时伴有下生殖道感染征象的患者，诊断PID的可能性明显增加。参考PID诊断的附加条件及PID的特异性诊断标准明确诊断。

3. 治疗原则 在可能的情况下进行细菌培养及药敏试验，以提供用药参考。

（1）腹壁感染：早期在应用抗生素治疗的同时可采取物理治疗。形成脓肿时，应切开引流。形成深部瘘管或窦道时，建议采用注入亚甲蓝或经碘油造影摄片，便于彻底清除。

（2）PID：以抗生素抗感染治疗为主，必要时行手术治疗。①药物治疗，选择广谱抗生素或联合应用抗生素治疗。一经诊断应立即开始治疗，及时合理地应用抗生素与远期预后直接相关。②手术治疗，可选择经腹手术或腹腔镜手术。手术范围可根据病变范围、患者年龄、一般状态等综合考虑。手术方式有局部病灶切除、保守性手术（年轻女性尽量保留生育功能）、子宫全切＋双侧附件切除术。③辅助治疗。

（3）败血症与感染性休克：与其他原因引起的败血症和感染性休克治疗相同。

4. 预防 ①严格执行无菌手术操作，使用的所有物品必须严密消毒。②严格掌握适应证，术前了解有无生殖器官炎症病史，凡有PID及皮肤感染者暂不宜手术。③手术操作要熟练，责任心要强，防止术中继发脏器损伤、异物遗留、盆腔及腹壁血肿的可能。④术中发现输卵管急性炎症者，最好行输卵管切除术，术后及时给予抗生素预防炎症扩散，并配合物理治疗，促进炎症好转和吸收。

（六）腹腔内异物遗留

1. 概述 导致腹腔内异物遗留的可能原因有业务不熟悉，缺乏责任心，工作粗心大意，未认真落实手术规程，以及手术前后清点和核实敷料及器械。

2. 临床表现 ①关腹后经再三核对敷料及器械数与术前不符时，高度可疑异物遗留腹腔内。②术后出现持续性腹痛、腹胀，或伴有肠麻痹或恶心、呕吐等肠梗阻征象；持续低热或高热，腹部及盆腔检查触及不规则形状包块，压痛明显并伴有腹膜刺激症状。③影像学检查有助于明确诊断。

3. 治疗原则 ①已明确诊断或高度可疑异物遗留腹腔（必要时腹腔镜检查），应及时取出异物。②有肠梗阻或肠麻痹时，手术后应禁食，行胃肠减压术，促进肠功能恢复。③术后应用广谱抗生素，支持疗法。

4. 预防 ①手术时应严格清点制度，尤其在腹膜缝合后，应再次清点。②责任心要强，避免粗心大意，防止异物遗留。

（七）盆腔静脉淤血综合征

1. 概述 盆腔静脉淤血综合征是盆腔静脉淤血扩张致使患者出现以疼痛为主的一系列症状，而无明显阳性体征的一种综合征。可能与输卵管绝育术后盆腔静脉回流障碍，盆腔血流动力学变化，前列腺素增高，雌激素、孕激素比例失调，多产，心理因素等多种因素有关。

2. 临床表现 ①以疼痛为主，表现为腹痛、腰痛和性交痛的“三痛”。部分患者妇科检查时可及子宫颈举痛、附件增厚、子宫骶韧带触痛等。②月经紊乱，月经周期不规则，多以周期缩短为主，经期延长或月经前后点滴出血；月经量以增多为主，少数人可有经量减少或闭经，伴有痛经。③白带增多。④自主神经功能紊乱的表现。⑤曾诊断为PID，经抗感染治疗效果不佳。⑥阴道超声可提示盆腔曲张的静脉影像。⑦盆腔静脉造影，经股静脉逆行盆腔静脉造影和放射性核素诊断法，如发现相应的异常也具有诊断价值。⑧腹腔镜检查发现盆腔静脉曲张。

3. 治疗原则 ①注意休息，避免长期站立或坐位。②心理疏导，增强体质，调整自主神经系统功能。③选用活血化瘀、理气止痛的中药治疗。④采用孕激素或使用口服避孕药减轻症状。⑤应用前列腺素合成酶抑制药，可抑制和对抗因前列腺素增加而导致的疼痛。⑥经非手术治疗无效者可实施手术治疗。开腹或腹腔镜下根据病变程度和范围，可行输卵管及系膜内怒张静脉剔除术，或行一侧附件切除术，或一侧输卵管及子宫全切术。

4. 预防 ①严格选择受术者，凡有禁忌者不宜手术（如PID、粘连等）。②选择适宜的结扎或绝育术式，如抽芯包埋法或输卵管夹绝育术，少用或不用双折结扎切除术。③结扎部位以峡部远端、系膜内血管呈Y形的三角区为宜，切除输卵管1.0～1.5 cm，尽量避免壶腹部结扎或伞端切除术。④由于黄体期盆腔器官充血水肿，血供丰富，容易损伤系膜内的血管，故手术时间宜选择排卵前期，月经干净后3～7天。⑤手术操作规范化，操作轻柔，切忌粗暴牵拉。连续缝合系膜的缝线不能抽之过紧，以免造成系膜扭曲缩短，血流不畅。⑥术前做好咨询工作，预防诱发心理障碍。

（八）大网膜粘连综合征

1. 概述 大网膜与腹壁切口或盆腔脏器发生粘连。多因缝合腹膜时误将大网膜同时缝扎或因炎症导致粘连。

2. 临床表现 除具有盆腔感染性疾病或盆腔静脉淤血综合征的主要临床表现外，其腹痛多为上腹牵拉痛，直立位时加重。可有消化道症状如食欲缺乏、腹胀、恶心、呕吐、便秘等。行腹腔镜检查或开腹探查可确诊。

3. 治疗原则 ①对症治疗如物理治疗、中药调理等。②如经非手术治疗无效，可行开腹或腹腔镜探查明确诊断的同时分离粘连。术后早期下床活动，避免再次粘连。

4. 预防 ①手术操作要熟练，避免粗暴损伤组织而形成粘连。②缝合腹膜时要注意腹膜下组织，以免误缝大网膜。③重视无菌操作，避免术后感染而引起粘连。

（九）相关的精神和行为障碍

1. 概述 输卵管绝育术后相关的精神和行为障碍与绝育手术本身并无直接关系，可能与受术者本身的性格、教育、家庭、社会因素及手术相关的心理状态有关；术前未做好充分咨询和知情选择；手术本身刺激，导致术后过度紧张而表现出精神行为的异常。

2. 临床表现 分躯体障碍与精神障碍两种类型。

（1）躯体障碍：①运动抑制，不同程度的肢体瘫痪，如截瘫、偏瘫等。②语言抑制，可为缄默症或失音症。③运动增强，如肢体震颤、阵发性痉挛及抽搐等。④感觉抑制，出现与末梢神经分布不符的感觉减退或消失。⑤自主神经功能失调，如神经性厌食、神经性贪食，神经性呕吐、呃逆、腹胀、便秘及肠麻痹；还可为神经性尿频、尿急；阵发性心动过速，呼吸短促，突发性潮热；皮肤神经性水肿等。

（2）精神障碍：①意识障碍，如意识蒙眬；②情感失调，如焦虑、紧张，悲观、抑郁，反应迟钝，或激动、喜怒无常等。

这类患者通常术前精神行为正常，可能是受到术中或术后有一定的诱因或暗示的影响。查体也未发现器质性病变，并且心理治疗有效。

3. 治疗原则

（1）心理治疗：以心理治疗为主，做耐心细致的解释和咨询，提高患者的心理适应能力。辅导患者进行放松训练，必要时可借助生物反馈仪器，也可以使用暗示疗法。

（2）精神科药物治疗：主要为对症治疗，在术前、术后均可应用，特别是对存在焦虑、紧张症状的患者，效果较好。

（3）可配合针灸、物理治疗等方法。

4. 预防 ①术前做好充分的咨询工作，使受术者对绝育的科学知识充分了解，解除思想顾虑。②医务人员在技术上精益求精，避免不良的语言刺激。

（十）输卵管绝育手术失败后妊娠

1. 概述 输卵管绝育手术有一定的失败率，据报道其失败率约为1%，输卵管绝育手术失败后妊娠与绝育部位和方法、手术时机等有关。绝育术后发生子宫内妊娠或异位妊娠，其原因主要包括：①术前受孕，常因在受术者排卵后行手术，受精卵已达输卵管手术部位之近宫腔端。②绝育后输卵管管腔复通、新生伞形成、输卵管瘘或伴新生伞形成。③输卵管内膜异位。④误扎，技术操作错误等。

2. 临床表现 根据绝育术后有停经及早孕反应，妇科内诊子宫增大变软，尿妊娠试验阳性，超声检查提示胚胎等综合判断。输卵管绝育术后失败导致妊娠发生时异位妊娠的概率增加，应特别注意提高警惕，要及时诊治。

3. 治疗原则

（1）子宫内妊娠：同一般子宫内妊娠，根据孕周选择人工流产方式或继续妊娠。需要终止时，应按照人工流产常规选择恰当的方式终止妊娠。

（2）异位妊娠：输卵管绝育术一旦失败，再次妊娠时易造成异位妊娠。随着辅助生殖技术的开展，因行IVF-ET前接受腹腔镜双输卵管绝育术的女性发生输卵管间质部妊娠有增多趋势。其临床表现同一般异位妊娠。术后出现闭经或伴有阴道不规则出血，应及时甄别异位妊娠的存在，尽早予以处置。处理方式参照一般异位妊娠，采用手术治疗或住院密切观察非手术治疗。

（3）需使用其他避孕措施或对失败侧输卵管重新实施绝育术。

4. 预防 ①手术操作要熟练，加强基本功培训。②选择恰当的手术时机。非妊娠期，月经干净后3～7天且无性交时手术为宜。③选用置输卵管夹方式阻断输卵管时置夹部位应在输卵管峡部，必须将输卵管完全夹住，并与输卵管垂直。

（十一）绝育术后腹痛的鉴别诊断

术后除切口有轻微疼痛，一般情况下并不伴有明显腹痛症状。而当术后出现较重腹痛或持续性腹痛时，要考虑有术后并发症的可能。应详细询问腹痛的性质、部位、时间及其相伴症状，并仔细行全身检查和妇科检查，了解盆腔病变情况。进行超声和实验室检查等辅助检查协助诊断。通过病史、体征和辅助检查等结果做出综合分析，必要时通过腹腔镜检查以明确诊断。

1. 盆腔炎性疾病 可有反复发作PID病史。如双合诊检查可有一侧或双侧附件增厚，或有炎性包块，伴有压痛；腹腔镜检查可见盆腔炎性改变，如输卵管远端闭锁（粘连）、积水或积脓等。

2. 异位妊娠 有停经史，阴道不规则出血，伴或不伴有腹痛。腹痛可为刺痛、撕裂样痛，常突然发作，持续或间歇出现，内出血多时可伴休克。盆腔检查可扪及附件包块，有子宫颈举痛和摇摆痛。尿妊娠试验阳性，血β-hCG则更有诊断价值。B超检查或腹腔镜检查可有助于诊断。

3. 子宫内膜异位症 病史有进行性加重的痛经。盆腔检查时，子宫多后倾固定，直肠子宫陷凹、子宫骶韧带或子宫后壁下段等部位可扪及触痛性结节，或在附件处扪到囊性包块。腹腔镜检查可明确诊断。

4. 盆腔或腹腔粘连 主要有腹痛、腰痛症状，疼痛部位和程度与粘连的严重程度相关。腹腔镜检查或开腹探查可明确诊断。

5. 大网膜粘连综合征 术后有腹痛、腹胀，躯干不能伸直或伸直时固定区域牵拉痛。腹腔镜检查或开腹探查可证实。

6. 腹腔内异物遗留 术后可出现持续性腹痛、腹胀，无明显诱因发热。腹部触及不规则包块，压痛明显并有腹膜刺激症状。如为金属器械遗留，摄腹部X线片可协助诊断。非金属物品可用B超协助诊断。

必要时开腹探查以明确诊断。

7. 盆腔静脉淤血综合征 绝育术前无腹痛病史，术后出现以腹痛、腰痛、性交痛为主的多种主诉。体检及妇科检查无明显阳性体征。曾诊断PID，经抗感染治疗效果不佳。腹腔镜检查、阴道超声检查或盆腔静脉造影可有助于诊断。

8. 合并卵巢囊肿蒂扭转 曾发现有卵巢囊肿，突然发生一侧下腹剧痛，常伴有恶心、呕吐甚至休克。妇科检查可扪及肿物张力较大，有压痛，以瘤蒂部最明显，并有肌紧张。超声检查有助于诊断。

第三节 腹腔镜输卵管绝育术

腹腔镜输卵管绝育术是指在腹腔镜直视和引导下，采用热效应或机械手段使输卵管阻断，从而达到绝育目的。具体详见第20章“内镜技术在计划生育技术服务中的应用”。

第四节 经腹输卵管吻合术

20世纪80年代初开始，显微外科技术应用于女性绝育术后复通，其复通率可达91.67%～100%，复孕率可达70%～90%。近年来，腹腔镜微创手术技术的不断成熟，腹腔镜下输卵管吻合术逐年增加，手术创伤小、恢复快，且腹腔镜有一定的放大作用，是输卵管吻合术的优良选择，但对术者的腹腔镜技术要求更高。

一、适应证

输卵管绝育术后由于某些原因要求再生育并符合以下条件者。

1. 绝育术后月经规律、卵巢功能正常。
2. 身体健康。
3. 生殖器无明显病变，包括炎症、肿瘤等。

二、禁忌证

1. 具有结核性输卵管炎或弥漫性结核性腹膜炎病史者。
2. PID、腹膜炎史、严重的盆腔粘连者。
3. 双侧输卵管多处阻塞、双侧输卵管妊娠史者。
4. 卵巢功能衰竭者。
5. 男性不育。
6. 患有严重疾病而不能承受妊娠，或各种疾病的急性期。
7. 腹部皮肤有感染者应暂缓。

三、手术时间

以月经干净后3～7天或排卵前期为宜，且经后无性生活。

四、术前准备

1. 仔细询问病史。了解其绝育手术的时机、方式、手术过程及术后情况。
2. 根据既往的手术情况和受术者自身特性，向受术者和家属说明手术成功率、可能发生的并发症等。夫妻双方知情选择，签署手术同意书。
3. 做好全身检查、妇科检查。必要的辅助检查包括：子宫颈细胞学检查，HBV、HCV及其抗体筛查，梅毒、HIV，血生化和凝血功能，血尿常规，血型，心电图，胸部X线片，以及结合病史和查体提示进行具有针对性的辅助检查等，如女性生殖内分泌检查。
4. 男性生育功能检查，尤其对男方系初婚或已婚但未生育者。
5. 必要时行输卵管造影等评估输卵管复通概率。

五、手术器械

1. 使用双目放大眼镜或双目手术显微镜。
2. 显微外科手术器械。7-0或8-0的无损伤缝合线，直径1.0～1.2 mm的塑料管或硬膜外麻醉用的导管作为输卵管内支架。

六、麻醉

通常选用连续硬膜外麻醉或全身麻醉。

七、手术步骤

1. 受术者排空膀胱，取平卧位。
2. 切口：以下腹正中纵向或横向切口，长5～

8 cm。一般选择在既往手术切口瘢痕部位。

3. 逐层切开皮肤、皮下脂肪，剪开腹直肌前鞘，钝性分离腹直肌。提取腹膜，避开膀胱、肠管和血管，确认为腹膜，将其切开后进入腹腔。

4. 探查腹腔有无粘连和盆腔器官有无异常情况。将单侧输卵管提出或将子宫和附件托出腹腔，用纱垫填塞固定。

5. 检查输卵管阻塞部位、结扎方式、瘢痕形成及系膜粘连情况，测量输卵管长度。

6. 输卵管吻合术：根据输卵管情况及吻合部位可采用端-端吻合、端-斜缝合、漏斗形缝合、袖套缝合等法，同时吻合双侧输卵管。以输卵管峡部端-端吻合为例。

（1）在输卵管系膜下注入生理盐水，于输卵管背部切开系膜，切除全部瘢痕，游离输卵管近、远盲端各 0.3～0.5 cm，剪开盲端，自伞端插入支架导管（图 9-9）。注入生理盐水，检查间质部、壶腹部、伞端是否通畅。

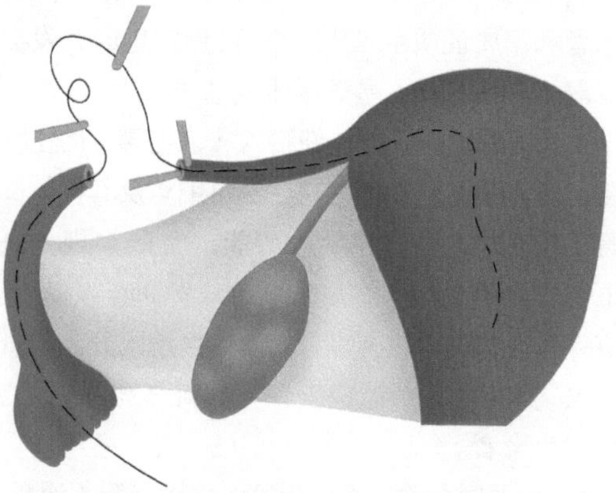

图 9-9　输卵管峡部端-端吻合（见彩插）

（2）按输卵管的解剖关系将两断端对齐，用 7-0 或 8-0 无损伤缝线于 6 点或 12 点处贯穿缝合肌层 1 针作为标志，然后依次将管壁缝合，缝合的针距以放大镜下 2～3 mm 为宜。缝针要对齐、平整、匀称。缝合完毕后，自支架导管注入含有抗生素和地塞米松的生理盐水，同时撤出支架导管。

（3）以 7-0 无损伤缝合线间断缝合浆膜层。当浆膜层缺损较多时，可另取无脂肪腹膜覆盖之。

7. 也可根据情况保留支架。以 4-0 的肠线或无损伤肠线将支架缝合固定于伞端，并由腹壁引出。术后 7 天取出支架。

8. 测量输卵管长度，冲洗净输卵管表面，预防术后粘连。子宫和双侧附件复位到正常解剖位置。

9. 术中应用加有肾上腺素的生理盐水间断喷洒和冲洗吻合的输卵管部位，以止血和清洁术野，保持术野清晰。

10. 操作结束后以温盐水清洗腹腔，必要时使用防粘连药物，以防止粘连。

11. 常规缝合腹膜及腹壁各层。

八、术后处置

1. 填写输卵管吻合术手术记录表（表 9-3）。

2. 皮肤用丝线或可吸收线缝合，用丝线缝合者术后 7 天拆线。

3. 告知受术者注意事项：①术后休息 3 周。②嘱受术者尽早翻身，24 h 后可起床活动。③手术后 3～7 天（如在月经周期前半期）可行经阴道输卵管通液术；留置输卵管支架者，取出支架的同时行输卵管通液术。④术后 6 个月内未妊娠者，可再次通液或行子宫输卵管碘油造影等相关输卵管通畅检查。

九、并发症

女性绝育术后复通术无疑如同其他手术一样也存在一定的手术并发症发生风险，例如，出血、感染、相关脏器损伤、术后粘连等，甚至手术失败。

（一）手术失败

由于影响输卵管复通术效果的相关因素较多，因此，其失败率通常存在一定比例。通常与绝育术的手术方式、部位、操作难易程度，术后输卵管组织形态学及解剖状态改变、输卵管长短，复通术后输卵管长度、复通技术和技巧，以及多次手术导致粘连程度的变化有关。

1. 临床表现　输卵管复通术中发现输卵管结扎部位近端（结扎部位与子宫角之间的输卵管，此状态可以通过术前输卵管碘油造影检测到，从而避免进行无效的输卵管吻合术）闭锁或术后在超声引导下输卵管通液或造影检查，提示输卵管不通畅。即使输卵管吻合手术中，通液提示双侧输卵管通畅，术后复查也可能不通，或者术后输卵管通畅，却仍然不孕的可能性。

2. 治疗原则　可建议采用辅助生育技术以获得妊娠。一般不再次行输卵管复通术。

（二）异位妊娠

输卵管复通术后，异位妊娠的发生率较正常情况提高 10 倍，但随着显微外科技术的引入，发生率相对降低，一般在 0.3%～3.0%。由于要求输卵管复通术者

表 9-3　输卵管吻合术手术记录表

姓名：______　年龄：____　病案号：______　床号：____　手术适应证：___________
末次月经：____年____月____日　手术日期：____年____月____日
术前用药：______
术前血压：____/____mmHg　脉搏：____次/min　体温：____℃
麻醉方法：全身麻醉/硬膜外麻醉/椎管内麻醉/其他
腹部切口：部位________纵切口　横切口
术前检查：输卵管　左________　右________
输卵管长度：左________cm　右________cm
卵巢：左________　右________
子宫：__________
吻合部位/方法　左________端-端吻合/植入/其他______
右________端-端吻合/植入/其他______
缝合线 7-0/8-0
术后输卵管长度：左___________cm　右___________cm
手术出血量：______ml　手术时间：______　保留支架 否/是　____天后取出支架
附加手术：__________
特殊情况记录：__________
手术者：__________　助手：________
记录时间：__________

多数来自农村地区，医疗保健条件较差，术前需要向受术者和家属讲明术后发生异位妊娠的可能性、危险性及临床症状和注意事项，告知当出现阴道不规则出血，尤其伴有腹痛时应立即就医，以免发生意外。

输卵管复通术后异位妊娠的诊断要点与治疗方案及治疗原则详见第5章中“异位妊娠”部分内容。

第五节　腹腔镜输卵管吻合术

腹腔镜输卵管吻合术是指在腹腔镜直视和引导下，端-端吻合输卵管的方法。具体内容详见第20章“内镜技术在计划生育技术服务中的应用”。

（编写：冯　巍；审校：彭　萍；终审：杨　清）

参考文献

[1] Wilcox LS, Chu SY, Eaker ED, et al. Risk factors for regret after tubal sterilization: 5 years of follow-up in a prospective study. Fertil Steril, 1991, 55: 927-933.

[2] Trussell J, Guilbert E, Hedley A. Sterilization failure, sterilization reversal, and pregnancy after sterilization reversal in Quebec. Obstet Gynecol, 2003, 101: 677-684.

[3] Thranov I, Kjersgaard AG, Rasmussen OV, et al. Regret among 547 Danish sterilized women. Scand J Soc Med, 1988, 16: 41-48.

[4] Schmidt JE, Hillis SD, Marchbanks PA, et al. Requesting information about and obtaining reversal after tubal sterilization: findings from the U. S. Collaborative Review of Sterilization. Fertil Steril, 2000, 74: 892-888.

[5] Ramsay IN, Russell SA. Who requests reversal of female sterilisation? A retrospective study from a Scottish unit. Scot Med J, 1991, 36: 44-46.

[6] Platz-Christensen JJ, Tronstad SE, Johans, et al. Evaluation of regret after tubal sterilization. Int J Gynaecol Obstet, 1992, 38: 223-226.

[7] Marcil-Gratton N. Sterilization regret among women in metropolitan Montreal. Fam Plann Perspect, 1988, 20: 222-227.

[8] Loaiza E. Sterilization regret in the Dominican Republic: looking for quality-of-care issues. Stud Fam Plann, 1995, 26: 39-48.

[9] Leader A, Galan N, George R, et al. A comparison of definable traits in women requesting reversal of sterilization and women satisfied with sterilization. Am J Obstet Gynecol, 1983, 145: 198-202.

[10] Kariminia A, Saunders DM, Chamberlain M. Risk factors for strong regret and subsequent IVF request after having tubal ligation. Aust NZ J Obstet Gynaecol, 2002, 42: 526-529.

[11] Jamieson DJ, Kaufman SC, Costello C, et al. A comparison of women's regret after vasectomy versus tubal sterilization. Obstet Gynecol, 2002, 99: 1073-1079.

[12] Hillis SD, Marchbanks PA, Tylor LR, et al. Poststerilization

regret: findings from the United States Collaborative Review of Sterilization. Obstet Gynecol, 1999, 93: 889-895.
[13] Henshaw SK, Singh S. Sterilization regret among U. S. couples. Fam Plann Perspect, 1986, 18, 238-240.
[14] Hardy E, Bahamondes L, Osis MJ, et al. Risk factors for tubal sterilization regret, detectable before surgery. Contraception, 1996, 54: 159-162.
[15] Grubb GS, Peterson HB, Layde PM, et al. Regret after decision to have a tubal sterilization. Fertil Steril, 1985, 44: 248-253.
[16] Clarkson SE, Gillett WR. Psychological aspects of female sterilisation – assessment of subsequent regret. NZ Med J, 1985, 98: 748-750.
[17] Boring CC, Rochat RW, Becerra J. Sterilization regret among Puerto Rican women. Fertil Steril, 1988, 44: 973-981.
[18] Allyn DP, Leton DA, Westcott NA, et al. Presterilization counseling and women's regret about having been sterilized. J Reprod Med, 1986, 31: 1027-1032.
[19] Abraham S, Jansen R, Fraser IS, et al. The characteristics, perceptions and personalities of women seeking a reversal of their tubal sterilization. Med J Aust, 1986, 145: 4-7.
[20] Jamieson DJ, Hillis SD, Duerr A, et al. Complications of interval laparoscopic tubal sterilization: findings from the United States Collaborative Review of Sterilization. Obstet Gynecol, 2000, 96: 997-1002.
[21] Chi I, Mumford SD, Laufe LE. Technical failures in tubal ring sterilization: incidence, perceived reasons, outcome, and risk factors. Am J Obstet Gynecol, 1980, 138: 307-312.
[22] Chi I, Kennedy KI. Early readmission following elective laparoscopic sterilization: a brief analysis of a rare event. Am J Obstet Gynecol, 1984, 148: 322-327.
[23] White MK, Ory HW, Goldenberg LA. A case-control study of uterine perforations documented at laparoscopy. Am J Obstet Gynecol, 1977, 129: 623-625.
[24] Urowitz MB, Bookman AA, Koehler BE, et al. The bimodal mortality pattern of systemic lupus erythematosus. Am J Med, 1976, 60: 221-225.
[25] Somers E, Magder LS, Petri M. Antiphospholipid antibodies and incidence of venous thrombosis in a cohort of patients with systemic lupus erythematosus. Journal of Rheumatology, 2002, 29: 2531-2536.
[26] Schaedel ZE, Dolan G, Powell MC. The use of the levonorgestrel-releasing intrauterine system in the management of menorrhagia in women with hemostatic disorders. American Journal of Obstetrics & Gynecology, 2005, 193: 1361-1363.
[27] 中华医学会计划生育学分会. 临床诊疗指南与技术操作规范计划生育分册. 2017修订版. 北京：人民卫生出版社，2017.
[28] 曹泽毅. 中华妇产科学. 3版. 北京：人民卫生出版社，2014：2894-3075.
[29] 刘新民. 妇产科手术学. 3版. 北京：人民卫生出版社，2004：409-410，1039-1053.
[30] 世界卫生组织生殖健康与研究部编. 国家人口计生委科学技术研究所译. 避孕方法选用的医学标准. 4版. 北京：中国人口出版社，2011：135-150.
[31] 孙擎擎，曹义娟，顾娟，等. 输卵管结扎术后显微输卵管复通术疗效分析. 中华显微外科杂志，2016，39（6）：602-604.
[32] 汤莉. 剖宫产后行经腹输卵管结扎术的临床分析. 中国计划生育学杂志，2010，18（3）：174-175.
[33] 杨晓玲. 输卵管结扎术8269例并发症发生原因分析. 中国计划生育学杂志，2013，21（3）：211-212.
[34] 吴明辉，李坚. 腹部计划生育手术并发脏器损伤. 中国计划生育学杂志，2010，18（5）：316-317.
[35] 王娟，谢丹尼，何科峰，等. 输卵管复通术后795例妊娠情况分析. 中国计划生育学杂志，2010，18（1）：52-54.
[36] 范雪梅. 显微输卵管吻合术116例临床分析. 中国计划生育和妇产科，2013，5（4）：76-78.
[37] 李萍，于长青，刘爱兰. 再次显微镜下输卵管吻合术36例临床分析. 中国妇幼保健,2010,25(5)：705-706.
[38] 周洪友，郑红枫，吕伟超. 腹腔镜下输卵管吻合术的临床应用探讨. 实用妇产科杂志，2010，26（3）：228-229.
[39] 董白桦. 计划生育手术彩色图谱. 济南：山东科学技术出版社，2001，11：23-31.
[40] Stulberg DB, Hoffman Y, Dahlquist IH, et al. Tubal ligation in Catholic hospitals: a qualitative study of ob-gyns' experiences. Contraception, 2014, 90 (4): 422-428.
[41] Messinger LB, Alford CE, Csokmay JM, et al. Cost and efficacy comparison of in vitro fertilization and tubal anastomosis for women after tubal ligation. Fertil Steril, 2015, 104 (1): 32-38.
[42] WH Organization, U States. Family Planning: A global handbook for providers. 2018 edition.[EB/OL] https://apps. who. int/iris/bitstream/10665/260156/1/9780999203705-eng. pdf
[43] World Health Organization. Medical eligibility criteria for contraceptive use. Fifth edition, 2015: 232-242.

第 10 章 输精管绝育术与吻合术

第一节 概 述

输精管绝育术是控制人口数量、调节人口平衡最可靠的方法之一，也是世界上应用最广泛的方法。其历史悠久，起源可以追溯到 19 世纪（1897）J. Ochsner 实施的首例输精管切断术，但直到 20 世纪 60 年代才真正成为人类控制自身繁衍的一种节育方法。2015 年联合国人口署发布的全球避孕模式数据显示：在全世界避孕的育龄人群中，输精管绝育术实施率接近 4%。

输精管绝育术在发达地区和国家被广泛选择，其中在加拿大的应用最为广泛，使用率可达 22%。英国、新西兰、韩国的输精管绝育术实施率也可达 17%～21%，而澳大利亚、比利时、丹麦、西班牙、瑞士和美国的输精管绝育术实施率为 8%～12%。2006 年世界卫生组织（WHO）数据显示，全球实施输精管结扎术的状况为澳大利亚 10.4%、西班牙 8.0%、加拿大 15.2%、瑞士 8.3%、中国 7.2%、印度 2.0%。在欠发达地区和发展中国家，输精管绝育术的实施率却差异较大。不丹是欠发达地区中输精管绝育术实施率最高的国家，可达 13%。其他国家显著偏低。2012 年 7 月联合国人口署发布的全球避孕方法应用状况显示，伊朗、孟加拉国、印度、菲律宾的输精管结扎术使用率分别只有 2.3%、1.2%、1.1%、0.1%。由此可见，输精管绝育术具有地区性、差异性、人群性等特征，其实施与推广要因地制宜，适时适用。

输精管绝育术的种类繁多，其涵括了传统的输精管结扎术、输精管化学绝育术及其他输精管阻断技术。我国在实施输精管绝育手术中，为了提高手术成功率，降低并发症和简化手术过程，做了许多创造性的改进，并根据手术器械、入路部位及方式、输精管提取及残端处理技术等不同形成了多种手术方式，其中常用的有直视钳穿法输精管结扎术、钳穿法输精管结扎术、针头固定小切口输精管结扎术、穿线法输精管结扎术、针挑法输精管结扎术等。经过 40 多年来的验证，直视钳穿法输精管结扎术（no-scalpel vasectomy，NSV）是目前临床上采用最为广泛的输精管阻断方法，被公认为最安全的手术路径，受到 WHO 的推崇，并逐渐成为世界标准。

输精管吻合术被认为是解决输精管道梗阻、解决再生育问题的重要手段。在美国，每年有 3%～8% 实施了输精管绝育术的男性会选择实施输精管吻合术。虽然我国目前尚未见相关数据公布，但有个别地区小样本的报道，自 2015 年开始输精管吻合术的实施率呈逐年上升趋势。

第二节 输精管结扎术

一、概述

我国各省间男性绝育现用率差别很大，其中以四川省使用者最多，2005 年男性绝育现用率达到 17.2%。据中国人口发展和研究中心出版的《人口和计划生育常用数据手册（2014）》显示，我国输精管绝育手术现用率为 3.85%；2019 年《中国卫生和计划生育年鉴》的数据显示，截至 2018 年底，全国已实施输精管绝育术的男性达 1009 万人。

输精管绝育现用率不同的原因，与各地区的历史背景、社会文化、经济发展、宗教信仰、民族习俗等的差异有关。另外，还有很多影响输精管绝育选择的因素，其中手术相关知识的宣传可能是影响手术选择的重要因素。

二、适应证

1. 具备完全民事行为能力的成年男子，因避孕节育需要，自愿要求采用输精管结扎术而无禁忌证者。

2. 为治疗需要而进行的自愿性输精管结扎术。如一侧附睾结核而不希望生育者，可在切除患侧附睾时结扎对侧输精管，以预防病变蔓延至对侧附睾。前列腺增生患者施行前列腺切除时，为了预防术后并发附睾炎，也可施行双侧输精管结扎术。

三、禁忌证

1. 出血性疾病、精神病、明显神经质、各种疾病急性期和其他严重慢性疾病患者。

2. 泌尿生殖系统炎症，如阴囊皮肤感染、湿疹、淋巴水肿、活动性性传播感染疾病、龟头包皮炎、附睾炎或睾丸炎等尚未治愈者。

3. 腹股沟斜疝、鞘膜积液、严重的精索静脉曲张等阴囊内疾病，倘若受术者同意可在手术治疗上述疾病时行输精管结扎术。

4. 性功能障碍者。

四、术前准备

1. 咨询与知情决定。考虑到复通手术或辅助生育技术治疗费用昂贵且成功性不确定，在多数地区通常不是一种现实的选择，故强调手术的永久性，以及评价和识别有后悔征象的男子，是术前咨询的重要内容。对过于年轻、未生育及有诸如抑郁等精神健康问题的男子，必须给予特别关注。受术者做出决定后，应签署知情同意书，表明受术者的选择是知情和自愿的，并借此作为手术的合法授权。

2. 医学评价。询问可能增加手术风险或与手术相禁忌的疾病史、药物过敏史（尤其是局部麻醉药物）及当前用药情况；做全身体检，特别注意阴囊局部及其内容物情况；查血常规、尿常规、出凝血时间，必要时做其他相关检查。

3. 受术者准备。阴部备皮后，用温水、肥皂水清洗阴囊、阴茎、下腹及会阴；着清洁内衣；术前排尿；采用普鲁卡因麻醉者，术前应做皮试。

4. 预防性抗生素治疗对术后感染发生率无影响，不推荐预防性使用抗生素。

五、术后处置与精液分析

术后应留观 2 h，检查确证局部无出血等异常情况。口头和书面告知注意事项，具体包括以下内容。

1. 穿紧身内裤或使用阴囊托 48 h，保持伤口清洁、干燥。

2. 术后 1 周内不从事重体力劳动和剧烈运动。

3. 若无不适，2 周后可恢复性生活。

4. 若无禁忌，需要时可应用非甾体抗炎药。

5. 有伤口出血、阴囊肿胀或疼痛、发热，须及时就诊。

6. 术后 2 天去除敷料。

7. 术后坚持避孕 3 个月或经精液检查证实无精子后再停用其他避孕方法。

六、手术步骤

1. 术者准备。术者戴帽子、口罩。常规刷手后，用消毒液泡手或碘伏擦手，戴无菌手套。

2. 消毒铺巾。用橡皮筋悬吊并固定阴茎，常规消毒铺巾。

3. 局部麻醉。三指法固定输精管，在阴囊中线肉眼不见血管处，用 1% 利多卡因 2.5 ml 做阴囊皮肤局部麻醉并精索套式封闭麻醉。

4. 固定输精管。用固定钳在局部麻醉进针处将输精管连同绷紧的皮肤一并套入钳圈内，抬高钳圈，下压钳圈前方的皮肤，增大其张力，使输精管尽量突出。

5. 穿刺、分离输精管。用分离钳单指叶钳尖在钳圈前方输精管最突出处正中直接刺入皮肤直至输精管前壁及管腔，当刺到输精管组织时，常有一种“脆性感”或“突破感”。退出分离钳，闭合钳尖，再由该刺孔插入，以均匀力量徐徐张开钳尖，使阴囊皮肤至输精管各层组织一次分开，其裂口长度不小于输精管直径的 2 倍，此时可见光裸的输精管被固定钳托起并挤出皮肤裂口外。

6. 提出输精管。将张开的分离钳钳尖朝下，用拇指一叶的钳尖向精囊端方向刺入光裸的输精管前壁，以顺时针旋转 180°，使钳尖朝上；适当闭合钳尖，夹住输精管前壁，放开固定钳，再用该钳夹住略微提出的光裸输精管，去除分离钳，提出输精管。

7. 游离输精管。将分离钳紧靠输精管迂曲部穿过，与提出的输精管呈平行方向缓慢张开钳尖，游离 1.5 cm（因输精管呈对折状态，游离长度实际为 3.0 cm），避免损伤输精管动脉。

8．精囊灌注。用眼科剪剪开精囊端的输精管前壁，插入6号钝针，缓慢灌注1%普鲁卡因5 ml。

9．压挫、结扎输精管。用分离钳在输精管拟结扎处轻轻压挫，用1号丝线在压挫处结扎（图10-1A）。两结扎处之间切除约1 cm长的输精管，检查残端无出血，剪掉附睾端结扎线，暂保留精囊端的一根结扎线。结扎前输精管要分离清楚，避免结扎过多的组织。

10．输精管残端包埋。用拇指、示指捏住附睾端输精管并向下牵拉，使两输精管残端完全回缩至精索内，再缓缓外提保留线，当精囊端输精管刚被提出皮肤裂口时，用分离钳夹住所带出的精索筋膜，将该筋膜与精囊端输精管后壁的组织一并钳夹，用1号丝线结扎，使两残端分层隔离（附睾端在筋膜内，精囊端在筋膜外）。检查无出血后，剪去保留线，将输精管复位。

11．同法做对侧。

12．皮肤裂口用创可贴或1.5 cm正方形纱布覆盖，四头小胶布固定。

七、手术图谱

输精管结扎法，以直视钳穿法（NSV）为例。手术图示见图10-1。

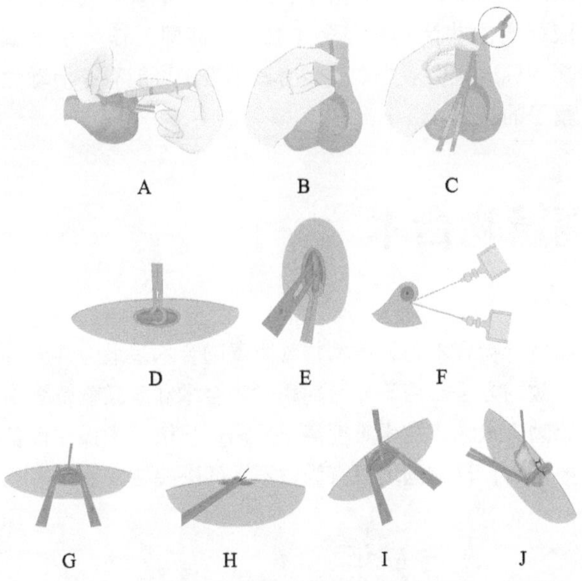

图10-1 输精管结扎法（见彩插）

A．精索麻醉；B．固定输精管；C．分离皮肤；D．提出输精管；E．游离输精管；F．精囊端灌注；G．夹压输精管；H．结扎输精管；I．切断输精管；J．包埋两残端

八、注意事项

1．手术野消毒 阴囊由于解剖学上的特点，皱褶很多，易积污垢和细菌，并且敏感。应采用有效、刺激性小的皮肤消毒液消毒手术野，包括阴囊、会阴、下腹部和大腿中上1/3正面和内侧。消毒液应温暖以使阴囊松弛。

2．手术路径 可根据术者的技能和习惯，以及受术者的具体情况选择阴囊两侧入路、阴囊壁中线中上1/3处入路或耻骨联合前方中点、阴茎背根部入路。若固定输精管技术娴熟，推荐中线入路。该处组织较薄，血管细小，皮肤出血机会少，还可减少一次麻醉穿刺皮肤引起的疼痛。为避免一侧重扎，可暂时保留一侧结扎线，待另一侧手术完成后一并剪去结扎线。

3．固定输精管 固定方法分为手法和器械两类，后者的使用以前者为基础。常用固定手法包括：①三指法，将输精管捏于左手中指和拇指之间，中指上顶，拇、示指下压，使输精管牢靠地固定在皮下表浅处；②两指法，用拇、示指由精索内轻轻捻出输精管并固定于阴囊皮下；③双手法，术者和助手分别用拇、示指捏住阴囊下端和上端输精管，予以固定。常用固定器械有输精管皮外固定钳、鼠齿钳、毛巾钳、注射针等。三指固定法易于掌握，器械固定具有牢靠的特点，其中特殊设计的输精管皮外固定钳，不造成皮肤挫伤或阴囊贯穿性损伤而被广泛采用。

4．局部麻醉 选择阴囊血管稀少区，用1%～2%利多卡因或普鲁卡因在阴囊中线中上1/3手术入口处，用5½注射针在阴囊前壁做直径1 cm的皮丘，然后将注射针靠近输精管沿其行径向精囊端全部刺入，回抽无血液后缓慢推注麻醉药2.5 ml，形成精索套式封闭。同法行对侧输精管麻醉。

5．手术入口 输精管结扎术的入口有切口和非切口两种方式，可依术者的习惯和受术者的具体情况选择。非切口方式可减少与组织损伤和出血有关的并发症，消除受术者对在阴囊区域开刀的顾虑，提高手术的可接受性，其中NSV安全、简便，在我国被广泛采用。

6．游离输精管 切开或分开阴囊皮肤和精索后，用夹持输精管的手术器械提出输精管。分离输精管周围组织，游离光裸的输精管1.5 cm。切开或分开阴囊皮肤和精索时，裂口不应小于输精管直径的2倍，以免因输精管嵌顿掩饰损伤性出血。输精管周围的所有结缔组织最好一次性分开或切开，直接暴露输精管，避免用钝性器械反复剥离，从而造成过多的组织损伤。游离输精管应与提出输精管的方向一致，以免撕裂血管。

7．精囊灌注 用眼科剪剪开精囊端的输精管前壁，插入6号钝针，缓慢灌注1%普鲁卡因5 ml。精囊灌注被认为具有杀死精子和冲洗精道双重作用，可加速精道内残余精子的消亡。然而，有研究发现，虽然精囊灌注可降低术后精子计数，但并不能降低失败率或缩短精子消亡时间。

8. 残端处理 输精管残端处理方式与术后输精管再通发生率的高低直接相关。有多种封闭技术被采用，包括输精管切除并结扎、管腔烧灼、金属夹外压、精索筋膜隔离（fasicial interposition, FI）、附睾端开放、化学阻塞等。可单用，或2种或3种方法联合应用。缝合线结扎是使用最久、最广泛的技术，结扎过紧可能勒破输精管或残端坏死脱落，理论上可能增加再通的风险。随机对照研究证实输精管结扎与FI联用可显著提高节育效力，使精液定义的失败风险（＞100 000精子/ml）降低约50%，烧灼与FI联用的失败风险又明显低于结扎加FI，即使是不切除输精管或附睾端开放。尽管尚无结论性意见，现有证据都倾向于烧灼加FI可能是效力最高的输精管阻断技术。附睾端开放技术的提倡是基于缓解阻断后方管腔内高压，减轻对附睾和睾丸水平损伤的假设，术后97%的受术者发生精子肉芽肿。肉芽肿被认为可减轻压力诱发的附睾损伤，但导致高达7%～50%的失败率。从安全、有效、简便考虑，推荐以FI为残端处理方式的首选。FI可阻止黏膜上皮再生，并破坏引导输精管再连接的支架作用，可单用，也可与结扎或烧灼等方法联用。

9. 切除长度 输精管切除长度与最终残端间距呈正相关。在0.5 cm～2.0 cm的范围内，输精管切除长度与再通风险不相关。输精管切除过长可能增加手术并发症风险，并造成日后复通手术的困难。

10. 结扎位置 输精管结扎位置不宜距附睾和皮下环太近。输精管自附睾尾的起始端2 cm呈蜷曲状，若结扎位置过低，用小切口不易提出残端，即便用大切口，因输精管直段和曲段管腔内径和管壁差异较大，达到无漏吻合也较困难。另外，研究发现吻合手术时睾丸端输精管残端长度与管内液中完整精子检出率直接相关，睾丸端输精管残端长度每增加1 cm，精子检出率增加4倍。若结扎位置过高，会造成游离和提出精囊端输精管残端及吻合困难。结扎手术应在距附睾尾3 cm的输精管直段进行，给附睾留有较多的缓冲余地。

11. 精子残留 输精管绝育术后通常不能达到无精子，由此引起了许多法律纠纷。有学者对行输精管绝育的男性进行随访，术后6个月，41.1%的受术者精液中可见少量不活动精子；术后12个月，仍有4.7%的受术者精液中见少量不活动精子。有随访15个月＞1000人的研究，对持续有活动精子者连续检查5份标本，每份标本间隔2～3个月，结果61.9%的标本显示无精子。因此，有学者认为术后精液标本中非活动精子数≤10万/ml即可作为手术成功的标准，但应告知受术者其精液中可能有非活动性精子的存在。

第三节 输精管吻合术

一、概述

输精管吻合术是将人为断通或病理性断通的输精管修复，从而使之畅通的手术。20世纪70年代前，输精管吻合皆用肉眼吻合输精管，故复通率较低（30%～60%），复孕率也仅为5%～35%。在直径0.3～0.4 mm的管腔上，能否建立一个相对良好、通畅并防止渗漏的吻合，是彻底解决复通率和致孕率的关键所在，其技术难度可想而知。

然而，随着外科技术的发展，尤其是显微外科技术在输精管复通上的推广和应用，输精管显微外科吻合术、输精管附睾显微外科吻合术成功弥补了传统非显微手术效果不理想的种种弊端，最终开启了再通输精管道的“死结”。

在男性输精管道再通手术的临床治疗中，显微输精管吻合术与显微输精管附睾吻合术是最为常见且有效的方法。由于显微输精管吻合术和显微输精管附睾吻合术临床技术难度高，所需的显微手术操作设备要求高，目前国内只有为数不多的医院在开展。

二、适应证

1. 输精管绝育术后，要求再生育者。
2. 输精管绝育术后，出现附睾郁积、性功能障碍等并发症，临床症状较重并经长期非手术治疗无效者。
3. 阴囊内及腹股沟部手术，不慎误伤输精管而需要生育者。
4. 因生殖系统炎症感染而致输精管阻塞者。
5. 先天性输精管节段性闭塞者。

三、禁忌证

1. 出血性疾病、精神病、明显神经质、各种疾病急性期和其他严重慢性疾病患者。

2. 泌尿生殖系统炎症，如阴囊皮肤感染、湿疹、淋巴水肿、活动性性传播感染疾病、龟头包皮炎、附睾炎或睾丸炎等尚未治愈者。

四、术前准备

1. 术前对受术者本人及家属介绍输精管吻合术的知识，消除思想顾虑及不正确的认识。

2. 对泌尿系急慢性感染、阴囊皮肤疾病及阴囊内疾病患者，待治愈后再行输精管吻合术。

3. 注意受术者有无药物过敏史，采用普鲁卡因麻醉者，术前应做皮试。

4. 手术前晚沐浴，清洁外阴部，更换清洁内裤。手术前剃去阴毛。细则同输精管结扎术。

5. 术前先用1：1000苯扎氯铵溶液浸洗阴茎、阴囊5 min，然后擦干，再用1：1000硫柳汞酊或75%乙醇消毒皮肤；也可用1：1000苯扎氯铵溶液消毒3次。

五、麻醉与体位

局部浸润麻醉或椎管内麻醉。受术者取仰卧位。

六、手术步骤

1. 麻醉方法（以局部麻醉为例） 用三指法将输精管结扎结节固定于阴囊壁，在此局部用0.5%～1.0%普鲁卡因少许做局部浸润麻醉。

2. 提拉输精管结节 在阴囊皮肤局部麻醉部位，用刀子做一皮肤切口或用输精管分离钳戳一切口，再用分离钳分离结节周围组织，直达结节表面。用输精管固定钳伸入切口内并夹住结节，将结节提出切口外。

3. 游离精囊端输精管 用分离钳沿结节向精囊端输精管分离1.0～1.5 cm，用1号丝线在输精管被膜上缝一牵引线，以防输精管切断后退缩至阴囊内。

4. 输精管精囊端通液 在距结节0.3 cm处用刀横断输精管，用6号钝平针头插入精囊端输精管腔，用5 ml等渗盐水注射，若注水毫无阻力，受术者又有尿意感，则证实精囊端输精管通畅。

5. 分离附睾端输精管 从输精管结节处，同法分离、牵引及横断附睾端输精管。在最靠近输精管结节处切断附睾端输精管和输精管结节，观察附睾端输精管管腔内有无液体溢出（一般有乳白色液体溢出）。如不见液体溢出，可轻轻扪压附睾，使其液体排出。然后做液体涂片，镜检有无精子。据报道，对于年龄较大、合并其他多种影响术后效果因素者可考虑收集精子保存备用，一般不做常规保存。

6. 剔除输精管结节 常规游离或剔除输精管结节，假设输精管结节不大，周围血供丰富，难于剔除，可旷置并绕过输精管结节后行输精管吻合。

7. 输精管腔内支架 将精囊端输精管和附睾端输精管之牵引线拉紧，使输精管两断端提出切口外，然后在直视下用6号注射针头从精囊端输精管腔内插入1.5 cm，穿出管壁，并经阴囊皮肤穿出，用尼龙线由注射针头尾部腔内插入，引出皮肤外；退出针头，将尼龙线留于原位。再将尼龙线下端向下经粗细相同的注射针头引导插入附睾端输精管内，并经皮肤引出。使尼龙线上下两线尾均在皮肤外。

8. 端端吻合输精管 将输精管两断端之牵引线拉紧，让两断端靠拢。用小血管夹夹住输精管两断端或用小血管夹对合器，将两断端对合固定。用6-0～8-0尼龙线吻合输精管，先等距离吻合4针并打结，然后在每两线间间断缝合1～2针。为减小输精管吻合张力，可吻合两端输精管周围组织2～4针。但应注意吻合口置于自然位置，不得弯曲成角。

9. 缝合皮肤切口 检查切口内无出血，将输精管还纳阴囊内，再用细丝线缝合皮肤切口。若皮肤切口为分开的小切口也可不予缝合，用钳子或手指捏合即可。最后将支撑物之尼龙线的上、下两线尾于皮肤外打结并固定。

10. 吻合对侧输精管 同法吻合对侧输精管。

七、手术图谱

输精管吻合术，以显微输精管吻合术和传统方法为例。

1. 显微输精管吻合术（一层法、两层法） 见图10-2。

2. 传统输精管吻合术 见图10-3。

八、注意事项

1. 结节两侧的输精管不可游离过长，一般游离1.0～1.5 cm即可，以免损伤血管，致使手术失败或

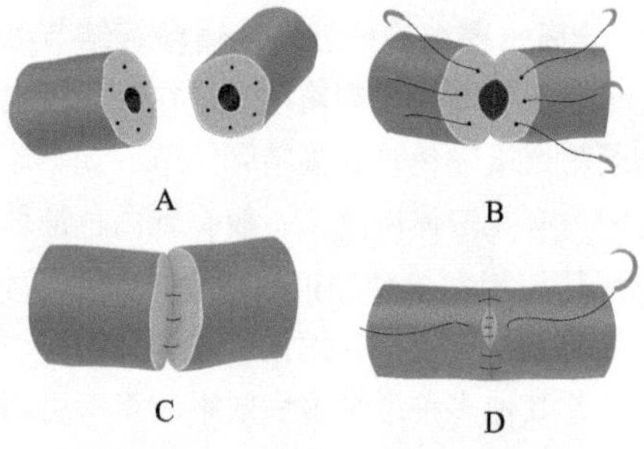

图 10-2 显微输精管吻合术（见彩插）

A. 标记吻合位置；B. 吻合黏膜层；C. 吻合肌层；D. 关闭外膜层

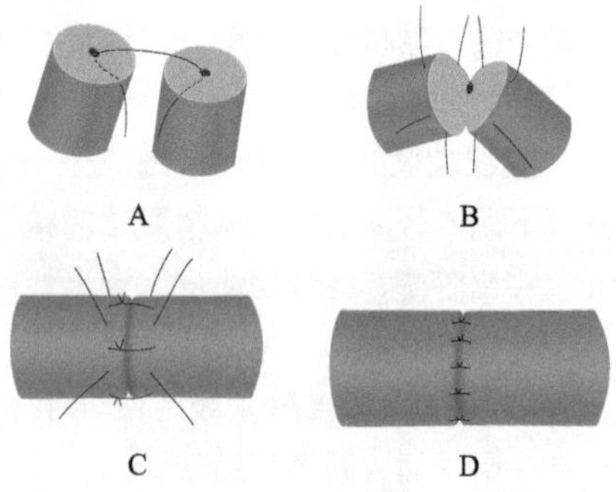

图 10-3 传统输精管吻合术（见彩插）

A. 外进外出，全层缝合，首针固定；B. 3/6/9 点，全层缝合；C. 两点间，加固缝；D. 打结、剪线

出血。

2. 输精管结扎结节的处理：如为了生育而手术，可将结节放回阴囊旷置，以免分离、切除结节而影响睾丸及输精管血供。如为了痛性结节等并发症而手术，则将结节切除。

3. 输精管横断要靠近结扎结节，一般距结节 0.3 cm 即可，不可切除过长，以免吻合后张力过大影响愈合。同时输精管一定要横切整齐，以便吻合及愈合。

4. 输精管精囊端是否通畅，除注水试验外，还可注入亚甲蓝液，并将导尿管插入膀胱，观察尿色。

5. 输精管附睾端切断后，经扪压附睾仍无液体溢出，可用空针从管腔注入少许等渗盐水洗涤管腔，再抽出液体涂片，显微镜检有无精子。

6. 输精管两断端一定要用缝针缝合被膜 1 针以作牵引，否则断端滑入阴囊内寻找十分困难，尤其张力较大时更是如此。

7. 输精管两断端管腔粗细常不一致，一般附睾端输精管因精液潴留而使管腔增大，管壁变薄，而精囊端输精管管腔相对较小，为使吻合方便，可用小镊子或蚊式钳扩张精囊端输精管。

8. 输精管吻合术最好在手术放大镜或手术显微镜下施行。

九、术后处理

1. 将阴囊托起。
2. 术区需加以保护，以防切口及支撑物被污染。
3. 应用抗菌药物防治感染。
4. 术后 5 天内每晚口服已烯雌酚 3 mg。
5. 如有阴囊皮肤缝线，术后 5～7 天拆除。
6. 如有输精管支撑物，术后 8～12 天拔除。
7. 术后 1 个月开始检查精液，大多数受术者术后 1 个月开始出现精子，极少数在 0.5～1.0 年才出现精子。

十、主要并发症

1. 出血 引起出血的原因有手术适应证选择不当、阴囊切口未避开血管、阴囊切口过小、输精管固定滑脱、盲目钳夹、剥离输精管损伤血管、输精管端断处理不佳及术后处理不当等，但大多系手术操作粗糙及术中止血不彻底引起。出血大多发生于术后 24 h 内。一般可用冷敷、加压包扎、应用止血药物及抗生素治疗。如已形成血肿，数日后可抽出积血，注入玻璃酸酶及肌内注射糜蛋白酶，以促进血肿液化吸收；若出血尚未停止，48 h 内血肿迅速增大，则应立即手术，清除血肿，彻底止血，放置引流。应用止血药物及抗生素，并防止产生其他并发症。

2. 感染 引起感染的原因常为原有阴囊感染和泌尿生殖系感染、术前未按要求清洁和消毒阴囊、手术器械和敷料未达无菌要求、手术操作粗糙、组织损伤过多、止血不彻底及术后敷料脱落、伤口污染等。术后感染可分为 2 类，即阴囊切口浅层感染和精索等深层组织感染。前者仅限于阴囊切口及皮下组织，后者深达精索等组织。感染可使精索变粗变硬，有疼痛和触痛，甚至可发展为精索脓肿，引起附睾、睾丸及精囊、前列腺感染。如已发生感染，应用有效抗生素、局部热敷、精索封闭等治疗，若有脓肿形成，应及时切开引流，并防止急性感染变为慢性感染。

3. 精子肉芽肿形成 由于附睾端输精管切开后精液溢出，安置输精管支撑物期间或拔除后也可有精液溢出而形成，结节小而无症状者可不予处理，结节大而症状较重者可考虑手术切除。

4. 吻合失败 输精管吻合术后 1 年，如多次检查精液未发现精子，则视为未成功，1 年后可考虑再次手术。

第四节　输精管附睾吻合术

一、概述

输精管附睾吻合术是治疗附睾梗阻的方法。部分输精管结扎术后患者由于术后感染或结扎部位靠近附睾端，容易造成附睾部位的梗阻。因此，在对输精管结扎术后男性行输精管吻合术时，倘若发现近睾丸端输精管液中未见精子者，则需要进行附睾的探查，在附睾见到精子处行输精管附睾吻合术。

二、适应证

1. 梗阻性无精子症患者（附睾水平）。
2. 输精管结扎术后，同时伴有附睾段梗阻者。

三、禁忌证

1. 出血性疾病、精神病、明显神经质、各种疾病急性期和其他严重慢性疾病患者。

2. 泌尿生殖系统炎症，如阴囊皮肤感染、湿疹、淋巴水肿、活动性性传播感染、阴茎头炎、附睾炎或睾丸炎等尚未治愈者。

四、术前准备

1. 术前对受术者本人及家属介绍输精管附睾吻合术的知识，消除其思想顾虑及不正确的认识。

2. 对泌尿系急慢性感染、阴囊皮肤疾病及阴囊内疾病，待治愈后再行输精管附睾吻合术。

3. 注意有无药物过敏史，采用普鲁卡因麻醉者，术前应做皮试。

4. 手术前晚沐浴，清洁外阴部，更换清洁内裤。手术前剃去阴毛。

5. 术前先用1∶1000苯扎氯铵溶液浸洗阴茎、阴囊5 min，然后擦干，再用1∶1000硫柳汞酊或75%乙醇消毒皮肤；也可用1∶1000苯扎氯铵溶液消毒3次。

五、麻醉与体位

气管插管全身麻醉或椎管内麻醉。受术者取仰卧位。

六、手术种类

1. 输精管附睾管端-端吻合　可以有效缓解男性精子活力低下或不育症的产生，可以通过这种方法进行疾病的治疗，并将其头端固定在输精管中，效果比较好。

2. 输精管附睾管端-侧吻合　这是比较常见的治疗男性出现输精管堵塞和感染的方法，可以通过这种方法进行外包、膜部位的缝合，可有效避免出现输精管堵塞和精液流通不畅的现象。

3. 附睾输精管端-侧吻合　能够有效缓解男性不育症的产生，有效促进男性精子的正常运行，对于男性出现无精症或是精子活力异常现象的治疗都有很好的辅助效果。

七、手术步骤

1. 切口及探查阴囊内容物：做阴囊前侧中线纵向切口。切开皮肤、肉膜、诸筋膜，直至睾丸鞘膜壁层。于壁层外钝性分离，将睾丸鞘膜连同阴囊内容物一起挤出切口外，切开睾丸鞘膜，显露睾丸、附睾，并分离出附睾段输精管，检查睾丸、附睾、输精管有无病变。

2. 精囊端输精管注水试验：于附睾尾部病变阻塞上方相对应位置穿刺输精管管腔，向精囊端输精管注入等渗盐水5 ml，如注水无阻力，受术者有尿意感，表示精囊端输精管通畅。

3. 切开附睾体部、头部：于附睾尾部病变阻塞部位上方做附睾体部之纵向切口，并切断附睾内的小管，如有液体溢出，则用无菌玻片收集，加上等渗盐水，置于显微镜下观察有无精子。如无精子，将切口向附睾头部方向延长，收集液体做镜检，直到发现有精子。

4. 切开输精管：于附睾尾部病变阻塞上方对应部位的输精管向上做纵向切口，其长度与附睾体部纵向切口相当。将3-0尼龙线通过注射针头从输精管纵向切口上端插入管腔，再经管壁穿出，并引出皮肤之外。

5. 输精管附睾吻合：用8-0尼龙线行输精管附睾侧-侧吻合。先缝合上、下两端，结扎后线尾作牵引，并将尼龙支撑线下端经吻合口从吻合口下角引出，再于输精管附睾吻合口之两侧做间断缝合。最后，再将尼龙支撑线下端线尾引出阴囊皮肤外。

6. 同法施行对侧手术。

7. 缝合切口：检查切口内无出血，放置橡皮引流条，用细丝线垂直褥式缝合阴囊切口。最后，将尼龙支撑线上下两线尾于皮肤外结扎并固定。

八、手术图谱

手术图示见图 10-4。

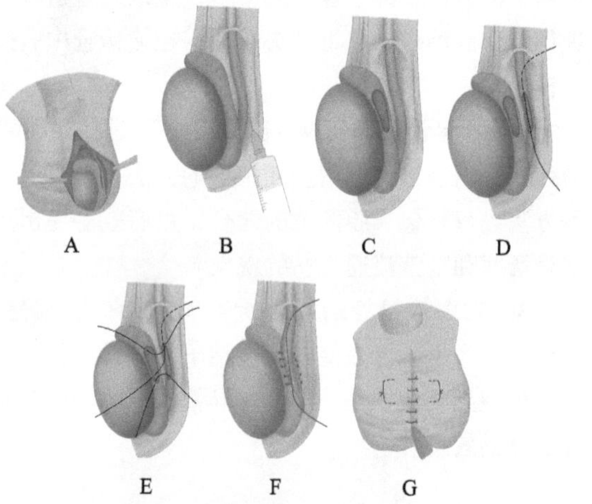

图 10-4 手术图示（见彩插）

A. 探查阴囊内容物；B. 向精囊端输精管内注水；C. 切开附睾包膜；D. 切开输精管；E. 输精管附睾吻合；F. 同法施行对侧手术；G. 缝合切口

九、术中注意事项

1. 结节两侧的输精管不可游离过长，一般游离 1.0～1.5 cm 即可，以免损伤血管，致使手术失败或出血。

2. 输精管结扎结节的处理：如为了生育而手术，可将结节放回阴囊旷置，以免分离、切除结节而影响睾丸及输精管血供。如为了痛性结节等并发症而手术，则将结节切除。

3. 输精管横断要靠近结扎结节，一般距结节 0.3 cm 即可，不可切除过长，以免吻合后张力过大影响愈合。同时输精管一定要横切整齐，以便吻合及愈合。

4. 输精管精囊端是否通畅，除注水试验外，还可注入亚甲蓝液，并将导尿管插入膀胱，观察尿色。

5. 将输精管附睾端切断后，经扪压附睾仍无液体溢出，可用空针从管腔注入少许等渗盐水洗涤管腔，再抽出液体涂片，显微镜检有无精子。

6. 输精管两断端一定要用缝针缝合被膜 1 针以作牵引，否则断端滑入阴囊内寻找十分困难，尤其张力较大时更是如此。

7. 输精管两断端管腔粗细常不一致，一般附睾端输精管因精液潴留而使管腔增大，管壁变薄，而精囊端输精管腔相对较小，为使吻合方便，可用小镊子或蚊式钳扩张精囊端输精管。

8. 输精管吻合术最好在手术放大镜或手术显微镜下施行。

十、术后处理

1. 将阴囊托起。
2. 术区需加以保护，以防切口及支撑物被污染。
3. 应用抗菌药物防治感染。
4. 术后 5～7 天拆除阴囊皮肤缝线。
5. 如有输精管支撑物，术后 8～12 天拔除。
6. 术后 1 个月开始检查精液，大多数受术者术后 1 个月开始出现精子，极少数受术者 0.5～1.0 年才出现精子。

十一、主要并发症

输精管附睾吻合术并发症与输精管吻合术大体相同，具体表现如下。

1. 出血 大多发生于术后 24 h 内。一般可用冷敷、加压包扎、应用止血药物及抗生素治疗。如已形成血肿，数天后可抽出积血，注入玻璃酸酶及肌内注射糜蛋白酶，以促进血肿液化吸收；若出血尚未停止，48 h 内血肿迅速增大，则应立即手术，清除血肿，彻底止血，放置引流。应用止血药物及抗生素，并防止发生其他并发症。

2. 感染 常见原因为原有阴囊感染和泌尿生殖系感染、术前未按要求清洁和消毒阴囊、手术器械和敷料未达无菌要求、手术操作粗糙、组织损伤过多、止血不彻底及术后敷料脱落、伤口污染等。术后应有充足的预防感染措施。

3. 精子肉芽肿形成 吻合口精子肉芽肿常常是导致输精管附睾吻合术再次堵塞的主要原因，术后建议受术者以少进食活血、温补等食品，待复查精液分析可见精子后再做调理。

4. 吻合失败 术后应密切跟踪随访，以术后 1 个月、3 个月、6 个月、12 个月进行精液常规分析，部分受术者会在术后较长时间后才在排出的精液中发现精子，输精管附睾吻合术后 1 年仍未见精子者，则视为吻合失败，1 年后可考虑再次手术。

（编写：刘 晁；审校：李红钢 唐运革；终审：章慧平）

参考文献

[1] Dickey RM, Pastuszak AW, Hakky TS, et al. The evolution of vasectomy reversal. Curr Urol Re, 2015, 16(6): 40.

[2] Schwarzer JU, Steinfatt H. Current status of vasectomy reversal. Nat Rev Urol, 2013, 10(4): 195-205.

[3] Fainberg J, Kashanian JA. Vasectomy. JAMA, 2018, 319(23): 2450.

[4] Chan LM, Westhoff CL. Tubal sterilization trends in the United States. Fertil Steril, 2010, 94(1): 1-6.

[5] Castao PM, Adekunle L. Transcervical sterilization. Semin Reprod Med, 2010, 28(2): 103 -109.

[6] Beerthuizen R. State-of -the-art of non-hormonal methods of contraception: V. Female sterilisation. Eur J Contracept Reprod Health Care, 2010, 15(2): 124-135.

[7] Hurskainen R, Hovi SL, Gissler M, et al. Hysteroscopic tubal sterilization: a systematic review of the Essure system. Fertil Steril, 2010, 94(1): 16 -19.

[8] Thiel J, Suchet I, Tyson N, et al. Outcomes in the ultrasound follow-up of the essure micro-insert: complications and proper placement. J Obstet Gynaecol Can, 2011, 33(2): 134-138.

[9] Al-Safi Z, Shavell VI, Katz LE, et al. Nickel hypersensitivity associated with an intratubal microinsert system. Obstet Gynecol, 2011, 117(2 Pt 2): 461-462.

[10] Luján M, Vigil A, Turo J, et al. The performance of vasectomy in an urban municipality. Practical considerations for follow-up. Arch Esp Urol, 2010, 63(9): 797-802.

[11] Korthorst RA, Consten D, van Roijen JH. Clearance after vasectomy with a single semen sample containing less than 100 000 immotile sperm/mL: analysis of 1073 patients. BJU Int, 2010, 105(11): 1572-1575.

[12] Labrecque M, Paunescu C, Plesu I, et al. Evaluation of the effect of a patient decision aid about vasectomy on the decision-making process: a randomized trial. Contraception, 2010, 82(6): 556-562.

[13] Subramanian L, Cisek C, Kanlisi N, et al. The Ghana vasectomy initiative: facilitating client-provider communication on no-scalpel vasectomy. Patient Educ Couns, 2010, 81(3): 374-380.

[14] Roth MY, Page ST, Bremner WJ. Male hormonal contraception: looking back and moving forward. Andrology, 2016, 4(1): 4-12.

[15] World Health Organization Task Force on Methods for the Regulation of Male Fertility. Contraceptive efficacy of testosterone-induced azoospermia in normal men. World Health Organization Task Force on methods for the regulation of male fertility. Lancet, 1990, 336(8721) : 955-959.

[16] World Health Organization Task Force on the Regulation of Male Fertility. Contraceptive efficacy of testosterone-induced azoospermia and oligozoospermia in normal men. Fertil Steril, 1996, 65(4): 821-829.

[17] Chao JH, Page ST. The current state of male hormonal contraception. Pharmacol Ther, 2016, 163: 109-117.

[18] Piotrowska K, Wang C, Swerdloff RS, et al. Male hormonal contraception: hope and promise. Lance Diabetes Endocrinol, 2017, 5(3): 214-223.

[19] Wang C, Festin MP, Swerdloff RS. Male Hormonal Contraception: Where Are We Now? Curr Obstet Gynecol Rep, 2016, 5: 38-47.

[20] Amory JK. Male contraception. Fertil Steril, 2016, 106(6): 1303-1309.

[21] Murdoch FE, Goldberg E. Male contraception: another holy grail. BMCL Digest, 2014, 24(2): 419-424.

[22] Chao J, Page ST, Anderson RA. Male contraception. Best Pract Res Clin obstet Gynaecol, 2014, 28(6): 845-857.

[23] Zdrojewicz Z, Konieczny R, Papier P, et al. Brdt bromodomains inhibitors and other modern means of male contraception. Adv Clin Exp Med, 2015, 24(4): 706-714.

[24] Chung SS, Wang X, Roberts SS, et al. Oral administration of a retinoic acid receptor antagonist reversibly inhibits spermatogenesis in mice. Endocrinology, 2011, 152(6): 2492-2502.

[25] Chung SS, Cuellar RA, Wang X, et al. Pharmacological activity of retinoic acid receptor alpha-selective antagonists and. ACS Med Chem Lett, 2013, 4: 446-450.

[26] 张欣宗，唐运革，刘晃，等. 冷袋外敷法缓解输精管结扎术后痛性结节局部疼痛的疗效观察. 中国计划生育和妇产科，2017，9（02）：72-74.

[27] 史勇军，余纳，熊世敏，等. 输精管结扎术对男性中老年期雄激素水平的远期影响. 中华男科学杂志，2017，23（02）：125-130.

[28] 刘晃，郑厚斌，庞韬，等. 输精管结扎术后附睾液抗精子抗体的研究. 中国男科学杂志，2015，29（11）：49-52.

[29] 熊世敏，周远忠，刘方苇，等. 输精管结扎术对中老年男性血脂代谢的远期影响. 中华生殖与避孕杂志，2018，38（01）：44-48.

[30] 杨帆，官黄涛，刘太华，等. 输精管结扎术对远期心血管疾病的高危因素影响的调查及分析. 中国计划生育和妇产科，2014，6（09）：12-15.

第 11 章　人工终止妊娠

第一节　负压吸引术

应用负压通过吸管将早期妊娠产物自子宫腔吸出，以达到终止妊娠的手术方式，称为负压吸引术（vacuum aspiration）或称负压吸引人工流产术（图 11-1）。

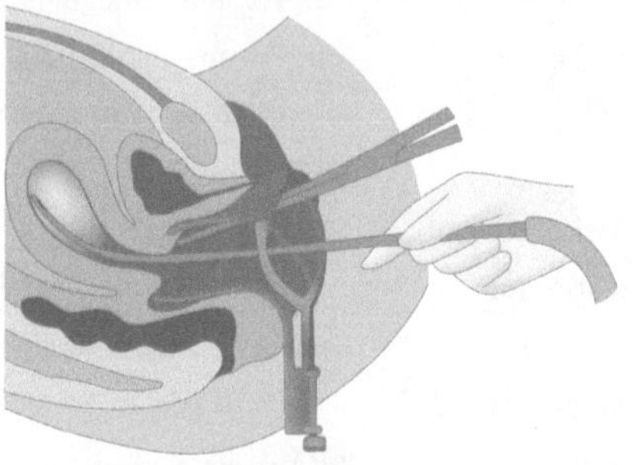

图 11-1　负压吸引人工流产术（见彩插）

一、适应证

1. 子宫内妊娠 10 周以内，要求终止妊娠而无禁忌证者。
2. 因某种疾病（包括遗传性疾病）不宜继续妊娠者。

二、禁忌证

1. 各种疾病的急性期患者。
2. 生殖器官炎症未经治疗者。
3. 全身状况不良不能耐受手术者。
4. 术前 2 次（间隔 4 h）体温在 37.5℃以上者，暂缓手术。

三、术前准备

1. 详细询问病史包括避孕史，测量生命体征，进行全身体格检查，排除高危情况。

2. 受术者排空膀胱后行妇科检查，查清子宫位置，注意异常倾屈，排除阴道及子宫畸形等。常规取阴道分泌物检查，包括清洁度、滴虫、假丝酵母菌、线索细胞、胺试验，检查阳性者给予规范化治疗。高危人群推荐除了常规阴道分泌物检查，还应该筛查沙眼衣原体、淋病奈瑟菌，检测阳性者给予规范化治疗。

19 项高危因素：①年龄<20 岁或≥50 岁；②半年内曾做过人工流产；③ 1 年内有 2 次或 2 次以上人工流产史；④人工流产总数超过 3 次；⑤稽留流产；⑥哺乳期、足月分娩后 3 个月内；⑦剖宫产史（包括剖宫取胎术后再次妊娠）；⑧妊娠合并内、外科疾病，尤其合并功能异常；⑨子宫手术史（如肌瘤剔除术、腺肌瘤剔除术）、生殖道手术史；⑩生殖器畸形或盆腔肿瘤导致子宫腔变形；⑪子宫位置高度倾屈；⑫子宫颈暴露困难；⑬脊柱、下肢、骨盆病变致膀胱截石位困难；⑭既往有不良孕产史（产科大出血、人工流产并发症等）；⑮既往子宫穿孔、宫颈阴道段裂伤、伴阴道穹隆损伤；⑯可疑或确诊的剖宫产后瘢痕、子宫角妊娠、子宫颈妊娠、子宫峡部妊娠；⑰带器妊娠（包括宫内节育器变形、嵌顿等）；⑱外院人工流产手术失败史；⑲ Rh 阴性血型等。

3. 完善相关的辅助检查。

（1）盆腔超声：检查子宫和附件情况，明确孕囊着床位置和大小。有剖宫产史者，超声应提示胚胎着床位置与子宫下段剖宫产瘢痕的关系。

（2）心电图检查。

（3）MRI：协助超声明确诊断时使用。对于剖宫产瘢痕妊娠、子宫颈妊娠、子宫角妊娠等特殊部位异位妊娠的明确诊断及术式选择具有重要意义。

（4）实验室检查：①血常规；②凝血功能检查（有凝血功能异常者或稽留流产时间较长者）；③肝肾功能［有肝和（或）肾功能异常病史者］；④血型；⑤感染指标［梅毒、人类免疫缺陷病毒（HIV）、乙型肝炎病毒（HBV）、丙型肝炎病毒（HCV）］；⑥必要时测血人绒毛膜促性腺素（hCG）（稽留流产、葡萄胎或不除外异位妊娠时）；⑦阴道分泌物检查。

4．术前咨询，说明负压吸引术风险，解除其思想顾虑。进行流产后关爱的咨询及宣教。受术者签署知情同意书。

四、手术器械及敷料准备

（一）器械

阴道窥器 1 个，弯盘 1 个，长镊子 1 把，子宫颈钳 1 把，探针 1 根，子宫颈扩张器（4～8.5 号）各 1 根，6、7、8 号吸管各 1 根，40 cm 橡皮管 1 根，小刮匙 1 把，弯头卵圆钳 1 把，消毒钳 2 把，专用电动人工流产负压吸引器 1 台。

（二）敷料

无菌治疗巾 1 条，孔巾 1 块，腿套 2 只，无菌纱布 2 块，棉纱球 6 个，长棉签 2 根。

具体见表 11-1。

表 11-1 负压吸引术包器械辅料装备

辅料	数量	器械	数量
外包布	1 块	阴道窥器	1 只
内包布	1 块	弯盘	1 个
孔巾	1 块	长镊子	1 把
腿套	2 只	子宫颈钳	1 把
套袖 / 手术衣	2 只 /1 件	探针	1 根
无菌纱布	2 块	子宫颈扩张器	4～8.5号，共10 根
长棉签	2 根	吸管（6、7、8 号）	各 1 根
棉纱球	6 个	橡皮管	40 cm，1 根
无菌治疗巾	1 块	小刮匙	1 把
		弯头卵圆钳	1 把
		消毒钳	2 把
		负压吸引器	1 台

五、镇痛及静脉麻醉

（一）局部麻醉

利多卡因子宫颈阻滞麻醉。其优点为可使子宫颈扩张，减少人工流产综合征的发生，不抑制呼吸循环功能，安全简便，价格便宜，无须医师监护。其缺点为子宫颈注射利多卡因不能弥散到子宫腔，不能减轻手术操作对子宫腔的刺激，镇痛效果不如静脉麻醉。

（二）全身麻醉

患者自愿要求麻醉镇痛，无麻醉药及全身麻醉禁忌证。建议静脉麻醉药和镇痛药物联合使用。推荐丙泊酚复合芬太尼或瑞芬太尼或舒芬太尼或其他镇痛药物氢吗啡酮、羟考酮、地佐辛、氟比洛芬酯等。

六、手术步骤

术者要做好术前核查工作。核对受术者末次月经和孕周、高危妊娠情况、术前超声报告和实验室检查结果；检查知情同意书；再次做流产后避孕宣教，确认受术者选择的避孕方法并做相应准备。核实受术者空腹时间，行无痛人工流产者应禁食固体食物（包括牛奶）6 h，禁饮清亮饮料 4 h。

1．手术必须在手术室进行。术者应复核病历。询问受术者末次月经、末次分娩史、避孕史和末次手术情况。受术者取膀胱截石位。术者需穿手术衣裤（或刷手服），戴帽子、口罩。

2．术者常规刷手，消毒外阴、阴道、臀下铺无菌治疗巾，套腿套，铺孔巾。双手再次消毒后，戴消毒袖套（或穿无菌手术衣）及手套（一只手戴双层手套）。整理器械。

3．术者用戴双层手套的手做内诊，复查子宫位置、大小、倾屈度及附件情况，然后脱掉外层手套。

4．用阴道窥器暴露子宫颈，擦净阴道内积液及宫颈黏液，用两根碘伏棉签分别消毒阴道穹隆和子宫颈后，用子宫颈钳夹持子宫颈前唇或后唇。然后用一根碘伏棉签消毒子宫颈管。

以下操作有条件单位建议在术中 B 超监测下进行或根据需要实施子宫腔观察吸引手术。

5．术者手执笔式持探针，依子宫方向轻柔地将探针送至子宫底，探测子宫腔深度及子宫腔两侧形态。

6．术者手执笔式持子宫颈扩张器，从最小号开始，由小到大，逐一轻柔地将子宫颈扩张器送入子宫颈内口，比所用吸管大半号即可。注意深度不能超过子宫颈扩张器上面的刻度。如子宫颈内口扩张困难，应避免强行扩张，可以使用润滑剂。子宫颈口较紧者或可加用局部麻醉，无禁忌证者，也可在术前 30 min 舌下含服米索前列醇 0.2 mg。

7．吸管的选择。应根据孕周及子宫腔深度，以及子宫颈管的情况选择适当的吸管。一般情况下，妊娠≤7 周用 6 号吸管，妊娠≤8 周用 7 号吸管，妊娠 8～10 周者用 8 号吸管。亦可依子宫腔深度选择，子宫腔深度＜12 cm 使用 6 或 7 号吸管，＞12 cm 使用 8 号吸管。

8．负压吸引操作。

（1）负压吸引术中使用的电动吸引器，必须设有安全阀和负压储备装置（瓶），不得直接使用电动吸引器。术中使用的最大负压不能超过 66.5 kPa（500 mmHg），孕囊吸出后，负压降至≤40 kPa（300 mmHg）。

（2）用连接管将吸管与负压装置连接后，必须检查负压。

（3）吸管不带负压顺子宫腔方向轻轻置入，到达子宫底部后退出约 1 cm，开放负压为 53～66 kPa（400～500 mmHg），将吸管顺时针或逆时针顺序转动，并上下移动，寻找胚胎着床部位，吸管有振动感提示胚胎组织进入吸管内。当感到子宫有收缩感、子宫壁变粗糙时，提示子宫腔内妊娠组织已吸出，折叠捏住连接管阻断负压，取出吸管。再将负压降低至 27～40 kPa（200～300 mmHg），按上述方法在子宫腔内吸引 1～2 周，取出吸管。注意吸管不能带负压进出宫颈管。一般吸管进入子宫腔 2 次，每次吸引时间不宜超过 1 min。避免多次进出引起感染。注意器械要到达子宫底及两侧子宫角处，必要时用小刮匙轻轻搔刮子宫底和两侧子宫角，避免组织残留。然后用探针测量术后子宫腔深度。

（4）子宫腔吸净的标志：子宫壁由光滑变粗糙，可闻肌声；子宫收缩，子宫腔深度比吸引前缩小 1～2 cm；吸管紧贴子宫壁，转动受限，仅吸出少量血性泡沫。

（5）子宫腔吸净后，请台下助手将吸出物用筛网过滤，测量出血量，检查绒毛大小是否符合孕周，分别测定组织物容量，是否与妊娠天数相符。

如果没有肉眼可见绒毛或绒毛大小明显小于孕周，要复查超声以明确是否有漏吸或残留；如果子宫内确实没有残留，要警惕异位妊娠，如输卵管妊娠、子宫角妊娠、残角子宫妊娠等，受术者需留观，将子宫腔吸出组织送病理，并随诊血清 hCG 和超声检查。

如果子宫腔吸出物中肉眼可见葡萄样组织，需要送病理检查、随诊血清 hCG 并复查超声，必要时做胸部 X 线片或肺 CT 检查，除外滋养细胞疾病。

如果吸出组织中发现脂肪或其他异常组织，要警惕子宫穿孔，子宫腔吸出组织送病理检查。受术者需住院，开放静脉通路，测量血压、脉搏和血红蛋白，监测生命体征，及时复查超声，并随诊血清 β-hCG，必要时急诊腹腔镜或开腹手术处理。

（6）子宫损伤的危险信号：①探针进入子宫腔深度明显大于子宫大小或孕周；②手术操作中，吸管或刮匙突然有落空感或无底感，进入子宫腔的深度超过原来探针所探查的深度；③吸宫时感觉滑或空虚，吸不出组织；或者吸出异常组织，如脂肪组织；④受术者突感剧烈腹痛、出汗或休克；术后剧烈腹痛，出现腹膜刺激征等。

（7）子宫腔吸净后，检查子宫颈口没有活动性出血，擦净血迹，如果需要放置宫内节育器，可按照常规放置。

（8）确认手术无异常时，取下阴道窥器，受术者到观察室休息，填写手术记录，交代术后注意事项，做流产后关爱（PAC）宣教。

七、术后用药

（一）抗生素使用建议

人工流产手术后预防性使用抗菌药物很有必要，建议给予预防性抗菌药物（推荐强度：I A）。人工流产手术预防性应用抗菌药物应选择能够覆盖盆腔的需氧菌、厌氧菌及性传播病菌如淋病奈瑟菌和沙眼衣原体的抗菌药物。应尽量选择单一抗菌药物预防用药，避免不必要的联合用药。建议选择二代头孢菌素、甲硝唑或多西环素、米诺环素、阿奇霉素（推荐强度：I A）。抗菌药物的有效覆盖时间应包括整个手术过程和手术结束后 4 h，总的预防用药时间为 24 h，必要时延长至 48 h。

（二）缩宫素应用建议

子宫收缩欠佳，术中出血多或怀疑子宫穿孔时，可以应用促进子宫收缩的药物。①缩宫素 10 U 肌内注射或子宫颈注射；②缩宫素 10 U+0.9% 生理盐水 500 ml 静脉滴注，每分钟 30 滴。③卡孕栓 0.5 mg，阴道放置。④可酌情应用其他前列腺素制剂及麦角新碱等。

（三）中药促进子宫恢复的建议

流产后出血主要为气虚血淤，以益气祛瘀、缩宫止血为原则。中成药推荐：益母草颗粒和桂枝茯苓胶囊等（详见本书第 16 章“女性计划生育手术后康复管理”部分）。

八、人工流产后宣教

1. 人工流产后 1 个月内禁止性生活及盆浴，以免发生感染。

2. 术后如有腹痛、发热、阴道出血多或持续不净达 2 周以上等异常情况，应随时就诊。

3. 根据术前 PAC 指导时选择的避孕方法，有针对性地咨询指导。

4. 人工流产术后常规复诊 2 次。第 1 次在术后 2 周复诊，主要询问阴道出血和避孕方法使用情况，及时发现并处理不全流产、漏吸或感染等并发症；有针对性地对放置宫内节育器后淋漓出血或腹痛等问题给予解释和处理，必要时行盆腔超声检查和血清 hCG 测定。第 2 次复诊在转经后，主要询问月经量和腹痛等情况，及时发现并处理子宫颈管粘连、宫内节育器脱落等问题。另外，还要咨询受术者避孕方法的使用情况，向选用避孕套或复方短效口服避孕药的受术者介绍长效可逆避孕措施，并及时落实。

九、注意事项

（一）术前核对

1. 空腹时间 预行无痛人工流产者禁食固体食物（包括牛奶）6 h，禁饮清凉饮料 4 h。

2. 受术者病历资料 末次月经、孕周、高危妊娠情况、术前超声报告、实验室检查结果和知情同意书等。

3. 流产后关爱 再次宣教流产后避孕方法，确认受术者选择的避孕方法并做相应准备。

（二）术中注意事项

1. 用连接管将吸管与负压装置连接后，必须检查负压。

2. 进入子宫腔的器械不能触碰阴道壁。

3. 吸管进出子宫颈管时不能带负压。

4. 如负压过大，吸管将子宫壁吸住，应解除负压（打开吸管的通气孔或将吸管与所连接的负压管分离）后取出吸管。也可应用装有减压装置的负压吸引器。

5. 对高危妊娠孕妇，应在病历上标注高危标识。术前向家属及受术者说明手术难度及可能发生的并发症。建议在超声监视下，由有经验的医师操作。

6. 带器妊娠者，应在术前应用超声和 X 线明确节育器的类型和位置。人工流产时，建议在超声监视下手术，如节育器取出困难，应进一步做定位诊断。

7. 手动负压吸引术（MVA）作为一种安全有效的人工流产和清宫方案被 WHO 所推荐，可行超声引导下手术和（或）子宫腔观察吸引手术，增加术中监测定位诊断。

（三）术后观察

施行局部麻醉的受术者在观察室休息 2 h。监测生命体征及腹痛、阴道出血情况。如无异常，方可离去。

采用静脉全身麻醉行人工流产负压吸引术时，麻醉医师须监护受术者至定向力恢复，Aldrete 改良评分达 9 分以上，再转送至恢复室或观察室继续观察。由专职护士继续观察 2 h。判断受术者完全清醒、可自行行走、生命体征平稳、无恶心呕吐和其他不适后，由手术者和麻醉医师共同决定是否可以离院。

第二节 钳 刮 术

一、适应证

1. 子宫内妊娠 10～14 周，自愿要求终止妊娠而无禁忌证者。妊娠 12 周以上者建议住院。

2. 因某种疾病（包括遗传性疾病）不宜继续妊娠者。

3. 其他方法流产失败者。

二、禁忌证

同负压吸引术。

三、术前准备

1. 必须收入院手术。

2. 病史询问、妇科检查、辅助检查和实验室化验等同负压吸引术。

3. 子宫颈准备：有机械方法和药物方法。妊娠期间有反复阴道流血者或最近有阴道流血史，术前不宜行扩张子宫颈的准备，详见表 11-2。

表 11-2 钳刮术前子宫颈准备

机械法		药物法（无药物禁忌）		
方法 1	方法 2	方法 1	方法 2	方法 3
术前 16～24 h 将 18 号无菌导管置入子宫颈内口，其余部分用无菌纱布包裹至阴道内	术前 6～24 h 将亲水材料制成的子宫颈扩张棒置入子宫颈内口	术前 24～48 h 口服米非司酮 100～150 mg	术前 1～2 h 口服或阴道后穹隆放置米索前列醇 200～400 μg	术前 1～2 h 阴道后穹隆放置卡孕栓 0.5～1.0 mg

4. 手术器械及敷料。基本同“负压吸引术”，额外需要 1 把中号刮匙及子宫颈扩张器 10.5～12 号 4 根。

四、手术步骤

有条件者建议术中在 B 超监视下操作。

1. 外阴消毒、铺巾同负压吸引术。

2. 必要时用子宫颈扩张器扩张子宫颈，一般扩张到10号或更大。

3. 用弯头卵圆钳缓慢通过子宫颈内口后，把弯头朝向子宫腔方向，钳夹羊膜囊，先行破水，让羊水慢慢流出。待羊水基本流干净，将卵圆钳再次进入子宫腔，在超声指引下寻找胎盘或胎儿肢体，钳夹牢固后，轻柔地缓慢向外牵拉。胎盘柔软，牵拉比较容易，在牵拉过程中可以小幅度晃动，使胎盘逐渐剥离，以便大块牵出；牵拉胎儿肢体时一定要注意保持纵向，避免胎儿骨骼破碎残留或损伤子宫壁肌层组织。胎盘和胎儿的取出顺序没有严格规定，以先取出容易钳夹到的组织为宜（图11-2）。

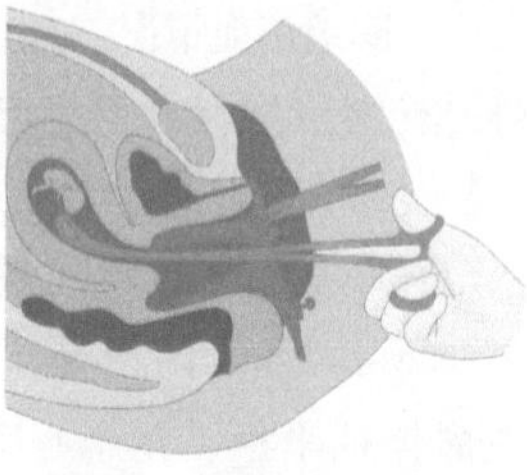

图11-2 钳刮术（见彩插）

4. 用6～7号吸管，40 kPa（300 mmHg）较低负压，顺着子宫壁轻轻吸净残存组织。负压过大时吸管容易吸住柔软的子宫壁不易移动，应及时释放负压，取出吸管。

5. 保留取出的胎儿，仔细对合头颅、躯干和四肢是否完整；检查胎盘大小是否符合孕周，结合超声检查，避免残留。

6. 钳刮后观察子宫收缩和出血情况，记录子宫腔深度。

7. 手术结束，取下子宫颈钳和阴道窥器。术后根据宫缩情况酌情给予缩宫素。详细填写手术记录。

五、术后用药

1. 抗生素和缩宫素使用建议同负压吸引术。

2. 中药促进子宫恢复的建议：辨证论治以脱花煎为主方，分肾虚型、气血虚弱型、血热型、血瘀型、热毒型5型加减用药，中成药为桂枝茯苓胶囊、生化丸、益母草颗粒。

六、流产后宣教

一般住院观察1～2天，其他同负压吸引术。

七、注意事项

1. 认真做妇科检查，明确子宫位置。

2. 钳夹羊膜囊破水时，要缓慢放出羊水，等待羊水基本流干净后再手术，警惕羊水栓塞。

3. 胎儿骨骼通过宫颈管时，不能用暴力，尽量以纵轴轻柔牵出。

4. 子宫有活动性出血时，应及时给予子宫收缩药物，并查找出血原因，必要时静脉给药或应用前列腺素加强宫缩，如子宫收缩好却继续出血，应警惕子宫颈损伤。

5. 仔细核对胎儿肢体及其附属物，可疑残留时，应做超声检查。

6. 其他同负压吸引术。

第三节 负压吸引术和钳刮术的并发症

一、术中并发症

包括人工流产综合征、子宫穿孔和脏器损伤。

（一）人工流产综合征（心脑综合征）

1. 概述 在没有充分的镇痛措施而实施人工流产负压吸引术或钳刮术时，扩张子宫颈的局部刺激导致迷走神经兴奋，从而反射性地引起一系列症状，称为“人工流产综合征”，发生率0.06%～12.50%。一般病情不重，但也有心搏骤停的报道，应当予以重视。

2. 临床表现 症状如受术者面色苍白、出冷汗、头晕、胸闷或伴恶心、呕吐。严重者可以出现一过性意识丧失、晕厥、抽搐，血压下降到12/8 kPa（90/60 mmHg）以下或收缩压比术前下降4 kPa（30 mmHg）、舒张压比术前下降2 kPa（15 mmHg）。体征可见心律失常，如心动过缓、心律不整齐，甚至发生心搏骤停。

3. 预防 有条件时，尽量采用镇痛或麻醉技术，减少受术者痛苦。轻柔操作，减少刺激。钳夹及扩张子宫颈时轻柔、缓慢，孕周大或子宫颈条件差者，术前做子宫颈预处理，术中子宫颈表面麻醉或子宫颈阻滞麻醉也有预防作用。术中随时注意观察受术者一般情况。加强术前宣教，消除受术者对手术的恐惧心理，必要时术前口服巴比妥类制剂、镇痛药有预防作用。

4. 处理 术中如见受术者出冷汗、面色苍白等应立即测脉搏，如心率低于 60 次 /min，应立即停止手术。受术者取平卧位，吸氧。严密观察血压、脉搏变化，开放静脉通路，有条件时行心电监护。静脉或皮下注射阿托品 0.5～1.0 mg。必要时开放静脉输液，静脉注射 50% 葡萄糖溶液 60～100 ml。病情严重或经过以上处理无效时，应请内科医师协同处理。

（二）子宫穿孔

1. 概述 行子宫腔内操作时，手术器械穿透子宫肌层和浆膜层，人为地形成一个孔道，称为“子宫穿孔”。虽然发生率仅为 0.04%～0.88%，却是人工流产手术中严重的并发症，处理不当可导致受术者死亡等严重后果，一定要引起重视。

2. 临床表现 造成子宫穿孔的器械通常包括探针、子宫颈扩展器、刮匙、吸管、卵圆钳和取环钩。如果仅是子宫穿孔，未损伤较大血管及周围脏器，称为“单纯性穿孔”；如果在子宫穿孔的同时伤及大血管或周围脏器，或多处子宫穿孔，造成子宫肌壁血肿、腹腔内出血、肠穿孔、膀胱穿孔等时称为“复杂性穿孔”。探针造成的穿孔比较小，而卵圆钳造成的穿孔通常比较大。临床表现与造成穿孔的器械、穿孔类型及穿孔的大小有关。

（1）单纯性穿孔：通常由探针或子宫颈扩张器造成。术者在探查子宫腔或扩张子宫颈时有“落空”或“无底”的感觉，器械进入子宫腔的深度与妊娠周数或子宫大小不符，或超出原来的探测深度。受术者一般无明显症状或仅有轻度下腹部疼痛。

（2）复杂性穿孔：通常由吸管、卵圆钳、刮匙或取环钩等造成。术者感觉吸管无法贴住子宫壁，无法吸出组织；或在吸出或钳夹出的组织中，发现脂肪颗粒或大网膜。受术者可出现剧烈腹痛，伴有腹腔内大出血时，可出现腹膜刺激征及移动性浊音。肠道穿孔时，可出现腹痛和腹胀，肝浊音界消失等表现。如未及时处理，则在短时间内即出现急性腹膜炎症状。膀胱损伤时导尿可出现肉眼血尿。

3. 辅助检查 超声检查可发现子宫浆膜层不连续、盆腹腔积液等表现。

4. 处理 怀疑子宫穿孔时，应立刻停止手术，开放静脉通路，监测生命体征并给予促进子宫收缩药物。

单纯穿孔时，如果生命体征平稳可非手术治疗，给予缩宫素和抗生素。如子宫腔内尚有妊娠物残留，建议术后非手术治疗观察 1 周后由有经验医师在超声引导下避开穿孔部位，清除子宫内残留组织。复杂穿孔或怀疑脏器损伤、腹腔内大出血时建议行探查手术，可采用腹腔镜或开腹探查，以明确穿孔位置、数量及是否有周围脏器损伤等，同时给予对症治疗。子宫损伤严重者，必要时可切除子宫；探查术中必须探查周围脏器，如发现脏器损伤，应及时修补。

5. 预防 最有效的预防是将人工流产手术变成“可视”。建议有条件时在超声监视下或子宫腔直视下手术。

（1）术前：首先要仔细询问病史，掌握高危情况；认真做内诊，掌握子宫的正确形态和位置；如受术者有子宫过度倾屈畸形，或子宫过软、瘢痕子宫等穿孔概率高的情况，准备超声监视或宫腔直视手术。

（2）术中：轻柔操作，顺势而为，不可用蛮力。探针和子宫颈扩张器要“执笔式”，避免用力失控进入子宫腔太深。测量好子宫腔深度后，每一次器械进入子宫腔都要“小心翼翼”，不能超过这个深度，警惕发生子宫穿孔的危险。

（三）术中出血

1. 概述 人工流产术时出血的诊断依据孕周有所不同，妊娠＜10 周的出血量＞200 ml，妊娠 10～14 周的出血量＞300 ml，可诊断为人工流产手术术中出血。

2. 临床表现 ①自子宫颈口有大量活动性出血，甚至为喷射状出血；或负压吸管吸出大量血液；②受术者可出现头晕、心悸、出冷汗等症状，伴有心率增加、血压下降等失血性休克表现；③人工流产术中阴道出血与受术者体征不符时，要注意并发子宫穿孔等损伤的可能，也应注意排除胚囊着床部位异常，如剖宫产瘢痕妊娠或子宫颈妊娠的可能。

3. 辅助检查 超声检查可发现子宫内仍有残留组织，或发现子宫下段妊娠组织或子宫颈部位妊娠组织。

4. 治疗原则 ①子宫内还有妊娠组织时，要迅速清除剩余组织。如吸管过小不能尽快清除，可选用大号吸管。②子宫内没有残留妊娠组织时，宜及时应用缩宫素或前列腺素制剂等促进子宫收缩。③当怀疑剖宫产瘢痕妊娠或子宫颈妊娠时，要停止操作，尽快评估并重新制定治疗方案。④子宫穿孔伴内出血、阔韧带血肿等则按子宫穿孔处理，子宫颈裂伤应行宫颈裂伤缝合术。⑤因凝血机制障碍而发生大出血时，除及时请内科医师协助诊治外，术前做好预防出血的预案，术中及时鉴别和处理。⑥大出血时应立即开放静脉通道，配、备血，动态监测血流动力学和凝血功能变化，及时抢救。

（四）羊水栓塞

早期妊娠由于羊水较少、较清亮，极少发生羊水栓塞，多在妊娠 10 周以上钳刮时发生。其诊治同中期妊娠，详见本章“中期妊娠引产并发症”。

（五）漏吸

1. 概述 凡因子宫内妊娠而进行负压吸引人工流产术后，胚胎组织未能吸出，以致胚胎受到干扰而停止发育或未受到干扰继续发育，称为“漏吸”。

2. 临床表现 ①人工流产术后受术者仍有妊娠反应；②人工流产术后无阴道出血或仅有少量阴道出血；③术后妇科检查子宫较术前增大，子宫大小与术前末次月经后停经天数相符或维持在术前孕周大小；④超声检查提示子宫内妊娠，孕囊及胚胎大小与末次月经后停经天数相符或显示胚胎停止发育，血β-hCG无明显下降或升高。

3. 治疗原则 ①分析漏吸原因，针对原因制定治疗方案，尽早终止妊娠；②采用超声监视下清宫或子宫腔直视手术系统，精准清除妊娠组织；③合并子宫畸形、子宫过度倾屈、子宫角妊娠或残角子宫妊娠时，由有经验的医师在超声监视下手术或采用子宫腔观察吸引手术。

二、术后并发症

（一）人工流产不全

1. 概述 人工流产不全也称吸宫不全。人工流产术只能凭手术者手的感觉及吸出组织物的量来判断流产是否完全，如果术者稍有疏忽或判断错误，即可造成人工流产不全。

2. 诊断 术后阴道流血量多，或人工流产半个月后仍有阴道流血，或伴有下腹痛及低热，经用药物治疗无效，妇科检查子宫稍大于正常，可能有压痛，有时在子宫颈口见到残存的组织。

3. 处理

（1）再次清宫：术前先抗感染治疗2～3天，以控制由于长期流血而可能引起的子宫内膜炎。如阴道流血多于月经量时，则应立即清宫；如伴有急性感染，仅将大块残留组织轻轻取出，同时应用较大剂量的消炎药物，待感染控制后再行刮宫术（参考《不全流产保守治疗共识》）。采用B超引导和（或）子宫腔观察吸引手术增加术中监测及定位诊断。

（2）药物治疗：治疗药物主要包括前列腺素类药物联合米非司酮及中药等（参考《不全流产保守治疗专家共识》）。

药物治疗适应证：①妊娠物残留时间较短（阴道出血时间≤14天）；②B超提示子宫腔内存在混合样结构或稍强回声，伴或不伴血流信号，子宫腔内残留组织直径较小（直径≤2.5 cm）；③血β-hCG阳性（水平较低）。

药物治疗禁忌证：①阴道出血多于平时月经量；②存在潜在感染风险需行手术治疗；③心、肝、肾等重要脏器功能损害，以及存在药物过敏或禁忌证，尤其是米索前列醇类似物过敏可引起喉头水肿，严重时可引起过敏性休克；④疑似异位妊娠者；⑤不能除外妊娠滋养细胞疾病；⑥不愿接受药物治疗者；⑦没有随访条件者；⑧妊娠残留组织直径>2.5 cm，血β-hCG水平较高时（多数人认为血β-hCG>400 U/L），药物治疗不全流产失败的可能性较大，应与患者充分沟通。

再次清宫的适应证：若非手术治疗过程中出现以下情况需改行清宫术。①阴道出血多于平时月经量；②存在感染风险；③如果药物治疗2周后不能除外绒毛残留或月经来潮后彩色超声提示仍有子宫腔残留病灶；④药物过敏反应严重。

宫腔镜手术的适应证：若非手术治疗过程中出现以下几种情况可行宫腔镜手术。①药物治疗时间长、组织物持续残留；②清宫术后仍有组织残留，并机化；③子宫腔残留组织部位隐蔽，如组织子宫角处残留或隐匿的边缘性剖宫产切口妊娠残留；④清宫术很难完全清除干净，术后仍有残留或大量出血的可能。宫腔镜可以精准、有效地去除宫腔内残留组织，避免损伤正常子宫内膜，同时对子宫腔形态及是否存在子宫腔粘连等做出判断，从而可以根据患者生育要求给出恰当的指导。

（二）子宫腔积血

1. 概述 指钳刮术后可因子宫腔较大、宫缩不良或某些不明原因造成子宫腔积血。

2. 临床表现 可发生在术后2 h内，较少发生在术后2～3天。主诉下腹胀痛、下坠、少量阴道出血或无出血。检查时下腹部耻骨上可扪及子宫迅速增大、饱满，超过术前孕周，少数患者甚至可出现内出血休克症状。

3. 诊断与处理 排除子宫损伤引起的阔韧带血肿，并和子宫肌瘤、卵巢囊肿、异位妊娠等相鉴别后，行子宫腔探查即可诊断。在应用宫缩药的情况下用小头卵圆钳钳出血块，清除积血，即能止血；必要时在补液、输血的同时清宫。术后宜继续使用宫缩药维持1 h以上，并加用抗生素预防感染。

（三）流产后感染

1. 概述 多为急性子宫内膜炎，个别可发生输卵管炎、盆腔结缔组织炎、腹膜炎，甚至败血症。

2. 诊断 急性流产后感染诊断并不困难，依据

2 周内手术史，合并生殖道感染的症状、体征及实验室检查即可诊断。

美国疾病控制中心（CDC）对盆腔炎性疾病（PID）的诊断标准：下腹压痛、附件压痛和子宫颈举痛 3 项为必备条件。体温 38℃以上，血白细胞计数＞10×10^9/L，双合诊或超声发现盆腔脓肿或炎性包块为附加条件，可增加诊断的特异性。

3. 处理　①全身支持疗法，根据病情给予口服药物或输液治疗；②阴道分泌物培养，药物敏感试验；③视病情轻重给予广谱抗生素，并维持到炎症控制后 5～7 天；④如伴有不全流产可能者，在积极控制感染的同时行刮宫术；⑤严重感染，应用大量抗生素治疗 48 h 未能控制者，应及早排除子宫穿孔、肠损伤的可能，必要时行剖腹探查子宫切除术。

（四）子宫颈管及子宫腔粘连

1. 临床表现　负压吸引术后月经过少或闭经、伴有痛经或周期性腹痛，常规检查排卵功能正常，基础体温呈双相性；妇科检查可发现子宫及附件正常，或子宫稍增大、饱满感或呈球形，或伴有压痛。

2. 诊断　根据病史、临床表现及卵巢功能测定结果，可初步做出诊断。

（1）临床症状：月经量减少，不孕或流产，周期性腹痛或盆腔痛等。

（2）子宫输卵管造影（HSG）：能有效描述子宫腔粘连及对子宫腔和子宫颈内口形态进行评价，能有效判断输卵管是否通畅及通畅程度。

（3）经阴道超声：传统二维超声简单、无创、重复性好，但诊断敏感性较低；三维重建技术可获得立体感强、直观清晰的图像。

（4）MRI：诊断率较高，在子宫颈管粘连患者的诊断上有重要价值，但价格较高，操作较为烦琐。

（5）宫腔镜：可镜下直观子宫腔内形态特点，明确病变部位、范围、程度及类型等，诊断同时可以行相应治疗，是目前诊断子宫腔粘连的“金标准”。仅子宫颈粘连者，用探针探查子宫腔的方法即可确诊。探针到达子宫颈内口时有轻微阻力，试探突破子宫颈内口（阻力较大时在 B 超监视下进行）后有陈旧性暗红色血液外溢，显示子宫颈粘连。

3. 处理

（1）子宫颈粘连：近期的子宫颈粘连一般只需用子宫探针轻缓分离粘连。

（2）子宫腔粘连：近期的粘连可用子宫颈扩张器左右横扫分离子宫腔粘连，术后放置节育器 2～3 个月。

（3）远期的粘连：需在宫腔镜下分离粘连，术后给予雌 - 孕激素周期疗法或单用雌激素疗法（可参考《宫腔粘连临床诊疗中国专家共识》）。

（五）子宫内膜异位症及子宫肌腺病

1. 在行负压吸引术时，可因子宫内外压力过于悬殊而引起血液逆流入输卵管和腹腔；流产术后发生子宫颈粘连，未及时处理，可使经血逆流入盆腔。故行负压吸引术时操作必须轻巧，预防子宫颈粘连。子宫内膜异位症的治疗根据患者的病变范围、症状和生育要求等因素全面考虑。

2. 子宫腔吸刮或钳刮容易损伤子宫内膜基底层或继发子宫内膜炎，从而导致子宫内膜基底层缺乏黏膜下层，促进子宫内膜向肌层生长，形成子宫腺肌病。

（六）月经异常

人工流产后月经异常中以停经发生率最高，后依次为月经量稀少、经期延长、闭经、经期腹痛。主要原因包括下丘脑 - 垂体 - 卵巢轴系统失调；卵巢储备功能减退及子宫腔因素（如子宫内膜基层受损或子宫腔、子宫颈粘连）。建议对症治疗（可参考《早期妊娠终止后停经的诊疗流程专家共识》）。

（七）对再次妊娠及分娩的影响

1. 继发性不孕　为人工流产术后未避孕 1 年内未受孕者，引起继发性不孕的主要原因为 PID、输卵管梗阻、内分泌失调及子宫内膜异位症。术中严格无菌操作，减少组织损伤及不孕症的发生。

2. 不良妊娠结局　应用负压吸引术终止妊娠，可能损伤子宫内膜或引起感染。易造成前置胎盘，形成胎盘粘连或胎盘植入。由于蜕膜发育不全，影响胎盘功能，可导致胎儿子宫内窘迫。因此带来了不良妊娠结局如妊娠后引起自然流产、早产、胎盘前置等结局。

第四节　药 物 流 产

一、妊娠 49 天内药物流产

目前常用的药物流产为米非司酮配伍前列腺素，前者使子宫蜕膜变性坏死、子宫颈软化，后者使子宫兴奋、子宫收缩，促使胚胎排出。

（一）适应证

1. 停经在49天以内，确定为子宫内妊娠的，年龄在40岁以下而自愿要求结束妊娠的健康女性。

2. 经过B超检查和血β-hCG确诊为子宫内妊娠者。

3. 人工流产术高危因素者：如瘢痕子宫、哺乳期、子宫颈发育不良及手术史、严重肥胖或严重骨盆畸形等。

4. 患者想要避免外科手术干预者。

（二）禁忌证

1. 过敏体质，有严重的药物过敏史，对米非司酮或米索前列醇过敏者。

2. 青光眼、哮喘、癫痫、严重胃肠功能紊乱等前列腺素禁忌证患者。

3. 患有严重的肾上腺疾病、嗜铬细胞瘤、糖尿病等内分泌疾病患者。

4. 肝、肾功能明显异常者。

5. 患有血液系统疾病、血栓栓塞病史者。

6. 患有二尖瓣狭窄等心脏病、循环系统畸形，以及高血压、低血压患者。

7. 长期服用抗结核药、抗癫痫药、抗抑郁药、西咪替丁、前列腺素合成抑制药、糖皮质激素、巴比妥类药物、抗凝药物者。

8. 性传播疾病或外阴、阴道等生殖道炎症未治愈者。

9. 胎盘附着位置异常者。

10. 异位妊娠包括特殊部位妊娠，如子宫瘢痕部位妊娠、子宫颈妊娠等。

11. 吸烟超过15支/天或酒精成瘾者。

（三）用药方法

1. 米非司酮配伍前列腺素类药物，分为顿服法和分次服法。顿服法为200 mg单次口服，服药后第3天（36～48 h后）给予前列腺素0.6 mg口服，观察4 h孕囊未排出可追加米索前列醇0.4～0.6 mg；或阴道后穹放置1 mg卡前列甲酯栓，观察3 h孕囊未排出，可阴道追加1 mg，服药前后至少空腹1 h。亦可150 mg分次服用，首剂50 mg，8～12 h后再服25 mg，第2天上午、晚上各服25 mg，第3天口服25 mg后加用前列腺素0.6 mg口服，观察4 h孕囊未排出可追加米索前列醇0.4～0.6 mg；或阴道后穹放置1 mg的卡前列甲酯栓，若观察3 h孕囊仍未排出，可阴道追加1 mg。

2. 使用米索前列醇：米索前列醇类药物必须在医院服用、观察4～6 h并有抢救设备；服药后观察生命体征及主诉，警惕过敏性休克及喉头水肿等严重不良反应，不良反应较重者应及时对症处理。密切注意出血和胎儿、胎盘排出情况。妊娠产物排出前后如有活动性出血，应急诊处理。

（四）并发症

详见妊娠8～14周药物流产。

（五）注意事项

1. 药物流产前 ①药物流产前做B超检查，排除异位妊娠，确定适应证；②妊娠<7周内受孕者；③身体状况良好，无禁忌证；④有应急处理条件。

2. 药物流产后 ①药物流产后注意局部卫生，不要洗盆浴，1个月内禁止性生活；②流产后休息2周；③观察出血情况，人工流产术后阴道流血超过10～14天，甚至伴有下腹痛、发热等异常表现，应及时到医院诊治；④用药后第8天未见胚囊排出且经超声检查发现胚胎继续发育或停止发育，判断为药物流产失败，可改用其他方法终止妊娠。

（六）药物流产效果评定

1. 完全流产 用药后孕囊完整排出或未见排出，但超声检查子宫内无妊娠物且子宫恢复正常，无阴道出血，妊娠试验转为阴性。

2. 不全流产 用药后孕囊自然排出，但后期因出血过多或时间过长而施行刮宫术，其病理检查显示绒毛组织。

3. 失败 用药第8天随访，未见胚囊排出，超声检查发现胚胎继续发育或停止发育，为药物流产失败。应采用其他方式终止妊娠。

（七）相关药物推荐

1. 镇痛推荐 双氯芬酸钾口服，复方萘普生栓放入直肠等。

2. 抗生素推荐 药物流产不建议常规抗生素预防感染。

3. 中药应用及物理治疗推荐 中药辨证治疗药物流产后出血（中医学认为药物流产后子宫腔残留的主要发病机制为瘀血，应以中药益气化瘀，清热化瘀治疗）。

二、妊娠8～14周药物流产

目前常用的妊娠8～14周药物流产的药物同妊娠49天内，即米非司酮配伍前列腺素。

（一）适应证

妊娠 8～14 周，其余适应证同“妊娠 49 天内药物流产”。

（二）禁忌证

同“妊娠 49 天内药物流产”。

（三）用药方法

1. 米非司酮　可以有以下 2 种服药方法。①顿服法，米非司酮 200 mg 一次性口服；②分次服法，米非司酮 100 mg，每天 1 次口服，连续 2 天，总量 200 mg。

2. 米索前列醇　首次服用米非司酮，间隔 36～48 h（第 3 天上午）使用米索前列醇。如为门诊服药者第 3 天上午需来院口服米索前列醇 0.5 mg 或阴道给予米索前列醇 0.6 mg，如无妊娠产物排出，间隔 3 h（口服）或 6 h（阴道给药）以后重复给予米索前列醇 0.4 mg，最多用药次数≤4 次（妊娠 8～9 周建议住院，＞10 周必须住院进行药物引流产术）。

3. 用药后观察

（1）服用米非司酮后：注意阴道开始流血的时间、出血量、妊娠产物的排出。

（2）使用米索前列醇：观察体温、血压、脉搏变化及恶心、呕吐、腹泻、头晕、腹痛、手心瘙痒、药物过敏等不良反应，警惕过敏性休克及喉头水肿等严重不良反应，不良反应较重者应及时对症处理。密切注意出血和胎儿、胎盘排出情况。妊娠产物排出前后如有活动性出血，应急诊处理。

（3）服药期间如发生下列情况之一者（基本同“妊娠 49 天内药物流产”），必须及时给予处理，必要时可考虑行钳刮术或负压吸引术。①用药后胚胎或胎儿、胎盘未排出，阴道流血量＞100 ml；②胎儿排出后阴道流血量＞100 ml 或有活动性出血；③胎儿排出后 1 h 胎盘未排出；④胎盘排出后阴道流血量＞100 ml；⑤胎盘有明显缺损。

（四）随访及注意事项

1．用药后，如发生大量阴道流血、持续腹痛或发热，均需及时就诊。

2．用药后 2 周随访：了解离开医院后的出血和妊娠产物排出情况。出血未止，应行超声检查，子宫腔内见内容物者，可根据临床情况酌情处理。观察期间有活动性出血或持续性出血者，必要时行清宫手术。组织物应送病理检查。

3．用药后 6 周随访（月经恢复后）：进行流产效果的最终评定并了解月经恢复情况，指导落实高效的避孕措施。

4．妊娠产物排出后、月经恢复前需禁止性生活，或落实高效避孕措施。

（五）药物流产效果评定

1. 完全流产　最后 1 次使用米索前列醇后 24 h 内排出妊娠产物，随访阴道流血自行停止，超声检查子宫内无妊娠产物残留；或妊娠产物排出后因出血量多或出血时间长（＞3 周）而行清宫手术，病理检查未发现胎盘、绒毛残留者。

2. 不全流产　最后 1 次使用米索前列醇 24 h 内部分妊娠产物排出，或妊娠产物排出后因出血量多或出血时间长（＞3 周）而行清宫手术，病理检查发现胎盘、绒毛残留者。

3. 失败　最后 1 次使用米索前列醇 24 h 后未见妊娠产物排出者；或用药后 24 h 内无妊娠产物排出且阴道流血量多需行急诊手术者。

（六）并发症

1. 药物相关过敏反应　药物流产引起过敏反应是机体对流产药物米非司酮或前列腺素产生的特殊反应。表现为短时间内出现皮疹及全身水肿等过敏反应。少数严重者可出现畏寒、胸闷、心悸、呼吸困难，继之面色苍白、口唇发绀、大汗淋漓、周身湿冷、血压下降，脉搏增快、微弱或触不清等过敏性休克或喉头水肿的严重过敏反应。

治疗原则：应强调用药前全面了解病史和详细查体，甄别禁忌证。对过敏体质或有相关药物过敏史者，应禁用流产药物。用药后 30 min 内应仔细观察，如发现过敏症状，可给抗组胺药，如异丙嗪 25 mg 肌内注射或静脉注射，也可使用地塞米松 5 mg 静脉注射。一旦发生严重过敏反应，应积极治疗。①患者取头低臀高抗休克体位或平卧位。②持续吸氧。③ 1‰ 肾上腺素 0.5～1.0 ml 肌内注射或皮下注射。④开放静脉快速输入等渗晶体液，如 0.9% 氯化钠溶液等。⑤抗过敏可给予异丙嗪 25 mg 肌内注射或入 10% 葡萄糖酸钙溶液 10 ml 静脉注射。应早期静脉注入大剂量的糖皮质激素，氢化可的松 200～400 mg 或地塞米松 10～20 mg 加入 20% 葡萄糖溶液 80 ml 中静脉注射。⑥经上述治疗血压仍不回升者，可选用升压药，由于过敏性休克时血管严重扩张，宜首选缩血管药物为好，多巴胺或间羟胺 20 mg、40 mg 加入 5% 葡萄糖溶液 200～500 ml 中静脉滴注，联合或交替使用。⑦经上述治疗休克仍未纠正者，在补充血容量的基础上应用扩血管药物酚妥拉明，以改善微循环，纠正休克。⑧依据病情轻重和治疗效果，择期改负压吸引术或钳刮术终止妊娠。

2. 药物流产相关并发症

（1）药物流产失败：米非司酮配伍前列腺素药物终止妊娠，完全流产率达90%以上，但至今仍有2%～5%的继续妊娠或胚胎停止发育的失败病例。妊娠中期药物流产时70%以上的服药者在使用前列腺素后6 h内排出妊娠产物，最后一次服用前列腺素药物24 h后仍未见妊娠产物排出者可认为药物流产失败。

治疗原则：如最后一次使用前列腺素后观察24 h后仍未见妊娠产物排出，可改用其他方法终止妊娠。妊娠周数较小者可行钳刮术；较大者可改用水囊或依沙吖啶羊膜腔注射引产。用药后胚胎、胎儿或胎盘未排出，阴道流血量＞100 ml应立即手术。

（2）不全药物流产：临床资料表明，不全药物流产的发生率约占5%，药物流产后平均出血时间为2周左右（包括点滴出血），以妊娠产物排出后3天出血较多，少数患者出血超过1个月，甚至持续至月经复潮。妊娠周数越大，不全流产的机会越大。临床表现为最后一次使用前列腺素24 h内部分妊娠产物排出。观察期间出血量多或出血时间长（≥3周）而行清宫，组织送病理检查发现胎盘、绒毛残留。

治疗原则：药物流产期间如遇下列情况应考虑存在不全流产，必须及时给予清宫术。①用药后胚胎或胎儿、胎盘未排出，阴道流血量＞100 ml；②胎儿排出后阴道流血量＞100 ml或有活动性出血；③胎儿排出后1 h胎盘未排出；④胎盘排出后阴道流血量＞100 ml；⑤胎盘有明显缺损。药物流产后任何时间发生大出血甚至休克者，在进行急救、输液或输血，纠正休克后及时实施清宫术，术后给予抗生素预防感染和促宫缩药物治疗。刮出组织必须送病理检查。

（3）感染：药物流产后2周内，由于持续出血或术前患有各种生殖道炎症，未经治疗，导致细菌感染而发生生殖器官炎症，多见为从子宫内膜炎到有无并发症的盆腔炎性疾病。临床表现为流产后出现持续下腹痛，疼痛程度随病情而异；发热；白带增多呈水样、黄白色、脓性或混有血液；或伴有不规则出血。妇科检查，子宫体和（或）附件有压痛；白细胞总数和（或）中性粒细胞比例增高。有以上2项即可诊断。

治疗原则：一旦出现感染倾向者须做细菌培养＋药物敏感试验，亦可根据细菌培养及药物敏感试验结果进行治疗，病情严重者需选用抗生素静脉滴注。

（4）异位妊娠：在未确诊为子宫内妊娠的情况下即随意采用药物流产，临床上已有不少报道。临床表现为对使用前列腺素后未见绒毛排出，或流产过程中伴有剧烈腹痛或发生内出血休克者，应高度警惕异位妊娠，积极抢救，明确诊断，以免延误病情，危及生命。

防治原则：常规行超声检查，在明确为子宫内妊娠后，方可采用药物流产。对用药后未见胚胎排出者及时进行超声检查，以便明确诊断。对于药物流产术中突发持续腹痛，特别是伴有肛门坠胀或一般状况不佳者应注意除外异位妊娠的可能。一旦确诊为异位妊娠，进行手术或药物治疗。

第五节　中期妊娠引产前子宫颈预处理

中期妊娠引产均推荐进行子宫颈预处理而行子宫颈准备，充分的子宫颈准备可减少手术流产的并发症，包括子宫颈损伤、子宫穿孔和不全流产。子宫颈预处理包括药物方法和机械性扩张。目前常用的子宫颈预处理药物包括米非司酮、前列腺素衍生物和间苯三酚等。机械性扩张即采用物理子宫颈扩张器扩张子宫颈，包括2类：①自身不会变化，而通过机械性强制扩张子宫颈的器具，如导尿管、小水囊、金属扩张器等；②渗透性扩宫棒（osmotic dilator）包括由亲水性材料如天然海藻制成的海藻棒（昆布），以及由人造聚乙烯乙醇制成的合成类扩宫棒。

世界多国/机构和我国推荐的中期妊娠引产前子宫颈预处理方法见表11-3。

表11-3　中期妊娠引产前子宫颈预处理方法推荐

参考文献	孕周	米非司酮	米索前列醇	地诺前列酮栓	机械性扩张
中期妊娠早期					
WHO 2014	12～19周	/	400 μg术前3～4 h阴道放置	/	渗透性扩宫棒（海藻棒或合成类）
FIGO 2017	13～19周	/	400 μg术前3～4 h阴道放置	/	/

（待　续）

（续　表）

参考文献	孕周	米非司酮	米索前列醇	地诺前列酮栓	机械性扩张
SOGC 2018	14～17 周	/	400 μg 术前 3～4 h 颊黏膜含服或阴道放置	/	渗透性扩宫棒（海藻棒或合成类）
中国专家共识推荐	13～19 周	150 mg 分 2 天口服	400 μg 术前 3～4 h 阴道放置	10 mg 阴道放置	渗透性扩宫棒（海藻棒或合成类）
中期妊娠晚期					
WHO 2014	＞20 周	/	/	/	渗透性扩宫棒
FIGO 2017	19^{+1}～26 周	/	需联合其他方法	/	/
SOGC 2018	17～24 周	200 mg 术前 24～48 h 口服	联合渗透性扩宫棒	/	米索前列醇 400 μg 术前 3～4 h 颊黏膜含服＋海藻棒或合成类扩宫棒
中国专家共识推荐	20～27^{+6} 周	100～150 mg 术前 24～48 h 口服	/	10 mg 阴道放置	渗透性扩宫棒

注：由于国际建议可能受到种族、身高、体重等因素的影响，故在临床中应切记从小剂量米索前列醇用起，逐渐探索个体有效剂量。
FIGO．国际妇产科联盟；WHO．世界卫生组织；SOGC．加拿大妇产科医师协会

第六节　中期妊娠药物引产

妊娠 14～16 周药物引产内容同妊娠 8～14 周药物流产，对于妊娠 16～28 周的中期引产，目前国内缺少大规模、前瞻性研究，故参考国际相关指南，2017 年 FIGO 与 2018 年 WHO 关于对中期妊娠药物引产的建议，如表 11-4 所示。

表 11-4　2017 年 FIGO 与 2018 年 WHO 关于中期妊娠药物引产的建议

	FIGO 2017					WHO 2018	
孕周	详细区分 16～26 周和＞26 周					＞16 周引产、16～28 周子宫内死胎	
应用范围	包含终止妊娠、难免流产、稽留流产、不全流产、死胎、治疗产后出血等方面					引产、妊娠中期子宫内死胎、不全流产	
米索前列醇应用方法		妊娠 16～24 周	妊娠 25～26 周	妊娠 27～28 周	妊娠＞28 周	妊娠＞16 周	
						有米非司酮	无米非司酮
	终止妊娠	400 μg，Pv/Sl/Bucc，间隔 3 小时 1 次	200 μg，Pv/Sl/Bucc，间隔 4 小时 1 次	200 μg，Pv/Sl/Bucc，间隔 4 小时 1 次	100 μg，Pv/Sl/Bucc，间隔 6 小时 1 次	米非司酮200 mg，口服，24～48 h后米索前列醇400 μg Bucc/Pv/Sl，每3小时重复1次	400 μg，Bucc、Pv 或 Sl，每 3 小时重复 1 次
	难免流产	/	200 μg，Pv/Sl/Bucc，间隔 6 小时 1 次	/	/	/	
	不全流产	600 μg，口服，每日 1 次或 400 μg 舌下含服，每日 1 次或 400～800 μg，经阴道给药，每天 1 次	/	/	/	＞13 周，400 μg，Bucc/Pvo 或 Sl，每 3 小时 1 次	

（待　续）

（续　表）

	FIGO 2017					WHO 2018
米索前列醇应用方法	死胎	/	200 μg，Pv/Sl /Bucc 间隔4～6小时1次	100 μg Pv/Sl /Bucc，间隔4小时1次	25 μg，经阴道给药，间隔6小时1次或25 μg口服，间隔2小时1次	14～28周死胎：米非司酮200 mg口服，米索前列醇400 μg经阴道给药或舌下含服，每4～6小时重复1次
	流产术前的子宫颈准备 13～19周：400 μg，经阴道给药术前3～4 h>19周：需联合其他方案一起处理					
特别说明	对于不全流产/难免流产，其具体用药剂量应根据子宫大小而定，而不是末次月经的时间					米非司酮与米索前列醇之间的推荐最小时间间隔为24小时

注：由于国际建议可能受到种族、身高、体重等因素的影响，故在临床中应切记从小剂量米索前列醇用起，逐渐探索个体有效剂量。Pv. 经阴道给药；Bucc. 口腔颊黏膜给药；Sl. 舌下含服

（一）注意事项

1. 如果有米非司酮可用，应联合使用米非司酮+米索前列醇用药方案，建议使用米索前列醇引产前24～48 h使用米非司酮，可减少胎儿排出时间而不会增加不良反应。

2. 对于不全流产或难免流产，其具体用药剂量应根据子宫大小而定，而不是末次月经的时间。

3. 许多研究中提到米索前列醇用药的最大次数不应超过5次，大多数患者在用药剂量5倍前就能完全排出所有胎儿及其附属组织，少许研究发现即使超过5次剂量给药仍不能获得成功。

4. 不建议对妊娠周数>26周的瘢痕子宫孕妇使用米索前列醇单独用药引产。

5. 由于国际建议可能受到种族、身高、体重等因素的影响，故在临床中应切记从小剂量米索前列醇试用，知情同意，谨慎应用。

（二）并发症

中期药物引产的并发症较妊娠早期更为严重，除了早期药物流产的并发症外，还可能有：①胎盘、胎膜残留；②子宫收缩乏力，是导致引产出血的主要原因之一；③子宫损伤；④弥散性血管内凝血（DIC）；⑤胎盘早剥导致大出血。情况严重时须行急救、输液或输血，甚至子宫切除。

第七节　依沙吖啶羊膜腔内注射引产

羊膜腔内注射药物引产是通过腹壁穿刺、将药物注入羊膜腔内，通过药物本身引起子宫肌兴奋。引产的胎儿大部已死亡，主要是药物的毒性作用于胎儿而引起流产。羊膜腔内注射药物优于羊膜腔外注射药物引产法。依沙吖啶（ethacridine，又名利凡诺）是一种消毒剂，对子宫肌层也有明显的兴奋作用。用量为50～100 mg，溶于5～10 ml注射用水中行羊膜腔内注射（图11-3）。

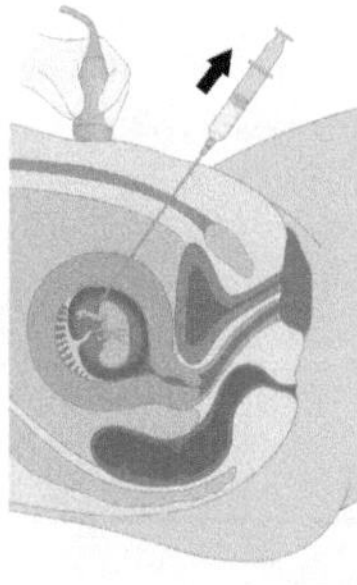

图 11-3　腹部羊膜腔穿刺术（见彩插）

一、适应证

妊娠在14～28周要求终止妊娠者或因某种疾病不宜继续妊娠者，以及产前诊断胎儿畸形者。

二、禁忌证

（一）绝对禁忌证

1. 各种全身性疾病的急性期。
2. 心、肝、肺、肾疾病在活动期或功能严重异常。
3. 有急性生殖道炎症或穿刺部位皮肤有感染者。
4. 凝血功能障碍或有出血倾向者。
5. 对依沙吖啶过敏者。

（二）相对禁忌证

1. 中央型胎盘前置状态根据月份大小、临床表

现、影像学检查等综合评估，在具有子宫动脉栓塞等介入治疗设备和人员，以及抢救条件的医疗机构可作为相对禁忌证。

2. 子宫体有手术瘢痕，子宫颈有陈旧性裂伤，子宫颈电灼术、Leep 术或锥切术后，子宫发育不良者。

3. 术前 24 h 内 2 次（间隔 4 h）测量体温，超过 37.5 ℃。

三、手术步骤

1. 术前孕妇排空膀胱。

2. 取平卧位。

3. 术者戴上消毒手套。

4. 腹壁消毒范围同腹部手术消毒，并铺消毒小洞巾 1 块。

5. 确定穿刺点：可先用 B 超确定羊水最大平面部位为穿刺点；或选用子宫底下二、三横指下方腹中线上或在中线两侧囊性感最明显处为穿刺点。

6. 穿刺：用 7 号或 9 号带芯的穿刺针，垂直进针，经过 2 次明显落空感后即进入羊膜腔内，拔出针芯，见羊水溢出。如见血液溢出，暂勿注药，调整穿刺部位、方向，重复穿刺，不得超过 2 次。

7. 注药：将装有 0.5%～1.0% 依沙吖啶 10 ml 的注射器接于穿刺针上，稍加回抽，证实有羊水抽出后将药物注入。

8. 退出穿刺针：注完药液后，回抽少量羊水再注入，以洗净注射器中的残余药液，然后插入针芯并拔出穿刺针，用消毒纱布覆盖，加压 5 min 后用胶布固定。

四、术后处理

1. 羊膜腔内注射引产时间多数在 48 h 内，如第 1 次不成功，须等待 72 h 后方可再注射第 2 次，用药剂量同第 1 次。如两次引产均失败者，应采取其他方法终止妊娠。

2. 规律宫缩后，应严密监护孕妇及产程进展情况。

3. 胎儿娩出后，如出血不多，参照足月分娩处置，肌内注射缩宫素 10 U。如 30 min 胎盘尚未娩出，应立即进行清宫术。

4. 胎盘娩出后，应仔细检查胎盘是否完整；可疑有胎盘残留或肉眼检查胎盘完整，但阴道有活动性出血时，应立即行清宫术。宫缩乏力出血者可肌内注射缩宫素或静脉滴注缩宫素治疗。

5. 流产后应常规检查有无软产道裂伤，如发现应及时缝合。

6. 术后给予抗生素预防感染、促进宫缩及回乳处理。

7. 嘱受术者：①术后需休息，保持外阴清洁，禁止性生活 1 个月；②出现阴道出血多于月经量或淋漓出血＞2 周，或发热、腹痛等，应及时就诊；③ 1 个月后复查；④积极落实高效避孕措施。

第八节　水囊引产

水囊引产是将无菌水囊经子宫颈口注入子宫壁与胎膜之间，囊内注入适量液体，通过机械刺激引起宫缩、扩张子宫口，促使胎儿及其附属物排出的终止妊娠方法，其成功率达 90% 左右（图 11-4）。

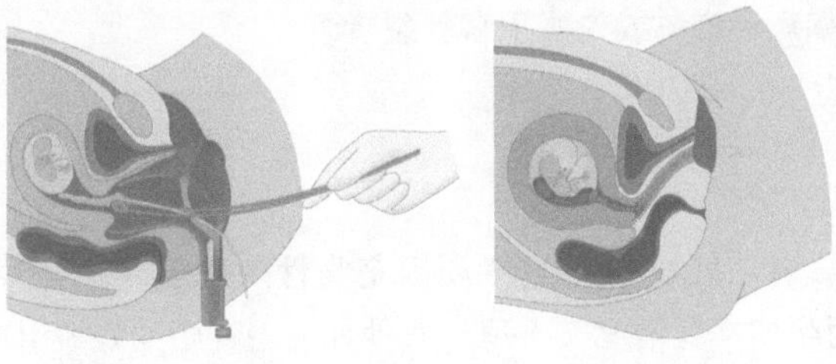

A　　B

图 11-4　水囊引产（见彩插）

A. 将水囊插入胎膜囊与子宫壁之间；B. 水囊已安放完毕，囊内充满生理盐水

一、适应证

1. 妊娠在 14～27 周要求终止妊娠；因患某种疾病，不宜继续妊娠者。

2. 产前诊断胎儿畸形。

3. 3 天内无性生活；体温≤37.5℃；无生殖器官炎症。

二、禁忌证

1. 生殖道急性炎症。

2. 各种全身性疾病的急性期；慢性炎症急性发作期。

3. 妊娠期间反复有阴道出血或 B 超提示有前置

胎盘者。

4. 瘢痕子宫。

5. 术前24h内2次（间隔4h）测量体温，>37.5℃。

三、手术步骤

1. 受术者取膀胱截石位，常规消毒外阴、阴道，测量腹部子宫底高度。

2. 放入水囊，在事先准备好的水囊顶端涂少许无菌液状石蜡，用长血管钳或长镊夹住水囊顶端边旋转边送入子宫腔内，放入子宫壁与胎膜之间。若放置过程中有阻力或出血，应将水囊取出，从子宫壁另一侧重新放入，避开胎盘位置。根据妊娠月份大小，经导尿管注入所需量的无菌生理盐水，一般以300～500 ml为宜，可根据妊娠月份增减，缓慢注入，如有阻力应立即停止。将导尿管末端折叠并用丝线扎紧。如阴道内填塞纱布，要记录纱布数。测量子宫底高度并与术前对照，以便于观察放入水囊后，有无胎盘早剥或宫内出血。

3. 取出水囊：一般在24 h内取出水囊（先将水囊液体放出）。如宫缩过频、过强、出血较多或有发热、阴道分泌物有异味等感染征象或胎盘早剥时，应提前取出水囊，并及时结束妊娠，清除宫内物，应用抗生素预防感染。

4. 水囊排出或取出后，根据子宫收缩情况，酌情给予缩宫素加强宫缩。

（1）开始用5%葡萄糖溶液500 ml＋缩宫素5 U静脉滴注，用药量根据宫缩情况逐渐递增，直至规律宫缩。最大浓度为5%葡萄糖溶液500 ml＋缩宫素20 U。

（2）滴注速度不宜过快，从每分钟8滴开始，并应有专人观察体温、脉搏、血压、宫缩、出血、腹痛及子宫轮廓等。随时调整药物浓度及滴数，警惕子宫破裂。

5. 胎儿及胎盘娩出后，注意阴道出血，应用缩宫素预防产后出血。

6. 检查胎盘、胎膜是否完整，必要时清宫；检查软产道是否有损伤，如有损伤应及时处理。

7. 第一次水囊引产失败后，如生命体征平稳、子宫无压痛、阴道无脓性分泌物，待观察72 h后应改用其他方法终止妊娠。

四、注意事项

1. 如自制水囊，需术前准备无菌避孕套制作水囊，消毒后备用。

2. 严格遵守无菌操作规程，水囊放置时绝对避免接触阴道壁，以防感染。

3. 宫缩过强时，应消毒后进行阴道检查，如子宫口未开，则应停用或调整缩宫素用量和滴数，并考虑应用镇静药或子宫肌松弛药，以缓解宫缩。

4. 孕妇放置水囊后，应卧床休息，不宜活动过多，以防水囊脱落，如有发热等症状，在查明原因处理的同时，及时取出水囊。

5. 引产过程中，如发现有先兆子宫破裂征象或胎盘早剥，应及时取出水囊并终止妊娠，必要时开腹手术。

6. 术后给予抗生素预防感染、促进宫缩及回乳处理。

7. 嘱受术者：①术后需休息，保持外阴清洁，禁止性生活1个月；②阴道出血多于月经量或淋漓出血>2周，或发热、腹痛等，应及时就诊；③1个月后复查；④积极落实高效避孕措施。

第九节　经腹剖宫取胎术

临床应用剖宫取胎术（图11-5）指用手术方式直接打开子宫腔终止妊娠，因其创伤大、操作复杂，仅用于不能使用其他引产方法或需尽快终止妊娠的病例（如病理产科或先兆子宫破裂者）。

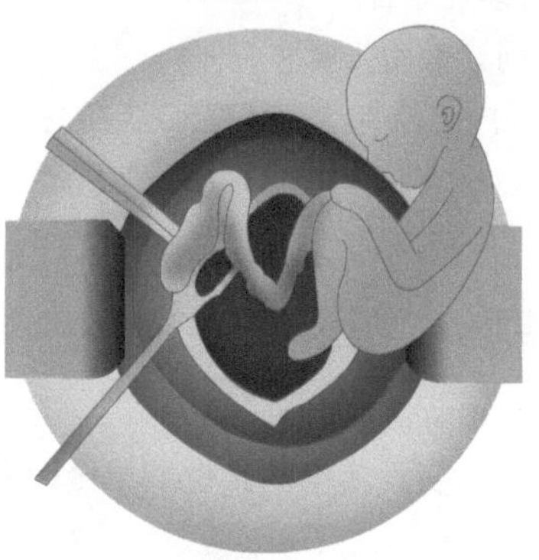

图11-5　剖宫取胎术（见彩插）

一、适应证

1. 妊娠14～27^{+6}周因全身性疾病需终止妊娠，而孕妇本身情况又不适于其他任何一种中期妊娠引产术者。

2. 经水囊引产或其他方法引产失败者。

3. 妊娠期确诊胎盘前置状态（中央型），特别是考虑存在凶险性前置胎盘；或胎盘早剥者短期内无法终止妊娠。

4. 子宫壁有较大的瘢痕并距手术时间<6 个月者。

5. 已有子女，妊娠中期引产同时要求结扎输卵管，且无其他引产方式可考虑者。

二、禁忌证

1. 孕妇全身情况极度衰弱不能胜任手术。

2. 腹壁有感染病灶或严重皮肤病者。

3. 24 h 内 2 次（间隔 4 h）测量体温，>37.5℃。

三、手术步骤

1. 体位、消毒：术前留置导尿管。孕妇取仰卧位，常规消毒手术野皮肤。

2. 皮肤切口：取下腹正中切口或下腹横切口，逐层切开腹壁，用盐水大纱布垫保护肠管及腹壁切口。

3. 选择子宫切口：根据子宫下段形成情况，选择下段切口，横行切开膀胱腹膜反折，下推膀胱，暴露子宫下段，先在下段中央横行切开肌层，达子宫腔后向两侧撕开，妊娠 5 个月者切开 5 cm 左右即可。切开宫壁后用 Allis 钳夹住子宫切口边缘止血，勿破膜。

4. 娩出胎儿：用术者将示指伸入子宫腔，游离子宫壁与胎膜的四周附着面，小的孕囊可一次完整取出；大的胎儿，先刺破羊膜，吸出羊水，娩出胎儿。

5. 娩出胎盘、胎膜：如无自发性宫缩，可在胎儿娩出后，在子宫体部注射缩宫素 10 U，然后用手指剥离胎盘和胎膜，并用卵圆钳交替牵拉，完整娩出胎盘和胎膜。

6. 清理子宫腔及扩张子宫颈管：同足月剖宫产术。

7. 缝合子宫切口：用 1 号可吸收线间断或连续缝合子宫肌层。第 2 层连续缝合肌层及浆肌层。

8. 探查双侧卵巢、输卵管有无异常，要求结扎者行双侧输卵管绝育术。

9. 关腹：清理腹腔及器械纱布，逐层关腹。

四、注意事项

1. 一般都采用持续性硬膜外麻醉。

2. 注意围护腹壁与子宫间隙，避免切开子宫肌层时羊水和蜕膜等内容物流入腹腔。术后保留导尿管 24 h。

3. 术后观察同常规剖宫产术，12 h 内严密注意阴道出血量，酌情使用宫缩药。

4. 接触子宫蜕膜的器械和手等要及时清洗，接触子宫腔内容物的纱布应及时更换，以防子宫内膜异位腹腔、子宫切口及腹壁。

5. 术后给抗生素预防感染。

6. 术后回乳，禁止性生活和盆浴 1 个月。

7. 未结扎输卵管者，术后做好避孕指导。

第十节　中期妊娠引产并发症

一、出血

（一）概述

出血是中期引产时常见并发症。出血可发生于给药时，也可以发生于引产后，更多见于引产时，出血量平均在 100 ml 左右。各种引产方法包括钳刮术引产时出血量≥300 ml 诊断为引产出血。出血量>400 ml 的发生率约为 1%。

（二）临床表现与诊断

中期引产时出血的临床表现与足月分娩时完全一致，其病因诊断亦与足月分娩相同。

（三）处理

1. 子宫收缩乏力性出血以加强子宫收缩为主，中期妊娠时，用药剂量可稍稍偏大。

2. 胎盘滞留应仔细检查，剥离后未排出者应及时牵出或钳夹排出。

3. 软产道损伤应修补缝合止血。

4. 凝血功能障碍处理见弥散性血管内凝血（DIC）部分。

5. 前置胎盘出血应根据阴道出血量、胎儿大小、宫颈口开大情况综合处理。如果子宫口已经扩大，也可行碎胎办法取出胎儿、胎盘。术中应建立通畅的大号针头静脉输液通路，以静脉穿刺留置针最好，做好输血准备，严密观察患者反应，及时发现有无羊水栓塞及子宫损伤。终止中期妊娠合并胎盘前置状态必须具备 B 超、麻醉及输血等条件，当有一定出血倾向或药物引产失败时，能及时应对。出血较多，尤其在行急诊手术、加强宫缩后仍有出血倾向时，及时行子宫腔纱条填塞并于 24 h 后取出，可取得良好效果。

6. 胎盘早剥处理基本上与前置胎盘相同。穿刺所导致的隐性出血，量不多时，可继续严密观察；量较多，短时间内不能结束分娩者，应剖宫取胎终止妊娠。

7. 脐带断裂出血立即行钳刮术娩出胎盘。

8. 失血多者应补液、输血，并应用抗生素预防感染。

二、不全流产

（一）概述

绝大多数中期引产方法，产后胎膜残留率较高。

（二）临床表现及诊断

胎儿娩出后，胎盘迟迟不排出，可伴或不伴阴道流血；或胎盘排出后，持续性阴道流血，宫缩时增多，应仔细检查胎盘、胎膜有无缺损。

（三）处理

1. 胎儿娩出后，阴道无流血或流血不多，可等待 10～20 min，20 min 后如胎盘仍未排出，应在无菌操作下仔细检查子宫腔内胎盘情况。若为胎盘粘连，行人工剥离胎盘术。若疑为植入性胎盘，应立即剖宫手术。手术方式以子宫次全切除术为主，也可行子宫动脉栓塞术，若患者迫切需要保留生育功能，可剖开子宫，行植入胎盘部分切除术。对植入子宫深肌层的胎盘或穿透性植入胎盘，应行子宫次全切除术，也可行子宫动脉栓塞术或期待治疗。

2. 娩出胎盘后，应仔细检查有无胎盘、胎膜缺损。

三、子宫损伤

（一）概述

引产过程中由于子宫收缩过强，子宫发育不良或瘢痕子宫，可以继发子宫破裂或子宫颈穹隆裂伤，胎儿可自破口进入腹腔或经后穹隆排出。各种引产方法导致子宫破裂发生率在 1% 以内。其中以米非司酮与前列腺素序贯引产的发生率最低，仅 0.1%～0.5%。

（二）临床表现

1. 宫缩强烈、频繁、持续时间长，孕妇烦躁不安、腹痛剧烈、呼吸和脉搏增快。

2. 子宫下段或子宫瘢痕处压痛及反跳痛。

3. 若发生子宫破裂，孕妇腹痛如撕裂状，继之宫缩停止，孕妇略感舒适，很快出现血压下降、脉搏细弱、四肢发冷等休克表现。

4. 胎儿排出后，持续性阴道流血，仔细检查见子宫颈口未开，穹隆部子宫颈有裂口，可诊断为子宫颈穹隆破裂。

5. 无尿或导尿时有血尿，可能为子宫破裂损及膀胱。

（三）诊断

出现上述临床表现，子宫损伤诊断不难，必要时可导尿检查或辅以 B 超检查。

（四）处理

1. 先兆子宫破裂时，应立即抑制宫缩，超声检查协助确诊，

2. 确诊子宫破裂，应立即补充血容量，迅速开腹探查。根据子宫损伤程度决定行子宫破口修补术或子宫切除术。

3. 子宫颈、阴道穹隆损伤，及时经阴道或开腹修补。

4. 子宫损伤修补后，应给予抗生素预防感染治疗。

（五）预防

1. 严格掌握各种引产方法的适应证与禁忌证。

2. 严密观察产程中子宫收缩、孕妇自觉症状等，宫缩过强时应给予抑制宫缩类药物。

3. 严格掌握使用缩宫素的禁忌证与适应证。

4. 水囊引产时，囊内注液量不宜过多。宫缩过强时，应取出水囊。

四、感染

（一）概述

严重感染可能是导致中期引产孕产妇死亡的主要原因之一。各种引产方法均可导致或继发感染。羊膜腔内给药感染率较低，平均为 0.7%～0.8%；经阴道进入子宫腔操作的引产方法，破坏了子宫腔防御功能，降低局部抵抗能力，感染率可能高达 3%～4%。感染发生后，细菌在血液丰富的子宫内环境里迅速繁殖，进入胎盘血窦后直接进入体循环引起全身播散性败血症。

（二）临床表现

中期引产继发性感染以子宫内膜炎最为常见。

严重时可发生败血症及脓毒血症。其临床表现及诊断与产褥感染相同。

（三）治疗

一旦怀疑感染，应进行相应检查，行血液和子宫腔内分泌物培养，并使用广谱抗生素治疗。行细菌药物敏感试验者，应根据试验结果选用抗生素；无药物敏感试验结果者，应用广谱抗生素治疗，包括抗厌氧菌药物。发生感染性休克，应在加强抗感染同时，积极抗休克治疗。必要时可静脉滴注糖皮质激素，提高机体应激能力以预防和控制休克。

五、羊水栓塞

（一）概述

中期引产可能发生羊水栓塞，发生率为 1.00%～6.68%，明显高于晚期妊娠，但孕周越小，死亡率越低，其发生原因：①羊膜腔穿刺、刺破胎膜、羊水自穿刺针处溢出进入母血循环；②放置水囊时或羊膜腔外注药时，损伤子宫颈或子宫壁内静脉及胎膜；③子宫损伤时，羊水自损伤的血管进入母血循环；④剖宫取胎时，羊水自子宫壁切口进入母血循环；⑤人工破膜时宫缩过强。预防关键在于手术者要操作熟练、准确，引产过程中警惕这种并发症的发生。

（二）辅助检查

一旦怀疑发生羊水栓塞，应做如下检验或检查。①初步的评估包括持续监测手指氧饱和度和动脉血气，评估低氧血症情况。动脉血气监测发现血 pH 降低、动脉氧分压降低、二氧化碳分压升高，碱剩余升高。②监测血常规变化情况，注意血小板变化。③检查血型。④胸部 X 线片可能表现为双侧肺野欠清晰，难以与急性肺水肿区别。⑤十二导联心电图提示心动过速、ST-T 改变。⑥肺 CT 可能发现部分肺野放射性减低。⑦血清纤溶酶水平升高、尿组胺浓度升高、补体水平显著降低提示过敏反应过程。⑧血清 C3 和 C4 水平下降的敏感性为 88%～100%，特异性为 100%。⑨需要更多研究确定能否用单克隆 TKH-2 抗体和粪卟啉锌作为快速诊断标记物。⑩目前尚未有研究评估血清不含唾液肌钙蛋白（serum sialyl Tn，STN）诊断的准确性。

（三）治疗

1. 一般治疗

（1）维持生命体征：最初的治疗目标是快速纠正母亲血流动力学不稳定的状况，包括纠正低氧血症和低血压。

（2）尽早气管内插管，正压吸入纯氧。

（3）解除肺动脉高压：推荐使用磷酸二酯酶 -5 抑制药、一氧化氮（NO）及内皮素受体拮抗药等特异性舒张肺血管平滑肌的药物。也可考虑给予盐酸罂粟碱、阿托品、氨茶碱、苯海拉明等药物。

（4）液体复苏：快速输注晶体液和胶体液维持血容量，输注红细胞恢复组织供氧能力。

（5）经胸或经食管超声心动图可以通过评估左心室充盈情况指导液体治疗。

（6）纠正凝血功能。

（7）输注新鲜冰冻血浆纠正凝血酶原时间。

（8）如果纤维蛋白原水平＜1 g/L（100 mg/dl），就需要使用冷沉淀，每单位冷沉淀可提高纤维蛋白原水平 0.1 g/L（10 mg/dl）。

（9）可以考虑置入动脉导管准确监测动脉血压，并且可以频繁取血。

2. 药物治疗　①去甲肾上腺素是一线用药；②羊水栓塞早期可以使用异丙肾上腺素，因为此时全身血管扩张是循环系统的主要异常表现；③垂体后叶激素可以作为基础治疗药物或与其他正性肌力药物协同作用，主要益处是在低剂量时缓解肺血管收缩的状况；④氢化可的松；⑤缩宫素用于促进子宫收缩；⑥卡前列甲酯促进子宫收缩，作用时间长，减少产后出血；⑦有报道重组因子Ⅶa 成功的病例，但也可能引发大面积血管内血栓。

六、弥散性血管内凝血

（一）概述

少数情况下，中期引产时可能发生弥散性血管内凝血（DIC），应特别注意，其发生原因除与晚期妊娠一样外，几乎所有中期妊娠引产方法均使蜕膜及绒毛组织发生不同程度的变性坏死，释放出大量组织凝血活性物质进入母血循环，导致 DIC 发生。大多数 DIC 患者均有引起 DIC 的明显基础疾病，如脓毒症或恶性肿瘤、HELLP 综合征、创伤等。

（二）诊断

DIC 是一个临床和实验室诊断，诊断依据的是在有临床病因或给高危险因素情况下有凝血病和（或）纤溶相关表现。单一实验室检测不能准确地确诊或排除诊断。DIC 需要与严重的肝病和血栓性血小板减少性紫癜或其他血栓性微血管病引起的出血相鉴别。

（三）治疗

1. 治疗原则 DIC的主要治疗原则是治疗基础病因，以消除引起持续性凝血和血栓形成的诱因。一般情况下，不会预防性使用止血药或抗凝药全身治疗来预防出血或血栓形成。根据患者个体情况决定是否需要血流动力学和（或）通气支持、积极补液或输注红细胞等支持治疗。

2. 血小板和凝血因子 由于血小板减少和凝血因子消耗，DIC患者存在出血风险。然而，血小板和凝血因子不能可靠地预测哪些患者将会出血。在无出血或无出血高风险的患者中，只要血小板计数≥10×10^9/L，不推荐常规预防性使用血小板和凝血因子。

倘若出现以下情况，建议积极使用血小板和（或）凝血因子：①对于有大出血、出血高风险、进行有创操作的患者，应给予治疗。大出血或需要急诊手术时，血小板计数<50×10^9/L的患者应输注血小板。②血小板计数<10×10^9/L的患者自发性出血风险增加，应输注血小板。③出血患者如伴有PT或APTT显著延长，或纤维蛋白原水平<0.5 g/L（50 mg/dl）时，应补充凝血因子。

3. 冷沉淀 冷沉淀是纤维蛋白原的良好来源，并且容量负荷显著小于新鲜冰冻血浆（FFP）或24 h冰冻血浆（PF24）。如果血浆纤维蛋白原水平<1 g/L（100 mg/dl），可给予冷沉淀。如果血浆纤维蛋白原水平>1 g/L（100 mg/dl），而PT或APTT仍明显延长，可给予FFP或PF24减少出血。

4. 抗凝血酶 临床试验表明，使用抗凝血酶和安慰剂随机分配治疗脓毒血症并发DIC的患者，两组的死亡率没有差异，故不推荐使用抗凝血酶治疗。

5. 抗纤溶药物 一般禁用抗纤溶药物（如氨甲环酸、氨基己酸或抑肽酶）治疗出血，因为阻断纤溶系统可能增加血栓风险。这些药物可用于伴纤溶亢进的大出血患者。目前尚无在DIC中应用凝血酶原复合物浓缩物（prothrombin complex concentrate，PCC）的数据。

（编写：张雪松　何晓英；审校：张林爱；
终审：刘欣燕）

参 考 文 献

[1] 黄丽丽，杨梦佳．高危人工流产处理策略．中国计划生育学杂志，2018，26（2）：84-85，102.

[2] 中华医学会计划生育学分会．人工流产手术预防性抗菌药物应用的中国专家共识．中国计划生育和妇产科，2019，11（8）：10-12.

[3] 瞿薇花，唐震．子宫切口瘢痕妊娠的MRI诊断．医学影像学杂志，2016（1）：175-177.

[4] 周萍．宫腔内联合宫颈旁局部麻醉用于人工流产镇痛的临床效果观察．中国计划生育学杂志，2015，23（8）：553-554.

[5] 国家人口计生委规范“无痛人流”手术管理．中国计划生育学杂志，2007，15（6）：329-331.

[6] 中华医学会计划生育学分会第八届委员会中西医结合学组．中医药治疗不全流产专家共识．中华中医药杂志，2019，34（8）：3625-3629.

[7] 中华医学会计划生育学分会．不全流产保守治疗专家共识．中华生殖与避孕杂志，2019（5）：345-348.

[8] 黄紫蓉．流产后感染的诊断与处理．国际生殖健康/计划生育杂志，2010，29（5）：364-365.

[9] 张红红，李文．宫腔粘连的治疗策略及进展．中华生殖与避孕杂志，2018，38（3）：248-251.

[10] 巩克亭，张传军，李建鹏．宫腔粘连诊疗研究进展．临床合理用药杂志，2019，12（13）：180-181.

[11] 黄薇，顾向应，吴尚纯，等．早期妊娠终止后停经诊疗流程的专家共识．中国计划生育学杂志，2020，28（5）：630-634.

[12] 中华医学会妇产科学分会．宫腔粘连临床诊疗中国专家共识．中华妇产科杂志，2015，50（12）：881-887.

[13] 中华医学会计划生育学分会．米非司酮配伍米索前列醇终止8～16周妊娠的应用指南．中华妇产科杂志，2015（5）：321-322.

[14] Morris JL, Winikoff B, Dabash R, et al. FIGO's updated recommendations for misoprostol used alone in gynecology and obstetrics[J]. International Journal of Gynecology & Obstetrics, 2017, 138(3): 363-366.

[15] Medical management of abortion, 2018, WHO.

[16] 中华医学会计划生育学分会．剖宫产术后瘢痕子宫孕妇中期妊娠引产的专家共识．中华妇产科杂志，2019（6）：381-386.

第12章　避孕节育咨询

第一节　避孕节育咨询宣教

避孕节育咨询宣教是计划生育优质服务的重要组成部分，服务提供者如医务人员通过和服务对象及其伴侣的双向交流，了解其生殖健康、避孕节育方面的问题和需求，提供相关咨询，使其对避孕节育方法有较全面的了解（如避孕原理、使用方法、不良反应及处理等），服务对象根据自身及伴侣特点，自主选择合适的避孕方法，服务提供者根据服务对象选择的避孕方法，帮助其落实并指导其如何坚持使用及使用注意事项等。

避孕节育咨询宣教过程中强调服务对象的知情选择，虽然服务提供者是避孕知识方面的“专家”，但服务对象更是自身和伴侣情况的“专家”，她更了解自己和伴侣的身体情况、避孕需求、避孕经历和避孕偏好等，基于知情选择的避孕方法具有较高的使用率、续用率和有效率。

一、避孕节育咨询宣教的方式

避孕节育咨询宣教的方式主要分为以下几种。

（一）一对一宣教

一对一宣教是咨询宣教的主要方式，避孕节育宣教因涉及服务对象隐私，因此，宣教地点需为相对独立、私密的空间或房间，最好配有辅助教具如生殖系统图片或模型、避孕药具及宣教资料等。

服务提供者应亲切友善，表达出对服务对象的关心、尊重，不评判服务对象（如价值观、生活方式等），邀请服务对象参与讨论、询问问题，了解她的需求和顾虑。以服务对象的需求为导向，根据不同年龄、不同生育意愿、不同身体状况等，其需求各不相同。了解服务对象的避孕情况，从未使用过避孕方法，顾虑是什么？曾经使用过避孕方法，不再继续使用，停用原因是什么？目前正在使用避孕方法，需要咨询的问题是什么？是否有避孕以外的需求，如需要预防性传播疾病，治疗月经量过多、痛经等？根据其避孕经历不同，对避孕知识的了解程度不同提供针对性的指导和帮助，帮助服务对象获得全面适宜的避孕信息，重视服务对象所有的顾虑并帮助其澄清认识误区。

选择避孕方法时，如果咨询时服务对象已有选择，讨论该方法是否能满足需求；如果服务对象还没有选择，帮助她比较不同的避孕方法，找出能满足其需求和喜好的方法，缩小选择范围。

在服务对象选择了一种避孕方法后，应及时予以肯定，再提供使用方法的细节，帮助其及时落实，指导正确和坚持使用（例如，如何记住每天服药等）。如果此时服务对象改变主意，可再次就避孕方法选择进行咨询。

咨询中常用的技巧包括观察、倾听、提问、讲解、表扬和鼓励等，咨询不同于临床诊疗，需要更多地关注服务对象的需求，提供个性化的服务，使其能够在全面理解的基础上做出适合自己的选择，有时一次咨询不能解决所有问题，服务对象未能做出避孕选择，则需要给予她更多的时间，重复沟通咨询。

（二）集体宣教

即集体上课的方式，也可以是一对一咨询宣教的补充形式。集体宣教可在教室或会议室中宣讲，也可在门诊候诊区等场所，是一种比较高效的宣教方式，在较短的时间内将需要传达的知识进行讲授，让服务对象对避孕节育知识有初步的了解。但由于个体针对性不强，有需求的服务对象仍需要进行一对一的咨询。

（三）宣传展板、宣传资料、避孕药具展示等宣教工具

将避孕节育知识做成展板或宣传资料在社区、医院及其他场所展示或分发，辅以避孕药具展示等更容

易消除服务对象对避孕节育知识和药具的陌生感，增加理解和接受度。

（四）传统媒体和新媒体宣传方式

传统媒体主要包括广播、电视、报纸和杂志等的宣传，通过科普问答、视频演示、科普小文、案例分享等方式进行避孕节育知识的宣传；随着互联网和智能手机的普及，人们越来越多地通过新媒体方式获得知识，因此，通过新媒体端推送相关知识或咨询问答也是目前避孕节育宣教的重要阵地。

二、避孕方法分类

通常按照避孕方法的有效性将其分为高效避孕方法（每百名女性完美使用该避孕方法 1 年，发生非意愿妊娠的人数<1），有效避孕方法（每百名女性完美使用该避孕方法 1 年，发生非意愿妊娠的人数 2～9）和效果较差的避孕方法（每百名女性完美使用该避孕方法 1 年，发生非意愿妊娠的人数>9）。

高效避孕方法中包括：①长效可逆避孕方法（long-acting reversible contraceptives，LARC），包括含铜宫内节育器（copper-bearing intrauterine device，Cu-IUD）、含左炔诺孕酮宫内节育器（levonorgestrel-releasing intrauterine device，LNG-IUD）；单孕激素皮下埋植剂（progestogen-only implant，IMP），包括左炔诺孕酮皮下埋植剂（levonorgestrel，LNG）、依托孕烯皮下埋植剂（etonogestrel，ETG），以及单孕激素长效避孕针剂，如醋酸甲羟孕酮避孕针（depot medroxyprogesterone acetate，DMPA）、炔诺酮庚酸酯避孕针（norethisterone enanthate，NET-EN）。②长效永久性避孕方法包括输卵管绝育术和输精管绝育术。③短效避孕方法包括口服避孕药、复方避孕针（combined injective contraception，CIC）、复方避孕贴剂（patch，P）和复方阴道环（combined vaginal ring，CVR 或 R），后两者国内尚未上市。口服避孕药有单孕激素口服避孕药（progestogen-only pill，POP）和复方短效口服避孕药（combined oral contraception，COC），其中 COC、CIC、P、R 又统称为复方激素避孕（combined hormonal contraception，CHC）。详见表 12-1。

有效避孕方法包括避孕套、安全期法、体外排精法，其有效性依赖于使用者的正确使用。避孕套避孕需每次性生活全程使用，才能达到较好的避孕效果，避孕套具有预防性传播疾病和避孕的“双重保护”作用，建议高风险人群即使有其他避孕方法也需同时使用。安全期法和体外排精法较难长期坚持和正确应用，在一般使用的情况下失败率较高，实际避孕效果较差。详见表 12-1。

效果较差的避孕方法如外用避孕药（膜剂、栓剂、凝胶）等，因杀精剂置入阴道后一般需要等待 5～10 min，溶解起效后才能性生活，若超过 30 min 未开始性生活，需重新放置，不易掌握性生活时机导致杀精剂失败率较高。另外，绝经过渡期女性阴道分泌物较少，使杀精剂不易溶解，也可导致失败率升高。详见表 12-1。

表 12-1　常见避孕方法分类

效果	分类	名称
高效	长效可逆避孕方法	宫内节育器（含铜宫内节育器、含左炔诺孕酮宫内节育器）
		皮下埋植避孕剂（左炔诺孕酮埋植剂、依托孕烯埋植剂）
		单孕激素避孕针剂（醋酸甲羟孕酮避孕针、炔诺酮庚酸酯避孕针）
	长效永久性避孕方法	女性绝育术
		男性绝育术
	短效避孕方法	口服避孕药（单孕激素口服避孕药、复方短效口服避孕药）
		复方避孕针
		复方避孕贴剂
		复方阴道环
有效	避孕套（男用、女用）	除避孕外，还能预防性传播疾病
	安全期法	
	体外排精法	
效果较差	外用避孕药（膜剂、栓剂、凝胶）	

注：广义的长效可逆避孕方法（LARC）也包括宫内节育器、皮下埋植避孕剂和单孕激素长效避孕针剂；狭义的 LARC 包括宫内节育器和皮下埋植避孕剂

临床工作中，医师通常向育龄期无生育要求的女性推荐使用高效可逆避孕方法，以下各节将讨论不同人群的避孕选择，主要关注高效避孕方法使用的适应证和禁忌证，有性传播疾病风险的人群建议同时使用避孕套。

对 2 年内无生育计划的女性，首选 LARC 法，如宫内节育器、皮下埋植避孕剂等。不愿选择 LARC 者，可指导其坚持正确使用复方短效口服避孕药等。

对 2 年内有生育计划的女性，可考虑使用复方短效口服避孕药或避孕套，也可知情选择后使用长效可逆避孕方法。

已完成生育计划或计划不生育的女性可采用长效可逆避孕方法，或在知情自愿的基础上选择男性或女性绝育术。

避孕节育咨询宣教对生殖健康具有重要意义，服务对象无论年龄、性别、婚姻状况等均享有选择权和自主权，服务提供者需注意保持客观，不持偏见，不作评判，保护服务对象的隐私，尊重服务对象的价值观和理念。另外，避孕节育和“性”息息相关，在避孕咨询时还应包括避孕方式对性生活的可能影响，以及讨论双重保护（预防妊娠和预防性传播疾病），帮助服务对象考虑是否存在性传播疾病风险等。

第二节　人工流产后避孕服务

人工流产，尤其是重复流产，给女性生殖健康造成较大危害，人工流产后避孕服务是指提供流产服务的机构向接受流产服务的女性及伴侣提供科学避孕咨询服务，预防再次非意愿妊娠，从而减少重复流产。

1997 年世界卫生组织（WHO）发布《人工流产后计划生育服务项目管理指南》，该指南提出了优质服务的六要素：服务提供的时机、宣教和咨询、人际关系、技术能力、避孕方法的选择、服务的连续性。2002 年国际流产后服务联盟提出更广义的人工流产后关爱服务，其核心成分包括：流产并发症的医疗服务、流产后计划生育服务、流产后咨询服务、特殊人群的流产后服务、流产后生殖健康综合服务。

2009 年 12 月中华医学会计划生育学分会发出了“科学避孕，远离人流”的倡议书，2011 年 4 月发布《人工流产后计划生育服务》《临床诊疗指南与技术操作规范计划生育分册（2017 修订版）》中对人工流产后计划生育服务（Post Abortion Care，PAC）的目标和服务流程等进行了详细说明；国家卫生健康委员会组织制定了《人工流产后避孕服务规范（2018 版）》，以推进人工流产后即时落实高效的避孕节育措施，切实减少重复人工流产，保障女性生育能力和身心健康。

一、人工流产后计划生育服务

目前，我国人工流产后计划生育服务的总目标是提高人工流产后女性的有效避孕率，降低重复人工流产，尤其是流产 1 年内的再次人工流产。具体目标是使接受人工流产的女性在离开医疗服务机构前，具有预防非意愿妊娠的意识，知情选择一种适合的避孕方法，获取所选用的或过渡时期适合使用的避孕药具，以保证立即落实避孕措施，具有理解并能坚持正确使用所选用避孕方法的信心和决心。

人工流产后计划生育服务的原则是：①以一对一咨询指导为主，结合集体宣教、术前指导及必要随访；②强调避孕方法的知情选择、立即落实和坚持使用；③重点加强针对青少年、高危人群的咨询和服务；④注意隐私保护，鼓励伴侣参与；⑤因地制宜，服务流程以简明、便利和行之有效的功能实现为核心。

流产后避孕服务为全流程服务，贯穿于初诊、手术日及随访等各个环节，除了一对一咨询、集体宣教以外，观看视频、展板，发放宣传手册、新媒体科普信息推送等也是有益的补充形式。流产后避孕服务咨询内容主要包括以下几个部分：①人工流产相关知识，包括人工流产的原理、方法，术前、术后注意事项等；人工流产的危害如近期、远期可能的并发症，尤其是重复流产对远期生育能力（不孕不育）及今后妊娠结局（早产、胎盘异常等）的影响，高危人工流产的概念以及危害等。②妊娠相关知识，包括妊娠相关的生殖生理和心理知识等；强调关键信息，如必须向流产女性指出流产后再次妊娠的风险在月经恢复前已存在，妊娠早期人工流产后 2 周左右可能已经恢复排卵；人工流产后 1 年内尤其是 6 个月内再次妊娠对母儿风险较大，若再次人工流产对女性身体和生育能力造成更大损害；流产后立即落实高效避孕措施的重要性。③分析本次非意愿妊娠的原因。未使用避孕措施者了解其未避孕的原因，给予全面咨询，解除顾虑，及时落实避孕措施；避孕失败者分析其失败的原因，是使用不当还是选择了低效避孕方法。④避孕方法的知情选择及正确使用的指导。根据服务对象的具体情况介绍高效的避孕方法，如宫内节育器、皮下埋植避孕剂、男性或女性绝育术、长效避孕针、复方短效口服避孕药等；有效避孕方法如避孕套，必须坚持全程且每次使用；其他避孕方法如安全期避孕、体外排精、外用避孕药等在实际使用中避孕效果较差。当然，在避孕宣教和知情选择的过程中需要充分了解服务对象的身体状况、避孕需求、避孕经历、知识水平、价值趋向、经济状况、偏好和顾虑等。

无论流产女性在接受人工流产后避孕咨询指导后有无立即落实避孕措施，术后均应对其进行规范化随访，随访的目的在于指导已采取避孕措施的女性坚持正确使用，未采取避孕措施者继续咨询宣教，以及发现并处置流产并发症。

近期随访（术后2周至1个月），了解流产后身体的恢复情况，关心其避孕措施使用情况，解决使用避孕措施过程中产生的疑问；若手术时未能即时落实避孕措施的，再次给予避孕咨询宣教，促进其及时落实，并提供后续获取服务的途径。

中远期随访（通常为流产后3个月、6个月及12个月），了解服务对象避孕措施的使用情况、依从性，使用中产生的问题，了解有无再次发生意外妊娠，必要时再次进行避孕咨询宣教。

在人工流产后计划生育服务中，服务提供者扮演了重要的角色，其专业知识、沟通技巧及对自己工作的热爱会直接影响咨询的效果，因此，加强服务提供者的培训具有重要意义，激发他们的岗位荣誉感和责任感，切实掌握人工流产和避孕节育知识，理解知情选择的重要性，熟练运用咨询和沟通技巧，切实提高流产后避孕的落实率，降低重复流产率。人工流产后避孕服务内容及流程详见表12-2。

表12-2 人工流产后避孕服务内容及流程

时间	地点	形式	内容
术前初诊	候诊区	宣传教育	观看视频和展板，发放宣教资料，告知人工流产的危害和对生育能力造成的不良影响，人工流产后即时避孕的必要性，可选择的避孕方法，计划妊娠的重要性及相关知识
	诊室或咨询室	一对一咨询	确诊子宫内妊娠，实施术前医学检查，确定人工流产及方式，讨论人工流产的危害，对女性健康和生育能力的损害，高危人工流产甚至危及生命。预约流产时间，讨论、选择、确定（开具处方）人工流产后即时落实的避孕方法，交代流产前后的注意事项。针对有生育计划者，提供计划妊娠知识和咨询指导
手术当日	候诊区	宣传教育	告知人工流产前、中、后的注意事项和要求（包括随访的日期和内容），可选择的避孕方法及如何使用
	人工流产手术室	医疗服务	实施人工流产手术，根据流产前的咨询结果，对选择宫内节育器或皮下埋植避孕剂的妇女排除禁忌证后即时放置
	术后休息室	一对一咨询及免费避孕药具发放	手术流产后或药物流产过程观察，告知人工流产后注意事项，对同时放置宫内节育器或皮下埋植避孕剂的服务对象告知可能发生的不良反应。对选择人工流产后使用长效避孕针、复方短效口服避孕药、避孕套和外用避孕药（膜剂、栓剂、凝胶）的女性，再次讲解使用方法，提供避孕药具，强调必须坚持和正确使用。承担免费避孕药具发放服务的医疗机构，应优先向服务对象提供免费避孕药具。对选择人工流产后使用长效可逆避孕方法或绝育术的女性，告知适宜手术时机。对所有人工流产后的女性预约下次随访日期，并告知需要及时返诊的征象
术后随访			
1个月	诊室或咨询室	一对一咨询	了解人工流产术后出血或月经恢复情况，结合临床或辅助检查评估流产结局。了解性生活恢复和避孕方法使用情况。鼓励坚持或转换高效和长效的避孕方法。需要时补充避孕药具。承担免费避孕药具发放服务的医疗机构，应当优先向服务对象提供免费避孕药具
3个月	诊室、咨询室或通过其他途径的互动联系	咨询指导	鼓励返诊，了解避孕方法使用情况，对使用过程中发生的问题给予指导，鼓励坚持或转换高效和长效的避孕方法。重点针对存在重复人工流产高风险因素的人群、使用短效避孕方法或其他非高效避孕方法者
6、12个月	诊室、咨询室或通过其他途径的互动联系	咨询指导	有条件的机构，针对存在重复人工流产高风险因素的人群，鼓励返诊，了解其避孕方法使用情况，对使用过程中发生的问题给予指导，鼓励坚持或转换高效和长效的避孕方法

注：引自人工流产后避孕服务规范（2018版）. 中国计划生育学杂志，2018，26（10）：888-891

二、人工流产后避孕方法的选择

WHO 避孕方法选用的医学标准（WHO Medical Eligibility Criteria for Contraception，WHO MEC）、英国避孕方法选用的医学标准（UK MEC）、美国避孕方法选用的医学标准（US MEC）等指南中对流产后避孕方式的使用提出了建议，三大指南中均以数字分级来表示：分级 1，此种情况对这种避孕方法使用无限制，在任何情况下可使用此方法；分级 2，使用避孕方法的益处一般大于理论上或已证实的危险，通常可使用此方法；分级 3，理论上或已证实的危险通常大于使用此方法的益处，除非其他方法不能提供或不被接受，一般不推荐使用此方法；分级 4，使用避孕方法对健康有不可接受的风险，不可使用此种方法。通常将分级 1 和分级 2 理解为可以使用此避孕方法，分级 3 和分级 4 为不可使用。

目前常用的高效避孕方法包括 Cu-IUD、LNG-IUD、IMP、DMPA、POP、CHC 等，WHO MEC、UK MEC 及 US MEC 指南均指出：早期妊娠流产（药物流产或人工流产）后以上所有避孕方式均可立即使用，分级为 1；中期妊娠引产后 IUD 为 2，其余为 1；感染性流产后 IUD 为 4，其余为 1；异位妊娠后均为 1（表 12-3）。IUD 在流产后即时放置和延时放置相比较，并发症发生风险无显著差异；中期妊娠引产后放置 IUD 脱落率较早期妊娠人工流产后略高。我国《临床诊疗指南与技术操作规范计划生育分册（2017 修订版）》中关于 IUD 的放置则提出人工流产负压吸宫术和钳刮术后、中期妊娠引产流产后 24 h 内清宫术后可即时放置；妊娠早期药物流产当天胎囊排出后立即清宫后亦可立即放置；药物流产恢复 2 次正常月经后择期放置。目前有专家建议，药物流产如有超声确认可在流产完全后任何时间放置。

表 12-3　流产后避孕方法使用分级

	COC	CIC	POP	DMPA NET-EN	LNG/ETG	Cu-IUD	LNG-IUD
妊娠早期	1	1	1	1	1	1	1
妊娠中期	1	1	1	1	1	2	2
感染性流产后即时	1	1	1	1	1	4	4

注：引自 World Health Organization.Medical eligibility criteria for contraceptive use.5th ed.2015

第三节　产后避孕

产后，是女性一生中的特殊时期，这个阶段女性生理、心理都发生巨大改变。女性因受传统观念影响或因性生活频率降低等因素，产后避孕意识较差，可能导致产后短时间内非意愿妊娠。一旦发生非意愿妊娠，有些女性选择终止妊娠，而阴道分娩后 3 个月内、剖宫产后 6 个月内或哺乳期妊娠需终止妊娠者均为“高危手术”，手术风险增大，手术近期、远期并发症增加，危害女性身心健康；有些女性选择继续妊娠，产后短时间内再次妊娠会增加母体、围生期胎儿和新生儿的不良结局，WHO 建议应至少在活产后 24 个月（2 年）之后再次妊娠。

一、产后避孕的必要性

产后再次妊娠与排卵及性生活恢复的时间有关，产后女性如果未哺乳，月经通常 6～8 周恢复，哺乳女性为产后 2～8 个月，而排卵恢复通常在月经恢复之前，即排卵可早在产后 36～42 天即已恢复；产后性生活的恢复和文化程度、种族文化、身体及新生儿状况等有关。虽然目前临床建议产后 42 天内禁止性生活，但也有不少女性在 42 天之前即已恢复性生活，调查显示产后女性开始避孕的时间落后于开始性生活的时间，且多为效果不稳定的避孕方法，如避孕套、安全期、体外射精等，也有相当一部分女性认为哺乳期天然就有避孕作用。

二、产后激素避孕方法的选择

除了个人需求和偏好外，产后女性还需根据哺乳与否，分娩方式不同选择安全、高效的避孕方法，WHO MEC、UK MEC、US MEC 指南及我国《临床诊疗指南与技术操作规范计划生育分册（2017 修订版）》均对产后避孕给出了如下建议。

（一）哺乳期产后避孕

1. 哺乳闭经避孕法　如果使用得当，可以较安全地避免非意愿妊娠的发生（常规使用<2例妊娠/百女性年，正确使用<1例妊娠/百女性年），但必须符合3个条件，即闭经、完全或近乎完全母乳喂养(哺乳次数白天≥6次，夜晚≥2次)、产后6个月内。

产后哺乳女性采用避孕措施需注意采用的避孕方法不可影响乳汁的质和量，以免影响新生儿健康。产后激素避孕分为复方激素避孕和单孕激素避孕，WHO MEC、UK MEC、US MEC产后哺乳女性激素避孕分级见表12-4、表12-5、表12-6。

2. 复方激素避孕 WHO MEC和我国指南均建议产后6个月以上使用（我国指南中COC在产后6周内为禁忌证，6周～6个月为相对禁忌证），而UK MEC建议6周以上可以使用，US MEC则产后30天以上，无其他VTE高危因素可使用。VTE高危因素指年龄≥35岁，VTE史，血栓形成倾向，制动，分娩时输血，围生期心肌病，体重指数≥30 kg/m^2，产后出血，剖宫产分娩，子痫前期或吸烟等。

3. 单孕激素避孕 IMP和POP产后均可使用，UK MEC和US MEC认为产后即可使用DMPA，而WHO MEC和我国指南不建议在产后6周内使用，主要是担心理论上的新生儿潜在激素暴露，但在有些地区如果妊娠相关的致病率和死亡率较高，而又无法获得其他可靠避孕方法时，可在产后即时使用。

表12-4 WHO MEC产后避孕方法使用分级

	IMP	DMPA	POP	CHC
<6周	2	3	2	4
6周～6个月	1	1	1	3
≥6个月	1	1	1	2

表12-5 UK MEC产后避孕方法使用分级

	IMP	DMPA	POP	CHC
<6周	1	2	1	4
6周～6个月	1	1	1	2
≥6个月	1	1	1	1

表12-6 US MEC产后避孕方法使用分级

	IMP	DMPA	POP	CHC
<21天	2	2	2	4
21～30天	2	2	2	3
30～42天				
（1）有其他VTE高危因素	1	1	1	3
（2）无其他VTE高危因素	1	1	1	2
≥42天	1	1	1	2

（二）未哺乳产后避孕

产后未进行哺乳者，相对排卵恢复和性生活恢复更快，需要及时采取安全、高效的避孕方法。WHO MEC、UK MEC、US MEC产后未哺乳女性激素避孕分级建议相对较一致，CHC在产后21天内均不建议使用（有其他VTE高危因素分级4，无高危因素分级3）；产后21～42天，有其他VTE高危因素不建议使用CHC(分级3)，无VTE高危因素可以使用CHC(分级2)，产后42天以上无使用激素避孕禁忌；其他激素避孕方式如IMP、DMPA、POP等未哺乳产后女性均可使用（仅UK MEC指南中将产后21天使用和产后21～42天有高危因素使用分级为2，其余均为1）；国内目前建议产后未哺乳女性可在产后即刻IMP；21天后使用单孕激素避孕针或口服制剂；42天以后使用CHC。

三、产后宫内节育避孕方法的选择

宫内节育器是常用的LARC，适合于产后短期内无再次妊娠计划的女性，WHO MEC、UK MEC、US MEC对产后女性放置宫内节育器给出了分级建议，无论是否哺乳是否剖宫产，产后<48 h或>4周均可放置Cu-IUD和LNG-IUD（其中WHO MEC和US MEC将<48 h哺乳分级2，其余均为1）；产褥感染均不可放置IUD（分级4）；WHO MEC和UK MEC将≥48 h至4周放置Cu-IUD或LNG-IUD分级为3，而US MEC产后10 min至4周均为2，即可放置宫内节育器。

国内指南建议剖宫产或正常分娩胎盘娩出后即时放置IUD或产后42天恶露已净，子宫恢复正常者，产后即可放置IUD，尤其是在胎盘娩出后即放置，较产后延迟放置脱落率更低，产后放置IUD不增加放置并发症如穿孔、感染等。

四、产后其他高效避孕方法的选择

产后如无再生育打算，可行输卵管绝育术或男性行输精管绝育术。输卵管绝育术后女性后悔比例，不同研究中报道为1%～26%，年纪较轻者后悔比例较高；男性绝育术后后悔比例接近5%，和女性后悔丈夫绝育的比例6%接近。因此，在输卵管绝育术和输精管绝育术前，充分的知情同意非常重要。

输卵管绝育术可在阴道分娩7天内，剖宫产同时或产后42天以上进行；若有以下情况则考虑延迟绝育，如子痫或重度子痫前期；破膜时间>24 h，产褥感染，严重的产前或产后出血，严重生殖道损伤等。

产后，是开始避孕的重要时期，根据产后女性的健康状况、孕产次、哺乳及分娩情况等，知情选择并及时落实高效避孕方法（表 12-7），可有效降低意外妊娠率，保障母儿健康。

表 12-7　产后避孕方法使用分级

	COC	CIC	POP	DMPA NET-EN	LNG/ETG	Cu-IUD	LNG-IUD
母乳喂养							
1. 产后<6 周	4	4	2	3	2		
2. 产后 6 周至 6 个月以前（以母乳喂养为主）	3	3	1	1	1		
3. 产后≥6 个月	2	2	1	1	1		
产后未哺乳							
1. 产后<21 天			1	1	1		
（1）无其他 VTE 风险	3	3					
（2）有其他 VTE 风险	4	4					
2. 产后 21～42 天			1	1	1		
（1）无其他 VTE 风险	2	2					
（2）有其他 VTE 风险	3	3					
3. 产后>42 天	1	1	1	1	1		
产后（哺乳和不哺乳，包括剖宫产术后）							
1. 48 h 内（包括胎盘娩出后即刻放置）						1	1=不哺乳 2=哺乳
2. 48 h 至 4 周内						3	3
3. 4 周后						1	1
4. 产褥感染						4	4

注：引自 World Health Organization.Medical eligibility criteria for contraceptive use.5th ed.2015

第四节　不同年龄生育阶段避孕方法选择

一、青少年避孕

青少年时期（WHO 定义青少年为 10～19 岁；青年定义为 15～24 岁）是身心发育的重要阶段，同时也是性成熟的重要时期。随着初次性行为年龄提早，生育年龄推后，青少年及生育前女性迫切需要科学避孕的知识和理念，避免意外妊娠，保护生殖健康。性教育、避孕知识缺乏，对人工流产危害认识不足等导致青少年意外妊娠率及不安全人工流产率上升。

文献报道我国青少年性行为发生率为 2.8%～36.7%，首次性生活年龄最小为 12 岁，平均为 18～21 岁；避孕使用率方面，各研究报道不一，但坚持使用比例较低，甚至部分青少年从未使用避孕措施；使用的避孕措施主要是避孕套及其他低效避孕措施如体外排精法、安全期等。一旦发生意外妊娠，绝大多数未婚者选择人工流产终止妊娠。而对于性和生殖健康知识，调查显示 91.1% 的青少年想了解相关知识，说明青少年对性与生殖健康知识有强烈的需求。

青少年及生育前避孕除需要考虑避孕方法安全、有效外，还需要关注可逆（停用后即可恢复生育功能）、不影响青少年骨骼生长发育、依从性等方面。WHO MEC、UK MEC、US MEC 中激素避孕和宫内节育器均能作为青少年和生育前女性的可靠避孕选择，CHC、POP、DMPA、IMP、Cu-IUD、LNG-IUD 分级均为 1 或 2，见表 12-8。

（一）长效可逆避孕方法

美国妇产科学会及儿科学会推荐 IUD 和 IMP 为青少年的一线避孕方法，IUD 和 IMP 无须依赖使用者的依从性和使用方法正确等即可达到接近完美的避孕效果，完美解决了青少年使用避孕方法坚持使用率低和使用方法不正确等特点。

对青少年避孕方法使用依从性的研究发现 12 个月续用率 IUD 和 IMP 相仿（86.5%，85.3%），显著高于其他避孕方法（口服避孕药 39.6%，DMPA 39.8%，阴道避孕环 48.9%，透皮贴剂 39.8%）；青少年 IUD 的续用率和其他年龄人群，产后女性相仿，分别为82%和89%；停止使用IUD的青少年中65%是因为IUD的脱落，报道的脱落率为25%，高于普通人群。同样，青少年女性产后放置IUD的脱落率也高于其他年龄产后放置人群。因此，青少年放置IUD后需要更密切的随访观察。虽然这项研究中发现IUD脱落率较高，但因为偏好原因停止使用的比例和其他方式相仿，说明IUD的耐受性和其他方法相似。

IMP的有效性同样不依赖于使用者依从性且基本不脱落，也不能随意取出，故避孕效果非常可靠。IMP主要不良反应在于出血模式的改变，如点滴出血、月经频发、经期延长、不规律出血、月经减少、月经稀发或闭经等，然而，月经减少、稀发或闭经也可以是额外益处。

（二）短效激素避孕

激素避孕方法如COC，青少年从初潮开始即可使用，使用禁忌证同成年人，青少年使用COC可获得非避孕益处，青少年经常有月经不规律或痛经，COC可使其月经规律、减少月经量、缓解痛经；痤疮，是青少年常见的皮肤表现，新型COC可使其明显改善；还可以改善经前期紧张综合征。阴道避孕环和透皮贴剂是不愿意口服或吞药困难的青少年的替代选择方案。

文献报道DMPA可略降低骨密度，停用后恢复，18岁以下青少年长期使用DMPA对骨密度的影响目前仍缺乏证据，WHO MEC、US MEC、UK MEC中对于＜18岁人群使用DMPA的分级均为2。

通常情况下激素避孕建议在月经第1～5天开始使用，但等待的时间有可能造成意外妊娠的发生，因此，对于青少年人群可采用激素避孕的快速启动，在月经周期的任何时间开始，快速启动前需要合理排除妊娠的可能；快速启动后7天内加用其他避孕方式，如避孕套进行避孕。

（三）其他避孕方法

18岁以下人群最常用的避孕方式为避孕套，美国一项全国性调查发现第一次性生活时68%的青少年女性、80%的青少年男性使用避孕套。屏障避孕因为可以提供避孕和预防性传播疾病的双重保护适合青少年使用，但青少年虽然了解这些好处，仍不能坚持使用。青少年可能存在性伴不固定或多个性伴侣，导致性传播疾病风险增加，因此，对于高风险的青少年推荐其在使用高效避孕方法（如LARC或口服避孕药）的基础上加用避孕套。

表12-8 青少年避孕方法使用分级

	COC	CIC	POP	DMPA NET-EN	LNG/ETG	Cu-IUD	LNG-IUD
青少年	月经初潮起=1			月经初潮至18岁前=2；≥18岁=1	月经初潮起=1	月经初潮至20岁前=2；≥20岁=1	
产次							
1. 未产妇	1	1	1	1	1	2	2
2. 经产妇	1	1	1	1	1	1	1

注：引自World Health Organization.Medical eligibility criteria for contraceptive use.5th ed.2015

二、产后避孕

产后避孕详见本章第三节。

三、有生育计划的女性避孕

有生育计划的女性，包括未曾生育的及已经生育过但仍有再次生育计划的女性，她们可能因为个人或家庭的原因，需要暂时避孕，推迟生育，对于这部分女性，可靠的避孕措施必不可少。建议2年内无生育计划的女性，首选LARC，如宫内节育器、皮下埋植避孕剂等。不愿选择LARC的，可指导其坚持正确使用COC等；对于2年内有生育计划的女性，可考虑使用COC或避孕套等，也可知情选择后使用长效可逆避孕方法。

四、生育后期避孕

育龄期女性如果已经完成生育计划或无再生育计划，需采取合适的避孕措施，以减少意外妊娠和因意外妊娠终止带来的身心痛苦和并发症。避孕措施的选择应以长效、可逆、安全、可靠的避孕方法如LARC为主。生育后期女性WHO MEC、UK MEC、US MEC中，CHC、POP、DMPA、IMP、Cu-IUD、LNG-IUD分级均为1，排除禁忌证后均可使用。对于已生育的女性，或再次妊娠风险极大的女性也可在充分知情的基础上选择LARC如输卵管绝育术或丈夫行输精管绝育术。

五、围绝经期避孕

围绝经期是指女性卵巢功能开始衰退直至绝经后 1 年内的时期，由于性激素波动或减少可引起女性一系列的躯体和心理改变，如月经紊乱、潮热、心悸、眩晕、失眠，注意力不集中，情绪波动大，泌尿生殖道萎缩、骨质疏松、心血管病变发生风险增高等。由于围绝经期生育能力下降，性生活频率相对减少，很多女性放松了对意外妊娠的警惕，反而导致意外妊娠率增加，而一旦发生妊娠，自然流产率、胎儿畸形、子痫前期、产后出血等风险增加，威胁母儿安全；若终止妊娠，也属于高危手术范围，风险增加。

因此，围绝经期女性避孕需要综合考虑多方面因素来有效预防意外妊娠，评估年龄相关的健康风险如心血管病变、代谢性疾病、恶性疾病风险等；最好有额外的健康益处（预防其他年龄相关疾病、改善围绝经期症状等），提高生活质量（如精神健康和性健康）。

单从年龄因素来看，所有避孕方法都没有绝对的禁忌，WHO MEC、UK MEC、US MEC 中，CHC、POP、DMPA、IMP、Cu-IUD、LNG-IUD 分级在 40 岁以上人群中均为 1 或 2，其中 DMPA 在≤45 岁分级为 1，>45 岁分级为 2，CHC 在≥40 岁人群中分级均为 2（表 12-9），临床实践中通常对于>50 岁的女性不推荐使用 CHC 和 DMPA。

宫内节育器使用无年龄限制，围绝经期女性可放心使用，健康益处包括可降低子宫内膜癌风险，LNG-IUD 还可显著减少月经量、缓解痛经等；但围绝经期女性月经失调发生率高，比如月经过多等，可造成 Cu-IUD 的使用限制。

单孕激素避孕方法中 DMPA 不作为 45 岁以上女性的一线避孕选择，通常也不推荐 50 岁以上人群使用，DMPA 可能影响骨密度和脂代谢，轻度降低的骨密度在 DMPA 停用后可恢复。理论上认为 45 岁以上的女性使用 DMPA 可能会永久损害骨健康，这一点目前并没有得到证据支持，DMPA 诱导的骨密度丢失是否会增加将来骨折风险也仍有争议。IMP 和 POP 对代谢和骨密度无明显影响。单孕激素并不明显增加心血管疾病（心肌梗死、静脉血栓）或卒中的发生风险，但如果在使用过程中发生心肌梗死、静脉血栓、卒中则需立即停用。单孕激素避孕方式的益处包括可能降低子宫内膜癌和卵巢癌的发生率，减少月经量过多等。

CHC 在 40 岁以上女性中使用分级为 2，但通常不建议 50 岁以上人群使用，随着年龄的增长，相对于年轻女性，静脉血栓、心肌梗死及卒中发生风险显著增加，使用前必须仔细评估。健康益处包括减少月经量过多，缓解痛经，可能对骨健康及改善围绝经期症状如潮热、盗汗等有益。

需要注意的是，围绝经期女性因绝经过渡期月经周期不规律，使用安全期法的失败率会更高；其他避孕方式如阴道杀精剂，也因此阶段阴道环境的改变，会进一步降低其避孕效果。

围绝经期停止使用避孕措施的时机：Cu-IUD 国外建议 50 岁以上女性在闭经 1 年后取出，50 岁以下者闭经 2 年取出，国内一般建议闭经半年以上取出。使用单孕激素避孕方法及 LNG-IUD 的女性，因避孕方法本身可造成闭经，因此，闭经不能作为绝经征兆，50 岁以上女性闭经 12 个月，间隔 6 周两次测定 FSH 水平，若均>30 U/L，则再放置 12 个月后取出或放置至 55 岁取出。

表 12-9 40 岁以上女性避孕方法使用分级

	COC	CIC	POP	DMPA NET-EN	LNG/ETG	Cu-IUD	LNG-IUD
≥40 岁	2	2	1	≤45 岁=1，>45 岁=2	1	1	1
产次							
1. 未产妇	1	1	1	1	1	2	2
2. 经产妇	1	1	1	1	1	1	1

注：引自 World Health Organization.Medical eligibility criteria for contraceptive use.5th ed.2015

第五节 疾病状态避孕方法的选择

避孕对于无生育要求的育龄期女性，无论疾病还是健康状态，都具有非常重要的意义，患有疾病的女性，有些会因妊娠导致原有疾病加重或恶化而不适合妊娠，这种情况下科学避孕尤为重要。

疾病状态女性避孕除了考虑避孕方法的安全性、有效性、可接受性外，还需要注意疾病、妊娠和避孕方法的相互影响。故在提供避孕咨询时，需要全面采集病史，进行体格检查和必要的辅助检查，详细了解其疾病状态，所用药物，既往使用的避孕方法及是否有不良反应等；避孕方法选择时，对风险和获益需要充分评估，需要考虑疾病对避孕方式的影响及避孕方法的使用对病情本身严重性的影响。

疾病状态的女性通常鼓励她们使用长效、高效的避孕方法，有效避免意外妊娠，特别是有些疾病患者一旦妊娠，风险极高，甚至威胁生命安全；但同时也要尊重女性的意见，必须是其愿意接受的方法，知情选择。常见疾病避孕方法选择见表 12-10。

表 12-10 常见疾病避孕方法使用分级

	COC	CIC	POP	DMPA NET-EN	LNG/ETG	Cu-IUD	LNG-IUD
肥胖							
1. BMI≥30 kg/m^2	2	2	1	1	1	1	1
2. 月经初潮至 18 岁以前，且 BMI≥30 kg/m^2	2	2	1	2	1	1	1
高血压							
1. 收缩压 18.7～21.2 kPa（140～159 mmHg）或舒张压 12～13.2 kPa（90～99 mmHg）	3	3	1	2	1	1	1
2. 收缩压≥21.3 kPa（160 mmHg）或舒张压≥13.3 kPa（100 mmHg）	4	4	2	3	2	1	2
血管病变	4	4	2	3	2	1	2
糖尿病							
1. 妊娠糖尿病病史	1	1	1	1	1	1	1
2. 无血管病变							
（1）非胰岛素依赖型糖尿病	2	2	2	2	2	1	2
（2）胰岛素依赖型糖尿病	2	2	2	2	2	1	2
3. 肾 / 视网膜 / 神经病变	3/4	3/4	2	3	2	1	2
4. 其他的血管病变或糖尿病病史 20 年以上	3/4	3/4	2	3	2	1	2
乳腺疾病							
1. 良性乳腺疾病	1	1	1	1	1	1	1
2. 有乳腺癌家族史	1	1	1	1	1	1	1
3. 乳腺癌							
（1）现在患病	4	4	4	4	4	1	4
（2）既往患病且 5 年内无复发迹象	3	3	3	3	3	1	3
大手术							
1. 需要长期制动	4	4	2	2	2	1	2
2. 不需要长期制动	2	2	1	1	1	1	1
3. 无须制动的小手术	1	1	1	1	1	1	1
甲状腺疾病							
1. 单纯甲状腺肿	1	1	1	1	1	1	1
2. 甲状腺功能亢进	1	1	1	1	1	1	1
3. 甲状腺功能减退	1	1	1	1	1	1	1
子宫肌瘤							
1. 无子宫腔变形	1	1	1	1	1	1	1
2. 有子宫腔变形	1	1	1	1	1	4	4
吸烟							
1. 年龄<35 岁	2	2	1	1	1	1	1
2. 年龄≥35 岁							
（1）吸烟<15 支 / 天	3	2	1	1	1	1	1
（2）吸烟>15 支 / 天	4	3	1	1	1	1	1

注：引自 World Health Organization.Medical eligibility criteria for contraceptive use.5th ed.2015（部分有删减）

一、肥胖

按照WHO标准将BMI≥25～29.9 kg/m²定义为超重，BMI≥30 kg/m²定义为肥胖，肥胖可进一步分为3类：Ⅰ级肥胖BMI 30.0～34.9 kg/m²，Ⅱ级肥胖BMI≥35.0～39.9 kg/m²，Ⅲ级肥胖BMI≥40 kg/m²，Ⅲ级肥胖又被称为“病态肥胖”。肥胖可导致女性内分泌失调，血脂代谢异常，心血管疾病、糖尿病、恶性肿瘤等疾病发生率增高，病态肥胖更是心血管疾病的主要危险因素。

美国一项研究发现18.9%的育龄期有活跃性生活的女性虽然无生育计划，但也没有采取避孕措施，而这个比例在超重和肥胖女性中更高，分别为20.0%和23.4%。肥胖女性不采取避孕的原因是有些女性因为肥胖月经不规律，认为自己不会怀孕；有的女性担心使用激素避孕会导致体重进一步增加；还有的女性担心体重过大会影响激素避孕的有效性。

（一）激素避孕体重增加问题

大多数女性认为激素避孕和体重增加有关，这也是避孕激素停用的主要原因之一。一项回顾性调查发现放置LNG-IUD 1年后体重较基线增加0.7 kg，使用10年后体重增加4 kg，但激素似乎并不是导致体重增加的直接原因，因为使用LNG-IUD者和使用Cu-IUD者体重增加相当。Cochrane的一项研究分析发现，大多数的避孕方法对体重并没有实质性影响。由于女性体重随着年龄有自然增长的趋势，因此，激素和体重增长的关系还需要进一步的研究证实。

（二）激素避孕有效性

肥胖女性应用激素避孕，普遍担心可能会因为对下丘脑-垂体-卵巢轴抑制不足而降低避孕有效性，血容量和脂肪质量增加可能导致激素浓度下降，转氨酶活性增加可加速药物代谢，脂肪中药物吸收的增加等都会降低药物的生物利用度等。药动学研究发现肥胖者服用孕激素达到治疗血清水平与非肥胖患者相比多5天以上；另一项对肥胖妇女使用含有20 μg炔雌醇的复方口服避孕药的研究表明，持续服用口服避孕药或增加药物的激素剂量可能可以抵消导致避孕效果下降的药动学变化。

1. CHC 目前临床研究对于肥胖女性使用COC是否会增加避孕失败率报道不一。一项52 218名美国女性参与的初始服用COC的研究中发现，随着BMI的增加，COC失败率明显增加；一项纳入7个临床试验的荟萃分析也显示肥胖女性使用COC的失败率高于非肥胖女性，但并不清楚是因药动学原因还是依从性原因；但在一项由9256名女性参与持续3年的研究（CHOICE）中并未发现超重或肥胖女性和非肥胖女性使用COC（或CHC）的失败率有明显差异；Simmons K. B. 等也报道肥胖女性和非肥胖女性口服COC失败率无明显差异。

2. POP 目前对于肥胖女性使用POP是否会导致避孕效果下降的研究资料有限，且结果并不一致。2016年Cochrane的一项研究报道病态肥胖的使用者中发现单孕激素避孕有效性并未降低。

3. DMPA 肥胖和正常体重女性在12周的使用期间血浆代谢模式相似，仅病态肥胖女性血浆药物水平略有下降，但即使下降后，其平均血浆浓度已足够抑制排卵。

4. IMP 虽然在肥胖和非肥胖女性中药动学不一致，但同样都具有非常低的失败率。

（三）激素避孕安全性

1. CHC 肥胖女性使用复方激素避孕的主要安全顾虑就是炔雌醇的心血管风险，肥胖和COC都是静脉血栓的高危因素。系统研究显示肥胖女性使用COC较非肥胖使用者静脉血栓风险增加5～8倍，相较于非肥胖未使用COC者静脉血栓风险增加近10倍。但由于研究数据有限，目前无法通过BMI分级来评估静脉血栓风险。

对于肥胖但健康的女性来说，通常认为复方激素避孕利大于弊，尤其是和妊娠相关风险比较，WHO MEC及US MEC分级均为2，但UK MEC中将BMI≥35 kg/m²的肥胖女性使用CHC分级为3，对BMI≥30～34 kg/m²的女性分级仍为2，因此，在临床上对特别肥胖的女性使用CHC仍需谨慎评估；肥胖女性有合并症时，特别是会增加静脉血栓风险的疾病等（如高血压、糖尿病、血脂异常、吸烟、年龄偏大等）时，应注意避免使用复方激素避孕。复方激素避孕的雌孕激素剂量和成分与血栓风险有关。含第三代孕激素的CHC较含第一、第二代孕激素的CHC血栓风险更高，天然雌激素如戊酸雌二醇对代谢和凝血指标的影响较小，与炔雌醇相比，对心血管系统更安全。

2. 单孕激素避孕 虽然CHC中所含的孕激素成分对血栓风险有影响，但POP并不增加血栓风险，同时对血脂水平和糖代谢的影响也较小；DMPA使用时需要仔细评估，它对凝血因子似乎没有影响，但可降低高密度脂蛋白（HDL），升高低密度脂蛋白（LDL）水平和甘油三酯水平，还可增加内脏脂肪含量，而内脏脂肪增加和血脂异常、胰岛素抵抗有关。当然，目前证据表明单孕激素注射剂对于无血栓病史或心血管疾病的肥胖女性来说是安全的。WHO MEC、US MEC、UK MEC 指南中，单孕激素避孕肥胖女性均可使用，DMPA 在 WHO MEC 及 US MEC 中年龄<18 岁且 BMI≥30 kg/m^2 的女性使用分级为 2，其他单孕激素避孕如 IMP、POP 肥胖女性使用分级均为 1。

另外，需要注意的是，肥胖女性使用甾体激素避孕时还要考虑激素避孕药和其他药物的相互作用，因为肥胖女性可能会合并高血压、糖尿病、高血脂等疾病需要药物治疗或正在使用减肥药物等。

除激素避孕外，对肥胖女性来说，宫内节育器是很好的选择，无论 Cu-IUD，还是 LNG-IUD，WHO MEC、US MEC、UK MEC 中使用分级均为 1。目前认为即使有深静脉血栓史，肺栓塞史或卒中史的女性也可以安全使用 LNG-IUS，因其血液循环中激素水平很低，LNG-IUS 对肥胖女性有额外健康益处如减少月经量、降低子宫内膜病变风险等。其他避孕方法如避孕套、安全期法、体外排精法等在实际使用中均为效果较差的方法，不推荐肥胖女性使用。

总之，肥胖女性避孕需要综合考量安全性、有效性、耐受性、可接受性等因素。LARC 对超重、肥胖女性是非常适合的避孕方法，提供可靠、长效、可逆避孕的同时，不增加心血管风险，此外，还具有接受度高、续用率高的特点，有效降低意外妊娠，提高使用依从性。使用激素避孕方法时，需要向服务对象解释目前肥胖女性使用这些避孕方法的有效性的证据还十分有限，但即使有效性下降，仍可降低意外妊娠的发生率，降低高危妊娠的可能。肥胖女性的避孕知情选择非常重要。

二、高血压

在询问病史和避孕咨询时，很多高血压女性并不认为高血压是需要向医师提及的疾病，因此，必须向服务对象明确询问是否患有高血压及用药情况等，体格检查时必须测量血压。

目前，国内上市的 COC 均为炔雌醇和不同种类孕激素的复方制剂，炔雌醇的生物学活性较雌二醇强 1000 倍，可使肝合成血管紧张素原增加，进而激活肾素 - 血管紧张素 - 醛固酮系统，升高血压；口服避孕药中的孕激素成分和天然孕激素相似，但并不具有天然孕激素的所有特性。屈螺酮具有天然孕激素的抗皮质激素特性，但目前还没有研究数据证实高血压患者使用炔雌醇、屈螺酮口服避孕药是安全的。另外，复方激素避孕对血压的影响与用药途径无关。

评估 COC 停用后是否影响血压水平，发现在停用 COC 6 个月后，收缩压下降 2 kPa±0.35 kPa［(15.1±2.6) mmHg］，舒张压下降 1.4 kPa±0.24 kPa［(10.4±1.8) mmHg］，和继续使用 COC 的女性相比，下降非常显著。一项纳入 34 289 名女性的研究发现，绝经后高血压和既往是否使用 COC 及使用时间长短都无关。

为避免血压进一步升高及血栓风险增加，已诊断为高血压的女性应避免使用含有炔雌醇的复方避孕药，而单孕激素避孕药和高血压无相关性。

WHO MEC、UK MEC、US MEC 指南中复方激素避孕对于高血压患者均为禁忌（充分控制分级为 3，未充分控制及合并血管病变均为 4）；在单孕激素避孕方面，DMPA 在 WHO MEC 和 US MEC 指南对于血压未控制收缩压≥21.3 kPa（160 mmHg），舒张压≥13.3 kPa（100 mmHg）或合并血管病变者均分级为 3，在控制良好的高血压患者及未控制高血压，血压范围收缩压>18.7～21.2 kPa（140～159 mmHg），舒张压>12～13.2 kPa（90～99 mmHg）的分级均为 2，而 UK MEC 中则血压未控制收缩压≥21.3 kPa（160 mmHg），舒张压≥13.3 kPa（100 mmHg）分级为 2，合并血管病变分级为 3；其余单孕激素避孕法（包括 LNG-IUD）高血压女性均可使用。WHO MEC 和 US MEC 指南，控制良好的高血压患者及未控制高血压，血压范围收缩压>18.7～21.2 kPa（140～159 mmHg），舒张压>12～13.2 kPa（90～99 mmHg）的分级均为 1，在血压未控制收缩压≥21.3 kPa（160 mmHg），舒张压≥13.3 kPa（100 mmHg）或合并血管病变的均分级为 2；UK MEC 指南中在血压未控制收缩压≥21.3 kPa（160 mmHg），舒张压≥13.3 kPa（100 mmHg）分级为 1，血管病变分级为 2；Cu-IUD 和其他避孕方法比如屏障避孕等均无使用禁忌。

三、糖尿病

糖尿病是最常见的代谢性疾病，远期可导致多种并发症，对血管、神经、肾和视网膜功能等造成影响。越来越多的女性在生育期患有糖尿病，新诊断的糖尿病病例中 18～50 岁约占 35%，约 19% 的育龄期女性血糖不正常。受孕时和妊娠期若血糖控制不佳会增加不良妊娠结局风险如死产、胎儿先天畸形、围产期死亡增高等。

因此，对于有生育计划的糖尿病女性，在血糖调整到适合受孕之前需要采取可靠的避孕措施，对于无生育计划的糖尿病女性需要有效避孕以避免意外妊娠及因意外妊娠导致的相关风险。目前调查发现糖尿病女性的避孕率较非糖尿病女性低，且 33.6% 的糖尿病女性使用低效避孕方法，28.8% 的糖尿病女性不使用避孕方法。

因此，根据糖尿病女性个人需求和相关危险因素，进行充分的避孕咨询和知情选择具有重要意义。对于既往有妊娠糖尿病病史，现无血糖异常的女性所有避孕方法的使用均无限制，但仍需考虑她们将来发生非胰岛素依赖型糖尿病的风险。对于现患糖尿病的女性，由于糖尿病本身即为血管病变及血栓的高危因素，因此，选择避孕方法时需要注意不可诱发其相关风险。

（一）CHC

既往由于担心对糖、脂代谢的影响，糖尿病女性禁忌使用 CHC 避孕，但近来研究认为无并发症的糖尿病使用 CHC 是安全的，含 35 μg 以下炔雌醇的 CHC 不改变血糖水平和胰岛素分泌，不增加糖尿病视网膜病变、黄斑水肿、肾病等风险或加速疾病进展。但也有研究认为激素避孕对糖尿病女性的糖、脂代谢和远期并发症方面的影响目前没有定论。法国生殖内分泌专家组共识认为对于有高危因素的糖尿病女性使用 CHC 必须极为谨慎，有学者建议对于有严重视网膜病变（缺血性或增生性）、活动性黄斑水肿或伴有持续性蛋白尿的肾病等微血管并发症的糖尿病女性避免使用 CHC。WHO MEC、UK MEC 及 US MEC 中指出，对于有糖尿病肾病、视网膜病变、神经病变、其他血管病变或病程>20 年的女性使用 CHC 的分级均为 3 或 4，即不建议使用。而在无血管病变的糖尿病女性，无论是否为胰岛素依赖性 CHC 的分级为 2。

（二）单孕激素避孕

通常认为 POP 对于任何年龄，无论是否有并发症的糖尿病女性均为安全的避孕选择，WHO MEC、UK MEC 及 US MEC 中分级均为 2；DMPA 在 WHO MEC 及 US MEC 中无血管病变的糖尿病女性使用分级为 2，有糖尿病肾病、视网膜病变、神经病变、其他血管病变或病程>20 年的女性使用 CHC 的分级为 3；但在 UK MEC 中，无论是否合并血管病变或病程长短，DMPA 分级为 2；IMP 在 WHO MEC、UK MEC 及 US MEC 中分级均为 2，皮下埋植避孕剂每天释放相对固定剂量的孕激素，减少了可能的代谢变化，血脂比例相对保持稳定。

（三）IUD

研究发现 Cu-IUD 和 LNG-IUD 对于糖尿病女性均安全有效，WHO MEC、UK MEC 及 US MEC 中指出，无论是否合并血管病变或病程长短，Cu-IUD 的分级为 1，LNG-IUD 的分级为 2。

四、其他内外科疾病

（一）乳腺癌

乳腺癌是女性常见的恶性肿瘤，许多育龄期乳腺癌患者，虽然无生育要求，但仍保持活跃性生活。调查发现，有些乳腺癌患者认为自己生育能力下降，不使用或仅使用低效避孕方法，因而面临意外妊娠风险。WHO MEC、UK MEC 及 US MEC 中指出，现患乳腺癌和既往乳腺癌史的女性使用 Cu-IUD 无限制，含激素的避孕方法（LNG-IUD、IMP、DMPA、POP、CHC）在现患乳腺癌的分级为 4，既往乳腺癌史分级为 3；UK MEC 还指出若女性携带有和乳腺癌相关的已知基因突变（如 *BRCA1*/*BRCA2*）则 CHC 分级为 3，其他激素避孕分级为 2；具有乳腺癌家族史的女性可以使用激素避孕，分级为 1；另外，良性乳腺病变使用激素避孕方法都无限制。

（二）外科手术

在避孕措施使用分级中外科手术分为大手术和小手术，大手术包括大的择期手术（持续时间>30 min），所有腿部手术（包括下肢长时间固定的手术）；小手术包括持续时间<30 min 且麻醉持续时间较短的手术（如腹腔镜下绝育术或拔牙等）；需要长期制动的大手术 Cu-IUD 分级为 1，使用无限制，CHC 分级为 4，禁止使用；其他激素避孕方法（LNG-IUD、IMP、DMPA、POP）为 2；无须长期制动的大手术，仅 CHC 分级为 2，其余均为 1，可无限制使用；无须制动的小手术，所有避孕措施均可无限制使用。

（三）甲状腺疾病

目前人群甲状腺疾病发生率升高，合并甲状腺疾病的育龄期女性多数有避孕需求。虽然甲状腺功能异常是内分泌疾病，但无论是甲状腺功能亢进症、甲状腺功能减退症或单纯性甲状腺肿，Cu-IUD、LNG-IUD、IMP、DMPA、POP、CHC 等使用均无限制。

（四）子宫肌瘤

子宫肌瘤是女性生殖道最常见的良性肿瘤，常见于育龄期女性，因此，避孕方式的选择对合并子宫肌瘤的女性非常重要。很多患有子宫肌瘤的女性对于使用 IUD 或激素避孕都有顾虑。WHO MEC、UK MEC 及 US MEC 指南中子宫肌瘤女性激素避孕方法均可使用，分级为 1，目前没有证据证实激素避孕促进子宫肌瘤生长。对 IUD 的使用，各指南略有不同，WHO MEC 在没有子宫腔变形的情况下可以无限制使用 IUD（Cu-IUD 和 LNG-IUD），分级为 1；在有子宫腔变形的情况下禁止使用 IUD，分级为 4；UK MEC 中无子宫腔变形分级为 1；有子宫腔变形分级为 3；而 US MEC 中并未对子宫腔是否变形分类，Cu-IUD 和 LNG-IUD 的使用分级均为 2。我国《2017 版计划生育临床技术操作规范和诊疗指南》中将子宫肌瘤列为放置 IUD 的相对禁忌证，子宫肌瘤患者激素避孕无禁忌。

（五）其他疾病

除以上疾病状况外，另一些疾病使用某类或某几类避孕方法可能也存在禁忌，在临床使用中需要注意。现将 WHO MEC 中其他疾病使用避孕方法分级为 3 或 4 进行罗列，详见表 12-11。

五、吸烟

吸烟不属于疾病范畴，是个人习惯，但吸烟可增加多种疾病风险，包括血栓。故避孕咨询，尤其是激素避孕咨询时吸烟情况的询问非常重要。WHO MEC、UK MEC 及 US MEC 中，对于年龄＜35 岁的吸烟女性，CHC 使用分级为 2，其余单孕激素避孕均为 1；对于年龄≥35 岁的吸烟女性，不建议使用 CHC（吸烟＜15 支 / 天分级为 3，≥15 支 / 天分级为 4），其他单孕激素避孕分级均为 1。UK MEC 对停止吸烟后的激素避孕使用也提出了建议，停止吸烟＜1 年，CHC 分级为 3，不建议使用；停止吸烟≥1 年，分级为 2 可以使用 CHC。

表 12-11 其他疾病避孕方法使用分级为 3 或 4 的情况

疾病名称	避孕方法分级 3/4
深静脉血栓形成（DVT）/ 肺动脉栓塞（PE）	
1. DVT/PE 史	COC，CIC
2. 急性 DVT/PE	COC，CIC，POP，DMPA，IMP，LNG-IUD
3. DVT/PE 抗凝治疗	COC，CIC
已知血栓形成突变（如凝血因子 V 雷登；凝血酶原突变；蛋白质 S、蛋白质 C 和抗凝血酶缺乏症）	COC，CIC
缺血性心脏病病史和现患	COC，CIC，DMPA； POP，IMP，LNG-IUD（I=2，C=3，）；
卒中（脑血管意外史）	COC，CIC，DMPA； POP，IMP（I=2，C=3）；
有合并症的瓣膜性心脏病（肺动脉高压、心房颤动风险、亚急性细菌性心内膜炎病史）	COC，CIC
系统性红斑狼疮	
1. 抗磷脂抗体阳性或未知	COC，CIC，POP，DMPA，IMP，LNG-IUD
2. 严重血小板减少	DMPA，Cu-IUD（I=3，C=2）
偏头痛	
1. 无先兆偏头痛	
＜35 岁	COC，CIC（I=2，C=3）
≥35 岁	COC，CIC
2. 有先兆偏头痛（任何年龄）	COC，CIC； POP，DMPA，IMP，LNG-IUD（I=2，C=3）
妊娠滋养细胞疾病	Cu-IUD，LNG-IUD
现患盆腔炎性疾病	Cu-IUD，LNG-IUD（I=4，C=2）

（待 续）

（续 表）

疾病名称	避孕方法分级 3/4
严重或晚期艾滋病临床疾病（WHO 3 期或 4 期）	Cu-IUD，LNG-IUD（I=3，C=2）
盆腔结核	Cu-IUD，LNG-IUD
胆囊疾病现患或药物治疗	COC
COC 相关胆汁淤积史	COC
急性病毒性肝炎	COC（I=3/4，C=2）；CIC（I=3，C=2）
严重肝硬化（失代偿）	COC，CIC，POP，DMPA，IMP，LNG-IUD
良性肝细胞腺瘤	COC，CIC，POP，DMPA，IMP，LNG-IUD
肝癌	COC，CIC，POP，DMPA，IMP，LNG-IUD

注：I．开始使用该种避孕方法；C．原有避孕方法继续使用．引自 World Health Organization.Medical eligibility criteria for contraceptive use.5th ed.2015（部分有删减）

第六节 常见避孕方法使用误区和避孕失败的补救措施

一、常见避孕方法使用误区

（一）宫内节育器增加不孕症和盆腔炎性疾病的发生率

目前研究发现 IUD 的使用并不降低女性的生育力，停用 IUD 后大多数女性迅速恢复生育能力，停用后 1 年内的妊娠率为 71.2%～95.6%，和普通人群相似；放置 20 天后，IUD 并不增加 PID 的发生率，放置 20 天内的 PID 可能和生殖道炎症未治疗、放置过程无菌操作不严格等有关。因此，宫内节育器本身并不增加不孕症和 PID 的发生率。

倘若由于无菌操作不严或生殖道炎症未治疗（尤其是性传播疾病）等原因导致 PID，则可能会影响生育力，因此，放置 IUD 前常规进行病史和性生活史的采集、妇科检查、分泌物检查等，必要时对性传播疾病进行筛查，有性传播疾病或生殖道炎症感染症状的女性需暂缓放置，直到治疗后方可放置。

（二）青少年或未生育女性不能使用宫内节育器

宫内节育器和皮下埋植避孕剂被很多指南推荐为青少年的一线避孕方法，无须依赖使用者的依从性和使用方法等即可达到高效的避孕，完美解决了青少年使用避孕方法坚持使用率低和使用方法不正确等特点。青少年或未生育女性使用宫内节育器对生育力无影响，不会增加 PID 的发生率。

（三）宫内节育器增加异位妊娠发生率

异位妊娠是妇产科常见的急腹症，是孕产妇死亡的原因之一，发病率约为 2%。由于 IUD 避孕的高效性，使用 IUD 避孕的女性较不采取任何避孕措施的女性发生异位妊娠风险降低。然而，一旦使用 IUD 避孕失败发生妊娠，则近 53% 为异位妊娠。因此，宫内节育器可降低异位妊娠的发生率，但如果 IUD 避孕失败，则发生异位妊娠所占比例升高。

（四）LNG-IUD 放置后月经量减少或闭经导致提早绝经

LNG-IUD 由于在子宫局部释放孕激素造成内膜萎缩，导致月经量减少或闭经。这种闭经不是绝经，并不影响卵巢的内分泌功能，IUD 取出后可迅速恢复月经和生育功能。

（五）激素避孕导致体重增加

体重增加是很多女性使用激素避孕的主要顾虑，目前研究并未发现激素避孕包括口服避孕药和女性体重增加有关。Cochrane 研究分析发现，大多数的避孕方法对体重没有实质性影响，长期口服避孕药的女性体重增长和未使用者相似。

（六）复方短效口服避孕药会致癌

目前研究证据表明，COC 可降低子宫内膜癌、卵巢癌、结直肠癌等发生风险。对于携带有和乳腺癌相关的已知基因突变（如 *BRCA1*/*BRCA2*）的女性不建议使用 COC，其他健康女性使用 COC 并不增加乳腺癌风险。COC 和子宫颈癌的关系目前仍有争议，有研究报道口服避孕药增加子宫颈癌的发生率，其作用在停药 10 年后消失，但也有学者报道 COC 并不增加子宫颈癌的发生风险。鉴于子宫颈癌的发生和HPV感染密切相关，对于使用COC避孕的高风险人群，建议同时采用避孕套，降低HPV感染，减少子宫颈癌发生风险。

（七）复方短效口服避孕药对今后生育和子代健康有影响

目前研究表明，COC不会降低女性生育力，停用后可迅速恢复生育能力，且停药后无须等待即可妊娠，不会造成出生缺陷，对子代健康无影响。

（八）40岁以上女性不能使用激素避孕

目前研究及各大指南均明确指出，年龄并不是激素避孕的禁忌证，在临床实践中通常不建议50岁以上女性使用复方激素避孕和DMPA，因为DMPA可能影响骨密度和脂代谢。而相对于年轻女性，年长女性静脉血栓栓塞症、心肌梗死及卒中发生风险显著增加，不宜使用复方激素避孕。

（九）哺乳期不会妊娠

很多女性认为哺乳期天然就有避孕作用，其实哺乳闭经避孕法的使用必须符合下列3个条件：①闭经；②完全或近乎完全母乳喂养（哺乳次数白天≥6次，夜晚≥2次）；③产后6个月内。哺乳期闭经避孕法常规使用<2例妊娠/百女性年，正确使用<1例妊娠/百女性年。如果不符合哺乳期闭经避孕法的条件就需要采取可靠的避孕措施，避免意外妊娠。

（十）输卵管绝育术后绝对不会妊娠

很多女性认为输卵管绝育手术后绝对不会妊娠，其实虽然绝育术后妊娠率极低，但仍有妊娠的可能，1年意外妊娠率约为0.5%。因此，对于输卵管绝育术后女性如果有停经、异常流血等症状，仍需考虑妊娠的可能性，尤其注意异位妊娠风险。

二、避孕失败的补救措施

（一）紧急避孕

包括含铜宫内节育器（详见第6章）和紧急避孕药（详见第7章）。

（二）人工终止妊娠

详见第11章。

（编写：钱金凤；审校：车　焱　陈勤芳；终审：黄丽丽）

参考文献

[1] World Health Organization. Medical eligibility criteria for contraceptive use. 5th ed, 2015.

[2] Centers for Disease Control and Prevention. U.S. Medical eligibility criteria for contraceptive use. MMWR (Morb Mortal Wkly Rep), 2016, 65: 1e104. 2016.

[3] The Faculty Of Sexual And Reproductive Healthcare. UK medical eligibility criteria for contraceptive use e UKMEC 2016. London:FSH, 2017.

[4] 中华医学会计划生育学分会. 临床诊疗指南与技术操作规范计划生育分册（2017修订版）. 北京：人民卫生出版社，2017.

[5] 李阳，焦娜，蒋泓，等. 我国青少年性与生殖健康的需要与需求研究现状. 中国妇幼保健，2015，30（13）：2122-2125.

[6] Mantha S, Karp R, Raghavan V, et al. Assessing the risk of venous thromboembolic events in women taking progestin-only contraception: a meta-analysis. BMJ, 2012, 345: e4944.

[7] Robinson JA, Burke AE. Obesity and hormonal contraceptive efficacy. Womens Health (Lond), 2013, 9(5): 453-466.

[8] Visser J, Snel M, Van Vliet HA. Hormonal versus non-hormonal contraceptives in women with diabetes mellitus type 1 and 2. Cochrane Database Syst Rev, 2013, 3: CD003990.

[9] de Bastos M, Stegeman BH, Rosendaal FR, et al. Combined oral contraceptives: venous thrombosis. Cochrane Database Syst Rev, 2014, 3: CD010813.

[10] Edelman AB, Cherala G, Munar MY, et al. Correcting oral contraceptive pharmacokinetic alterations due to obesity: a randomized controlled trial. Contraception, 2014, 90(5): 550-556.

[11] Gallo MF, Lopez LM, Grimes DA, et al. Combination contraceptives: effects on weight. Cochrane Database Syst Rev, 2014, 1: CD003987.

[12] Lopez LM, Grimes DA, Schulz KF, et al. Steroidal contraceptives effect on bone fractures in women. Cochrane Database Syst Rev, 2014, 6: CD006033.

[13] Maslow BS, Morse CB, Schanne A, et al. Contraceptive use and the

role of contraceptive counseling in reproductive-aged women with cancer. Contraception, 2014, 90(1) 79-85.
[14] McNicholas C, Madden T, Secura G, et al. The contraceptive CHOICE project round up: what we did and what we learned. Clin Obstet Gynecol, 2014, 57(4): 635-643.
[15] Quinn MM, Letourneau JM, Rosen MP. Contraception after cancer treatment: describing methods, counseling, and unintended pregnancy risk. Contraception, 2014, 89(5): 466-471.
[16] Sufrin CB, Averbach SH. Testing for sexually transmitted infections at intrauterine device insertion: an evidence-based approach. Clin Obstet Gynecol, 2014, 57(4): 682-693.
[17] Bahamondes L, Valeria BM, Shulman LP. Non-contraceptive benefits of hormonal and intrauterine reversible contraceptive methods. Human reproduction update, 2015, 21(5): 640-651.
[18] Dominick SA, McLean MR, Whitcomb BW, et al. Contraceptive Practices Among Female Cancer Survivors of Reproductive Age. Obstetrics and gynecology, 2015, 126(3): 498-507.
[19] Merki-Feld GS, Skouby S, Serfaty D, et al. European society of contraception statement on contraception in obese women. Eur J Contracept Reprod Health Care, 2015, 20(1): 19-28.
[20] Modesto W, de Nazare Silva dos Santos P, Correia VM, et al. Weight variation in users of depot-medroxyprogesterone acetate, the levonorgestrel-releasing intrauterine system and a copper intrauterine device for up to ten years of use. Eur J Contracept Reprod Health Care, 2015, 20(1): 57-63.
[21] Yamazaki M, Dwyer K, Sobhan M, et al. Effect of obesity on the effectiveness of hormonal contraceptives: an individual participant data meta-analysis. Contraception, 2015, 92(5): 445-452.
[22] Dilshad H, Yousuf RI, Shoaib MH, et al. Cardiovascular disease risk associated with the long-term use of depot medroxyprogesterone a cetate. Am J Med Sci, 2016, 352(5): 487-492.
[23] Simmons KB, Edelman AB. Hormonal contraception and obesity. Fertility and sterility, 2016, 106(6): 1282-1288.
[24] Usinger KM, Gola SB, Weis M, et al. Intrauterine contraception continuation adolescents and young women: A systematic review. J Pediatr Adolesc Gynecol, 2016, 29(6): 659-667.
[25] Villas-Boas J, Vilodre LC, Malerba H, et al. Metabolic safety of the etonogestrel contraceptive implant in healthy women over a 3-year period. European journal of obstetrics, gynecology, and reproductive biology, 2016, 202: 51-54.
[26] Bhuva K, Kraschnewski JL, Lehman EB, et al. Does body mass index or weight perception affect contraceptive use? Contraception, 2017, 95(1): 59-64.
[27] Jusko WJ. Clarification of contraceptive drug pharmacokinetics in obesity. Contraception, 2017, 95(1): 10-16.
[28] Britton LE, Hussey JM, Crandell JL, et al. Racial/ethnic disparities in diabetes diagnosis and glycemic control among women of reproductive age. J Womens Health (Larchmt), 2018, 27(10): 1271-1277.
[29] Stanczyk FZ, Burke AE, Hong KM, et al. Morbid obesity: potential effects of hormonal contraception. Contraception, 2018, 98(3): 174-180.
[30] Britton LE, Hussey JM, Berry DC, et al. Contraceptive use among women with prediabetes and diabetes in a US National Sample. J Midwifery Womens Health, 2019, 64(1): 36-45.
[31] Mody SK, Gorman JR, Oakley LP, et al. Contraceptive utilization and counseling among breast cancer survivors. J Cancer Surviv, 2019, 13(3): 438-446.

第 13 章　子宫腔观察吸引手术

第一节　我国人工流产概述

人工流产术是对非意愿妊娠者或因疾病等特殊情况不宜继续妊娠而需终止妊娠者的一种补救手术方法，始于 1846 年开始实施的钳刮术，直到 20 世纪 50 年代才逐步推广为负压吸引术。负压吸引术由于损伤小、出血少、操作简便等特点，已成为现代妇产科学中一类简单、方便而又十分成熟的临床技术，并在妇产科临床及计划生育工作中得到广泛应用。

我国人工流产术总数居高不下，且接受人工流产人群数十年间发生了很大变化，主要表现为：①选择人工流产的人数逐年增加。2019 年《中国卫生健康统计年鉴》公布：2010—2013 年我国平均每年约有 660 万人工流产数量，2014—2017 年迅速增长到平均每年 960 万，2018 年为 974 万。②人工流产女性年轻化、未育比例高。据文献报道，25 岁以下女性人工流产的比例为 47.5%，未育女性比例高达 49.7%。③重复流产率高、间隔时间短。有数据显示，重复人工流产率为 55.9%，其中≥3 次的重复人工流产比例为 13.5%，45% 重复流产的间隔时间在半年至 1 年半；同时，存在半年内连续进行 3 次人工流产的频繁重复流产个案。

鉴于目前接受人工流产人群数量巨大、低龄化、未育比例高、重复流产率高的现状，传统的人工流产手术方式无法观察子宫内状态及进行手术定位，特别是针对子宫位置异常或重复流产受术者，操作者的经验尤为重要。除此之外，传统的人工流产术中易发生出血、对子宫局部刺激而引发心脑综合征，对于哺乳期妊娠等高危受术者易出现术中子宫穿孔甚至继发周围脏器损伤，对于畸形子宫妊娠等受术者容易出现漏吸，误诊时可能出现吸空。人工流产术后的并发症包括：人工流产不全及子宫腔积血；对于反复多次的人工流产极易发生宫颈宫腔粘连；诱发子宫腺肌病；术后继发感染或引起内分泌紊乱等。上述各类型并发症都可能造成育龄女性远期生育力损害，甚至有可能导致继发不孕、不良妊娠结局或月经异常。

近几十年来随着科学技术的发展，人工流产技术的改进也从未停止。从最初通过术前麻醉减轻患者心理恐惧和痛苦的无痛人工流产，到引入仪器改善手术视野，都在不同程度上降低了手术风险和术后并发症的发生率。目前临床应用比较普遍的可视无痛人工流产主要指 B 超引导下可视无痛人工流产术，即通过超声的平面影像间接观察子宫内情况，同时应用传统负压吸引完成手术。但超声引导下可视人工流产要求术者具有超声影像学基础，而且由于是平面成像，易受空气、血流等影响，对于细小残留辨识不清，因此只能达到间接可视。

为了切实保障女性身心健康，更好地保护女性生育力，选择安全的人工流产术式显得尤为重要。因此，寻求一种微创、同步、手术全程实时直视与定点吸引的人工流产新技术，是妇产科临床的迫切需求和发展趋势，也是近年来计划生育领域面临的重大课题。

由此，“第三代”人工流产手术——子宫腔观察吸引手术系统（即可视流产吸引手术设备 JSX-1）应运而生（图 13-1）。它是一款集子宫腔检查与直视吸引手术为一体的高科技医疗产品。

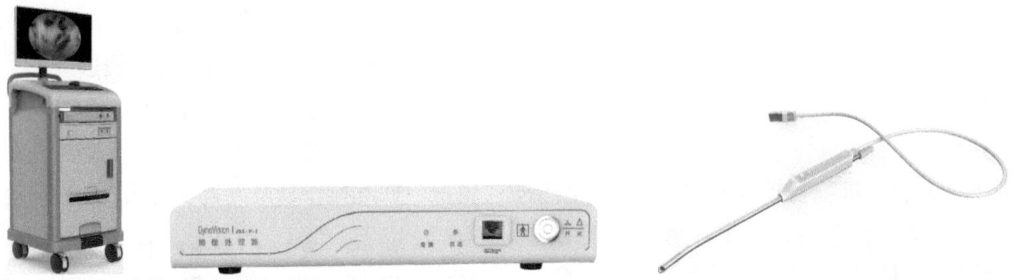

A　　　　　　　　B　　　　　　　　C

图 13-1　子宫腔观察吸引手术系统（见彩插）

A. 装载图像处理软件的主机及显示器；B. 图像处理器；C. 一次性摄像吸引管

第二节　子宫腔观察吸引手术系统介绍

一、子宫腔观察吸引手术系统组成及工作原理

子宫腔观察吸引手术系统是由一次性摄像吸引管（图 13-1C）、图像处理器（图 13-1B）和装载了图像处理软件的主机及显示器（图 13-1A）组成。通过在吸引管前端放置超微型、高分辨率摄像头将图像传输和吸引通道集成在一根吸引管上。手术过程中，一次性摄像吸引管前端的微型摄像头对孕囊及蜕膜组织进行清晰分辨、精准定位并拍摄图像，图像信息经过图像处理器处理后，发送至图像处理软件在显示器成像。医师可通过显示器实时观察子宫腔内情况，引导负压吸引器将孕囊及蜕膜组织从子宫腔吸出。

二、子宫腔观察吸引手术系统特点

（一）全程直视，观察与吸引同步，更精准

一次性摄像吸引管前置 30 万超微型高分辨率摄像头，115° 超大视角，医师通过摄像头近距离探视子宫腔内组织，对孕囊、蜕膜组织进行清晰分辨。降低了传统人工流产手术因“能看不能吸，能吸不能看”而造成的漏吸、流产不全。

临床中，部分妊娠早期女性同时合并子宫肌瘤、子宫内膜息肉等病变。子宫腔观察吸引手术全程在直视下进行，减少了术者对孕囊附着点以外组织的手术操作，降低了传统人工流产在盲视状态下，无法看清子宫病变情况而进行大面积反复操作所带来的子宫穿孔或大出血等严重并发症风险。

（二）超大吸引通道，更高效

一次性摄像吸引管管身采用医用不锈钢材料，管壁薄，同时子宫腔采用单管单腔的设计，因此，同等管径大小下管腔更大，吸引更通畅。

（三）高科技纳米疏血材料，更先进

一次性摄像吸引管头罩采用高科技纳米疏血材料，不沾血污，不影响手术视野。

（四）无须膨宫，无交叉感染，更安全

子宫腔观察吸引手术系统是将图像传输和吸引通道集成在同一根细管上，无须膨宫，避免了因膨宫而引发的血容量过多及低钠血症等并发症。同时，一个受术者使用一根经环氧乙烷灭菌的一次性吸引管，无交叉感染，更安全。

（五）内镜光学与图像处理独创技术，更智能

“胶囊内镜光学微镜头技术”采用智能图像增强技术，自动提升图像对比度，突出显示胚胎组织或病变组织范围及轮廓，使胚胎组织或病变组织容易被发现。“全数字化传输与显示”所有信号以数字方式进行传输，避免了模拟化传输易受干扰、易产生噪声而导致图像不清晰、失真的弊端。“智能病例管理系统”可完整保存手术照片及视频资料，用于临床教学和病例分享。

第三节　子宫腔观察吸引手术操作规范

一、适应证

自愿要求终止妊娠者或因某种疾病（包括遗传性疾病）不宜继续妊娠且妊娠≤10 周者，特别适用于稽留流产、组织物残留机化、瘢痕子宫等高危妊娠且

无禁忌证者。

二、禁忌证

各种疾病的急性期阶段；生殖器炎症未经治疗；全身健康状况不良不能耐受手术者；术前2次（间隔4 h）测量体温均为37.5℃以上者，暂缓手术。

三、术前准备

1. 术前咨询，解除思想顾虑。

2. 详细询问现病史，月经史、生育史及避孕史，特别注意高危情况及既往疾病史。

3. 常规查体：测量体温、血压、心率等生命体征。妇科检查，注意子宫异常倾屈。

4. 实验室检查：尿妊娠试验或血人绒毛膜促性腺激素β亚单位（β-hCG）检查，阴道分泌物常规检查；血常规，乙型肝炎病毒（HBV）表面抗原，丙型肝炎病毒（HCV）、人类免疫缺陷病毒（HIV）、梅毒（RPR）抗体检测，凝血功能检查（必要时）。

5. 辅助检查：心电图，妇科超声检查，根据病史和查体结果所涉及的其他相关检查。

6. 术前准备：术前排空膀胱。子宫颈坚韧时，可进行子宫颈预处理。

四、手术步骤

1. 打开子宫腔观察吸引手术系统软件，确认受术者信息正确。

2. 术者穿手术用衣裤，戴帽子、口罩，常规刷手并戴无菌袖套及手套，整理手术器械。

3. 受术者排空膀胱，取膀胱截石位。常规消毒外阴及阴道，垫治疗巾、套腿套、铺孔巾。

4. 核查子宫位置、大小、倾屈度及附件情况，更换无菌手套。

5. 放置阴道窥器扩张阴道，暴露子宫颈，用0.5%碘伏消毒子宫颈、阴道穹隆及子宫颈管，用子宫颈钳钳夹子宫颈前唇或后唇，用探针依子宫方向探测子宫腔深度及子宫位置，逐号扩张子宫颈管（扩大程度比所用一次性摄像吸引管大0.5～1号）。如子宫颈内口扩张困难，应避免强行扩张。

6. 一次性摄像吸引管及负压选择。根据妊娠周数及子宫腔深度，选择6～7号的一次性摄像吸引管（表13-1）并连接，检查图像是否正常，连接负压吸引器，负压一般为53.3～66.6 kPa（400～500 mmHg）。

7. 孕囊定位：将一次性可视吸引管缓慢进入子宫颈，见白色条索状宫颈管，再缓缓进入子宫腔内，到达子宫底后，后退1 cm，然后360°旋转镜头观察子宫腔情况，依次后退1 cm，再次360°旋转镜头观察子宫腔情况，如此操作直至接近子宫颈内口，确定孕囊位置。

表13-1 摄像吸引管型号选择

妊娠周数	摄像吸引管号（管径）
6～7周	6号（6 mm）
8～10周	7号（7 mm）

8. 定点吸引：在镜头直视下对孕囊附着处子宫壁进行负压定点吸引，按妊娠周数及子宫腔大小给予负压［一般控制在53.3～66.6 kPa（400～500 mmHg）］，按顺时针方向吸引1～2周。观察监视器有组织流动画面，连接管有组织、血液等吸出，感到子宫壁粗糙提示组织吸尽，折叠橡皮管，取出一次性摄像吸引管（不可带负压进出子宫颈口）。

9. 检查子宫腔内妊娠组织是否吸净。吸出孕囊后，清理子宫腔内蜕膜组织及两侧子宫角，再次进入子宫腔，观察子宫腔内妊娠组织是否吸净，注意子宫底及两侧子宫角，如有残留的蜕膜可进行定点吸引。

10. 如需同时放置宫内节育器或皮下埋植剂，可按常规操作。

11. 手术结束前，将吸出物过滤，核查吸出孕囊大小、是否完整，绒毛组织性状，并测量出血及组织物的容量。术毕。如未见绒毛，送病理检查并交代病情，术后复查超声、血β-hCG，待病理结果回报后进一步处理。

五、手术过程中注意事项

1. 供人工流产专用的电动吸引器，必须设有安全阀和负压储备装置，不得直接使用一般的电动吸引器，以防发生意外。

2. 手术过程中，不可带负压进出子宫颈口，如吸引负压较大，吸管将子宫壁吸住，应解除负压（打开吸管的通气口或将吸管与所连接的负压管分离）；也可应用装有减压装置的吸引器。

3. 吸引时先吸孕囊着床部位，可减少出血。注意观察子宫腔内情况，防止残留和穿孔，仔细观察两侧子宫角，不可遗漏。

4. 将一次性摄像吸引管在子宫底及子宫体区域顺时针或逆时针旋转观察是否吸引干净，若观察到子宫角或子宫底仍有残留的蜕膜存在，再吸刮，避免组织残留；吸引完毕后测量子宫腔深度，吸引干净的子宫内壁，无胚胎组织残留，可见少量血液和白色或粉色子宫内壁。

5．抽出一次性摄像吸引管时，如胚胎组织嵌在一次性摄像吸引管管头或管腔中时，需启动吸引器将组织吸出，如嵌在子宫颈口，可用卵圆钳将组织取出。

6．对高危妊娠孕妇，应在病历上标注高危标识。术前向家属及受术者说明手术难度、风险及可能发生的并发症。将该手术作为重点手术对待，由有经验的医师承担。疑难高危手术应在区（县）以上医疗服务机构进行。

7．一次性摄像吸引管为一次性使用，禁止重复使用，手术结束后应按医疗废物处理。

8．手术全程需远离电磁干扰。

六、术后处置

1．术者填写手术记录表，受术者在观察室观察 0.5～1.0 h（静脉复合麻醉者需严格按麻醉监测管理并需要决定留院观察时间），注意阴道出血及一般情况，无异常方可离开。

2．术后按常规应用促宫缩药物。

3．告知受术者术后注意事项：术后休息 2 周，2 周内或阴道出血未净前禁止盆浴，1 个月内禁止性生活，保持外阴清洁，如有阴道多量出血、发热、腹痛等异常情况，应及时就诊。

4．指导人工流产术后避孕方法。

5．术后 1 个月内应随诊 1 次，并做随访记录。

第四节　子宫腔观察吸引手术典型图像

一、子宫腔内结构及胚胎相关组织图像

（一）子宫腔蜕膜图像

子宫腔直视下子宫腔蜕膜（图 13-2）常呈粉白色，均匀而光滑，可见明显的螺旋小动脉。

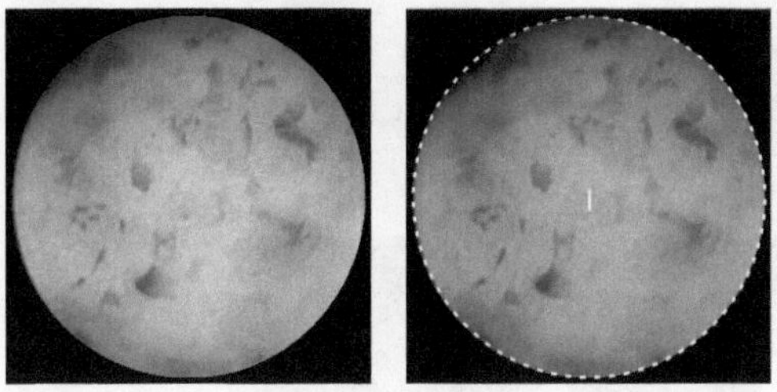

A　　A1

图 13-2　常见蜕膜图像（见彩插）

A1 为 A 的图像注释。在 A1 中 1 为蜕膜

（二）螺旋小动脉图像

螺旋小动脉图像见图 13-3。

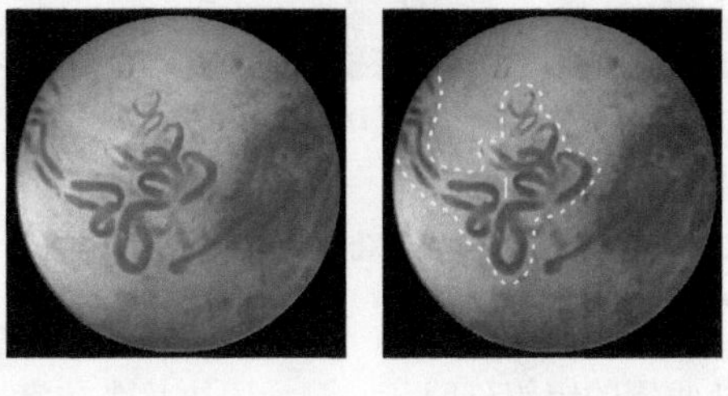

A　　A1

图 13-3　螺旋小动脉图像（见彩插）

A1 为 A 的图像注释。在 A1 中 1 为螺旋小动脉

（三）常见孕囊绒毛图像

宫腔直视下常见孕囊绒毛（图 13-4）颜色多为紫蓝色、棕黄色、白色、紫色等，多呈漂浮疏松状。绒毛间隙内充满从子宫螺旋动脉来的母体血。

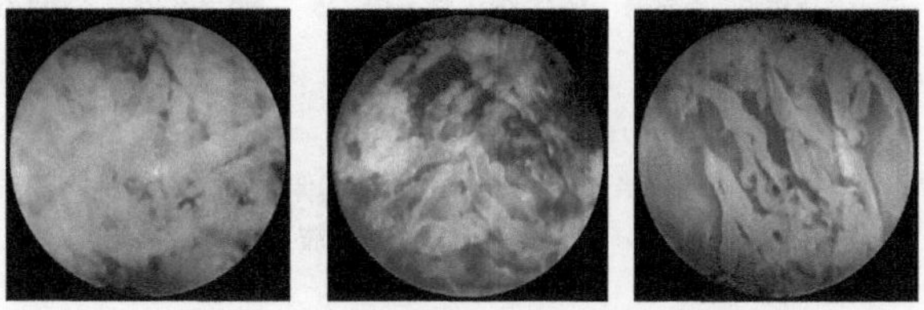

A　　B　　C

图 13-4　常见孕囊绒毛图像（见彩插）

A．紫蓝色绒毛；B、C．漂浮疏松状绒毛

（四）常见孕囊图像

子宫腔直视下常见孕囊（图 13-5）呈现出各种颜色和形态。多见红色颗粒状（图 13-5A）、粉白色脑回状（图 13-5B）、紫蓝色或暗红色云雾状（图 13-5C）等。

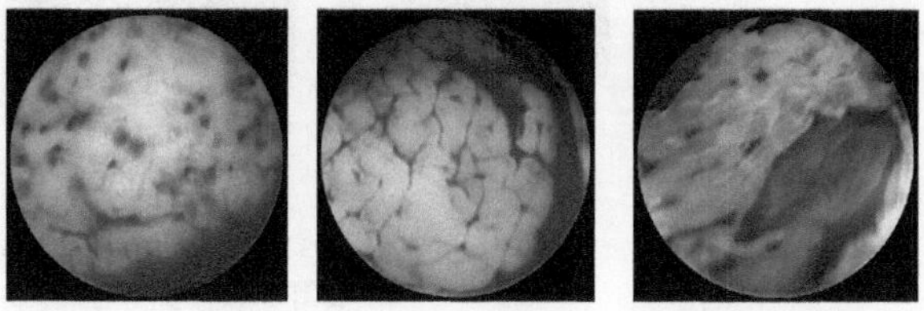

A　　B　　C

图 13-5　常见孕囊图像（见彩插）

A．红色颗粒状孕囊；B．粉白色脑回状孕囊；C．紫蓝色云雾状孕囊

（五）正常妊娠胚胎图像

子宫腔直视下可见正常妊娠胚胎图像如下（图 13-6）。

1. 5～6 周⁺ 呈现蓝紫色绒毛，有时可见子宫腔出血，有时还可见粉白色胎芽及卵黄囊，透明的羊膜囊内蓝紫色羊水。

2. 7～8 周⁺ 胚胎已具有人雏形，体节已全部分化，四肢分出，有时可见心管搏动。

3. 8～9 周⁺ 胚胎轮廓更清晰，有时可清楚看见胎儿眼睛、四肢、生殖器、脐带等，心管搏动明显。

（上述 7～9 周⁺为羊膜囊未破时的状态，若羊水流出则不能看到完整的胚胎形象）

（六）异常妊娠的典型图像

1. 残留机化（图 13-7A） 可见残留组织已经机化，颜色较正常组织偏黄，呈团块状，较为集中，有丰富的血供。

2. 葡萄胎（图 13-7B） 可见绒毛明显水肿，呈紫蓝色、葡萄样，血供丰富，充满整个子宫腔。

3. 带器妊娠（图 13-7C） 可见孕囊组织，并在子宫腔内能看到节育器。

4. 稽留流产（图 13-7D） 可见稽留组织颜色较陈旧，呈暗红色，夹杂白色树枝状组织，偶尔可见发黄的组织。

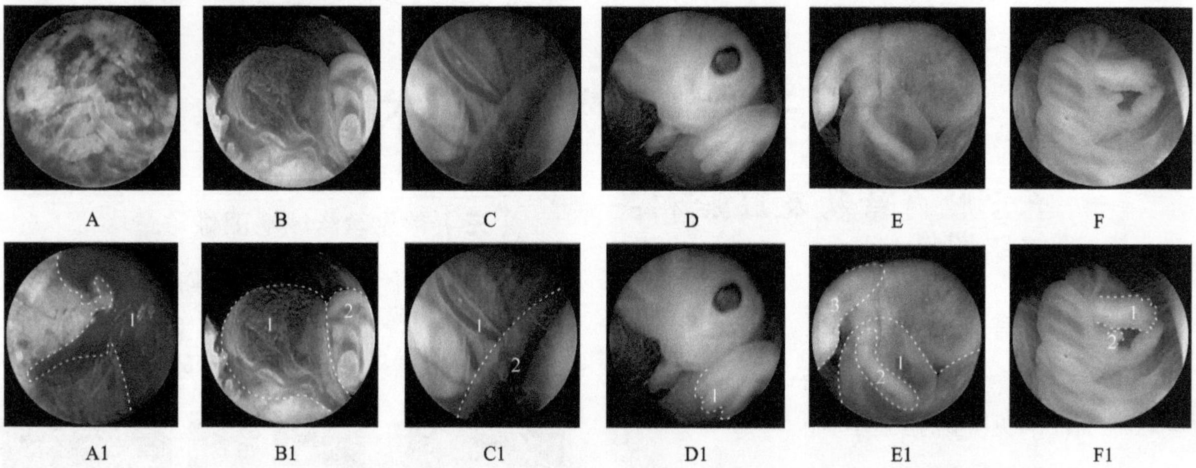

图 13-6 正常妊娠胚胎图像（见彩插）

图 A1～F1 为图 A～F 的图像注释。A1 图中 1 为绒毛；B1 图中 1 为卵黄囊，2 为胚芽；C1 图中 1 为胎盘，2 为胚芽；D1 图中 1 为已分化的上肢；E1 图中 1 为脐腔，2 为肠襻，突入脐腔，3 为下肢芽；F1 图中 1 为下肢，2 为生殖器

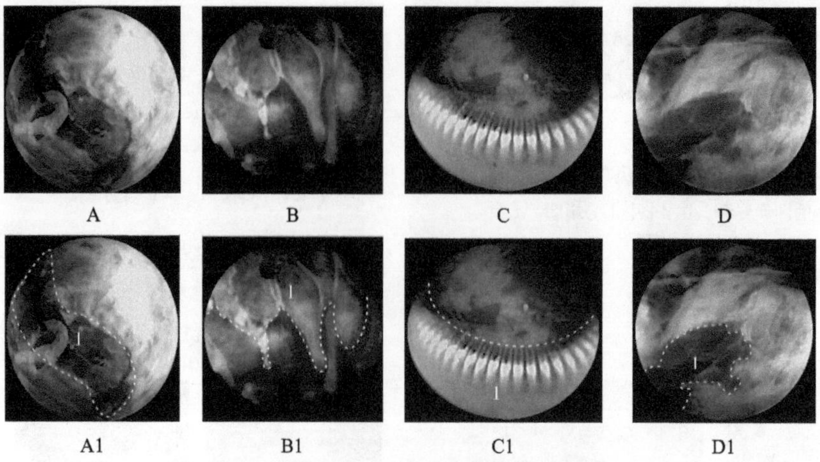

图 13-7 异常妊娠的典型图像（见彩插）

图 A1～D1 为图 A～D 的图像注释。在图 A1 中 1 为残留组织；在图 B1 中 1 为葡萄样绒毛；在图 C1 中 1 为节育器；在图 D1 中 1 为稽留发黄妊娠组织

（七）常见小孕囊与蜕膜分界

子宫腔直视下可见小孕囊与蜕膜的分界（图 13-8），分界处两侧的组织分明，一侧为团块状小孕囊，另一侧为粉白色的蜕膜。

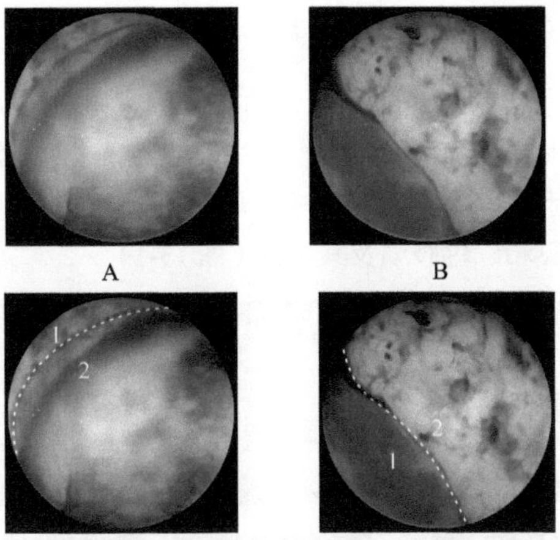

图 13-8　常见小孕囊与蜕膜分界（见彩插）

图 A1、B1 为图 A、图 B 的图像注释。在图 A1 中 1 为蜕膜，2 为孕囊；在图 B1 中 1 为孕囊，2 为蜕膜

（八）术后子宫内壁

子宫腔直视下术后内壁（图 13-9）可根据不同部位呈现不同状态。孕囊着床处呈淡红色，有散在出血点呈细纤维状，其他部位多呈淡淡的粉白色，组织均匀，偶见小血管。

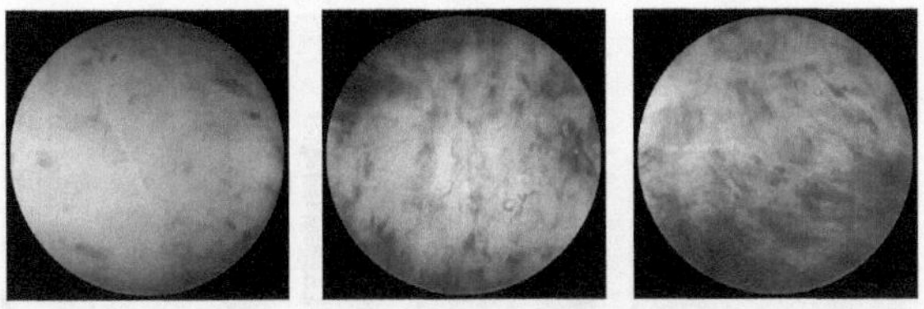

A　　B　　C

图 13-9　术后子宫内壁（见彩插）

A. 术后子宫内壁，呈粉白色；B、C. 术后孕囊着床处

（九）术后两侧子宫角

一般情况下术后都能看到两侧子宫角（图 13-10）。子宫角外围一般呈现粉白色、棉花状均匀组织。子宫角正中心由于两侧子宫角内膜向下流动，汇聚形成漏斗状，呈深红色。有时可见输卵管开口。

（十）子宫腔残留组织

子宫腔内如有残留，可见血红色或紫色组织，夹杂白色片状蜕膜，有时呈团块状，不均匀，有时可见黄色机化组织，较正常子宫内膜的粉白色、均匀有较大差异（图 13-11）。

（十一）子宫腔出血

1. 子宫腔大量出血　子宫内出血，子宫腔直视

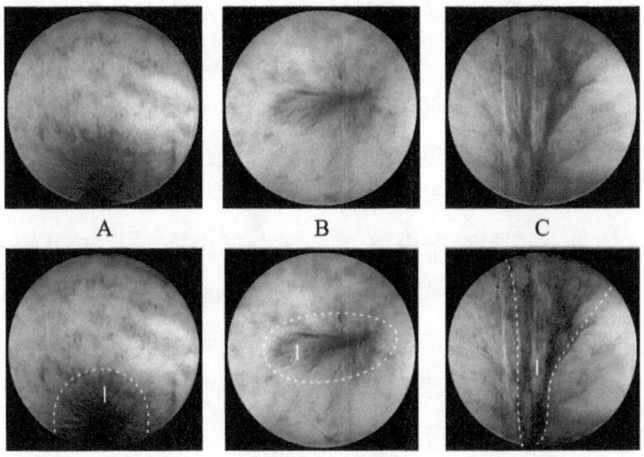

A1　　B1　　C1

图 13-10　术后两侧子宫角图像（见彩插）

图 A1～C1 为图 A～C 的图像注释。在图 A1～C1 中 1 均为子宫角

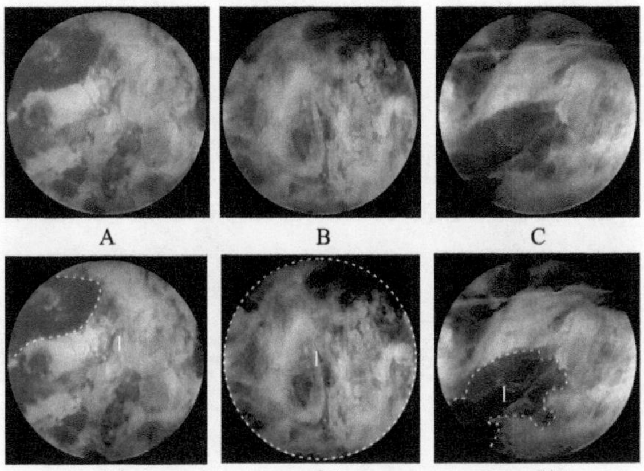

A1　　B1　　C1

图 13-11　子宫腔残留组织图像（见彩插）

图 A1～C1 为图 A～C 的图像注释。在图 A1～C1 中 1 均为残留组织

下可见镜头视野里一片红色（图 13-12A），此时移动一次性摄像吸引管或转动其镜头方向，如果可见其他

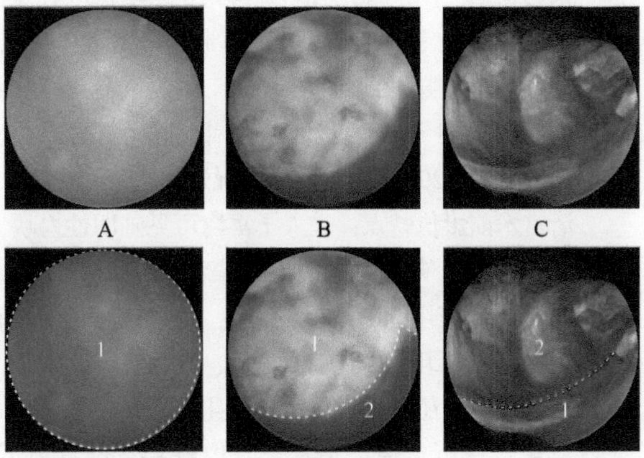

A1　　B1　　C1

图 13-12　子宫腔大量出血（见彩插）

图 A1～C1 为图 A～C 的图像注释。在图 A1 中 1 为子宫腔大量出血；在图 B1 中 1 为孕囊，2 为出血处；在图 C1 中 2 为孕囊，1 为出血处

组织，说明只是散在性出血（图 13-12B、C），继续手术；如果仍为一片红色，看不见任何其他组织，可以用 26.7 kPa（200 mmHg）负压吸出血液，如若一直出血不止且弥漫至整个子宫腔，应警惕大出血的可能，并及时采取相应措施。

2. 子宫腔无出血 子宫内无出血时，可见镜头下蜕膜组织呈现粉白色均匀状，孕囊或为团块状、或为脑回状、或呈红色颗粒状，有时可见紫色或白色绒毛，视野清楚（图 13-13）。手术过程中即使有少量出血，也不影响手术视野。

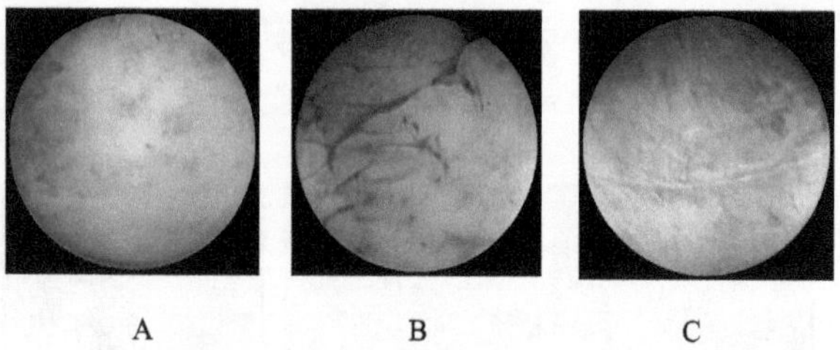

图 13-13 子宫腔无出血（见彩插）

A. 粉白色蜕膜组织；B. 团块状孕囊组织；C. 白色绒毛组织

（十二）子宫穿孔

子宫穿孔时可见大量血液，不论是通过负压吸引还是调整吸引管角度，镜头下都是鲜红色血液。稍微转动吸引管角度，有时可见盆、腹腔内容物，有时还可见粉红色腹膜及其血管（图 13-14）。

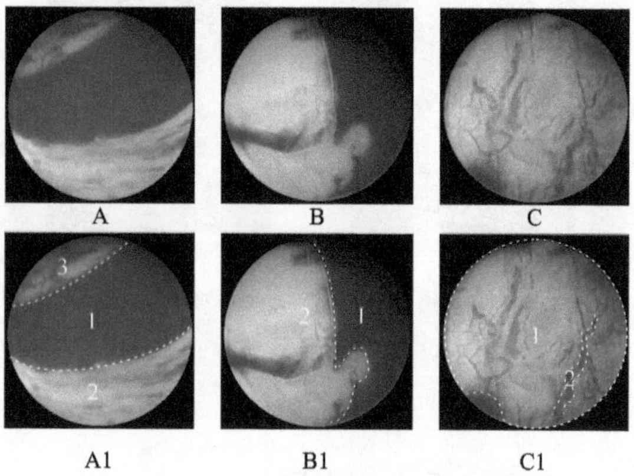

图 13-14 子宫穿孔（见彩插）

图 A1～C1 为图 A～C 的图像注释。在图 A1 中 1 为子宫腔内大量出血，2、3 为子宫内壁；在图 B1 中 1 为出血处，2 为穿孔处；在图 C1 中 1 为腹膜组织

第五节 子宫腔观察吸引手术经典手术案例

案例 1 药物流产不全

患者，29 岁。生育史 1-0-1-1，药物流产后 21 天阴道少量出血，B 超提示子宫腔内增强回声 20 mm×18 mm×21 mm，内见少量血流信号。门诊诊断为药物流产不全。

采用药物流产，首先必须确诊为正常子宫内妊娠，且停经天数（从末次月经第 1 天算起）不超过 49 天，超声检查孕囊平均直径≤25 mm，本人自愿要求使用药物终止妊娠的 18～40 岁健康女性。目前药物流产不全发生率达 10%～20%，根据具体情况还需进一步处理。

清宫术前影像特点：进入子宫内可见陈旧性血块，颜色呈红褐色，夹杂一些白色蜕膜组织（图 13-15A、B）。正常的内膜组织一般呈粉白色、均匀分布，而药物流产后的残留组织一般呈团块状、红褐色或蓝紫色，如果发生机化，还会呈现黄色机化组织。

清宫术后可见局部正常子宫内壁特点：直视下可见粉白色内壁，无红褐色血块（图 13-15C）。

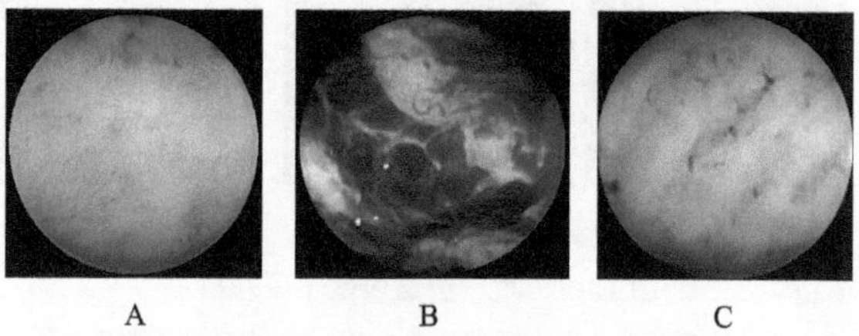

图 13-15 药物流产不全子宫壁图像（见彩插）

A. 吸宫前壁蜕膜；B. 吸宫前药物流产不全组织图像；C. 吸宫后子宫壁干净图像

案例 2 哺乳期妊娠

患者，29 岁。生育史 2-0-1-2，剖宫产术后 4 个月，哺乳期，未转经，B 超提示子宫内妊娠早期，孕囊大小 27 mm×24 mm×30 mm。

哺乳期女性子宫受激素水平影响，子宫壁既薄又软，极易损伤。

哺乳期妊娠术前典型图像特点：哺乳期妊娠在直视下有时可见蓝紫色絮状绒毛，呈漂浮状，夹杂点滴出血（图 13-16A）。此时的子宫较软，吸宫时动作要轻柔。

哺乳期妊娠术后典型图像特点：哺乳期妊娠术后子宫收缩，直视下可见粉白色内膜，无孕囊及蜕膜组织，子宫腔局部可有少量散在出血点，孕囊着床处有时可见一条浅沟，伴血流（图 13-16B）。

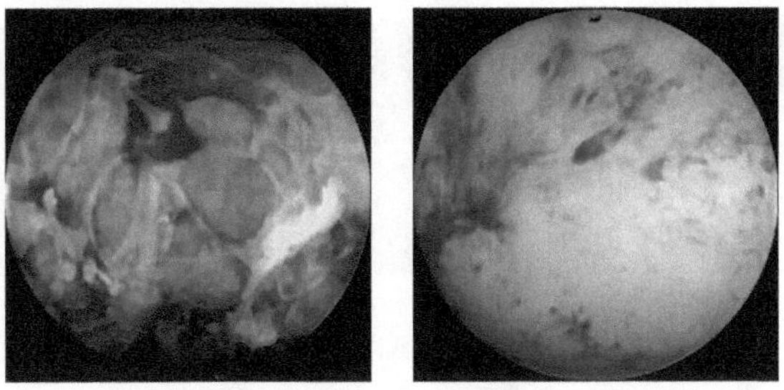

A　　B

图 13-16　哺乳期妊娠子宫壁图像（见彩插）

A．吸宫前孕囊图像；B．吸宫后子宫壁干净图像

案例 3　纵隔子宫妊娠

女性生殖器发育异常并不罕见，有报道显示其患病率为 0.13%～0.98%，但因部分女性由于种种原因未就医，因此，推测其实际患病率高于此数。在妊娠女性中子宫发育异常的发生率为 4.3%，在发生反复流产的女性中占 13%。女性生殖器发育异常有多种分类，目前全球广泛应用的是由美国生育协会（AFS）于 1988 年制定的生殖器发育异常分类系统，其中子宫畸形分型如图 13-17 所示。

本例患者 22 岁，停经 49 天，生育史 0-0-0-0，B 超提示子宫内早孕，孕囊大小为 15 mm×22 mm×21 mm，子宫内膜呈 Y 型，不完全纵隔可能，孕囊位于右侧子宫腔内。

本例患者为纵隔子宫。纵隔子宫是最常见的子宫畸形。临床上主要表现为影响生育期女性的妊娠结局，包括反复流产、早产、胎膜早破等表现，其中以反复流产最为常见。本例患者采用的是子宫腔直视下定点终止妊娠，避免了子宫损伤、漏吸或流产不全的发生。

纵隔子宫妊娠早期图像特点：一次性摄像吸引管进入子宫腔，到达子宫左侧壁，仅可见粉白色均匀蜕膜组织（图 13-18A）。移动吸引管到子宫右侧壁，可见云雾状、蓝紫色孕囊组织（图 13-18B）。

纵隔子宫术后图像特点：子宫左侧壁呈粉白色均匀内膜，可见细小的螺旋小动脉（图 13-19A）。子宫右侧壁由于孕囊着床，负压吸出孕囊及蜕膜组织后，见明显的浅沟，有少量散在出血（图 13-19B）。

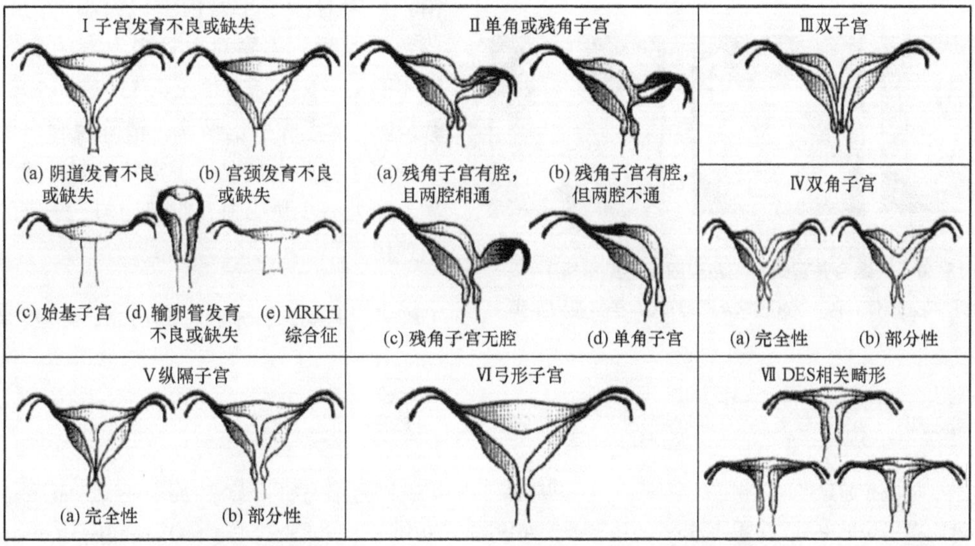

图 13-17　经美国生育协会修订的子宫畸形分型（1988）（见彩插）

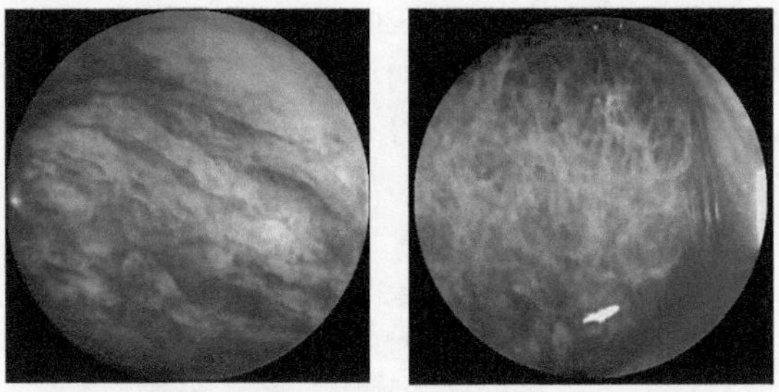

A　　B

图 13-18　纵隔子宫妊娠图像（见彩插）

A. 吸宫前左侧子宫腔蜕膜图像；B. 吸宫前右侧子宫腔孕囊图像

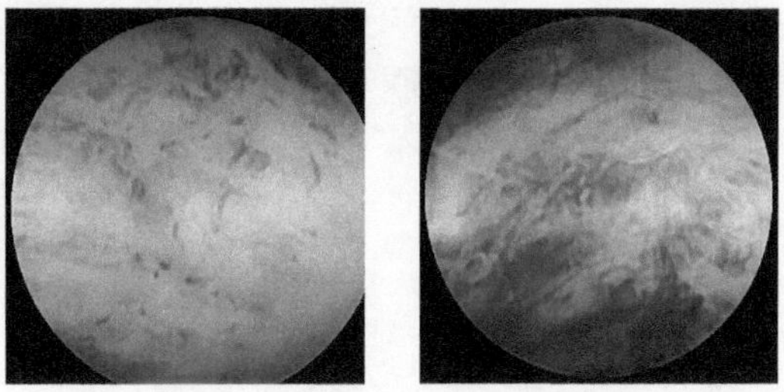

A　　B

图 13-19　纵隔子宫术后图像（见彩插）

A. 吸宫后左侧子宫腔图像；B. 吸子宫后右侧子宫腔图像

案例 4 妊娠合并宫颈宫腔粘连

患者 33 岁，生育史 1-0-5-1，停经 72 天，B 超提示稽留流产，剖宫产史，要求再生育。行子宫腔直视人工流产术，直视下见子宫颈粘连疏松，子宫腔内多处粘连。

本例患者出现子宫颈及子宫腔内小面积粘连，在子宫腔直视下可看到明显的粘连部位及粘连程度，顺利完成手术。

妊娠合并宫颈宫腔粘连典型图像特点：一次性摄像吸引管进入白色条索状的子宫颈，见子宫颈粘连，粘连组织从中间将子宫颈管一分为二，见 2 个小通道（图 13-20A）。由于粘连带较疏松，缓慢进入子宫腔内，可见子宫腔内多处小面积粘连，粘连处存在散在性出血（图 13-20B），其中一处粘连处可见蓝紫色、团块状孕囊（图 13-20C）。

妊娠合并宫颈宫腔粘连清宫术后典型图像特点：子宫腔内无孕囊及蜕膜组织，残存少量粘连组织，子宫颈无粘连。

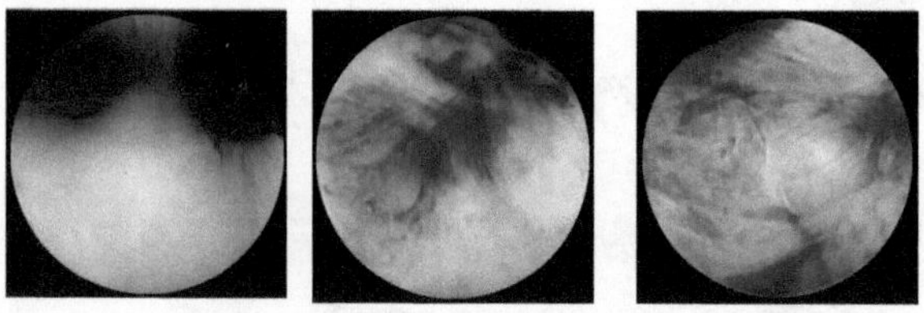

A　　B　　C

图 13-20 妊娠合并宫颈宫腔粘连图像（见彩插）

A. 子宫颈粘连图像；B. 子宫腔粘连图像；C. 子宫腔内孕囊

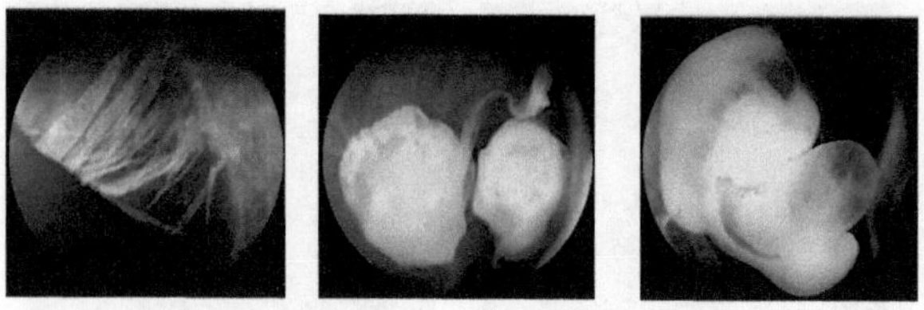

A　　B　　C

图 13-21 稽留流产（双胎妊娠）图像（见彩插）

A. 羊膜囊；B. 胚芽 1；C. 胚芽 2

病例 5 稽留流产（双胎妊娠）

患者 26 岁，生育史 1-0-2-1，停经 65 天胚胎停止发育，要求终止妊娠。妇科体检：子宫前位，活动度良好。超声检查：子宫前位，大小 64 mm×74 mm×61 mm，肌层回声均匀；子宫腔内可见 45 mm×20 mm×25 mm 孕囊，内见 2 个胚芽，长约 7 mm，均未见明显心芽搏动。

超声提示：妊娠早期（未见明显心芽搏动）（单绒双羊）。

直视图像特点：子宫颈口纵横皱褶较多，黏膜白。孕囊着床于子宫前壁，大小约为 2.0 cm。可见蓝色羊膜囊，羊膜囊内见未发育的 2 个白色胚芽组织（图 13-21）。调节负压至 53.3～66.7 kPa（400～500 mmHg）定点吸引出孕囊，清除蜕膜，手感粗糙。术后观察子宫腔内情况，子宫角呈漏斗状，无残留，孕囊着床处有少量出血，组织均匀，子宫腔平整，无组织残留。

（编写：马瑞玉；审校：顾向应；终审：顾向应）

参 考 文 献

[1] 朱亚辉. 磁吸式超导可视人流系统在人工流产术中的应用. 中国计划生育学杂志，2016，24（2）：125-127.

[2] 程利南，狄文，丁岩，等. 女性避孕方法临床应用的中国专家共识. 中华妇产科杂志，2018，53（7）：433-447.

[3] 江静，顾向应，刘欣燕，等. 宫腔操作前宫颈预处理专家共识. 中华生殖与避孕杂志，2020，40（1）：3-8.

[4] 于晓兰，顾向应，刘欣燕，等. 人工流产手术预防性抗菌药物应用的中国专家共识. 中国计划生育与妇产科，2019，8：10-12.

[5] 顾向应，熊承良，刘欣燕. 宫腔观察吸引手术图谱. 武汉：湖北科学技术出版社，2020.

[6] 马良坤，关若立，索郎旺姆. 阴道斜隔综合征 1 例. 西藏医药杂志，2006，27（2）：63.

[7] Grimbizis CF, Camus M, Tarlatzis BC, et al. Clinical implications of uterine malformations and hysteroscope treatment results. Hum Reprod Update, 2001, 7(2): 161-174.

[8] Sobstyk M, Bakalezuk S, Swatowski D, et al.Hysteroscopic correction of uterine malformation by small diameter hysteroscope with flexible needle. Ginekol Pol, 2001, 72(2A): 1361-1364.

[9] 谢幸，孔北华，段涛. 妇产科学. 9 版. 北京：人民卫生出版社，2018：275.

[10] 国家卫生健康委员会. 2019 中国卫生健康统计年鉴. 北京：中国协和医科大学出版社，2019.

第 14 章 计划生育手术的麻醉镇痛技术

在施行计划生育手术的过程中，精神紧张、过度焦虑、手术操作造成机械性的宫颈扩张、手术器械对于子宫内壁的刺激等都会给受术者带来一定的痛苦，尤其对于一些敏感受术者，除了可能因为疼痛不耐受导致不能配合术者以致手术难度加大，还可能因为迷走神经反射性兴奋而导致心脑综合征的发生。受术者表现为轻度乃至显著的心动过缓、心律不整齐、严重心律失常、血压波动、面色苍白、头晕、胸闷憋气、恶心呕吐、四肢厥冷，甚至出现抽搐、昏迷。

随着现代医学的发展，临床新技术和设备的不断应用，手术室外麻醉的推广，舒适化医疗需求的急剧增加，应用麻醉技术可以极大地提高患者的舒适度和安全性，给相关科室医师提供更可靠的诊疗环境。

第一节 计划生育手术的常用麻醉镇痛技术

计划生育手术包括经腹输卵管结扎术、腹腔镜下输卵管结扎术、宫腔镜手术、男性输精管结扎术、人工流产术，以及宫内节育器放置、取出术等。随着内镜微创技术和麻醉学科技术的发展，计划生育住院手术越来越多地被门诊手术所替代。在本章节中，重点介绍计划生育门诊手术的麻醉技术。以较常见的人工流产术，以及宫内节育器放置、取出术为例，此类手术常见的麻醉方法有子宫腔子宫颈表面麻醉、子宫旁神经阻滞及静脉全身麻醉等。

使用全身麻醉施行人工流产手术，是使受术者在手术过程中产生意识抑制或消失、痛感减轻或无痛的状态，从而减轻受术者心理和生理上的痛苦，为手术医师提供良好的工作条件、缩短手术时间，减少因受术者无法耐受和配合欠佳所导致的并发症。

使用该技术必须在对受术者进行详细的麻醉前评估后，严格掌握适应证和禁忌证，使受术者对于手术和麻醉的风险及注意事项充分知晓，做好必要的术前准备，在具有麻醉意外抢救设备和能力、从事计划生育技术服务的专业医疗机构中进行。由专业麻醉医师实施麻醉并对受术者进行术中全程监护，最大程度保障麻醉手术顺利以及受术者的安全。

一、计划生育手术麻醉的基本特点

1. 人工流产术，以及宫内节育器放置、取出术等计划生育手术，住院或在门诊均可进行。无显著禁忌证者，可在门诊进行计划生育手术，其优点在于：缩短等候时间和治疗时间、降低医院获得性感染的风险、降低医疗费用、治疗后可早期返回正常生活环境等。但在远离中心手术室的地点和条件下进行手术麻醉，缺乏提供充足的麻醉设备及统一的麻醉方式（麻醉药物与麻醉管理），使麻醉的实施及其并发症的预防和抢救不能快速有效地进行。因此，在开展全身麻醉下的计划生育手术之前，应配备必不可少的监护设备、麻醉药物、急救药物和器材，确保可以随时取用。

2. 受术者麻醉苏醒后，需经专业医护人员评估状态稳定并达到离院标准。这就要求此类麻醉镇痛方法具备快速起效、快速恢复的特点，且较少出现麻醉相关并发症。

3. 麻醉医师在中心手术室外对工作场所欠熟悉，遇到紧急情况时缺乏同专业人员帮助，下达的指令也很难由非本专业医护人员执行，难以有效地实施抢救。因此，应配备必要的麻醉辅助人员，协助麻醉医师及时妥善处理受术者。

4. 麻醉镇痛下的计划生育手术有其特殊的操作特点及要求，实施麻醉过程的医师应确保熟悉流程及可能出现的特殊问题，在安全前提下保证麻醉效果。

5. 接受中心手术室外麻醉的受术者在院治疗过程较短，难以进行充分的病情评估。因此，需重视麻醉门诊的作用，由专业的麻醉专业人员了解受术者的术前状态及并存疾病，及时完善相关化验检查，提高受术者施行手术麻醉的安全性。

二、中心手术室外麻醉的基本条件

1. 尽可能提供与中心手术室内相同的条件。

2. 缺少以下任何一点，都不应开展中心手术室外麻醉：①足够的麻醉监护设备；②面罩正压通气供氧条件；③随时可用的吸引设备；④进行机械控制通气的设备，如喉镜、人工气道、麻醉机等；⑤除颤仪；⑥应急药品、设备和人员。

三、适应证

受术者应同时符合以下3项，即为具有施行全身麻醉下计划生育手术的适应证。

1. 妊娠10周以内自愿要求终止妊娠的受术者，以及因某种疾病或胎儿发育异常不宜继续妊娠的受术者，或其他计划生育相关侵入检查、避孕绝育或治疗手术。

2. 受术者自愿要求行麻醉镇痛下手术，经术前评估后无明显禁忌证。

3. 符合美国麻醉医师学会（ASA）手术麻醉风险分级Ⅰ～Ⅱ级，或病情控制稳定的Ⅲ级患者（表14-1）。

表14-1　美国麻醉医师学会手术麻醉风险分级

分级	标准（急诊手术，等级前标注E）
Ⅰ	无器质性、生理生化或心理疾病的健康人，能耐受麻醉和手术
Ⅱ	伴有系统性疾病，尚无功能受限。如控制良好的高血压、非复杂性糖尿病，能耐受一般麻醉和手术
Ⅲ	伴有严重系统性疾病，已出现功能不全。如糖尿病伴血管系统并发症、既往心肌梗死史。对麻醉和手术的耐受较差
Ⅳ	有严重系统性疾病，经常面临生命威胁，机体代偿功能不全。例如，充血性心力衰竭，不稳定型心绞痛。手术麻醉风险很大
Ⅴ	濒死患者，无论手术与否，随时有生命危险。如主动脉破裂、颅内出血伴颅内高压。麻醉和手术风险极大
Ⅵ	确证为脑死亡，其器官拟用于器官移植手术

四、禁忌证

受术者存在以下并存情况，则视为具有禁忌证。

1. 有负压吸宫等操作的禁忌或预计手术困难者。

2. 美国麻醉医师学会手术麻醉风险分级Ⅳ、Ⅴ级患者。

3. 严重的心脏疾病患者：①发绀型心脏病患者；②伴肺动脉高压的先天性心脏病患者；③恶性心律失常者；④心功能3～4级等患者。

4. 有困难气道及患有严重呼吸道病变的患者：①阻塞型睡眠呼吸暂停综合征患者；②张口障碍者；③颈项或下颌活动受限者；④病态肥胖患者；⑤急性呼吸道感染、发热患者；⑥慢性阻塞性肺疾病急性发作期患者；⑦未受控制的哮喘等患者。

5. 未满足术前禁食、禁饮要求者。

6. 严重的神经系统疾病患者：①脑卒中急性期患者；②惊厥患者；③癫痫未有效控制者。

7. 无监护人陪同者。

8. 有药物滥用、镇静药物过敏史及其他麻醉风险者。

五、可能需要住院接受手术的条件

1. 存在以上门诊手术禁忌，但仍须行计划生育手术患者。

2. 经妇产科医师评估，受术者合并以下计划生育专科高危因素者，可能需要住院接受麻醉和手术：①生殖道畸形或合并盆腔肿物；②子宫位置高度倾屈或子宫颈暴露困难；③既往妊娠有胎盘粘连出血史；④子宫穿孔或子宫颈裂伤史；⑤脊柱、下肢、骨盆病变致截石位困难。

接受手术者必须符合适应证且无禁忌证时，才能在门诊接受应用麻醉镇痛技术施行的负压吸宫术。

六、术前评估和准备

麻醉的危险性、手术的复杂性和受术者病情的特殊性，都会对围术期受术者的耐受能力产生较为显著的影响，是麻醉前病情评估的重要内容。麻醉前病情评估的基本内容包括：①了解受术者的全身健康状况和并存疾病；②明确并存疾病的严重程度及是否需要调整治疗方案；③预测手术操作和并存疾病可能带来的风险，需要采取哪些防治措施；④结合受术者情况，制定适当的麻醉方案。对于非住院的计划手术受术者来说，为了达到快速康复的目的，要求麻醉方法相对简单、起效快、恢复迅速、清醒完全，且术后无明显疼痛、恶心、呕吐等不良反应。因此，详细地执行术前评估，周密地制定麻醉方案，就显得尤为重要。

与住院受术者相比，非住院手术的受术者一般健康状况良好，术前多诊断明确，且多为择期手术或限期手术，手术时间短、风险小、术后并发症少，很容易使医护人员产生麻痹大意的心理，忽视术前评估和术前准备的重要性，造成围术期不良事件的发生，给受术者造成心理及生理上的损害。因此，计划生育手术的麻醉必须严格遵循操作流程和规范，最大限度地减少并发症的发生。

受术者拟定施行计划生育手术后，除完成必要的常规检查和专科检查，还应到麻醉前评估门诊（anesthesia preoperative evaluation clinic，APEC）由专业麻醉医师进行病情评估，既有利于保证受术者的安全，也可避免手术日当天因评估及准备不足导致手术延期或取消，同时还能向受术者简要地介绍操作流程，减轻受术者对于手术麻醉的紧张、焦虑情绪。术前病情的总体评估应包括受术者的自身条件、全身情况、有无并发症及严重程度、重要器官的功能和手术的复杂性等。具体评估内容如下。

（一）详细了解病史

1. 询问病史　受术者年龄、精神状态、营养状况、有无贫血、脱水、水肿、发绀、发热、过度消瘦及肥胖等。有无重要器官器质性疾病，如心脏病、糖尿病、慢性阻塞性肺疾病等，如存在相关疾病，需了解是否得到正规诊治，目前该器官的功能状态，特别是心、肺功能是否在代偿范围内。

2. 详细了解疾病治疗史和用药史　重点关注可能影响麻醉药物代谢及全身状况的用药，根据用药目的和种类告知患者暂停用药或继续用药至手术当天。

3. 了解计划生育专科情况　是否有多次人工流产或剖宫产史，是否处于哺乳期，有无生殖道畸形及其他妇产科手术史等。

（二）完善化验检查

1. 手术患者均应在术前检查以下各项实验室指标，结果已超过 7 天者应重新检查。①血常规、尿常规；②出、凝血时间（必要时）；③电解质（钾、钠、氯、钙）（必要时）；④肝、肾功能及血糖（必要时）；⑤乙型肝炎病毒（HBV）、丙型肝炎病毒（HCV）、人类免疫缺陷病毒（HIV）及梅毒抗体。

2. 测量血压、心率，行心电图检查，明确有无严重心律失常及心肌缺血等。

3. 怀疑呼吸功能障碍者，应行血气分析及肺功能检查。

4. 根据病史和查体结果提示应进行的其他化验检查，如既往甲状腺相关病史的患者应完善甲状腺功能检查，明确治疗及用药效果。

（三）分析受术者病情资料

根据病史及化验检查结果，判断有无进行麻醉镇痛下计划生育手术的适应证和禁忌证。除前文所列禁忌证外，凡遇以下情况，应延期进行门诊手术。

1. 血红蛋白≤70 g/L。

2. 血小板计数＜100×10^9/L。

3. 电解质紊乱：血钾＜3.0 mmol/L，血钠≤130 mmol/L。

4. 尚未明确原因的或未经正规治疗的严重心肌缺血或心律失常：①心动过缓，心率＜50 次 /min；②室上性心动过速，心率＞130 次 /min；③二度以上房室传导阻滞；④完全性左 / 右束支传导阻滞；⑤频发室性期前收缩，多于 30 次 /h 或多于 5 次 /min；⑥多源性室性期前收缩；⑦室性期前收缩呈“R-on-T”；⑧洋地黄中毒所致心律失常等。

5. 近期（3～6 个月）内曾发生心肌梗死或脑卒中仍遗留症状者。

6. 尚未明确原因或未经正规治疗的高血压患者［收缩压≥24 kPa（180 mmHg）或舒张压≥14.7 kPa（110 mmHg）］。

7. 急性上呼吸道感染未达治愈后 1 周者。

8. 近期处于严重过敏状态者。

9. 其他经计划生育专业医师评估后认为应延缓实施手术者。

（四）沟通咨询，告知注意事项及风险

如受术者基本符合施行麻醉镇痛下计划生育手术的要求，在安排手术日期的同时，与受术者进行良好的沟通，向受术者说明手术麻醉操作的大致流程，解答其关心的问题，缓解受术者紧张、焦虑和恐惧的情绪。根据前期对受术者病情及化验检查结果的全面分析，对受术者做出麻醉和手术风险的评估和判断，制订合适的麻醉计划。向受术者及家属告知所选择的麻醉方式及手术麻醉的风险，签署知情同意书。告知受术者手术当天可能因受术者的突发状况（如急性上呼吸道感染、显著的高血压、严重的心律失常等）存在延缓手术的风险。通知受术者术前须禁食固体食物（包括乳制品）6 h，禁饮清亮饮料 4 h。

根据受术者的具体情况，与手术医师沟通麻醉、手术风险及围术期的相互配合并达成共识。

七、麻醉及手术步骤

1. 手术当天核对受术者后再次进行简要评估，确认是否能在麻醉镇痛下进行手术，如受术者在麻醉门诊完成评估后至手术前，是否有急性上呼吸道感染或过敏的发生，是否符合禁食、禁饮的要求，以及是

否有其他突发情况。行生命体征检查，是否有显著的高血压、心律失常及低氧状态。

2．告知受术者去除义齿及饰物。避免因手术麻醉过程中义齿脱落形成气道异物或影响术中人工气道及辅助通气。

3．麻醉前建立可靠的外周静脉通路，对于已经有一定出血风险的受术者，尽量选择粗大的静脉通路。

4．再次确认急救药品、器材及设备是否处于备用状态，保证吸引器及辅助通气装置随时可用。确认施行手术麻醉的相关人员具备危重患者抢救及心脑肺复苏的能力。

5．由专业的麻醉医师实施麻醉镇痛并全程监护。

6．手术全程持续对受术者进行心电、血压、心率、呼吸及血氧饱和度的监测，严密观察动态变化，及时发现心律失常、血压波动、心动过缓及心动过速、呼吸异常及低氧血症。严密观察受术者对于麻醉药物的反应，根据反应适量使用麻醉药物。手术全程受术者须持续面罩吸氧，保持呼吸道通畅，密切注意是否出现呼吸抑制，持续监测血氧饱和度，使其维持在 93% 以上，必要时置入人工气道和辅助呼吸。

7．麻醉镇痛方法、药物种类：局部麻醉方法包括子宫颈内口表面麻醉和子宫颈旁神经阻滞等，一般由妇产科专业医师完成。

（1）子宫颈内口表面麻醉：有报道显示，1% 丁卡因的棉球置入子宫颈管最狭窄处，即子宫颈内口留置 1～2 min，或 1% 利多卡因纱条置入子宫颈管内，以及含 2% 利多卡因凝胶均能达到镇痛和松弛子宫颈的作用，但此方法不能完全缓解吸刮宫时子宫体的神经反射症状。

（2）子宫颈旁神经阻滞：1%～2% 利多卡因或 0.5%～0.75% 罗哌卡因，于子宫颈 4 点、8 点距子宫颈口外缘 0.5 cm 处进针，两侧分别注药 0.5～1.5 ml，可有效消除扩宫痛苦，减少心脑综合征的发生。其缺点是注药时局部疼痛和不能有效消除子宫体、子宫底的神经反射，亦无法明显缓解受术者的紧张、焦虑情绪。

由于局部麻醉的局限性，且受术者对手术舒适性的要求日益增加，由麻醉医师实施的无痛治疗技术在计划生育手术中得到越来越广泛的应用。

无痛治疗技术理想的镇静要素需包括镇静、镇痛和遗忘。结合门诊手术的需求，要求所选择的麻醉药物具有诱导快（1～2 min）、持续时间短（5～10 min）、恢复快（15～20 min）的特点。此外，还应有可预测的药效学特性，中度镇静可调节范围。受术者对言语刺激或触觉刺激做出轻微的、有目的的反应，对手术操作刺激可配合、可耐受，无明显体动。在一定用药剂量范围内，能够维持足够的自主呼吸，不显著抑制呼吸，较少需要进行人工干预。通常能够维持心血管功能的稳定。对心肺系统的抑制作用最小，有拮抗药。

麻醉镇痛下计划生育手术包括静脉麻醉及吸入麻醉等方法。氧化亚氮（笑气）曾用于无痛治疗，以 33%～50% 较低浓度与氧气混合面罩吸入，术中受术者保持意识清醒。因为以往氧化亚氮吸入镇痛在我国多由妇产科医师或护士操作，而非专业麻醉医师实施，故存在潜在的危险性，且氧化亚氮镇痛效果有限，故不提倡使用。现一般推荐应用静脉麻醉方案。建议静脉麻醉药与镇痛药物联合使用。多种具有所需药效的药物小剂量联合使用时，可以最大限度地发挥它们的药效，同时又可以减少与剂量有关的不良反应的发生。

临床常用药物包括以下几种。

（1）丙泊酚：其镇静作用强、起效快、恢复迅速、恢复质量好，是无痛治疗技术的主要用药。

（2）依托咪酯：呼吸系统和心血管系统的稳定性，个体差异小，慎用于肾上腺皮质功能不全的患者。

（3）咪达唑仑：具有良好的抗焦虑和遗忘作用，但不适合单独用于无痛人工流产术。

（4）阿片类药物：如芬太尼、瑞芬太尼及舒芬太尼，具有良好的镇痛效应，可减轻受术者的疼痛和不适，作为辅助用药可减少丙泊酚的用量，增强镇静、镇痛效果。

对于子宫颈狭窄或心动过缓者，术中操作牵拉刺激可能导致迷走神经反射，造成显著的心动过缓乃至心搏骤停，可以预防性应用阿托品。

8．由麻醉医师按照要求填写记录表，详细记录术中不良事件及处理措施，完善受术者的病历资料。

八、术后处置及注意事项

1．受术者的早期恢复须在麻醉医师的严密监测下进行，即从麻醉药物停止使用到保护性反射及运动功能恢复，观察受术者的意识、活动、呼吸、心电、血压、氧合状态等，直至 Steward 苏醒评分＞4 分（表 14-2）或改良 Aldrete 评分＞9 分（表 14-3），方可转送至恢复室继续观察。

表 14-2　Steward 苏醒评分

评分	清醒程度	呼吸道通畅程度	肢体活动度
2	完全苏醒	可按医师吩咐咳嗽	肢体能做有意识的活动
1	对刺激有反应	不用支持可以维持呼吸道通畅	肢体无意识活动
0	对刺激无反应	呼吸道需要予以支持	肢体无活动

表 14-3　改良 Aldrete 评分

项目	情况	评分（分）
呼吸	自主呼吸、通气量足够、能够深呼吸和自由的咳嗽	2
	呼吸困难，需要辅助通气	1
	窒息	0
氧饱和度	吸空气，氧饱和度＞92% 或与麻醉前相同	2
	需要吸氧，才能氧饱和度＞90%	1
	吸氧情况下氧饱和度也＜90%	0
血压	血压的波动与麻醉前相比在 2.67 kPa（20 mmHg）以内	2
	收缩压与麻醉前相比 ±2.67～5.33 kPa（20～40 mmHg）	1
	收缩压与麻醉前相比＞5.33 kPa（40 mmHg）或＜5.33 kPa（40 mmHg）	0
意识	完全清醒	2
	能唤醒	1
	呼唤无反应	0
活动度	能按照指令运动，能够自行坐立	2
	需要接受帮助坐立	1
	不能坐立	0

注：由一级复苏转为二级复苏 Aldrete≥9 分

2．受术者转入恢复室后，由专职护士继续观察 2 h。在判定患者完全清醒、可自行行走、生命体征平稳、无明显出血及严重腹痛、无恶心呕吐和其他明显不适后，由麻醉医师和手术医师共同决定受术者是否可以离院。

3．离院标准：由于门诊手术及麻醉的特殊性，应严格掌握门诊手术及麻醉后的离院标准，需按照麻醉后离院评分标准（post anesthesia discharge score，PADS）（表 14-4），判定受术者是否能离院。总分为 10 分，评分≥9 分者方可离院。

4．术后恶心呕吐的处理：严重的术后恶心呕吐会造成受术者生命体征的波动，延迟受术者离院时间，影响术后进食。导致术后恶心呕吐的因素有很多，其中女性、使用阿片类镇痛药物、非吸烟者、有术后恶心呕吐病史或晕动症病史、年龄（成人＜50 岁）是主要的危险因素。预计术后恶心呕吐发生率较高的受术者，术中尽可能减少阿片类药物的用量，优先应用丙泊酚诱导及维持麻醉，充分补液。对于未接受预防性药物治疗或预防性治疗失败的术后恶心呕吐受术者，应给予镇吐药治疗。

5．满足离院标准后，受术者必须有能负责任的成人陪护，并有确切的联系电话方可离院。麻醉医师和手术医师须向受术者及家属告知离院后注意事项，提供受术者给计划生育手术中心联系方式以备急需。嘱受术者术后如有异常，应与手术医院联系或尽快返回医院。术后 24 h 内不能骑车、驾驶机动车或从事高空作业等。

表 14-4　麻醉后离院评分标准

离院标准			评分（分）
1	生命体征	波动在术前值的 20% 之内	2
		波动在术前值的 20%～40%	1
		波动大于术前值的 40%	0
2	活动状态	步态平稳而不感头晕，或达术前水平	2
		需要搀扶才可行走	1
		完全不能行走	0
3	恶心呕吐	轻度：无须治疗	2
		中度：药物治疗有效	1
		重要：治疗无效	0
4	疼痛	VAS 0～3 分，离院前疼痛轻微或无疼痛	2
		VAS 4～6 分，中度疼痛	1
		VAS 7～10 分，重度疼痛	0
5	手术部位出血	轻度：无须换药	2
		中度：最多换 2 次药，无继续出血	1
		重度：需换药 2 次以上，持续出血	0

6. 受术者离院后 24 h 内应常规进行术后随访，以电话随访为主。如病情需要，应延长术后随访时间。及时了解受术者是否出现麻醉和手术相关的并发症，如出血、感染、意识改变、恶心呕吐、头晕等，并提供处理意见，如果判定受术者情况严重，应建议受术者在家属的陪伴下尽快到医院就诊，以免延误病情。

第二节　麻醉相关并发症的处理和注意事项

对于施行麻醉镇痛下计划生育手术的受术者，麻醉医师必须全程严密监护，密切观察受术者有无以下情况：呛咳、屏气、呃逆、喉痉挛、局部疼痛、诱导早期兴奋多语、短暂性呼吸暂停、下颌松弛呼吸不畅、肌阵挛、过敏反应、心脑综合征、恶心呕吐、头痛、头晕，根据受术者反应调整麻醉深度，及时处理各种麻醉相关的并发症。

一、呼吸系统并发症

（一）呼吸抑制

1. 临床表现　镇静 / 麻醉及麻醉恢复期间应密切观察受术者的呼吸频率与呼吸幅度。严重的呼吸抑制会造成气道梗阻。舌后坠是临床上气道梗阻最常见的原因，在施行麻醉镇痛下计划生育手术的受术者中并不少见。受术者仰卧位时，在重力作用下，下颌骨和颏舌肌松弛，可造成舌体坠向咽后壁而阻塞气道。当舌后坠引起不完全性气道梗阻时，最明显的表现为随呼吸发出的强弱不等的鼾声及喉头拖曳征；当舌后坠引起完全性气道梗阻时，鼾声消失，患者出现明显的胸腹反常呼吸、三凹征和口鼻部的呼吸气流完全中断，随机出现血氧饱和度进行性下降和发绀等。

2. 处理原则　可采用单手抬颏法或双手托下颌法，改善舌后坠状态，增加吸氧流量。也可建立人工气道，放置鼻咽通气道或口咽通气道。如氧合改善不理想，可面罩加压给氧，人工辅助通气支持。

（二）支气管痉挛

1. 临床表现　麻醉镇痛中的支气管痉挛常因过敏、反流误吸、分泌物过多或异物刺激气道引起。以呼气性呼吸困难为特征，呼气期延长且费力，听诊常有哮鸣音，可伴有心动过速甚至更严重的心律失常。

2. 处理原则　支气管痉挛往往好发于有哮喘病史或吸烟等气道高反应性的患者，麻醉过浅是常见诱因，因此，应加深麻醉并提高吸入氧浓度。缓解分泌物清理、人工通气道置入等机械性刺激。轻度支气管痉挛通过吸氧或面罩加压给氧即可缓解。中、重度支气管痉挛一般需要进行药物治疗，吸入 β_2 受体激动药如沙丁胺醇，给予静脉皮质激素、氨茶碱等。

（三）反流与误吸

1. 临床表现　施行麻醉镇痛时受术者可能发生反流误吸，因反流或误吸物的性质和量的不同，其后果也不同。患者意识消失、咽喉部反射减弱，一旦有反流物即可发生误吸。无论误吸物为固体食物或胃液，都可引起急性呼吸道梗阻。完全性呼吸道梗阻可导致窒息、缺氧，危及患者的生命。误吸胃液可引起肺损伤、支气管痉挛，导致肺水肿和肺不张。肺损伤的程度与胃液量和 pH 相关，吸入量越大、pH 越低，肺损伤越严重。

2. 处理原则　一旦发生误吸，则应立即停止手术操作，使患者处于头低足高位，并改为右侧卧位，因受累的多为右侧肺叶，如此可保持左侧肺有效的通气和引流。迅速用喉镜窥视口腔，以便在直视下进行吸引。气管插管后用生理盐水 5～10 ml 注入气管内，边注边吸，反复冲洗。应用机械通气吸氧，纠正低氧血症。应用糖皮质激素、强心苷、抗生素等药物积极治疗吸入性肺炎。

二、心血管系统相关并发症

（一）血压下降

患者血压下降可加快输液速度，必要时可给予去氧肾上腺素等血管活性药物。明显窦性心动过缓合并低血压时，可酌情静脉注射麻黄碱。对于操作时间较长、手术难度较大、深度镇静 / 麻醉的患者应常规预防性补充液体。

（二）心律失常

轻微的窦性心动过速一般无须处理。如心率＜50 次 /min，可提醒术者暂停操作的同时，静脉注射阿托品。关键在于及时发现，并及时处理。

（三）心肌缺血

手术操作及镇静 / 麻醉均可能诱发或加重心肌缺血。有研究表明，在手术操作过程中吸氧可以显著减少 ST 段压低。因此，应加强监测，维持良好的心肌氧供与氧耗。

三、药物相关并发症

（一）过敏性休克

1. 临床表现　见表 14-5。

表 14-5　过敏反应的临床表现

器官或系统	非麻醉时症状	麻醉时症状
皮肤	潮红、瘙痒、荨麻疹、血管性水肿	潮红、荨麻疹、血管性水肿
消化系统	恶心、呕吐、胃肠痉挛、腹泻	麻醉状态下不明显
呼吸系统	喉水肿、呼吸困难、呼吸停止	呼吸道阻力增加，支气管痉挛
循环系统	心动过速、血压下降、心律失常、心力衰竭	心动过速、低血压、心律失常、心力衰竭
肾	尿量减少	尿量减少
血液系统	弥散性血管内凝血	弥散性血管内凝血

2. 处理原则　结合患者的临床表现，一旦诊断过敏性休克后，应立即向本专业人员及熟悉抢救流程的非本专业医护人员呼救，记录过敏发生的时间。立刻停止可疑用药，更换输液管路，脱离所有可能的过敏原。维持气道通畅，提高吸入氧浓度，必要时行气管插管机械通气。静脉注射肾上腺素，应用晶体液扩容治疗。待即刻处理完成后，使用苯海拉明进行抗组胺治疗，静脉应用糖皮质激素，根据患者血压、心率酌情使用血管活性药物，使用 β_2 受体激动药如沙丁胺醇等处理支气管痉挛。对症治疗以稳定生命体征，肾上腺素持续泵入，必要时行心脑肺复苏。应严密观察患者病情，延迟离院，视情况转入重症监护病房（ICU）。

（二）缩宫素不良反应

1. 临床表现　缩宫素的不良反应包括恶心呕吐、胃肠绞痛、心动过速、心律失常等。大剂量应用时可引起血压波动，造成短暂而显著的血管平滑肌舒张，心肌收缩力减弱，冠状动脉灌注减少。部分患者可能因缩宫素刺激机体组胺释放而产生一系列不良反应，甚至过敏性休克。

2. 处理原则　注意用药剂量和给药速度，避免短时间内增加浓度和滴速过快，严密观察患者用药期间的反应，同时准备好抢救措施。一旦患者出现异常，应立即停用，对症处理生命体征。

四、手术操作相关并发症

（一）心脑综合征

1. 临床表现　人工流产负压吸宫术、钳刮术时，由于子宫尤其是子宫颈受到局部刺激，导致迷走神经兴奋，反射性引起一系列症状，称为心脑综合征。心脑综合征主要与受术者精神紧张、子宫颈扩张困难、子宫腔吸引负压太高或长时间吸引有关。在排除既往无心血管病史后，患者突然表现为头晕、胸闷、恶心呕吐、面色苍白、大汗，严重者可出现一过性意识丧失、晕厥、抽搐。麻醉镇痛下的患者主要表现为心动过缓、心律不齐甚至发生心搏骤停，血压亦会出现明显下降。

2. 处理原则　对于妊娠周数较大、估计术中扩张子宫颈有困难的患者，术前给予扩张子宫颈的药物，术中局部给予表面麻醉或子宫颈阻滞麻醉有预防作用。术中一旦出现心脑综合征，应立刻提醒手术医师停止操作，加强生命体征的监护，观察血压、心率变化，静脉给予阿托品。如出现严重心动过缓乃至心搏骤停，应立即启动心肺脑复苏流程，至患者症状缓解后转入监护室行进一步治疗。

（二）大量出血

1. 临床表现　人工流产时出血多发生于未能迅速而完整地将妊娠组织清出，子宫收缩不良，子宫损伤，胚胎着床异常（子宫峡部妊娠、子宫瘢痕妊娠、子宫颈妊娠等），凝血功能异常等。术中负压吸引管吸出大量血液，自子宫颈口有持续、大量活动性出血。麻醉状态下患者可出现心率加快、血压下降等失血性休克表现。

2. 处理原则 麻醉医师在手术过程中须了解手术进度，观察术者操作，提醒手术医师患者生命体征的波动。开放粗大静脉，完善生命体征监测，必要时有创动脉压力实时监测，及时扩容治疗，应用血管活性药物稳定生命体征，根据需要输注血制品。

（编写：苑　方；审校：常明秀；终审：黄丽丽）

参 考 文 献

[1] 中华医学会麻醉学分会. 麻醉镇痛技术下计划生育手术专家共识（2018）. 中国实用妇科与产科杂志，2018，34（9）：1019-1023.

[2] 欧阳文，李天佐，周星光. 日间手术麻醉专家共识. 临床麻醉学杂志，2016，32（10）：1017-1022.

[3] 李文志，姚尚龙. 麻醉学. 4版. 北京：人民卫生出版社，2018：159-171.

第 15 章　计划生育手术严重并发症

第一节　女性计划生育手术严重并发症

本节讨论女性计划生育手术的手术并发症，包括人工终止妊娠、不全流产或胎儿子宫内死亡（intrauterine fetal demise，IUFD）手术；避孕相关手术和计划生育服务中的宫腔镜、腹腔镜手术。本节将分别讨论上述手术相关并发症。

一、感染

（一）概述

感染可以发生在各种临床操作和手术中，大多数的计划生育手术都需要进行子宫腔或盆腔操作，因此，特别需要警惕感染的发生。早期妊娠，终止妊娠手术后未预防性使用抗生素治疗的女性中，子宫内膜炎的发生率可达 5%～20%，如果预防性使用抗生素，流产后子宫内膜炎的发生率可减少 50% 左右。严重感染是中期妊娠引产的严重并发症之一，细菌可通过胎盘血管直接进入体循环，向全身播散，引起败血症或中毒性休克。各种引产方法均可导致或继发感染。

（二）病因和发病机制

术后发热的感染性原因包括肺部感染、伤口感染、泌尿系统感染、穿刺管感染。术后严重感染通常由于泌尿系统感染、脓肿形成或蜂窝织炎引起。对计划生育手术而言，手术部位常见的感染为子宫内膜炎、输卵管炎、盆腔炎性疾病（PID）等盆腔局部感染，亦可发生前述各种感染。

（三）临床表现

流产后感染多表现为急性子宫内膜炎，其次为输卵管炎、PID，个别患者甚至发生盆腔脓肿；严重者可继发败血症、感染性休克、弥散性血管内凝血。常见的临床表现为术后腹痛、发热，阴道分泌物增多，有异味，严重感染者可发生寒战、高热、四肢厥冷、血压下降，还可能出现多脏器功能衰竭。体格检查，腹部可有压痛、反跳痛或肌紧张。妇科检查发现子宫增大、子宫颈举痛、子宫体或子宫旁组织压痛，有时可扪及附件包块或增厚。

腹部手术后感染可发生在腹壁切口或盆腔内脏器。腹壁切口感染可表现为切口周围组织红、肿、热、痛，继发腹壁脓肿是局部可触及包块，包块可有波动感。感染严重时可有全身症状，如上文所述。

（四）诊断和鉴别诊断

流产后感染一般为临床诊断。根据典型的症状和体征，辅以血常规检查白细胞及中性粒细胞计数升高，子宫颈分泌物或阴道分泌物可培养出致病菌，可以确认感染诊断。如果血培养阳性可诊断为败血症。子宫腔积血和妊娠物残留的临床表现与流产后感染相似，需要加以鉴别。子宫腔积血常在流产后短时间内发生，通常不会有大量阴道出血；手术后持续阴道出血，或手术后数天或数周大量阴道出血，妊娠物残留的可能性大。当然，妊娠物残留时也可合并感染；如果腹痛伴有发热，超声检查子宫腔内无组织物残留，更可能为感染。

（五）治疗

治疗方法包括：①采取半坐卧位以利于子宫腔内积血及恶露排出，使炎症局限于盆腔；②加强支持治疗；③根据细菌培养及药敏试验结果选择敏感的抗生素治疗。药敏试验结果报告前可经验性应用广谱抗生素治疗，治疗盆腔感染时，抗菌谱应覆盖厌氧菌。如果有妊娠物残留，可在感染控制后清除子宫内残留组织；盆、腹腔脓肿形成时，可在介入引导下穿刺引流；后穹隆脓肿者可行后穹隆切开引流。腹壁切口感染未形成脓肿时可以局部物理治疗或酒精湿敷，如继发脓肿，应及时切开脓肿，充分暴露脓腔，放置引流，同时应用抗生素。伤口换药待其自行愈合或二期缝合。

腹部弥漫性压痛、腹肌紧张、心动过速、高热及虚脱提示感染严重，存在脓毒血症，需要静脉用广谱抗生素、评估是否存在子宫穿孔等副损伤，及时请感染科、重症监护医师会诊，必要时收入重症监护病房监测并给予支持治疗。如合并感染性休克，在静脉联合应用大剂量广谱抗生素抗感染的同时，应补充血容量、纠正贫血，维持水、电解质及酸碱平衡，必要时应用血管活性药物及糖皮质激素，防止发生多脏器功能衰竭；发生弥散性血管内凝血者除给予相应治疗外，必要时需要切除感染病灶。

（六）预后

应及时发现、及时处理感染，且病原体对抗生素敏感时，预后良好。如果感染严重、缺乏有效的抗生素治疗或患者一般情况欠佳，并发多种病原体感染，引起多器官功能衰竭时，预后欠佳，严重感染甚至可能危及生命。

（七）预防

预防术后感染最重要的措施包括术前及时给予有效的抗菌药物和注意实施其他围术期控制感染的措施。具体措施包括子宫腔操作前完善阴道分泌物检查或阴道拭子培养，如果有感染，应该在感染控制后再行手术；手术室所有医务人员做好手卫生，戴好口罩、帽子，穿好手术衣和鞋套等装备，应正规铺手术单及洞巾；皮肤消毒，以降低皮肤菌群负荷量。

二、出血

（一）概述

妊娠10周内负压吸引术时出血量>200 ml或妊娠10～14周钳刮术时出血量>300 ml，视为人工流产术时出血。中期引产过程中出血量≥300 ml者诊断为引产出血。

（二）病因和发病机制

出血的常见原因包括妊娠组织残留、子宫收缩不良、子宫损伤、子宫颈或阴道裂伤、动静脉畸形、胎盘粘连或胎盘植入、异位妊娠（如子宫颈妊娠、剖宫产瘢痕妊娠、子宫角妊娠等）、凝血功能障碍等。

子宫破裂是妊娠或分娩过程中子宫体或子宫下段发生破裂，是威胁产妇及胎儿生命的妇产科严重并发症。妊娠中期子宫壁充血水肿、柔软，胎儿头部、四肢增大变硬，通过未扩张或未充分扩张的子宫颈时易发生损伤。引产过程中宫缩过强、子宫发育不良或子宫有瘢痕，可发生子宫破裂或软产道裂伤，胎儿甚至可以从产道破口进入腹腔或经后穹隆排出。钳刮术中胎儿骨骼组织经过未充分扩张的子宫颈管，也可导致子宫颈损伤。

（三）临床表现

手术中的外出血一般在手术当时即可发现，内出血表现隐匿。短期内大量出血可引起心率加快、血压下降、少尿（尿量<20 ml/h）、意识模糊和腹痛持续加剧。影像学检查有利于发现盆腹腔内出血和血肿。

软产道裂伤时，通常表现为宫缩强而子宫颈扩张缓慢，胎儿娩出后阴道出血量多或持续阴道出血。检查软产道可见宫颈口闭合，子宫颈、阴道或阴道穹隆裂伤。钳夹术中大块胎体通过子宫颈口阻力大，而后阻力突然消失，子宫颈口松弛，可见活动性出血。

先兆子宫破裂时孕妇烦躁不安，呼吸、心率加快，下腹剧痛，可有血尿。完全子宫破裂时产妇突发腹部撕裂样疼痛，子宫收缩停止，腹痛可暂时缓解。而后随着血液、羊水进入腹腔，腹痛再次发作，并可出现休克症状，且休克程度与外出血量不符。

（四）诊断和鉴别诊断

出血特别是外出血诊断并不困难，重要的是及时发现并监测生命体征，对失血量做出评估，查找可能的出血原因。

（五）治疗

美国计划生育学会（Society of Family Planning，SFP）指南建议对流产后出血采取以下一般处理方法：①评估和检查；②子宫按摩和药物治疗；③采取复苏措施及实验室评估，可能需要再次吸宫或使用球囊压迫，以及其他干预措施（如动脉栓塞术、子宫切除手术）。

发生出血时应根据出血原因对症处理。具体方法包括：①迅速清除宫腔内妊娠组织；②促进子宫收缩，包括按摩子宫，使用宫缩药（可子宫颈局部注射、肌内注射或静脉滴注、阴道后穹隆置卡前列甲酯或口服米索前列醇）；③应注意检查是否有软产道损伤、子宫颈妊娠或剖宫产瘢痕部位妊娠及凝血障碍等原因，并及时处理；④术中出血量与临床症状、体征不符时，应警惕子宫损伤，需除外腹腔内出血及血肿形成；⑤出血多者应及时采取补液扩容措施，必要时输血，术后可使用抗生素预防感染。

发生软产道裂伤时，应：①立即停止手术，检查产道损伤情况；②子宫颈轻度撕裂同时出血少，可用纱布填塞压迫，待胎儿娩出后缝合裂伤；③如为阴道全层裂伤，需用肠线间断缝合，勿缝透直肠黏膜；④注意除外盆腔血肿形成；⑤应用抗生素预防感染。一旦可疑子宫破裂，应立即采取措施抑制宫缩，超声检查有助于确诊。一旦确诊，应在开放静脉、配血备血、抢救休克的同时，尽快手术治疗。应及时补充血容量，必要时输血，给予抗生素预防感染，如并发羊水栓塞或弥散性血管内凝血（DIC）应积极抢救。根据子宫损伤程度行子宫修补或子宫切除术。

（六）预后

出血原因众多，如果能够及时发现，尽早处理，通常预后较好。如果出血隐匿，未能及时发现，则可能继发失血性休克、DIC、多器官功能衰竭，预后欠佳，甚至危及孕产妇生命。

（七）预防

术前仔细询问病史并查体，准备好宫缩药（如缩宫素、卡前列甲酯等）。熟练掌握人工流产术，选择合适的吸管，尽快找到孕卵着床的部位，及时吸出或钳出，是预防出血的重要措施。当子宫腔内容物吸干净时，避免多次反复吸刮。负压一般控制在53.3～66.7 kPa（400～500 mmHg）。妊娠中期引产时避免宫缩过强，操作轻柔，术前充分扩张子宫颈。

三、休克

（一）概述

休克是循环衰竭的临床表现，可导致细胞氧利用不足。休克起初可逆，但可能快速进展为不可逆的器官功能障碍，引起多器官衰竭。重症监护病房中约1/3 的患者有休克。

（二）病因和发病机制

根据发生机制，将休克分为四大类：分布性休克（如严重的感染性休克和过敏性休克）、心源性休克（如急性心肌梗死、心肌病终末期、严重心瓣膜病、心肌炎或心律失常）、低血容量性休克（内源性或外源性体液丢失）和梗阻性休克（如肺栓塞、心脏压塞或张力性气胸）。后 3 类休克的主要特点是心排血量减少，故供氧不足；分布性休克的主要问题在外周，全身血管阻力降低，氧利用障碍。它们之间并不互斥，很多循环衰竭患者同时存在多种休克（多因素休克）。

根据病史、体格检查和临床检查可以清楚地判断休克的类型和原因。计划生育手术中常遇到的休克类型为低血容量性休克和感染性休克，后者属于分布性休克，羊水栓塞中发生的休克将在“羊水栓塞”部分讨论。休克的类型和原因可以从病史、临床表现和体格检查中判断。术中出血多或可疑有腹腔内出血的患者可能为失血性休克；妊娠物残留继发感染的患者可能为感染性休克；羊水栓塞的患者则可能为过敏性休克，有学者认为羊水栓塞过程中的休克为心源性休克（见“羊水栓塞”部分），妊娠合并心脏病患者产程或手术中发生的休克可能为心源性休克。各种类型的休克可以单独发生，也可以同时存在。

（三）临床表现

休克的临床表现包括：低血压、心动过速、少尿、精神状态异常、呼吸过快、皮肤湿冷、发绀、代谢性酸中毒和高乳酸血症。详见下文诊断和鉴别诊断的描述。

（四）诊断和鉴别诊断

休克的诊断基于患者的临床表现、血流动力学变化和生化指标的检查 3 个方面。首先，患者血压下降，但可能只是中度低血压，特别是高血压患者。正常成年人全身动脉血压＜12 kPa（90 mmHg）或平均动脉压＜9.33 kPa（70 mmHg），同时伴有心动过速。其次，通过 3 个身体“窗口”发现低灌注的临床征象，即皮肤、肾和神经系统。由于低血流状态导致皮肤湿冷，血管收缩；每千克体重每小时尿量＜0.5 ml；精神状态改变，典型症状包括神志不清、定向障碍和意识错乱。再次，血生化检查的典型表现是乳酸水平升高，提示细胞氧代谢障碍。正常血乳酸水平约为 1.0 mmol/L，但在急性循环衰竭时会升高到＞1.5 mmol/L。

（五）治疗

1. 休克的初始治疗 包括通气支持、液体复苏和血管活性药物的使用。休克早期，充足的血流动力学支持对预防器官功能受损或衰竭至关重要。液体复苏应与寻找休克原因同时进行。一旦确定休克病因，应积极治疗，迅速纠正。例如，对于低血容量性休克患者，应及时止血并补充血容量及血液成分；对于感染性休克患者，应使用广谱抗生素治疗感染；对于羊水栓塞患者，应及早应用糖皮质激素预防过敏性休克。如果休克状况不能很快好转，就需要留置动脉导管监测动脉血压，同时可以动脉取血；还需要留置中心静脉导管以便于液体输注、静脉用药和监测中心静脉压。

无论休克类型，早期救治都适用VIP法则，即通气（ventilate）、输液（infuse）和维持泵功能（pump）。通气支持，即吸氧，应尽早开始，以增加氧气在全身的运输并避免发生肺动脉高压。为评估全身氧需要量，需要进行动脉血气监测。对于严重呼吸困难、低氧血症或持续乳酸血症的患者应进行气管插管。

液体复苏是所有类型休克治疗的必需步骤，可增加心排血量并改善毛细血管灌注。液体输注应在严密监测下进行，避免液体输注过量引起水肿，甚至肺水肿，导致严重后果。液体复苏需要考虑以下4个方面：①输注液体的类型。应首选晶体液，某些低蛋白血症的患者可以补充白蛋白。②需要注意液体输注速度，通常情况下，可以在最初20～30 min输注300～500 ml液体。③明确液体复苏的目的。休克治疗中液体复苏的目的是升高全身动脉血压，降低心率和增加尿量。④要明确液体复苏的安全底线。肺水肿是液体复苏最严重的并发症。中心静脉压如果较正常值升高数十厘米水柱时，需要警惕液体负荷过量。液体复苏可以重复，倘若患者对液体复苏无反应，应及时停止，避免液体负荷过量。

2. 血管活性药物的应用 血管活性药物包括血管升压药、正性肌力药物和血管扩张药。经过液体复苏患者仍持续严重低血压，是使用血管升压药的指征。可以在液体复苏同时短期使用血管升压药，待低血容量状况纠正后，如果可能，即可停药。

肾上腺素受体激动药起效快，药效强，半衰期短，剂量容易调节，是一线血管活性药。

首选药物为去甲肾上腺素，它以α肾上腺素能作用为主，同时具有适当的β肾上腺素能作用，可以在升高血压的同时维持心排血量。常用剂量为0.1～0.2 μg/（kg · min）。

多巴胺在低剂量时以β肾上腺素能作用为主，较高剂量应用时同时具有α肾上腺素能作用，但作用轻微。静脉极低剂量使用多巴胺［＜3 μg/（kg · min）］会选择性扩张肝血管床和肾血管，但对照试验没有显示对肾功能有保护作用，因此，不再推荐出于保护肾功能的目的常规应用多巴胺。多巴胺效应还可能影响下丘脑 - 垂体系统，减少催乳素分泌，从而引起免疫抑制。一项随机对照双盲试验显示，多巴胺作为一线血管升压药，并不比去甲肾上腺素更具优势；而且，其会引起更多心律失常，并且与心源性休克患者28天内死亡率升高有关。与肾上腺素相比，多巴胺也与感染性休克患者死亡率更高有关。因此，不推荐将多巴胺用于休克患者的治疗。

肾上腺素药效更强，低剂量时以β肾上腺素能作用为主，剂量加大时，α肾上腺素能作用会更加显著。然而，使用肾上腺素的患者心律失常发生率升高，内脏血流分布减少，可能会通过增加细胞代谢升高血乳酸水平。对于感染性休克患者，前瞻随机研究没有显示使用肾上腺素比去甲肾上腺素更有益处。因此，有学者推荐，将肾上腺素作为重症患者的二线用药。

异丙肾上腺素是单纯β肾上腺素能药物，加快心率和增强心肌收缩力的同时会引起心肌缺血的风险，因此，只适用于严重心动过缓的患者。去氧肾上腺素几乎只作用于α肾上腺素能受体，在增加血管张力和升高血压的同时会影响血流灌注，特别是肝毛细血管床，故很少使用。

多巴酚丁胺是正性肌力药物，以β肾上腺素能作用为主，可以增加心排血量，无论是否同时使用去甲肾上腺素。与异丙肾上腺素相比，多巴酚丁胺引起心动过速的可能性更小。每分钟每千克体重数毫克的初始剂量就会大大提高心排血量。多巴酚丁胺对动脉血压的影响有限。除了全身作用以外，多巴酚丁胺可以改善感染性休克患者的毛细血管灌注。磷酸二酯酶Ⅲ抑制药，如米力农和依诺西酮，同时具有正性肌力和血管扩张作用，这些药物通过降低循环中腺苷酸（adenosine monophosphate，AMP）水平增强多巴酚丁胺的作用，对近期使用β受体阻滞药导致β受体水平降调节的患者也有作用。但磷酸二酯酶Ⅲ抑制药可能引发低血压患者发生严重不良反应，并且其半衰期长达4～6 h，不能按每分钟调节用量，因此，对于持续休克状态患者，间断、短疗程、低剂量用药更好。

血管扩张药可以在不增加心肌耗氧量的情况下降低心脏后负荷，从而增加心排血量。用药风险是可能降低动脉血压，影响外周组织灌注。因此，需要谨慎用药。

3. 机械支持 动脉球囊反搏术（IABC）治疗可以降低左心室后负荷，增加冠状动脉血流。但最近的随机对照试验表明，心源性休克的患者不能从IABC中获益，不推荐心源性休克患者常规使用IABC。体外膜氧合（ECMO）对于可逆的心源性休克患者而言，是一种临时的救生措施。

4. 血流动力学支持的目标 复苏的基本目标除了恢复血压以外，还要提供足够的细胞代谢，纠正低血压是先决条件。平均动脉压恢复到8.66～9.33 kPa

（65～70 mmHg）是理想的水平，但必须通过观察患者精神状况、皮肤颜色和尿量等显示组织灌注的指标调整。对于少尿的患者。应定时评估升高血压和尿量的关系，除非已经诊断急性肾衰竭。相反，如果急性失血的休克患者没有神经系统症状，并且正在进行止血和纠正凝血功能的治疗，平均动脉压＜8.66～9.33 kPa（65～70 mmHg）也可以接受，直到完全止血为止。

由于休克代表了机体氧供应和氧需求的失衡，因此，维持组织足够的氧供应很重要，但每一项以此为目的的措施都具有局限性。纠正低氧血症和严重贫血以后，心排血量就成了氧运输的决定因素，但心输出量难以判断。测量混合静脉氧饱和度（SvO_2）有助于评估氧供需之间的关系，对解释心排血量也很有用。SvO_2 在低灌注和贫血的患者中会降低，但在分布性休克的患者往往正常。通过中心静脉导管可测量上腔静脉中心静脉氧饱和度（$ScvO_2$），这一指标反映了躯体上半部分静脉血的氧合情况。有研究者认为，感染性休克患者发病最初 6 h $ScvO_2$ 保持在 70% 以上与死亡率降低相关。

血乳酸水平升高反映了细胞功能异常。在低血流状态下，高乳酸血症的发生机制是组织缺氧，乳酸代谢增加，但在分布性休克中，病理生理更加复杂，可能涉及糖酵解和丙酮酸盐脱氢酶抑制。所有病例中，机体乳酸清除能力的改变都是由于肝功能受损。尽管乳酸水平升高比全身血压降低和心输出量减少发生晚，但是经过有效治疗后几小时，血乳酸水平就能下降。有研究发现，对于血乳酸水平＞3 mmol/L 的患者来说，2 h 内将血乳酸水平降低 20% 似乎与住院死亡率降低有关。

直角偏振光谱（OPS）影像和侧流暗视野（SDF）图像，为直视下观测微循环和评估微循环干预措施后的效果提供了新方法。毛细血管密度降低、有灌注的毛细血管减少及血流一致性增加等表现可出现在各种类型的休克中。这些改变的一致性与疾病不良结局有关。

5. 治疗优先顺序和治疗目标 休克的治疗分为 4 个时期，即抢救阶段、优化阶段、稳定阶段和去升级阶段。抢救阶段的治疗目标是达到维持生命的最低血压和最低心排血量。这一阶段对大多数患者而言，除了动脉和中心静脉导管以外，不需要进行其他监测。这一阶段的重要步骤是治疗引起休克的原因，比如手术治疗外伤、心包引流、急性心肌梗死后血管的复通、抗生素治疗感染。优化阶段的治疗目标是增加细胞氧合能力，改善血流动力学状态的时间窗很短，监测 SvO_2 和血乳酸水平有助于指导治疗。稳定阶段的治疗目标是预防器官衰竭，即使在血流动力学状态已经稳定以后。最后一个阶段是使患者脱离血管活性药物，增加自主尿量或使用利尿药或血液滤过达到液体负平衡。

6. 预后 休克的病死率很高，尽早识别和在了解休克病例生理机制的基础上给予合适的治疗很重要。治疗的手段包括纠正引起休克的原因、通过液体复苏和使用血管活性药物维持血流动力学稳定。通过仔细观察临床表现和监测血乳酸水平评价患者对治疗的反应；今后评价微循环的各种手段可能会得到更多应用。

7. 预防 休克的病因复杂，种类不同。计划生育手术中可能遇到各种休克，其中最常见的是感染性休克、失血性休克和过敏性休克。预防休克的重要措施是去除休克发生的病因，如预防和控制围术期感染和出血。

四、羊水栓塞

（一）概述

1926 年，迈耶首次报道羊水栓塞病例；1941 年，斯坦纳和兰斯堡首次描述羊水栓塞综合征。目前认为，羊水栓塞不只是简单的机械性呼吸道梗阻，还是引起免疫反应和补体激活的体液反应，因此，也称为妊娠过敏反应综合征。

羊水栓塞的发病率在 1/80 000～1/8000，由于诊断标准不确定并且文献报道的非死亡病例内容不一致，真实的发病率并不清楚。该病可发生在产时、产后、第二产程中或清宫过程中。既往报道死亡率高达 61%～86%，但最近的文献估计其病死率在 13%～26%。死亡率下降的原因可能是救治水平的提高及疾病入组标准的变化。

（二）病因和发病机制

一般认为，羊水栓塞不可预测和预防，病因不明，可以发生在健康产妇分娩时、剖宫产时、阴道异常分娩后或妊娠中期，最迟可在产后 48 h 发生；也可发生在流产、腹部外伤或羊膜腔内灌注时；也有报道在子宫腔内注射高张盐水引产术后。

可以识别的危险因素包括母亲高龄、多胎妊娠、产时强直宫缩、腹部外伤、剖宫产、引产、前置胎盘、子痫、多产、子宫颈裂伤、胎盘早剥。胎儿原因包括胎儿窘迫、死胎和男性胎儿。

人工流产发生羊水栓塞极为少见，多在妊娠 10

周以上钳刮时发生，也是中期妊娠引产的严重并发症。主要临床表现为患者在流产过程中突然发生胸闷、憋气、呼吸困难、发绀、呛咳、咳粉红色泡沫痰、休克，可继发 DIC，并发多脏器功能衰竭。其诊断和预防处理同足月妊娠产时羊水栓塞，主要治疗原则包括：①保持呼吸道通畅、纠正肺动脉高压，改善低氧血症；②抗过敏；③抗休克；④防治 DIC；⑤预防肾衰竭、预防感染。在呼吸、循环稳定，并且凝血功能障碍纠正后，及时清除子宫腔内容物。

羊水栓塞的病理生理机制尚未完全阐明。一种理论认为异常分娩、胎盘位置异常、外伤或其他可能损伤胎盘屏障的因素，导致羊水进入母体循环系统，引起肺循环物理栓塞。因此，子宫与全身循环之间一定存在适于羊水转运的压力梯度。另一种理论认为羊水进入母体循环系统后，激活炎性介质，引起体液或免疫反应。这一理论越来越受到重视和推崇。少部分学者认为补体激活在羊水栓塞发病过程中起作用。在羊水栓塞患者体内，补体 C3 和 C4 浓度显著降低。胎儿抗原与膜结合免疫球蛋白 E 在肥大细胞表面反应，引起组胺和纤溶酶释放。补体激活和肥大细胞脱颗粒支持免疫机制。

呼吸系统最初的反应是肺血管收缩。羊水微栓子激发花生四烯酸代谢产物释放，引起肺动脉高压、肺内分流、支气管收缩和严重的低氧血症。第 2 种表现包括负性肌力作用和左心室衰竭，导致肺水肿加重和低血压，很快导致休克。第 3 种表现是神经系统对呼吸和血流动力学损伤后的反应，包括惊厥、意识模糊或昏迷。

有学者提出 2 种类型的羊水栓塞：典型羊水栓塞和不典型羊水栓塞。典型羊水栓塞包括 3 个阶段：第一阶段——呼吸和循环紊乱，第二阶段——母体凝血功能异常，第三阶段——肾衰竭和畸形呼吸窘迫综合征，导致心肺功能衰竭。不典型羊水栓塞患者不发生心肺功能衰竭，最先发生的危及生命的症状是 DIC 引起的出血。不典型羊水栓塞可以在剖宫产过程中或剖宫产后不久、严重子宫颈裂伤、胎盘早剥或妊娠中期引产的产妇中发生。

（三）临床表现

羊水栓塞临床表现多样，症状通常突然出现。急性呼吸困难或焦躁不安、突发寒战、发抖、出汗、咳嗽是常见的先兆性症状。随后可出现精神状态改变、血氧饱和度快速下降、低血压、发绀、胎心率下降、宫缩乏力、急性肺动脉高压和支气管痉挛、凝血功能障碍和严重出血。

（四）诊断和鉴别诊断

羊水栓塞的诊断通常需要包括以下 4 条标准：①急性低血压或心搏骤停；②急性低氧血症；③没有其他原因可以解释的凝血功能障碍或严重出血；④以上情况发生于分娩、剖宫产、宫颈扩张或清宫操作时，或发生在产后 30 min 内，不能用其他原因解释上述症状。2018 年发表的《羊水栓塞临床诊断与专家共识》指出，羊水栓塞的典型临床表现是：产时、产后突发的低氧血症、低血压和凝血功能障碍。

一旦怀疑发生羊水栓塞，应做如下检验或检查：①初步的评估包括持续监测手指氧饱和度和动脉血气，评估低氧血症情况。动脉血气监测发现血 pH 降低、动脉氧分压降低、二氧化碳分压升高，碱剩余升高。②监测血常规变化情况，注意血小板变化。③检查血型。④胸部 X 线片可能表现为双侧肺野欠清晰，难以与急性肺水肿区别。⑤十二导联心电图提示心动过速、ST-T 改变。⑥肺 CT 可能发现部分肺野放射性减低。⑦血清纤溶酶水平升高、尿组胺浓度升高、补体水平显著降低提示过敏反应过程。⑧血清 C3 和 C4 水平下降的敏感性为 88%～100%，特异性为 100%。⑨需要更多研究确定能否用单克隆 TKH-2 抗体和粪叶啉锌作为快速诊断标志物。⑩目前尚无研究评估血清中神经氨酸 -N- 乙酰基半乳糖（serum sialyl Tn，STN）抗原诊断羊水栓塞的准确性。STN 是一种胎粪和羊水中的抗原，可以用 TKH-2 单克隆抗体检测。TKH-2 与胎粪和黏蛋白反应，并且能使羊水栓塞的肺组织染色。血清 STN＞50 U/ml 时，敏感性为 78%～100%，特异性为 97%～99%。

（五）治疗

1. 一般治疗包括 ①维持生命体征。最初的治疗目标是快速纠正患者血流动力学不稳定的状况，包括纠正低氧血症和低血压。②尽早气管内插管正压吸入纯氧。③解除肺动脉高压。推荐使用磷酸二酯酶 -5 抑制药、一氧化氮（NO）及内皮素受体拮抗药等特异性舒张肺血管平滑肌的药物。也可考虑给予盐酸罂粟碱、阿托品、氨茶碱、苯海拉明等药物。④液体复苏。快速输注晶体液和胶体液维持血容量，输注红细胞恢复组织供氧能力。⑤经胸或经食管超声心动图可以通过评估左心室充盈情况指导液体治疗。⑥纠正凝血功能。⑦输注新鲜冰冻血浆，纠正凝血酶原时间。⑧如果纤维蛋白原水平＜100 mg/dl，就需要使用冷沉淀，每单位冷沉淀可以提高纤维蛋白原水平 0.1 g/L（10 mg/dl）。⑨可考虑置入动脉导管以准确监测动脉血压，并且可以频繁取血。

2. 药物治疗包括 ①去甲肾上腺素是一线用药。②羊水栓塞早期可以使用异丙肾上腺素，因为此时全身血管扩张是循环系统的主要异常。③垂体后叶激素可以作为基础治疗药物或与其他正性肌力药物协同作用，主要益处是在低剂量时缓解肺血管收缩的状况。④氢化可的松。⑤缩宫素，用于促进子宫收缩。⑥甲基前列腺素，促进子宫收缩，作用时间长，减少产后出血。⑦有报道使用重组因子Ⅶa 成功的病例，但是也可能引发大面积血管内血栓。

（六）预后

据报道，50% 的羊水栓塞患者在 1 h 内死亡，2/3 的患者在发病 5 h 内死亡，存活者中永久性严重神经损伤的发病率很高。复发性风险未知，有后续成功妊娠的报道。

（七）预防

为了预防羊水栓塞，应尽量避免在妊娠中期引产人工破膜或水囊引产等操作时损伤子宫。妊娠中期剖宫产时尽量避免切到胎盘。避免宫缩过强或过频。处理羊水栓塞最重要的是早识别，积极复苏，尽早分娩胎儿。

五、弥散性血管内凝血

（一）概述

DIC 是一种引起血栓形成和出血的全身性疾病，可表现为急性病程，也可表现为慢性、亚临床病程。识别 DIC 及其基础病因是正确处理 DIC 的关键。

（二）病因和发病机制

正常止血过程中凝血过程和纤溶过程协同作用，先在血管损伤部位形成血凝块，随后血凝块溶解，组织修复。DIC 患者的血管内凝血和纤溶过程异常激活，在全身小血管中形成微血管血栓，最终导致多器官功能障碍；由于广泛性凝血消耗血小板和凝血因子，故发生过度出血。

典型的凝血和纤溶异常发生顺序如下：①血液暴露于组织因子（tissue factor，TF）等促凝血物质，促凝血物质来源于一些基础疾病，例如，细菌代谢产物、一些黏液性肿瘤和胎盘产生的蛋白水解酶、创伤、严重的血管内溶血、遗传性或获得性蛋白 C 缺乏、中性粒细胞胞外诱捕网（NET）的形成。②凝血级联反应的激活。③纤溶过程在血栓形成部位被激活，产生纤维蛋白降解产物（fibrin degradation product，FDP）。④终末器官损害——灌注减少、血栓形成和（或）出血可能引起组织和器官损伤。DIC 本身和引起 DIC 的基础疾病的影响常交织在一起。器官衰竭可能导致较高的并发症发生率和死亡率。

血管内皮损伤、局部血流减缓、器官灌注减少和 NO 水平可能降低等血管因素也可能促进 DIC 的发生。由于凝血酶活性具有 pH 和温度依赖性，因此，创伤、复苏或脓毒血症时发生的酸中毒和低体温也会干扰正常的凝血过程。越来越多的证据表明损伤相关的分子模式（DAMP），包括细胞游离 DNA（cell-free DNA、cfDNA）、胞外组蛋白和 DNA 结合蛋白，在 DIC 的发病机制中发挥着关键作用。DAMP 由濒死细胞释放，或在发生感染或组织损伤时由免疫细胞分泌。血液循环中 cfDNA 在正常情况下约为 1 μg/ml，病理情况下（如脓毒血症、创伤、癌症及自身免疫性疾病）会升高，cfDNA 升高是 NET 广泛形成的证据。NET 是由解聚的染色质上覆盖多种细胞蛋白组成的网状结构，这些细胞蛋白包括髓过氧化物酶、中性粒细胞弹性蛋白酶、组蛋白和高迁移率族蛋白 1（high mobility group box 1，HMGB1），由死亡或濒死的中性粒细胞释放。NET 形成是一个复杂且未完全阐明的过程。正常情况下，NET 形成似乎可使机体免受微生物病原体侵害，但在发生严重炎症疾病时该过程会失调。NET 形成过程中释放的 cfDNA 和其他核蛋白具有细胞毒性，并在 DIC 的发病机制中起重要作用。

DIC 是一个动态过程。当血液短时间暴露于大量促凝物质时，可生产大量凝血酶，进而发生急性（失代偿）DIC。此时凝血因子的快速消耗，消耗性凝血病联合高浓度 FDP 会导致失代偿 DIC 中的大出血，因此，临床中仅输注新鲜冰冻血浆（fresh frozen plasma，FFP）和血小板进行支持治疗通常不足以完全纠正出血。急性 DIC 通常发生于脓毒血症、创伤或急性早幼粒细胞白血病。当血液持续或间断性暴露于少量促凝物质时可发生慢性 DIC。此时凝血因子和血小板生成可以代偿消耗，肝可以清除 FDP。通常血栓形成比出血多见，很多患者无症状，仅有实验室证据提示凝血酶生成和纤溶增加。慢性 DIC 通常发生于晚期恶性肿瘤。

DIC 不是孤立存在的，许多基础疾病都与 DIC 的启动和散播有关。DIC 的常见病因包括：①脓毒血症；②恶性肿瘤；③创伤，尤其是中枢神经系统创伤；④产科并发症，如子痫前期、滞留死胎，以及妊娠期急性脂肪肝；⑤血管内溶血。

三级医疗中心住院患者中约1%的患者存在DIC，初级保健机构中的DIC发生率可能更低。细菌性脓毒症患者中约83%的患者发生DIC。

HELLP综合征患者中DIC发生率为20%，羊水栓塞患者中DIC发生率可高达66%。

（三）临床表现

1. 急性DIC的临床表现 ①创伤、脓毒血症、恶性肿瘤（尤其是急性早幼粒细胞白血病）或ABO血型不合输血的近期病史；②出血，尤其是创伤、导管或引流部位的渗血；③肝、肾功能不全；④呼吸功能障碍；⑤休克；⑥血栓栓塞；⑦中枢神经系统受累；⑧血小板减少；⑨凝血酶原时间（prothrombin time，PT）和活化部分凝血活酶时间（activated partial thromboplastin time，APTT）延长；⑩血浆纤维蛋白原水平降低；⑪血浆D-二聚体水平升高；⑫其他凝血试验结果异常，如凝血酶时间延长、凝血因子水平下降、凝血抑制剂因子［如抗凝血酶（antithrombin，AT）、蛋白C和蛋白S］水平下降；⑬外周血涂片检查显示微血管病相关表现。

2. 慢性DIC的临床表现 ①恶性肿瘤病史；②静脉血栓栓塞（venous thromboembolism，VTE）或动脉血栓栓塞（arterial thromboembolism，ATE）；③轻度或无血小板减少症；④PT和APTT正常或轻度延长；⑤血浆纤维蛋白原水平正常甚至轻度升高；⑥血浆D-二聚体水平升高；⑦外周血涂片显示微血管病相关表现。

（四）诊断和鉴别诊断

大多数DIC患者均有引起DIC的明显基础疾病，如脓毒症或恶性肿瘤、HELLP综合征、创伤。

DIC是一个临床和实验室诊断，诊断依据是在有临床病因或高危险因素情况下有凝血病和（或）纤溶相关表现。单一实验室检测不能准确诊断或排除诊断。

DIC需要与严重的肝病和血栓性血小板减少性紫癜或其他血栓性微血管病引起的出血相鉴别。

（五）治疗

DIC的主要治疗原则是治疗基础病因，以消除引起持续性凝血和血栓形成的诱因。一般情况下，不会预防性使用止血药或抗凝药全身治疗来预防出血或血栓形成。

根据患者个体情况决定是否需要血流动力学和（或）通气支持、积极补液或输注红细胞等支持治疗。

由于血小板减少和凝血因子消耗，DIC患者存在出血风险。然而，还不能可靠地预测哪些患者将会出血。在没有出血或没有出血高风险的患者中，只要血小板计数≥100×10^9/L，不推荐常规预防性使用血小板和凝血因子。一个国际共识小组建议在没有出血的情况下把血小板计数阈值定为≥20×10^9/L。但对于有大出血、出血高风险、进行有创操作的患者，应给予治疗。大出血或需要急诊手术时，血小板计数＜50×10^9/L的患者应输注血小板。血小板计数＜10×10^9/L的患者自发性出血风险增加，应输注血小板。出血患者如伴有PT或APTT显著延长、或纤维蛋白原＜0.5 g/L时，应补充凝血因子。冷沉淀是纤维蛋白原的良好来源，并且容量负荷显著小于新鲜冰冻血浆或24 h冰冻血浆（PF24）。如果血浆纤维蛋白原＜1 g/L，可给予冷沉淀。如果血浆纤维蛋白原＞1 g/L，而PT或APTT仍明显延长，可给予FFP或PF24减少出血。临床试验表明，使用抗凝血酶和安慰剂随机分配治疗脓毒血症并发DIC的患者，两组的死亡率没有差异。因此，不推荐使用抗凝血酶治疗。一般禁用抗纤溶药物（如氨甲环酸、氨基己酸或抑肽酶）治疗出血，因为阻断纤溶系统可能增加血栓风险。这些药物可用于伴纤溶亢进的大出血患者。目前尚无在DIC中应用凝血酶原复合物浓缩物（prothrombin complex concentrate，PCC）的数据。

尽管DIC患者存在血栓形成的风险，但几乎没有证据支持这类患者应进行预防性抗凝治疗。

（六）预后

DIC的预后取决于凝血功能受损的严重程度及基础疾病是否可以治疗。感染性休克时抗凝血酶水平的显著下降可能提示预后不良。

（七）预防

弥散性血管内凝血通常在有妊娠并发胎盘早剥、重度子痫前期、子痫、HELLP综合征、羊水栓塞、妊娠期急性脂肪肝、流产合并感染等并发症时发生。严重的产后出血通常不会引起DIC，除非伴发组织因子释放增加。由于发现和处理及时，死胎滞留数周现在极少引起DIC。

（编写：滕莉荣；审校：刘欣燕；终审：黄丽丽）

第二节　男性计划生育手术严重并发症

输精管结扎术后约有 1/2 或 2/3 的人经历有手术局部疼痛、肿胀及瘀斑。其症状大多轻微，不需要特殊干预，多在 1～2 周自然缓解。术后并发症发生率为 1%～2%，包括血肿、感染、痛性结节及附睾淤积症。需要住院治疗的严重并发症罕见，约为 1/1000。并发症发生率与医师的经验显著相关。其他非结扎输精管绝育方法，如输精管粘堵法、栓堵法等，其并发症发病原因与输精管结扎术大致相同。

一、出血

出血是最常见的术后早期并发症，一般发生在术后 24 h 内。与适应证把握不严或手术操作及术后护理不当有关。根据出血部位不同，分为阴囊皮下淤血、精索血肿及阴囊血肿。出血的发生率随医师手术经验的增加而下降。术后适当使用阴囊托，1 周内避免体力活动可避免大多数血肿的发生。

（一）常见原因

男性计划生育手术并发症术后出血的常见原因主要有以下几个方面。

1. 止血不充分　这是最常见的因素之一。输精管结扎手术、输精管吻合术或输精管附睾吻合术，均容易因止血不充分造成术后出血。输精管动、静脉常伴行于输精管，并且贴近输精管浆膜层，因此，在行输精管分离时，避免损伤输精管动、静脉要甚为小心。特别是用输精管夹固定输精管时，可能造成对输精管浆膜层小血管的暂时性止血，当撤出输精管夹一段时间后会继发出血。因此，在将输精管复位前要确保输精管断端或吻合口未见活动性出血，这种活动性出血常会造成巨大的阴囊血肿。

2. 阴囊内膜毛细血管渗血　男性计划生育手术都是在阴囊实施，阴囊内皮下黏膜处毛细血管丰富，术后的慢性渗血是手术并发症的重要潜在危险。

3. 凝血机制异常　对于有基础性疾病或年龄较大者，凝血机制的异常较为隐蔽，术前检查通常不易发现，术后应密切观察。

（二）临床表现

术后出血的临床表现较为简单，通常表现为阴囊肿大、伤口渗血、皮下瘀黑。阴囊肿大是较为严重的表现，其可以发生在一侧也可以在两侧，建议患者站立位进行对比观察，此时患者有阴囊坠胀感觉。

（三）处理方法

男性计划生育术后出血所引起的后果一般没有其他部位严重，但也容易造成阴囊的大血肿，给患者心理和生理带来极大的负担。首先，术后密切观察是预防术后出血的首选方法和重要手段。其次，根据手术的情况、时限及术中出血状况，可在术后适当给予静脉用酚磺乙胺、氨甲苯酸等止血药物。再次，阴囊部位有效的加压包扎可以给术后止血带来良好的效果，术后托高阴囊并用纱块加压包扎均可以起到良好的效果。

二、感染

常发生于术后 3～4 天。多因皮肤消毒不严、手术污染或生殖泌尿道潜在感染被激发所致。根据感染部位不同，临床上常见有阴囊切口感染、精索炎、前列腺炎和精囊炎。在严格无菌技术操作情况下感染多继发于术后血肿。曾有术后发生特殊感染富尼埃坏疽的报道，但极为罕见。大多数病例有潜在或诱发因素。手术适应证的筛查、局部和全身性疾病的评估、感染的预防和控制，以及咨询对确保手术安全至关重要。

（一）常见原因

男性计划生育手术后感染的常见原因主要有以下几个方面。

1. 术野消毒不彻底　阴囊皮肤尤为松弛，并且形成较多的皱褶，这就容易给细菌或其他微生物形成很好的寄生环境，因此，手术前的术野消毒是否彻底就会直接影响手术后感染的发生概率。

2. 手术过程中污染　男性阴囊手术的术中污染不容忽视，例如，术中注水、术中固定及放置支架等都有可能造成术中的污染。

3. 术后预防感染不到位　这是最重要的因素之一。由于阴囊手术其手术切口属于二类可疑污染性切口，因此，术后预防感染势在必行，不足量、不足时的抗生素使用都会引起术后感染的发生。

（二）临床表现

术后感染的临床表现复杂多样，大多数患者没有切口异常分泌物等典型表现，部分患者可仅表现为阴囊疼痛、阴囊皮温增高或无任何表现。在术后感染的典型表现中，术后发热较为常见。据统计，约有72%的术后感染表现为体温>37℃，仅有41%的术后感染体温会>38℃。但必须与术后反应性吸收热相鉴别，尤其是手术时间长、术中粘连严重者，其术后吸收热更为明显，但往往不会超过38.5℃。其次为局部表现。阴囊局部的疼痛、发热、伤口异常分泌物这些典型症状常在术后2～3天发生，然而在临床中要注意，疲困、乏力等都可能是术后感染的潜在表现。

（三）处理方法

有效处理术后感染的方法主要是抗感染等对症处理。倘若发生术后感染，首先要确定感染源，然后进行病原体分析。有效的细菌培养，包括革兰阴性菌、革兰阳性菌的辨别或是抗酸杆菌等特殊菌群的辨别尤为重要，然后进行足疗程、足量的抗感染治疗。其次，良好的支持治疗也能给处理术后感染带来事半功倍的效果。提高机体抵抗力、充足的高蛋白等营养支持可以取得相当理想的效果。再次，中医中药的辅助治疗可作为有效补充，活血化瘀、通经活络等能够消除阴囊血肿、促进感染消退。

（四）富尼埃坏疽

富尼埃坏疽（Fournier's gangrene，会阴坏死性筋膜炎）是一种具有潜在生命危险的急性蜂窝织炎或坏死性筋膜炎，主要影响会阴、生殖器及肛周，感染易导致皮下小血管血栓，形成闭塞性动脉内膜炎，感染可沿着筋膜平面扩散、向深层组织蔓延，也可以自生殖器快速蔓延到会阴再到腹壁，出现急性进展性筋膜坏死，发生皮肤坏疽。据统计，富尼埃坏疽死亡率高达16%～40%。应引起临床医师的重视。其死亡原因包括败血症、DIC、急性肾衰竭、糖尿病酮症酸中毒和多脏器功能衰竭。

富尼埃坏疽常由混合感染引起，包括革兰阳性菌、革兰阴性菌及厌氧菌。大多数患者都有潜在的全身性因素，包括糖尿病、酒精中毒、营养不良、高龄、肥胖、肝硬化、结核、梅毒、HIV、免疫抑制状态（长期使用激素、器官移植及化学治疗）等。临床表现为局部皮肤红、肿、热、痛，可出现硬结、水疱，渗出、坏死，发黑，捻发音。治疗主要是联合应用广谱抗生素、扩大外科清创直达健康出血组织及支持治疗。

三、痛性结节

（一）病理改变

实际为各种病理改变导致的慢性输精管残端周围炎，绝大多数为精子肉芽肿性炎症，其他病理改变包括结扎线过多、过粗引起的异物肉芽肿，输精管残端感染引起的炎性肉芽肿，以及输精管分离不彻底，将部分精索神经纤维一并结扎形成的精索神经纤维瘤。大多数由痛性精子肉芽肿导致的不适可自然缓解。

（二）临床表现与诊断

输精管结扎术后手术部位发生疼痛性结节，迁延至3个月或更久，疼痛在劳累、性兴奋或射精时尤为明显，可放射至腹股沟、下腹及腰骶部。病变急性发作时，结节增大，疼痛加剧；炎症消退后，结节缩小，症状减轻。检查输精管结扎处可扪及结节，有明显触痛或压痛，疼痛程度与结节大小无关。若输精管残端与精索、阴囊壁粘连，可见残端将阴囊壁向下牵拉形成“脐孔样变”。轻者，脐孔样变不明显，但可扪及输精管残端与阴囊壁间有索状组织。这类粘连有时可形成输精管瘘，瘘管排出物甚至可能含有低浓度活动精子。这种由于术时误将输精管残端与阴囊皮下组织一并结扎，或输精管残端复位不良造成的病变应与痛性结节相鉴别，前者除输精管与阴囊壁有错位愈合外，疼痛以活动，尤其是抖动阴囊时发生牵扯性疼痛为特征。

（三）治疗方案

1. 非甾体消炎药（NSAID），抑制局部的无菌性炎症反应，减轻炎症反应引起的疼痛。

2. 局部麻醉药＋甾体制剂行结节周围局部封闭，用5½号注射针穿刺，每周1次，共3～5次。症状消失后，无须重复注射。

3. 局部物理治疗。

4. 经非手术治疗无效、症状持续不缓解者，可在炎症控制后行手术切除。分离切除结节后，输精管断端用苯酚烧灼并结扎。输精管残端与阴囊壁粘连，或有输精管瘘存在时，均应手术治疗，术时彻底清除病理组织，烧灼并结扎输精管残端，全层缝合阴囊切口。

四、附睾郁积症

（一）病理改变

实质是附睾对外逸精子的无菌性炎症反应，细菌感染很少见。输精管阻断术后，继续生成的精子和睾丸液不断进入附睾，致使阻断后方生殖管道内静水压明显增高，近睾端输精管、附睾头、附睾体、附睾尾被不同蜕变阶段的精子和碎屑充盈，附睾管出现不同程度的扩张，管壁变薄，发生淤积。病变继续发展，附睾管发生破裂，精子外溢至间质，形成精子肉芽肿，并出现一系列临床症状。

（二）临床表现与诊断

术后 6 个月或数年发生附睾肿胀、疼痛，症状在劳累、长时间站立或行走及性生活后加重，可放射至腹股沟、下腹部及腰部。局部检查可见附睾肿胀，有明显压痛，重者可触及结节，形状不规则，质地较硬。无症状的附睾肿大，仅是一种“附睾淤积现象”。在有症状时，附睾肿大的程度，尤其是其张力则往往反映病变的轻重。

（三）鉴别诊断

应与精索静脉曲张、鞘膜积液、感染、睾丸肿瘤、间歇性睾丸扭转、腹股沟斜疝、牵涉性痛及心因性原因相鉴别诊断。高分辨彩色血流多普勒阴囊超声有助于排除睾丸肿瘤等潜在病变。

国外文献大多用输精管切除术后疼痛综合征（post-vasectomy pain syndrome，PVPS）描述该症候群。由于对这种慢性疼痛的机制匮乏了解，欧洲泌尿学会将 PVPS 视为一种特殊类型的阴囊疼痛综合征，定义为持续或间歇发作局限于阴囊内器官的疼痛，伴有认知、行为、性或情绪的异常，以及提示下尿路和性功能障碍的症状，没有证实的感染或其他明显的局部病变。有关输精管切除术后慢性阴囊疼痛的文献绝大多数为小样本，无效疼痛测量、低应答率、结局定义不具体及发生率变异极大（1%～15%）。最有说服力的研究表明，需要医疗干预的慢性阴囊疼痛发生率为 0.9%。PVPS 虽然少见，却十分棘手，其发病机制尚不清楚。主导理论认为是由于输精管阻断后附睾管扩张诱发间质纤维化。也有学者认为是随着附睾管破裂，精子外逸至间质，形成精子肉芽肿，高免疫原性精子诱发神经周围纤维化及炎症。该理论与之前认为精子肉芽肿可释放压力而预防 PVPS 相矛盾。输精管阻断后，附睾和睾丸端输精管内压力明显升高，但人显微穿刺研究发现这些压力并没有传导至生精小管。尚不清楚为何有的症状长期而有的则为一过性。年龄、社会经济状态、人种、环境，以及输精管阻断技术等因素均不能预测 PVPS 的发生风险。

（四）治疗方案

非手术治疗为一线治疗，包括一般治疗如抬高阴囊、按舒适需要冷敷或热敷、限制活动等，非手术治疗至少 3 个月。

药物治疗如 NSAID、三环抗抑郁药对治疗慢性疼痛也有一定价值。

若无感染证据，不推荐经验性抗生素治疗。

若治疗失败，可考虑精索神经阻滞。

经上述治疗无效时可进行手术干预，包括肉芽肿切除、附睾切除、精索去神经、输精管复通及睾丸切除，最佳手术方法的选择因人而异。发病时间短且附睾未扪及结节者，可行输精管复通术。在选择适宜的病例，输精管吻合术可显著改善或消除疼痛，69% 的患者获得完全缓解。发病时间长，且附睾有明显硬结者，可行附睾 - 近端输精管 - 输精管结节切除术，治愈率为 50%。症状不典型，合并勃起功能障碍，以及超声显像附睾外观正常者，往往手术效果不佳。附睾切除会造成输精管切除术的完全不可逆。显微精索去神经术使 76% 的非手术治疗无效患者获得完全缓解，但研究例数较少。睾丸切除是最后的选择，但成功率并不令人鼓舞，经腹股沟睾丸切除与经阴囊睾丸切除疼痛缓解率分别为 73% 和 55%。

五、性功能障碍

勃起功能障碍（erectile dysfunction，ED）是男性最常见的性功能障碍之一，尽管 ED 不是一种危及生命的疾病，但与患者的生活质量、性伴侣关系、家庭稳定密切相关。流行病学研究资料显示，ED 的发生受到年龄、心血管疾病、糖尿病和高脂血症等躯体疾病以及性伴侣关系、家庭状况等心理和环境因素的影响。输精管结扎术与 ED 之间是否直接相关一直存在争议。

ED 是男性的常见病，越来越受到人们的重视。不同研究的 ED 患病率相差很大，姜辉等在 Asian-MALES 中国试验样本研究显示，中国男性总的 ED 患病率为 5.9%；国内的 ED 流行病学研究显示，40 岁及以上年龄段 ED 患病率为 40.2%，其中 40～49 岁年龄组 ED 患病率是 32.8%；美国麻省男性增龄研究（MMAS）显示，年龄 40～70 岁男性的 ED 患病率是

52%，其中40～49岁年龄组ED患病率是38%。输精管结扎术后并发症患者可伴有ED，但目前没有证据显示输精管结扎术与ED之间存在直接相关。Bertero等采用IIEF方法，对64例输精管结扎术前及手术后3个月的患者的勃起功能进行评估，结果显示，输精管结扎术与ED没有相关性。Buchholz等报道认为输精管结扎术与ED相关度低。郭贤坤等研究输精管结扎术后老年男性性功能显示，55～60岁年龄组结扎组ED患病率为35.2%，对照组为32.0%，ED的发生率均随年龄的增长而明显增高，但结扎组与对照组之间比较无明显差异。刘兴章等研究显示，输精管结扎术后并发症患者ED患病率为38.2%，可能是输精管结扎术后并发症等共患疾病与ED之间存在相关性有关。但他们的多因素分析结果显示，输精管结扎术后并发症患者ED的患病率与患者年龄、并发症病程、家庭关系显著相关，随着年龄增加，并发症病程延长，ED患病率增高；家庭关系好的患者ED患病率低于家庭关系差的患者，而ED患病率与并发症类型、手术医疗机构级别、家庭经济状况无关，在县级和在乡镇级医疗机构进行输精管结扎术后出现ED并发症的概率均等，自评家庭经济状况对输精管结扎术后并发症患者ED的患病率没有影响。

因此，输精管结扎术后并发症患者ED的患病率与一般人群流行病学研究结果相近，输精管结扎术后并发症患者ED的患病率与患者年龄、并发症病程、家庭关系显著相关，与并发症类型、手术医疗机构级别、家庭经济状况无关。

六、自身免疫性疾病

几乎所有被研究的哺乳动物和50%～70%的男子在输精管阻断术后发生循环抗精子抗体（AsAb），50%～60%的男子发生精子凝集抗体，20%～30%的男子发生精子制动抗体，可持续多年。未见有循环免疫复合物（CIC）增加或沉积。多项大规模流行病学研究均未检测出AsAb的产生会增加人远期免疫相关疾病的风险，包括哮喘、糖尿病、强直性脊柱炎、甲状腺功能亢进症、多发性硬化、重症肌无力、炎性肠病、类风湿关节炎、睾丸及肾的改变，也未证实输精管阻断与人动脉硬化有任何关系，伴有冠状动脉粥样硬化性心脏病（CHD）风险因素的男子（如高龄、吸烟、胆固醇升高、高血压、家族史）也不例外。输精管阻断术后循环AsAb的临床意义仍不清楚，其重要性可能是降低输精管复通术后成功妊娠的概率。但是，仅有抗体存在尚不足以诊断精子自身免疫。AsAb是男性生育力低下的罕见原因，即使是最严格的研究也未能证实AsAb与生育损伤之间存在因果关系。

七、前列腺癌

曾有数篇关于输精管切除男子发生前列腺癌风险增高的研究发表。但这些关联被认为源于选择偏倚。大量研究证实前列腺癌既与输精管阻断手术无关联，也与输精管阻断年限无关联。对输精管切除男子的前列腺癌筛查不应有别于未行输精管切除的男子。

八、进行性失语

曾有研究提出输精管切除可能是罹患原发性进行性失语症的危险因素，但该关联并未被纵向研究证实。许多大样本流行病学研究显示，与未行输精管切除的男子相比，输精管切除男子发生失智症的风险无任何增高。也没有输精管切除对心理健康状态有不良影响的证据。

（编写：刘　晁；审校：章慧平；终审：章慧平）

参 考 文 献

[1] de la Torre SH, Mandel L, Goff BA. Evaluation of postoperative fever: usefulness and cost-effectiveness of routine workup. Am J Obstet Gynecol, 2003, 188: 1642.

[2] Kerns J, Steinauer J. Management of postabortion hemorrhage: release date November 2012 SFP Guideline # 20131. Contraception, 2013, 87: 331.

[3] Braaten KP, Benson CB, Maurer R, et al. Malpositionedintrauterine contraceptive devices: risk factors, outcomes,and future pregnancies. Obstet Gynecol, 2011, 118: 1014.

[4] American College of Obstetricians and Gynecologists（ACOG）.ACOG Practice bulletin no. 133: benefits and risks of sterilization. Obstet Gynecol, 2013, 121: 392.

[5] 古航，杨慧霞，王谢桐，等. 羊水栓塞临床诊断与处理专家共识（2018）. 中华妇产科杂志，2018，53（12）：1-5.

[6] Westhoff C, Davis A. Tubal sterilization: focus on the U. S. experience. Fertil Steril, 2000, 73: 913.

[7] Aas-Eng MK, Langebrekke A, Hudelist G. Complications in operative hysteroscopy - is prevention possible? Acta Obstet Gynecol Scand, 2017, 96: 1399.

[8] Aydeniz B, Gruber IV, Schauf B, et al. A multicenter survey of complications associated with 21 676 operative hysteroscopies. Eur J Obstet Gynecol Reprod Biol, 2002, 104: 160.

[9] Jansen FW, Vredevoogd CB, van Ulzen K, et al. Complications of hysteroscopy: a prospective, multicenter study. Obstet Gynecol, 2000, 96: 266.

[10] Vincent JL, De Backer D. Circulatory shock. N Engl J Med, 2013, 369: 1726.

[11] Myburgh JA, Mythen MG. Resuscitation fluids. N Engl J Med, 2013, 369: 1243-1251.

[12] De Backer D, Biston P, Devriendt J, et al. Comparison of dopamine and norepinephrinein the treatment of shock. N EnglJ Med, 2010, 362: 779-789.

[13] United Nations, Department of Economic and Social Affairs, Population Division (2015). World Contraceptive Use, 2015 (POP/DB/CP/Rev2015).

[14] Vasectomy. World Health Organizaiton Department of Reproductive Health and Research (WHO/RHR)and Johns Hopkins Bloomberg School of Public Health/Center for Communication Programs (CCP), Knowledge for Health Project. Family Planning: A Global Handbook for Providers(2011 update). Baltimore and Geneva: CCP and WHO, 2011: 189-198

[15] WHO. Male surgical sterilization. In: Medical eligibility criteria for contraceptive use. Fifth edition. Geneva: World Health Organization, 2015: 242-243

[16] Vasectomy, Chapter 41 Surgery of the scrotum and seminal vesicles. In: Campbell-Walsh Urology, Eleventh edition. Wein AJ, Kavoussi LR, Partin AW, Peters CA ed. Elsevier Inc, 2016: 948-953.

[17] Sharlip ID, Belker AM, Honig S, et al. Vasectomy: AUA Guideline, American Urological Association Education and Research 2012(edited in 2015). http.//www. auanet.org/content/media/vasectomy. pdf.

[18] Hancock P, Woodward BJ, Muneer A. 2016 Laboratory guidelines for postvasectomy semen analysis: Association of Biomedical Andrologists, the British Andrology Society and the British Association of Urological Surgeons. J Clin Pathol, 2016, 69(7): 655-660.

[19] Cook LA, Van Vliet HA, Lopez LM, et al. Vasectomy occlusion techniques for male sterilization. Cochrane Database Syst Rev, 2014, (3): CD003991.

[20] Cook LA, Pun A, Gallo MF, et al. Scalpel versus no-scalpel incision for vasectomy. Cochrane Database Syst Rev, 2014, (3): CD004112.

[21] Morley C, Rogers A, Zaslau S. Post-vasectomy pain syndrome: clinical features and treatment options. Can J Urol, 2012, 19(2): 6160-6164.

[22] Tan WP, Levine LA. An overview of the management of post-vasectomy pain syndrome. Asian J Androl, 2016, 18(3): 332–337.

[23] Engeler D, Baranowski AP, EIneil S, et a1. EAU guidelines on chronic pelvic pain. European Association of Urology 2012. http://www. uroweb.org/filead-min/user-upload/Guidelines/Chronic%20Pelvic%Pain. pdf.

[24] Sokal DC, Labrecque M, Belker AM, et al. Prostate cancer and vasectomy: déjà vu! J Clin Oncol, 2015, 33(6): 669-670.

[25] Jacobs EJ, Anderson RL, Stevens VL, et al. Vasectomy and prostate cancer incidence and mortality in a large US cohort. J Clin Oncol, 2016, Sep 19. pii: JCO662361.

[26] Shang Y, Han G, Li J, et al. Vasectomy and prostate cancer risk: a meta-analysis of cohort studies. Sci Rep, 2015, 5: 9920.

[27] Zhang XL, Yan JJ, Pan SH, et al. Vasectomy and the risk of prostate cancer: a meta-analysis of cohort studies. Int J Clin Exp Med, 2015, 8(10): 17977-17985.

[28] Gaines AR, Vidal AC, Freedland SJ. Vasectomy: potential links to an increased risk of aggressive prostate cancer? Expert Rev Anticancer Ther, 2015, 15(10): 1123-1125.

[29] Liu LH, Kang R, He J. Vasectomy and risk of prostate cancer: a systematic review and meta-analysis of cohort studies. Andrology, 2015, 3(4): 643-649.

[30] Nutt M, Reed Z, Köhler TS. Vasectomy and prostate cancer risk: a historical synopsis of undulating false causality. Res Rep Urol, 2016, 8: 85-93.

[31] 张欣宗，唐运革，刘晃，等. 冷袋外敷法缓解输精管结扎术后痛性结节局部疼痛的疗效观察. 中国计划生育和妇产科，2017，9（2）：72-74.

[32] 刘太华，孔祥斌，陈耀平，等. 输精管结扎对中老年男性性腺功能的远期影响. 中国计划生育和妇产科，2014，6（9）：1-4.

[33] 邓赤，赖以光，李汉福，等. 两种方法治疗输精管结扎术后痛性结节的比较研究. 微创医学，2013，8（4）：423-424.

[34] 谷翊群. 中国男性输精管节育术研究与现状. 国际生殖健康/计划生育杂志，2010，29（5）：320-323.

[35] Fabio Z, Federico G, Francesco T, et al.Robotic treatment of a rare paramedian cystic lesion of the lower male urogenital tract. Urology Video Journal, 2018, 97(42): ei2790.

[36] Wankeu-Nya M, Watcho P, Deeh DPB, et al. Aqueous and ethanol extracts of Dracaena arborea (Wild) Link (Dracaenaceae) alleviate reproductive complications of diabetes mellitus in rats. Andrologia, 2019, 51(10): e13381.
[37] Dhurgham HAH, Hussein KI, Falah B. Comparative study between the excision-ligation and autoligation of vas deferens technique for teaser rams preparation.Veterinary World, 2019, 12(6): 901-908.
[38] Wang YJ, Zhang QL, Chen L, et al. Laparoscopic Percutaneous Extraperitoneal Internal Ring Closure for Pediatric Inguinal Hernia: 1, 142 Cases. Journal of laparoendoscopic & advanced surgical techniques. Part A, 2019: 29(6): 845-851.
[39] Tarek H, Mohamed B.Feasibility, advantages, and the outcome of laparoscopic ring closure for repair of inguinal hernia in children: a preliminary experience. The Egyptian Journal of Surgery, 2019, 38(2): 301-305.
[40] Cao ZQ, Chen JY, Li ZX, et al. Modified 2-port laparoscopic herniorrhaphy with Kirschner wire in children: A retrospective review. Medicine, 2018, 97(97): e12790.
[41] Ma YZ, Cai JH, Li SL, et al.Single-Port Laparoscopic Assisted Transcrotal Orchidopexy for Palpable Inguinal Canalicular Cryptorchidism Accompany With Indirect Inguinal Hernia. Frontiers in pediatrics, 2018, 6.
[42] Michael LS, Matthew RC, Bobby BN, et al.Microsurgically assisted inguinal hernia repair and simultaneous male fertility procedures: rationale, technique and outcomes.The Journal of Urology, 2017, 198(5): 1168-1174.

第16章　女性计划生育手术后康复管理

人工终止妊娠又称为人工流产，是指采用手术、药物或两者结合的人工方法终止妊娠。终止早期妊娠的人工流产方法包括手术流产（负压吸宫术、钳刮术）和药物流产；终止中期妊娠的人工流产方法包括：依沙吖啶羊膜腔内注射引产、米非司酮配伍前列腺素引产、水囊引产及剖宫取胎术等。

人工终止妊娠是一种常用的、有效的终止妊娠的方法，常见的并发症如阴道出血、月经紊乱、子宫腔粘连或感染等，对女性的生殖健康可造成一定程度的影响。随着时代的变迁、性观念变化及无痛流产技术的发展，近年来，行人工终止妊娠的女性数量不断增多，我国已成为世界上人工终止妊娠率最高的国家之一，卫生统计年鉴数据显示2005—2017年中国平均每年人工终止妊娠784.59万例，而国家卫生健康委员会公布的数据更高，达到1300万人次/年。随着人工终止妊娠的女性逐渐增多，出现各种并发症、生殖道感染及社会心理压力等因素也随之增加，不孕症患者数量呈上升趋势。

人工终止妊娠后采取积极的干预措施来预防或减少相关并发症，促进人工终止妊娠后身体尤其是生殖系统的康复，避免对生殖功能产生影响，具有积极的临床意义。

第一节　人工终止妊娠后恢复期注意事项

人工终止妊娠对女性有一定影响，如果后期处理不当，可能影响女性的生育能力，因此，要重视恢复期注意事项，保障身体健康。

一、注意休息

女性在人工终止妊娠后应休息2周，如果条件允许的情况可以延长至1个月。人工终止妊娠后的前3天最好合理休息，应合理将卧床休息与适当运动相结合（根据妊娠终止时妊娠周数选择休息方式），如晚期妊娠人工终止妊娠后第2天，可在床上适当进行翻身等运动。3天后可下床活动，逐渐增加活动时间，在房间内适当地行走和运动，可以避免便秘症状的出现，也有利于恶露的排出；可做轻体力劳动和散步，但一定要避免劳累、大动作运动和重体力劳动；根据身体恢复情况也可选择延长散步时间或晒太阳，使心情愉悦。保持规律的作息生活，注意劳逸结合，每天保证至少8 h睡眠。

早期妊娠人工终止妊娠可以选择散步等运动量较小的活动，保持愉快的心情，作息规律，保证充足睡眠，饮食节制、清淡，保持身体及外阴清洁。

二、注意阴道出血情况

人工终止妊娠时子宫内膜有一定程度的创面，出现阴道流血。流血量与平时月经量相似或少于正常月经量，随着子宫收缩及创面修复，阴道流血逐渐减少至停止。阴道流血一般在流产后1周内停止，最长不超过半个月。人工终止妊娠前有剖宫产憩室、子宫腺肌病等妇科疾病受术者也会有阴道出血时间延长、子宫复旧延迟情况发生。

一般人工终止妊娠后前3天出血量较多，逐渐减少、无异味。如果阴道流血量大于月经量且持续时间较长（>15天），气味异常并存在发热、白带浑浊、下腹痛等异常情况，或人工终止妊娠后阴道出血停止后再次出现不规则阴道流血，应及时就医。

三、注意腹痛情况

人工终止妊娠后由于子宫收缩，可能有下腹隐痛或胀痛现象，属于正常现象。可通过按摩腹部和背部，使用热水袋、自热贴等热敷腹部和服用非处方镇痛药等缓解。如果出现疼痛剧烈或无法忍受，尤其伴有大量阴道出血或阴道出血时间长等，需及时就医。

四、注意身体及外阴清洁

一方面由于人工终止妊娠后女性身体比较虚弱；另一方面，由于出血及子宫颈需要一段时间才能闭合，子宫腔与外界相通，生殖器官容易受病菌感染，因此，人工终止妊娠后30天内禁止性生活。阴道流血期间不要使用卫生棉条，应使用卫生巾，并做到勤更换。可温水淋浴，但不可盆浴、坐浴、游泳，应避免污水进入阴道引起感染。保持外阴清洁，每天使用40℃左右的温水冲洗外阴1～2次。

五、注意预防感染

手术流产后，子宫内壁存在创面，术后有继发感染的可能性。因此，预防性使用抗生素可以降低手术流产后发生感染的风险，适用于所有手术流产后的受术者，但药物流产后不应常规使用抗生素预防感染；人工流产术可参考《人工流产后手术预防性抗菌药物应用的中国专家共识》进行预防用药。尽可能减少不良反应的发生和耐药菌的出现。建议术后1周内每天监测体温，因为发热是感染的征兆（部分流产前使用米索前列醇的患者可出现体温升高，但术后1天内会恢复正常）。

六、注意个人卫生

流产后应加强个人卫生，这一时期频繁出汗，应清洗身体并勤换内衣、裤；饭后刷牙、漱口，避免出现口腔感染及牙周炎症状；饭前、便后应认真洗手，并注意头发与身体的清洁。特别需要强调术后禁止阴道灌洗或冲洗，不正确的清洗会降低局部抵抗力，增加感染机会。

七、注意室内环境和温度

恢复期所居住的房间应舒适、清洁、通风性能佳。室内温度最好控制在25～26℃，湿度保持在50%～60%。每天应定时开窗通风，保证空气清新。选择舒适的衣服，避免感冒。保持室内安静，控制噪声，营造良好的休养环境。

八、注意避孕及保护女性生育力

人工流产后，由于胎儿和胎儿附属物的清除，女性的子宫与卵巢开始进入恢复期，早期妊娠流产后2周，卵巢即可恢复排卵。如果此时进行性生活而不避孕，则有可能在术后月经复潮之前再次妊娠，这无疑严重伤害身体。因此，在恢复性生活之后，应积极采取避孕措施以防止再次非意愿妊娠。男性可采用男用避孕套，女性可采用口服避孕药、宫内节育器等避孕。通过流产后关爱服务向流产后受术者及家属提供避孕知识，帮助女性知晓术后再次发生妊娠的风险和危害，并指导其选择合适的避孕方法，督促并监督其有效应用，以避免重复流产的发生。建议人工终止妊娠后再次受孕时间应至少间隔6个月。根据生育需要和适应证进行子宫内膜修复治疗，具体方法参照《人工流产术后促进子宫内膜修复专家共识》。

九、注意乳腺护理

人工终止妊娠后，维持妊娠发展的激素水平迅速下降，导致乳腺突然终止生长，腺泡变小乃至消失，由于该复原多不完全，易诱发乳腺小叶增生，形成乳腺肿块。因此，人工终止妊娠后应注意乳腺的护理。乳房按摩护理：人工终止妊娠后第1天，先把温度适宜的热毛巾放置于患者乳房上，热敷5 min后从乳房下方开始进行放射状按摩，每次15 min，要按摩整个乳房，可明显改善乳房胀痛情况和乳房硬度。如引产后出现涨奶的情况，不得揉或吸，可使用回奶药回奶。做好人工终止妊娠后乳腺护理，减少乳腺肿块形成，有助于乳房健康。

十、注意心理调适

人工终止妊娠后，受术者普遍存在紧张、焦虑、抑郁等情绪，应尽快调整好心态。保持愉快的心情，有利于加速人工流产术后身体的康复，有益于身体健康。如有必要，可寻求一对一心理疏导。流产后适宜的体育锻炼（瑜伽与慢跑、散步）与音乐治疗有益于身体与心理的康复。音乐治疗是专业人员在医学的、教育的和日常的环境中运用音乐元素，帮助个体、团体、家庭和社区等对象优化生活质量，提高生理、社会、沟通、情绪、智力、精神健康水平及提升整体幸福感。流产后女性可以通过接受式音乐治疗、再创造式音乐治疗、创造式音乐治疗、即兴式音乐治疗获得更好的精神提升和身体恢复。

十一、注意如期复诊

1. **药物流产** 胚囊未排出者用药1周后复诊，了解阴道出血和胚囊排出情况，对于胚囊仍未排出的患者进行B超检查。用药2周后复诊，了解胚囊排出后阴道出血情况，复查B超，确认流产完全。用药后6周（或月经恢复后）复诊，评定流产效果和了解月经恢复情况，指导落实高效避孕措施。

2. **手术流产和中期引产** 术后1个月复诊，了解月经恢复情况，指导落实高效避孕措施。如有特殊情况可增加术后1～2周期外复诊，及时发现及解决问题。

第二节 人工终止妊娠后的营养建议

人工流产对女性的身体伤害很大，术后要重视饮食调理。食物对女性健康有很大的影响，需合理搭配，确保能够摄入足够的营养物质。

一、流产后建议饮食

1. **富含蛋白质的食物** 富含蛋白质的食物是人工流产术后恢复所需的基本食物之一。蛋白质是制造新的血细胞所必需，也是抗体的重要组成部分，足量蛋白质的摄入，可提高机体抵抗力，降低感染的发生。人工流产后15天内，蛋白质的供给量应达到每天1.5～2.0 g/kg。富含蛋白质的食物有鸡肉、猪瘦肉、豆类、豆制品、奶类等。

2. **富含铁的食物** 流产会导致出血，这会导致体内铁元素的消耗，甚至可能由于流产大量出血而出现贫血和相关症状。因此，在人工流产后吃富含铁的食物很重要。食物中的铁有2种存在形式：血红素铁和非血红素铁，吸收效果更好的是血红素铁。瘦肉是血红素铁的良好来源。所以，流产后要多吃富含血红素铁的“红肉”（猪、牛、羊等畜禽类瘦肉），但一定要选择合适的烹饪方式，避免油炸。非血红素铁的来源包括谷类、豆类、水果、绿叶蔬菜、紫甘蓝、葡萄干、扁豆、南瓜子、大豆、芝麻酱、黑米、黑巧克力等。除了食用这些富含铁的食物，还可以尝试食用富含维生素C的食物，如甜椒、西蓝花、猕猴桃等，这些食物可以帮助人体更好地吸收铁。含有鞣酸的食物如菠菜、柿子等影响铁的吸收，应避免食用。

3. **富含钙的食物** 在妊娠期间，身体的钙储备量会急剧下降。因此，人工流产后食用富含钙质的食物很重要。一些最好的钙来源是牛奶、乳制品、大豆、海鲜、干果、深绿色绿叶蔬菜。

4. **富含镁的食物** 镁不仅有助于治疗抑郁，还有助于身体的能量产生、细胞修复，以及神经和肌肉功能的恢复。推荐的食物有豆类、坚果、纯巧克力等。

5. **蔬菜和水果** 蔬菜和水果富含维生素和矿物质，既可以作为膳食纤维来增强消化系统的功能和提高营养吸收率，还可避免便秘症状。但是，人工终止妊娠后不宜马上吃寒凉类蔬菜和水果，如海带、竹笋、番茄、西葫芦、雪梨、柿子、西瓜、哈密瓜等。

6. **谷类** 黑米、燕麦等谷类食品是膳食纤维的主要来源，它们还富含矿物质、铁和维生素，可以在提供较低热量的情况下防止营养元素缺乏。

7. **水分补充** 人工流产过程中和流产后出血会导致身体水分流失，需积极补充水分，可通过饮水、喝牛奶和排骨汤等补充水分。

二、应避免的饮食

健康的饮食不仅意味着食用营养丰富的食物，也意味着减少对身体恢复有影响的食物。人工流产后应避免食用的食物包括以下几类。

1. **低纤维淀粉类食物** 糖类（碳水化合物）为身体提供所需的燃料，同时也控制身体的糖含量。但是精制谷物或高淀粉低膳食纤维类食物会对身体产生不利的影响，它们可导致血糖水平迅速波动。因此，在饮食中应限制低纤维淀粉类食物的摄入量。该类食物有精白米、馒头、花卷等。

2. **甜食** 避免糖果、碳酸饮料等高血糖指数的含糖食物。

3. **刺激性食物和寒性食物** 刺激性食物会刺激性器官充血，应尽量避免食用，如酒、生姜、辣椒等；也不要食用螃蟹、田螺、河蚌等寒性食物。

4. **豆制品** 大豆对人的健康有益，但它也富含植酸盐，阻止身体吸收铁。所以，在流产后要限制大豆的摄入量。

除了这些食物外，还应避免进食易滋生细菌的食物，以免受感染，如生肉、生海鲜、未经消毒的奶制品。

人工终止妊娠在临床上主要用于避孕失败的一种补救措施或因医学原因不宜继续妊娠者，但不能忽视人工终止妊娠给女性带来的伤害，建议人工终止妊娠后积极进行饮食调理，通过合理、均衡饮食，有效提高自身免疫力，促进妊娠终止后的恢复。

第三节　人工终止妊娠后的盆底康复建议

女性盆底是由封闭骨盆出口的多层肌肉和筋膜组成。盆底肌肉群、筋膜、韧带及其神经构成复杂的盆底支持系统，承托并维持子宫、膀胱和直肠等盆腔脏器的正常位置。盆底支持结构缺陷或退化、损伤及功能障碍可造成盆底功能障碍性疾病（pelvic floor dysfunction，PFD）。妊娠的机械压力和激素变化会引起盆底相关组织的生物力学、神经或肌肉的变化，该生理性的变化会影响孕期的盆底功能，在不考虑分娩方式的情况下，妊娠本身就是 PFD 的主要风险因素。研究表明，有流产史的女性盆底肌力明显下降，进行康复后，肌力恢复。妊娠期增大的胎儿和子宫使盆底所受压力增加，同时增大的右旋子宫压迫右髂静脉引起血液回流障碍，使盆底组织缺血缺氧，进一步加重盆底肌力下降和盆底功能减退。妊娠期间激素的变化引起盆底组织蛋白成分的改变，由黄体产生的血清松弛素（relaxin，RLX）在妊娠期间水平不断提高，在妊娠 10～14 周达到峰值，RLX 可增加胶原酶和细胞外基质金属蛋白酶的活性，抑制胶原合成，促进胶原降解，引起盆底功能异常；妊娠期间大量的孕激素与盆底肌和韧带中的孕激素受体结合，松弛盆底支持结构中的平滑肌纤维，改变盆底结构的生物力学性质。因此，人工流产虽然提前终止妊娠，妊娠期间压力和激素的变化对盆底的影响已经发生。但是，目前进行人工流产后盆底功能评估和康复的研究较少。参考产后盆底功能评估和康复流程，建议人工流产后女性在月经复潮后进行必要的盆底功能评估和康复训练，减少妊娠对盆底功能的损伤。

一、盆底功能评估

1. 改良牛津肌力分级　该方法是一种国际上广泛采用的、简单易行的盆底评估方法。检查者将 1 个或 2 个手指置入被检查者阴道内，嘱被检查者进行最大程度的盆底肌收缩（同时避免收缩腹肌、臀肌和大腿内收肌群）。该方法将盆底肌肌力分为 6 级：0 级，无收缩；1 级，肌肉颤动；2 级，弱收缩；3 级，中等程度收缩；4 级，良好的收缩；5 级，强有力的收缩。

2. 盆底表面肌电 Glazer 评估　盆底表面肌电图（surface electromyography，sEMG）Glazer 评估方案于 1997 年由 Glazer 教授提出。该评估方案不仅提供了固定的肌肉动作序列及检测指标，而且还提供了针对正常人和具有各种盆底肌肉功能障碍患者表面肌电值的数据库。Glazer 评估的 5 个步骤和评估指标：①前基线静息阶段。60 s 前基线静息状态，评估静息状态下盆底肌肉的张力。评估指标为平均波幅（μV）、变异系数（标准差除以平均值）。②快速收缩阶段。5 次快速收缩，每次收缩前放松 10 s，对快肌纤维（Ⅱ型肌纤维）的功能状态进行评估。评估指标为最大波幅（μV）、快速收缩时间（s）、快速收缩放松时间（s）。③紧张收缩阶段。5 次持续 10 s 的收缩，每次收缩前放松 10 s，反映快、慢肌协调功能，有助于定义参与收缩的肌肉纤维的类型和程度，以及评估紧张性收缩对静息电位的影响。评估指标为平均波幅（μV）、收缩时间（s）、放松时间（s）、变异系数。④耐力收缩阶段。1 次 60 s 耐久收缩，评估参与持久耐力收缩的纤维类型以及在耐力收缩期间发生的肌肉疲劳程度。评估指标为平均波幅（μV）、变异系数。⑤后基线静息阶段。60 s 后基线状态，测定了一系列预定的收缩后肌肉的静息振幅和变异性，再次评估静息状态下盆底肌肉张力。评估指标为平均波幅（μV）、变异系数。

二、人工流产后盆底功能康复的方法

1. 凯格尔运动（Kegel exercises）　是指有意识地对以耻骨 - 尾骨肌（pubococcygeous muscle）为主的盆底肌肉群进行自主性收缩锻炼以增强尿道的阻力，从而加强控尿能力。

方法：持续收缩盆底肌不少于 3 s，松弛休息 2～6 s，连续做 15～30 min，每天重复 3 遍；或每天做 150～200 次缩肛运动。Kegel 运动前应排空大、小便，全程尽量减少腹部、臀部和大腿等辅助肌肉的参与，保持正常呼吸，不能憋气。

2. 生物反馈　盆底生物反馈包括压力生物反馈、肌电生物反馈和实时超声显像生物反馈，其中肌电生物反馈最为常用。肌电生物反馈是通过采集盆底肌群的肌电，将盆底肌肉运动信号加工并提供“反馈”，将其转变为可见的图形和听到的声音，以便于患者感知和了解盆底肌肉的功能状态，然后通过学习和反复实践，建立大脑和盆底肌之间的外部条件反射通路，部分代偿或训练已经受损的内部反馈通路。目前，肌电生物刺激反馈仪是两通道肌电图应用于一般盆底肌肉训练，一条通路连接会阴部，检测盆底肌肉的电信号活动，监测盆底肌肉的状态，让患者在反馈信号的指导下，学会正确自主控制盆底肌的收缩和舒张；另一条通路连接腹部，确定腹部肌肉有无放松。该方法的主要优点是反馈信号敏感、客观，具有精确和量化的特点。

3. 电刺激　盆底肌肉群的训练包括主动运动和被动运动，电刺激治疗属于后者。虽然主动运动效果良好，但对于无法正确、有效进行 Kegel 运动的患者，电刺激可以提供帮助。盆底生物刺激反馈仪（图 16-1）就是通过导电体发射出低频电流，通过电极将电流引入身体，刺激盆底神经和肌肉，从而达到治疗的效果，实质是指使用电流刺激包括尿道外括约肌在内的盆底肌群。

4. 磁刺激　磁刺激仪（图 16-2）是在一组高压大容量的电容上充电，用电子开关向磁场刺激线圈放电，不到 1 ms 内流过数千安培的脉冲电流，瞬时功率达到几十兆瓦，刺激线圈表面产生的脉冲磁场，磁感应强度可达 1～6 T。磁场本身并不兴奋神经组织，而是运动磁场的感应电压在组织内产生感应电流的刺激作用。感应电压与磁场变化速度成正比。磁场通过高阻抗组织（如骨骼、脂肪），磁场强度不会衰减。感应电流与组织的导电性能成正比，皮肤、脂肪或骨骼的阻抗高，感应电流就小，故几乎不兴奋疼痛感受器，这样就使得磁刺激技术是无痛的。根据电磁感应原理，在脉冲磁刺激下的组织产生反向感应电流，改变细胞膜电位，当感应电流强度超过神经组织的兴奋阈值时，就会引起局部神经细胞去极化，引起兴奋性动作电位，产生一系列生理生化反应。

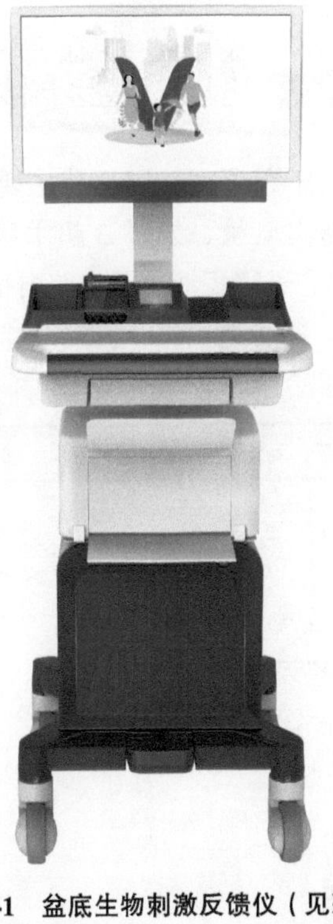

图 16-1　盆底生物刺激反馈仪（见彩插）

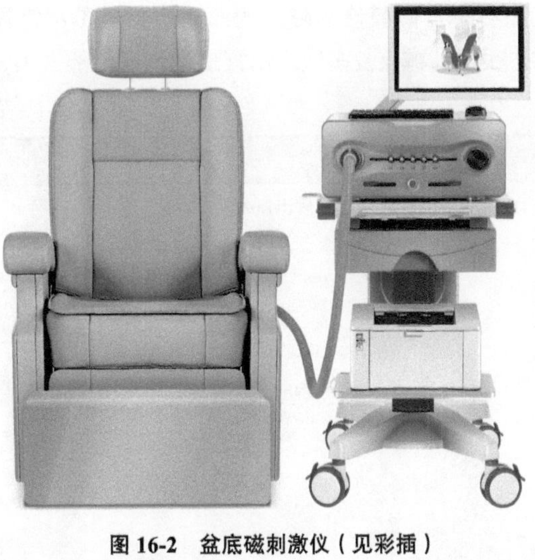

图 16-2　盆底磁刺激仪（见彩插）

第四节　人工终止妊娠后的子宫康复建议

在胎盘产生的激素参与和神经内分泌的影响下，孕妇体内发生一系列生理变化，子宫是妊娠期变化最大的器官。完整的人工终止妊娠包括 2 个部分：人工终止妊娠实施过程本身和子宫复旧等术后康复。虽然人工终止妊娠实施过程已经人为终止了生理妊娠，但在人工终止妊娠过程中女性的子宫不可避免地会受到创伤，促进人工终止妊娠子宫早期恢复，防治相关并发症具有积极的临床意义。

一、人工终止妊娠后子宫康复

1. 子宫复旧 是指子宫在胚胎及胎儿附属物娩出后逐渐恢复至未妊娠前状态的过程，主要表现为子宫体肌纤维缩复、子宫内膜再生及子宫颈复原等。人工流产虽是人工终止妊娠，但人工流产后子宫的恢复一样需要经过以上过程。

子宫体肌纤维缩复是通过肌质中的蛋白分解排出，使细胞质减少，肌细胞缩小，进而减小子宫的体积及重量，使子宫恢复至妊娠前的状态。人工终止妊娠后妊娠组织物排出后，部分残留的底蜕膜变性、坏死、脱落形成恶露或淤血排出，子宫内膜基底层再次生成新的功能层，内膜慢慢修复。人工终止妊娠后子宫收缩，子宫螺旋动脉和静脉窦压缩变窄，使得血管内血栓形成，出血量减少至停止出血，若因各种因素导致子宫收缩乏力或凝血功能障碍等，会出现人工终止妊娠后异常子宫出血。腹痛、持续阴道出血是子宫复旧不良的常见表现。子宫收缩不良和宫腔残留是导致人工流产后子宫复旧不良的主要原因。

2. 子宫内膜修复 正常子宫内膜是一个高度再生组织，完整的基底层在月经后通过雌、孕激素作用及血管再生重新形成子宫内膜功能层。导致人工终止妊娠后子宫内膜修复障碍的原因包括：①刮宫操作时，手术器械反复多次进出宫颈管，损伤子宫颈，增加细菌入侵的机会，造成子宫腔内感染；②术中操作不当，损伤子宫内膜基底层甚至子宫肌层，使上皮细胞和间质细胞再生受阻，影响基底层再生功能和血液循环，造成子宫内膜修复迟缓；③人工终止妊娠时患者的恐惧、紧张情绪，使下丘脑 - 垂体 - 卵巢轴出现神经内分泌障碍，导致卵巢功能不良，激素分泌水平下降；④人工终止妊娠对子宫内膜的机械性创伤使子宫内膜对卵巢激素失去周期性反应，从而抑制子宫内膜的正常生长，造成子宫内膜过薄。子宫内膜完整性受损造成机体无法维持正常月经来潮，引发月经不调、痛经等问题。子宫内膜是胚胎发育的“土壤”，正常的子宫内膜结构及功能状态为接纳胚胎、促进胚胎正常发育提供必要条件，因此，人工终止妊娠后还易造成子宫内膜相关联的继发性不孕。

人工终止妊娠后积极促进子宫复旧，有助于缩短阴道出血时间，预防感染；促进人工流产后子宫内膜的修复，改善子宫内环境，对促进月经恢复及提高妊娠率具有重要的临床意义。

二、子宫复旧检查评估方法

人工终止妊娠子宫复旧评分主要依靠对术后阴道出血时间与出血量、妇科 B 超术后 7 天后子宫三径线之和对比、子宫积液、子宫腔内稍强回声情况进行（表 16-1）。得分越高，子宫复旧越差。

表 16-1 子宫复旧检查评分标准表

检查项目	检查内容	临床表现	积分
出血时间与出血量	术后出血时间	终止妊娠后出血≤2 天	0
		终止妊娠后出血>2 天，且≤5 天	1
		终止妊娠后出血>5 天，且≤7 天	2
		终止妊娠后出血>7 天	3
	术后出血量	出血极少，可忽略不计	0
		少于月经量 1/2	1
		与月经量相似	2
		出血量超过月经量	3
妇科 B 超	术前、术后子宫三径线之和对比情况	终止妊娠后较术前三径线缩小>3 cm	0
		终止妊娠后较术前三径线缩小≤3 cm 且>1.5 cm	1
		终止妊娠后较术前三径线缩小≤1.5 cm 且>0 cm	2
		终止妊娠后较术前子宫三径线增大	3
	终止妊娠且康复后子宫积液情况	无子宫积液	0
		有子宫积液	3
	终止妊娠且康复后子宫内稍强回声情况	无子宫稍强回声	0
		有子宫内稍强回声	4

三、子宫内膜恢复的评估方法

人工终止妊娠后第 21 天，利用 B 超检查子宫内膜的厚度，子宫内膜厚度≥8 mm，提示子宫内膜修复良好。对于子宫内膜薄的患者，在治疗结束后 LH 峰日，利用 B 超监测子宫内膜的厚度，子宫内膜厚度≥7 mm 提示促内膜增厚成功。

测定方法：患者取膀胱截石位，将装有耦合剂的避孕套套入探头，放入阴道穹隆部，探头经阴道子宫纵切面测量子宫内膜厚度。

四、人工终止妊娠后子宫康复的方法

目前常在人工流产后应用缩宫素促进子宫复旧，但存在药物半衰期短、子宫强直收缩导致难以忍受的宫缩痛及继发性子宫收缩不良、胃肠道反应的相关问题。如采用清宫术，容易造成子宫内膜损伤。低频电刺激技术已广泛用于产后子宫复旧，并取得明确疗效，近几年，在人工终止妊娠后子宫恢复中，也逐渐得到重视。

1. 低频电刺激促进人工流产后子宫恢复和内膜修复　低频电刺激可缓解人工终止妊娠后疼痛程度，减少子宫内组织残留、子宫腔积血和血凝块滞留发生率，缩短人工终止妊娠后阴道出血时间和减少阴道流血量，促进人工终止妊娠后月经复潮，增加子宫内膜血供，改善子宫内膜厚度，促进术后子宫腔恢复，明显降低术后粘连发生率。

2. 低频电刺激促进人工流产后子宫恢复和内膜修复的原理　采用生物刺激反馈仪（图 16-3），通过经皮或腔内（阴道、直肠）电极将低频脉冲电流引入身体，作用于神经、肌肉组织，引起肌肉活动，通过肌肉节律性收缩与舒张来促进静脉和淋巴回流，加快盆底阴道、子宫内膜和子宫肌肉的血液循环，促进盆底神经、肌肉和盆腔器官的恢复；通过刺激血管平滑肌的收缩和放松，加速血液流动；血液循环改善后，组织营养增加，有利于子宫内膜生长和修复；诱导子宫平滑肌产生规律性收缩，增加前列腺素的产生，促进子宫复旧；加速创伤组织代谢进程，加快创面修复，减少创面出血。

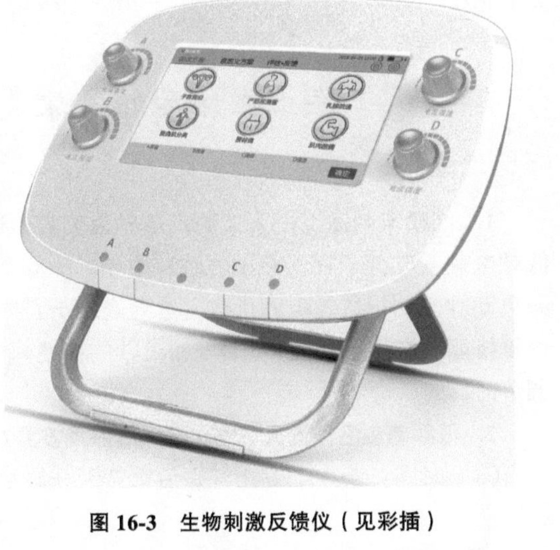

图 16-3　生物刺激反馈仪（见彩插）

3. 低频电刺激促进人工流产后子宫恢复方法

（1）时间：人工终止妊娠后当天或第 2 天，在生命体征平稳的情况下，可采用低频电刺激促进子宫恢复。每天 1 次，连续 5 天为 1 个疗程。

（2）方法（图 16-4）：患者取仰卧位，在脐下左、右各贴 1 片圆形电极片，刺激关元、中极、子宫等穴位；在第 2 腰椎棘突左右旁开 1.5 cm 处各贴 1 片方形电极片，刺激肾俞穴。刺激频率为 50 Hz，脉宽为 250 μs，刺激强度为能耐受的最大强度。每次治疗时间为 30 min。

4. 低频电刺激治疗人工终止妊娠后月经过少

（1）时间：月经干净后第 1 天开始治疗。每个月经周期治疗 10 天为 1 个疗程，共治疗 3 个月经周期。

（2）方法：患者取仰卧位，在脐下左右各贴 1 片圆形电极片，刺激关元、中极、子宫等穴位；在第 2 腰椎棘突左右旁开 1.5 cm 处各贴 1 片方形电极片，刺激肾俞穴（图 16-4）。刺激频率为 50 Hz，脉宽为 250 μs，刺激强度为能耐受的最大强度。每次治疗时间为 30 min。

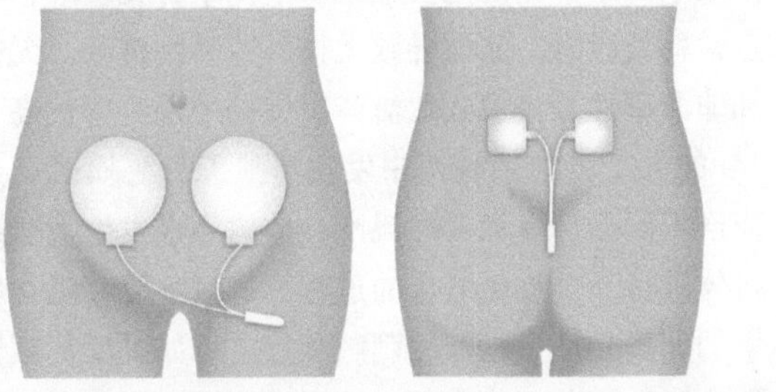

图 16-4　促进人工终止妊娠后子宫恢复电极片贴放位置（见彩插）

5. 低频电刺激促进人工终止妊娠后子宫内膜修复

（1）时间：从人工流产手术后第 8 天开始，每周 2 次，每次 30 min，到月经复潮。

（2）方法：患者取仰卧位，在脐下左右各贴 1 片圆形电极片，刺激关元、中极、子宫等穴位；在第 2 腰椎棘突左右旁开 1.5 cm 处各贴 1 片方形电极片，刺激肾俞穴（图 16-4）。刺激频率为 40 Hz，脉宽为

250 μs，刺激强度为能耐受的最大强度。

6. 低频电刺激促进人工终止妊娠后子宫内膜增厚

（1）时间：从月经第 8 天开始直至 LH 峰日，连续治疗 3 个月经周期。

（2）方法（图 16-5）：患者取仰卧位，在双侧腹股沟和在第 2 腰椎棘突左右旁开 1.5 cm 处各贴 1 片方形电极片，刺激频率为 40 Hz，脉宽为 250 μs；同时联合应用盆底电刺激，将阴道电极置于阴道内，刺激频率为 50 Hz，脉宽为 300 μs，刺激强度为能耐受的最大强度。每次治疗时间为 30 min，每天 1 次。

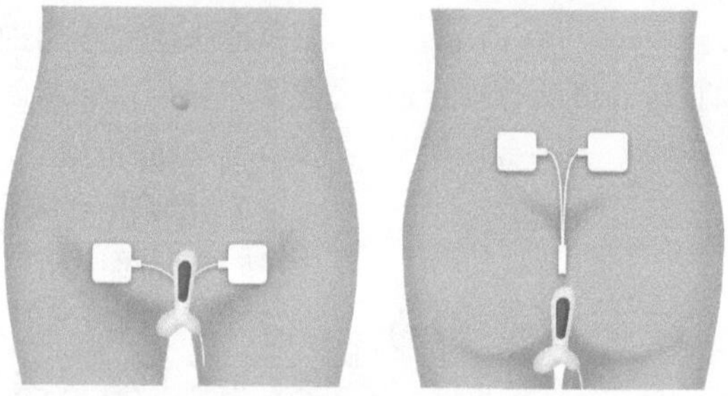

图 16-5 促进人工终止妊娠后子宫内膜增厚电极放置位置（见彩插）

第五节 人工终止妊娠后的卵巢功能康复建议

卵巢有产生卵子并排卵和分泌女性性激素的功能，对女性的生殖功能、身心健康及生活质量具有重要意义。妊娠黄体及胎盘分泌大量雌激素、孕激素，以适应胎儿的生长，但这种激素水平的明显变化，对下丘脑 - 垂体 - 卵巢性腺轴产生强烈的抑制作用，FSH 和 LH 分泌减少，故妊娠期间卵巢内的卵泡不再发育成熟，也无排卵。人工流产后正常机制的功能丧失可能与胎盘激素，特别是绒毛膜促性腺激素的突然停止有关。这些激素的突变可能导致卵巢对腺垂体激素的正常分泌无反应或腺垂体本身无反应，不能正常释放激素，从而导致无排卵或异常排卵。无排卵和非典型性分泌模式在流产后周期中发生率较高，约 1/3 的人工流产后病例中发现非典型分泌模式。人工流产不同于分娩和自然流产，体内激素发生大撤退前机体没有一个逐渐适应的过程，这对主要分泌女性激素的卵巢是一个剧烈的刺激和打击。如果反复频繁人工流产，损伤日渐积累，卵巢功能可能会出现衰退。卵巢功能早衰首先会出现月经不调、月经量少的现象，继而会出现潮热、心烦、皮肤失去光泽、皱纹增多，最终将会直接导致闭经。因为卵巢的衰竭是一个不可逆转的过程，治疗也只能起辅助作用，无法根治。因此，不要忽视人工流产对卵巢的影响，应积极进行人工流产术后卵巢康复，促进卵巢功能的恢复，保护卵巢功能。

一、人工终止妊娠后卵巢功能的评估

1. 月经第 2～4 天空腹抽血检测基础性激素水平（FSH、LH、E2、PRL、T）。

2. 血清抗米勒管激素（AMH）水平。

3. 月经第 2～4 天经阴道超声检测双侧卵巢内基础窦卵泡（直径 2～9 mm 的卵泡）数。

4. B 超监测子宫内膜发育情况。

5. B 超检测卵巢血流状态：卵巢搏动指数、卵巢血流流速峰值、卵巢阻力指数。

6. 月经模式：月经复潮时间、月经周期规律性、经期长短。

二、人工终止妊娠后卵巢康复的方法

1. 低频电刺激促进人工流产后卵巢恢复 通过低频电刺激改善子宫、卵巢的血液循环，降低子宫、卵巢动脉搏动指数、阻力指数，达到修复子宫内膜、恢复排卵，恢复下丘脑 - 垂体 - 卵巢轴的神经内分泌调节的目的。

2. 低频电刺激促进人工终止妊娠后卵巢恢复方法

（1）时间：于人工终止妊娠后第 7 天开始治疗，

隔天1次，共治疗5次。

（2）方法：患者取仰卧位，在脐下左右各贴1片圆形电极片，刺激关元、中极、子宫等穴位；在第2腰椎棘突左右旁开1.5 cm处各贴1片方形电极片，刺激肾俞穴（图16-4）。刺激频率为2 Hz，脉宽为250 μs，刺激强度为患者感觉舒适的强度。每次治疗时间为30 min。

第六节　人工终止妊娠后的中医康复

中医学所涉及的病名中并无“人工终止妊娠”之词，从人工终止妊娠后的并发症和后遗症（如腰酸腹痛，阴道出血时间延长、反复不止）表现来看，属于中医“小产”“堕胎”“产后腹痛”“产后恶露不绝”范畴。以中医理论分析这些症状，主要有两个方面：①多虚。人工终止妊娠可耗伤母体气血，直接导致气血亏虚，正气不足。②多瘀。人工终止妊娠会损伤子宫血络，使气血运行逆乱，瘀腐内生，导致气血运行不畅，脉络阻滞。中医在临床实践中积累了丰富的经验来防治“产后病”，在开展人工终止妊娠后康复时，紧紧围绕“多虚多瘀”两条主线，遵从“虚则补之”“实则泻之”的治疗原则，着重防治阴道流血，加快残留妊娠组织物排出，促进子宫内膜修复。

一、中药的应用

人工终止妊娠后月经过少，肾气虚者，选大补元煎、固阴煎等补肾气、滋阴血、益冲任、调气血；寒凝血瘀者，选右归丸加减温肾助阳、活血调经；气滞血瘀者选膈下逐瘀汤、桃红四物汤加减理气化瘀、活血调经；肝郁肾亏者选逍遥散疏肝解郁、补肾调经。

中药封包热熨疗法具有活血化瘀、通经活络的作用，同时具有药物和热敷双重作用，操作简单，将其置于气海和神阙穴上，有利于患者血液循环加速，促进炎症吸收，能有效驱寒，疏肝降逆，有效改善患者疼痛症状。

妇宁袋泡剂和产复康颗粒能有效缓解人工终止妊娠后腹痛症状、减少阴道流血量、缩短阴道流血时间，减少人工流产后子宫腔残留、积液积血的发生，促进子宫内膜的增长及正常月经周期的恢复。

二、针灸的应用

人工终止妊娠对胞宫冲任的直接创伤，使气血运行失常，干扰肾-天癸-冲任-胞宫轴，打破机体阴阳平衡。通过针灸天枢、血海、关元、子宫、三阴交、水道等穴位，疏通经络气血，调节下丘脑-垂体-卵巢轴系统以达到阴平阳秘的作用。研究表明，针灸补合谷、泻三阴，配合耳穴按压肝穴、子宫、神门可缩短药物流产后阴道出血时间，减少出血量。

三、艾灸的应用

采用中医穴位艾灸护理，将点燃的艾条插入艾灸盒内，温和灸关元、足三里、气海穴，至患者感觉所灸之处温热可耐受，皮肤局部潮红为度，可有效缓解人工终止妊娠后腹痛。艾灸通过热刺激和药物渗透，作用于关元、气海及足三里穴，可以温经散寒、行气止痛，有效缓解人工终止妊娠后的疼痛、减少并发症，使患者的功能状态在较短时间内恢复。

第七节　人工终止妊娠后的心理康复建议

人工终止妊娠作为一项有创操作，操作过程中会对机体造成创伤，并引起一系列的身体应激反应和心理应激反应。然而，关于人工终止妊娠后的女性心理健康问题在学术界见解不一，目前仍需进一步研究。

1989年，美国心理学会（APA）对文献进行了系统回顾并得出结论，研究认为人工终止妊娠不会导致长期的心理健康问题。但在此后也有部分研究显示，人工终止妊娠与各种心理健康问题（惊恐发作、广场恐惧症、创伤后应激障碍、双相情感障碍、抑郁障碍等）和药物滥用障碍的风险增加有关。和正常分娩相比，人工终止妊娠带来不利的心理健康后果的风险更大。

APA于2008年发布《心理健康与人工终止妊娠报告》。该报告系统地汇总了自1989年上次报告以来在同行评审期刊上发表的50项研究，并得出结论：在计划外妊娠的成年女性中，如果选择进行人工终止妊娠，其出现精神健康问题的相对风险并不比继续妊娠的风险高。也就是说，人工终止妊娠可能与抑郁、焦虑、自杀、酒精和药物滥用有关，但与精神疾病史等其他因素相比，它并不是造成精神障碍的主要原因。

与此同时，《柳叶刀》杂志也在社论中指出：尽管这份报告表明人工终止妊娠与精神心理疾病之间没有因果关系，但不可忽略某些女性在人工终止妊娠后确实会遇到心理问题这一事实。人工终止妊娠是全面生殖健康服务的重要组成部分，选择终止妊娠的女性必须获得适当的心理护理，如在需要时进行心理咨询。

在人工终止妊娠期间，女性会有多种多样的情感体验，如短暂的悲恸与哀伤。那些促使女性做出终止妊娠决定的环境因素与情感因素，以及既往或现存的精神疾病，都会增加女性在人工终止妊娠后出现心理问题的可能性。女性人工终止妊娠后情绪心理变化有以下几种。

1. 短期情绪反应 人工终止妊娠后最常见的情绪反应是宽慰，术前的焦虑水平逐渐下降。宽慰的情绪可帮助女性重新关注目前的职责和未来的生活。其他比较常见的情绪包括瞬间的内疚感、轻度悲伤与丧失感，以及自己主动决定未来的成熟感。这些均为短期情绪反应，大多数女性都能顺利度过。

2. 长期情绪反应 有研究显示，人工终止妊娠后长期的悲伤可能比我们所设想的更普遍，尤其是那些被迫堕胎的女性。最常见的长期症状是持续的内疚感，其次是对流产胎儿的幻想。50% 以上的女性将堕胎等同于“谋杀”，44% 的人表示对终止妊娠感到遗憾。其他长期的影响，包括抑郁（44%）、丧失感（31%）、羞愧（7%）及对婴儿的恐惧（13%）。

3. 精神疾病 人工终止妊娠后主要的精神疾病是神经症和情感障碍，其发病率在 10%～20%。人工终止妊娠后的重度精神疾病一般发生在那些先前就有过精神病史的女性中，因终止妊娠这一诱因而导致疾病复发。实施人工终止妊娠前的心理健康状况，是其术后心理状况的最有力的预测因子。既往或并发的精神疾病，伴侣、父母和其他家庭成员施加的压力，胎儿被诊断有遗传方面或其他缺陷，女性的自身条件不允许继续妊娠，在妊娠中期实施引产，缺乏良好的社会支持系统，如缺乏看护、人际关系的隔离、家庭环境的淡漠等，都会增加人工终止妊娠后精神疾病发病的可能性。

关注女性人工终止妊娠后情绪心理变化并及时解决心理问题至关重要，可以有效预防术后不良心理反应乃至心身疾病。

1. 分析动机 实施人工终止妊娠的动机往往更能提示女性当下的内心困境与内心需要，可以帮助医师预测其日后可能出现的心理问题。国外接受终止妊娠的常见原因包括胎儿畸形或自身健康、贫穷、家庭暴力、缺乏社会支持、青年及完成教育或确立职业的需要，我国可能存在的动机还包括未婚生育的耻辱、自身或周边环境对胎儿性别偏好的影响等。要对女性人工终止妊娠的动机进行分析，便于更有针对性地进行心理干预。

2. 心理干预措施 医护人员可以向患者提供信息与资料，使患者了解更广泛的有关人工终止妊娠的利弊，以及可能产生的后续心理反应与心理问题。我们需要让患者认识到，在术后出现的大部分心理反应都是正常的，是一个必然的过程，帮助患者将情绪上的不安正常化、合理化，辅以心理疏导和放松疗法，同时，与患者家属共同协助，为患者提供一个温暖、包容、安全的环境，让其负面的情绪得到宣泄、接纳与理解，最终安全渡过。

（1）心理疏导：对人工终止妊娠患者予以尊重和理解，应以温暖、体贴的话语，与受术者交谈，让受术者产生信任感和亲切感，给予心理疏导，消除紧张心理和陌生感；耐心听取患者的倾诉，给予安慰；对其不歧视、不冷淡，尊重其隐私权；详细交代手术过程及注意事项，使其相信手术的安全性；以科学的态度、真诚的爱心、真挚友好的言语帮助受术者在人工终止妊娠后以稳定、积极的心态面对生活，必要时可建议寻求一对一心理疏导。

（2）行为干预：主要是采取放松疗法，包括腹式深呼吸和渐进性肌肉放松训练。通过锻炼使受术者进入完全松弛状态，全身骨骼肌肌张力下降，呼吸频率和心率降低，转移注意力，受术者体会到深度放松的感觉，从而减轻焦虑、恐惧情绪。人工终止妊娠后可适度体育锻炼，如散步、瑜伽及慢跑等。

（3）自然疗法：包括音乐疗法、芳香疗法和园艺疗法等，通过调动其积极心理因素来提高自身内在康复能力。人工终止妊娠后可根据女性个人喜好，选择旋律优美、悦耳动听的音乐或歌曲，能有效减轻或消除患者的焦虑、紧张情绪。音乐疗法投资少，实施方便，无不良反应，是一种值得推广的辅助治疗方法。

3. 精神科转诊 如果患者出现幻觉、妄想等精神症状，或情绪反应长时间持续不缓解，这时就有必要做出精神科转诊。需要精神科专科医师对患者目前的状况进行评估，得到相应诊断，并予以系统治疗。药物治疗为对症治疗，对于那些精神病的患者，抗精神病药的应用是必须的。抗抑郁药或心境稳定剂，则适用于情感障碍或焦虑障碍的患者。其次，对于那些发病有明显心理社会因素的患者，恰当的心理治疗也有助于疾病的恢复及预防复发。

（编写：李晓宇　杨建立　赵骏达；审稿：马俊旗；
终审：顾向应）

参 考 文 献

[1] 中华医学会计划生育学分会. 临床诊疗指南与技术操作规范：计划生育分册（2017 修订版）. 北京：人民卫生出版社，2017.

[2] National Institute for Health and Care Excellence. NICE, Abortion care NICE guideline. 2019, NG140.

[3] 中华医学会计划生育学分会. 人工流产后计划生育服务指南. 中华妇产科杂志，2011，46（4）：319-320.

[4] 朱兰，郎景和. 女性盆底学. 2 版. 北京：人民卫生出版社，2014.

[5] 李月琴. 流产对产妇盆底肌力影响及康复治疗的研究. 双足与保健，2017，26（21）：62-63.

[6] Laycock J, Jerwood D. Pelvic floor muscle assessment: the PERFECT scheme. Physiotherapy, 2001, 87(12): 631-642.

[7] Glazer HI, Hacad CR. The Glazer protocol: Evidence-Based medicine pelvic floor muscle (PFM) surface electromyography (SEMG). Biofeed back, 2012, 40(2): 75-79.

[8] 张雨，李桂乐. 补佳乐联合全面护理干预在中期引产后乳胀患者的价值研究. 药品评价，2019，16（11）：41-42.

[9] 杨文嘉. 五加生化胶囊促进无痛人工流产后子宫复旧的临床观察. 云南中医学院，2018: 9-15.

[10] 胡艳飞，熊建春，周乐平，等. 低频脉冲电刺激在促进人流术后恢复的应用研究. 当代医学，2019，25（30）：117-118.

[11] 黄翎，张奕梅，苏雅莉. 循经络仿生物电刺激治疗人流术后月经过少 50 例. 中国针灸，2015（10）：25-26.

[12] 张华，潘小芳，李丽娟. 经皮穴位仿生物电刺激促进人流术后子宫内膜修复的临床观察. 广西中医药，2019，42（3）：52-54.

[13] 兰小曼，舒芊. 神经肌肉电刺激在治疗人工流产术后薄型子宫内膜的应用. 实用妇科内分泌电子杂志，2016，3（10）：43-44.

[14] 杨梅，朱茂灵，王燕娇，等. 仿生物电刺激在人工流产术后促子宫内膜修复和卵巢排卵中的作用. 广西医学，2018，40（3）：330-331.

[15] 胡艳，光晓燕，李环，等. 仿生物电刺激改善薄型子宫内膜厚度及血流灌注的研究. 罕少疾病杂志，2013，20（06）：17-19.

[16] 范祎，黄柳，何浪驰，等. 人工流产术后应用仿生物电刺激的临床效果. 中国实用医刊，2019，46（14）：32-34.

[17] 路远，宋秋瑾. 卵巢储备功能下降的评估及治疗进展. 实用妇科内分泌电子杂志，2019（33）：38-39.

[18] 涂晓玲，王琳，查娟，等. 中医药治疗人流术后月经过少的研究进展. 中国民族民间医药,2015,24（23）：24-25.

[19] 陈璇琼. 中药方热熨法对妇科人流术后腹部疼痛改善疗效分析. 中国处方药，2020，18（4）：124-125.

[20] 李雨静. 妇宁袋泡剂促进人工流产术后恢复的临床疗效观察. 广州中医药大学，2018: 10-24.

[21] 郑春燕. 产复康颗粒促进人工流产术后子宫复旧的临床观察. 广州中医药大学，2018: L2-26.

[22] 曹登玲. 中医穴位艾灸在缓解人工流产术后腹痛的护理效果分析. 实用临床护理学电子杂志，2019，4（52）：45-53.

[23] 黄少英. 艾灸在人工流产术后中医护理的应用分析. 社区医学杂志，2013，11（10）：75.

[24] Sullins DP. Affective and substance abuse disorders following abortion by pregnancy intention in the United States: Alongitudinal cohort study. Medicina(Kaunas), 2019, 55(11): 741.

[25] Stotland NL. Update on reproductive rights and women's mental health. Med Clin North Am, 2019, 103(4): 751-766.

[26] The World Federation of Music Therapy. What is Music Therap[EB/OL]. hppt://www.ofmt.info/wfmt.info/wfmt-new-home/about-wfmt/

[27] 中华医学会计划生育学分会，中国医药教育协会生殖内分泌专委会. 人工流产术后促进子宫内膜修复专家共识. 中国实用妇科与产科杂志，2021，37（3）：322-326.

第 17 章　高危计划生育手术与管理

高危计划生育手术指受术者所具有的病理生理特性影响计划生育手术方式、药物种类和剂量的选择，或增加手术操作的难度和并发症发生的概率；同时计划生育手术方式和用药对原发疾病产生影响两方面因素。

第一节　高危计划生育手术种类

《临床诊疗指南与技术操作规范·计划生育分册（2017 修订版）》明确提出高危计划生育手术常见于以下情况。

1. 内、外科等疾病，尤其合并功能异常。
2. 代谢异常，严重过敏体质。
3. 生殖道畸形或子宫极度倾屈，子宫颈发育不良。
4. 疾病或手术导致严重粘连影响子宫的活动度、子宫颈的暴露。
5. 严重骨盆畸形或下肢活动受限。
6. 合并盆腔肿瘤、子宫肌瘤或子宫腺肌病导致宫腔变形。
7. 瘢痕子宫。例如，子宫损伤史、肌壁间或黏膜下肌瘤剔除史、子宫颈手术及治疗史、剖宫产史、输卵管间质部妊娠切除史等。
8. 年龄＜20 岁。
9. 人工流产病例年龄≥40 岁，宫内节育器取出病例≥50 岁。
10. 绝经后超过 1 年。
11. 阴道分娩后 3 个月或剖宫产术后 6 个月内；产后哺乳期。
12. 多次人工流产史，或既往人工流产术时术后伴有并发症史，或宫腔镜手术史，尤其是多次子宫腔镜操作史。
13. 带器妊娠，宫内节育器异位、断裂、残留等。
14. 手术失败史。
15. 长期服用类固醇激素。
16. 异常妊娠。例如，稽留流产、不全流产，胚胎着床异常（子宫角妊娠、子宫颈妊娠、子宫峡部妊娠、剖宫产瘢痕部位妊娠等）或既往伴有产科胎盘附着异常和并发症史，可疑滋养细胞疾病。

2018 年国家卫生健康委员会办公厅《关于印发人工流产后避孕服务规范（2018 版）的通知》对人工流产高危因素明确界定为以下 19 条。

1. 年龄≤19 岁或≥50 岁。
2. 半年内曾做过人工流产。
3. 1 年内有 2 次或以上人工流产史。
4. 人工流产总数超过 3 次。
5. 稽留流产。
6. 哺乳期、剖宫产术后半年内或足月分娩后 3 个月内。
7. 剖宫产后再孕史（包括剖宫取胚术后再孕）。
8. 妊娠合并内外科疾病，尤其合并功能异常。
9. 子宫手术史（如肌瘤剔除术、腺肌瘤剔除术），生殖道手术史。
10. 生殖道畸形或盆腔肿瘤导致子宫腔变形。
11. 子宫位置高度倾屈。
12. 子宫颈暴露困难。
13. 脊柱、下肢、骨盆病变致膀胱截石位困难。
14. 既往有不良孕产史（产科大出血、人工流产并发症等）。
15. 既往子宫穿孔、子宫颈阴道段裂伤伴阴道穹隆损伤。
16. 可疑或确诊的剖宫产后瘢痕妊娠、子宫角妊娠、子宫颈妊娠、子宫峡部妊娠。
17. 带器妊娠（包括宫内节育器变形、嵌顿等）。
18. 外院人工流产手术失败史。
19. Rh 血型阴性。

第二节 高危计划生育手术管理原则

伴有高危手术的受术者潜在或存在较大风险，围术期须加强管理，以利于规避和降低风险的发生。《临床诊疗指南与技术操作规范·计划生育分册（2017修订版）》中对于计划生育手术的管理原则如下。

1. 注意甄别高危因素的存在，进行高危筛查，填写高危因素，并在病历上做出高危标识。

2. 术前需向受术者和有关陪同人员（如家属等）说明高危因素、手术难度和可能的风险，术者和相关人员签署手术知情同意书。

3. 需要作为重点手术予以重视，安排充足的手术时间，由具有经验的医师承担手术。术后密切观察。门诊手术者必要时观察 2 h 或酌情延长观察时间，无异常时方可离院。

4. 疑难高危手术应在二级以上并具有急救、抢救条件和技术力量的医疗服务机构进行。一些门诊病例必要时需要住院处置。

5. 疑难高危手术需进行术前会诊讨论，制订相应的预案，采取相应的措施。

6. 术后落实高效及长效避孕措施。

7. 术后做好随访。

为了尽量减少高危人工流产的发生，医务工作者还应注意开展宣教工作，提高大众的避孕意识，加强流产后避孕服务。同时加强对青少年的性教育，关注流动人口的避孕需求。

第三节 高危计划生育手术的处理策略

甄别高危因素的存在，进行高危筛查，遵循高危计划生育手术处理原则是基础，而对于各类高危计划生育手术的具体处理策略，是计划生育工作者更为关心的问题。本章节通过对近年来国内外的相关指南、专家共识及相关文献的检索和分析，对高危计划生育手术的处理策略进行了归纳与总结。

一、合并内外科疾病

对于合并内、外科疾病者，手术及麻醉风险均大大增加。2018 年《麻醉镇痛技术下计划生育手术专家共识》对于以下情况建议多科会诊，充分评估手术及麻醉风险：轻、中度心肺疾病如心电图异常、心肺功能不全（Ⅱ级以下）；并发其他内科严重器质性疾病或出血性疾病；气道异常，估计气道插管困难；高血压患者，血压＞20/13.3 kPa（160/100 mmHg）；血红蛋白≤80 g/L；早孕反应严重，尿酮体阳性者；先天性心脏病、风湿性心脏病者；急性肝炎或浸润性肺结核者；盆腔或脊柱、肢体畸形不能采取膀胱截石位者。

放置含激素的避孕装置时也应注意激素对内、外科疾病的影响。WHO 2018 年避孕指导手册中指出，对于放置左炔诺孕酮宫内缓释系统（LNG-IUS）及皮下埋植避孕剂的患者不建议使用的情况包括不明原因的阴道流血、严重的肝硬化和肝癌、近期腿部深静脉血栓或肺栓塞未进行抗凝治疗、乳腺癌或乳腺癌病史、抗磷脂抗体或其他抗体阳性且未接受免疫治疗的红斑狼疮。不明原因的阴道流血患者在排除妊娠及潜在的内科疾病后可酌情使用。对于放置左炔诺孕酮宫内缓释系统（LNG-IUS）的患者不建议使用的情况除了上述几点外，还包括妊娠期滋养细胞疾病、子宫颈癌、子宫内膜癌、卵巢癌、严重或晚期艾滋病、性传播感染（STI）、盆腔结核、产后或流产后感染。盆腔结核治疗后、产后或流产后感染治疗后可重新评估酌情使用。LNG-IUS 长期应用是否增加乳腺癌的风险目前结论不一，2019 年《左炔诺孕酮宫内缓释系统临床应用的中国专家共识》中认为与从未使用 LNG-IUS 的女性相比，LNG-IUS 不增加乳腺癌的发生风险。

二、代谢异常、严重过敏体质

对于糖耐量异常或糖尿病患者，放置左炔诺孕酮宫内缓释系统或皮下埋植避孕剂可能对血糖代谢影响甚微，但仍需谨慎评估，并告知风险、加强监测。脂代谢异常女性使用复方短效口服避孕药（COC），会增加使用者发生心血管疾病的风险，孕激素成分具有雄激素活性的 COC 及紧急避孕药可能会对使用者的糖代谢产生影响，以上情况也需要告知患者风险并加强监测。

严重过敏体质的患者，COC、宫内节育器（IUD）和药物流产的药物，以及 LNG-IUS 或皮下埋植避孕剂均可能引起这些患者严重的过敏反应。

含铜 IUD 是活性 IUD 中最常用的一类，由于个体差异及过敏体质等因素，在临床使用过程中，有极少数过敏反应的报道，重者引起剥脱性皮炎或过敏性休克，甚至危及生命，过敏的严重程度是否与IUD中含铜表面积有关尚不可知。因此，在选择含铜IUD避孕时，术前要详细询问病史及过敏史，尤其是金属过敏史，对过敏体质者，应慎用或改用其他避孕方法，并加强随访，一旦发现有过敏现象，应及时处理，避免造成严重后果。

米非司酮与米索前列醇联合应用已广泛用于临床以终止早期妊娠及<16周的中期妊娠引产，其安全、可靠且有效，但有少数人可出现过敏反应。米非司酮致严重不良反应较为罕见，而米索前列醇可引起过敏性休克、喉头水肿等严重过敏反应，目前报道发生率约为0.06%，因此，在用药前应详细询问病史及过敏史，并做好抢救应急预案及各项准备。

左炔诺孕酮宫内缓释系统或皮下埋植避孕剂有引起皮疹的报道，但至今尚未有严重过敏反应的临床报道。

三、生殖道畸形或子宫极度倾屈，影响子宫活动度

生殖道畸形是发生计划生育手术并发症的一个重要危险因素。目前国内现有报道子宫畸形的人工流产手术并发症发生率报道差异较大，从无并发症发生到发生率35%，主要为漏吸、吸宫不全和子宫穿孔，建议尽量在可视的情况下进行手术操作。最常采用腹部超声的方式配合人工流产手术，也可以使用超导可视化人工流产技术或子宫腔直视人工流产系统。对于双子宫、双角子宫、纵隔子宫患者经评估后也可以采用药物流产的方式。合并子宫颈狭窄者可以术前给予子宫颈预处理，《中国宫腔操作前宫颈预处理专家共识》推荐的用法如下：妊娠周数<12～14周者，米非司酮100～150 mg术前24～48 h口服；米索前列醇400 μg术前3～4 h阴道放置或术前2～3 h舌下含服；卡孕栓0.5～1.0 mg于术前1～2 h阴道放置。子宫颈预处理机械性扩张的方法推荐术前6～24 h子宫颈管放置海藻棒或术前3～4 h子宫颈管放置合成扩宫棒。生殖道畸形患者不建议放置宫内节育器或左炔诺孕酮宫内缓释系统，对于纵隔子宫及阴道纵隔或阴道横隔者，在切除子宫纵隔、阴道纵隔或阴道横隔以后也可考虑放置。

谢梅青等对生殖道畸形终止妊娠总结了以下的处理对策和操作技巧。

1. 纵隔子宫 是最常见的女性生殖道畸形，根据纵隔与子宫颈内口的接近程度分为完全纵隔子宫和不全纵隔子宫。术前诊断和评估对于手术方法的选择具有重要作用，欧洲人类生殖和胚胎学协会（ESHRE）/欧洲妇科内镜协会（ESGE）在2015年《女性生殖道畸形的诊断共识》中指出，三维超声可作为诊断女性生殖道畸形的标准检查措施，对于复杂畸形或诊断困难者，可加用MRI、宫腔镜、腹腔镜检查。不全纵隔子宫多能顺利完成人工流产手术，完全纵隔子宫的纵隔达到或超过子宫颈内口，将子宫分为2个子宫腔，处置时应将吸管沿子宫侧壁进入子宫腔，在子宫颈内口水平开始紧贴子宫壁一侧试探寻找，分别探寻2个子宫腔，尽可能将妊娠物及非孕侧子宫腔蜕膜完全清除，纵隔子宫引产手术时同样要注意对2个子宫腔的处理。

2. 双角子宫 双角子宫多伴有子宫颈发育不良，子宫腔形状不规则，导致手术操作困难、人工流产不全、漏吸等并发症。手术操作时，应注意双角子宫存在子宫角深的特点，必要时可在超声的引导下或子宫腔直视下手术，在吸宫或搔刮等操作的过程中要全面彻底，人工流产及引产时都要常规处理双侧子宫腔。

3. 双子宫 对于双子宫畸形人工流产或引产，最好做双侧子宫腔吸宫。一方面可以防止漏吸，特别是双子宫腔同时妊娠的漏吸；另一方面，可将非妊娠子宫腔的蜕膜同时吸出，防止术后流血时间过长。

4. Robert子宫（斜隔子宫） 指子宫分隔偏于子宫腔一侧，将该侧子宫腔完全封闭，使之成为与阴道或对侧子宫腔不相通的盲腔，若妊娠发生在盲腔，易导致漏吸。操作时应在超声引导下或腹腔镜监测下尽量寻找并打通双侧子宫腔之间的通道，顺利地从阴道完成人工流产或引产手术。

5. 阴道纵隔和阴道横隔 完全或不完全阴道纵隔和阴道横隔可使阴道上段狭窄，子宫颈发育不良，手术中易发生子宫颈暴露困难及子宫腔操作困难。对于人工流产手术或引产手术暴露和操作困难的阴道纵隔或阴道横隔，可在术前将阴道纵隔或阴道横隔切开，充分暴露子宫颈后行人工流产手术。同时为了避免发生子宫内膜异位症，建议将阴道纵隔或阴道横隔切缘缝合后再行人工流产或引产手术。

6. 阴道斜隔综合征 分为3型（图17-1）：Ⅰ型为无孔斜隔型，一侧阴道完全闭锁，隔后的子宫与外界及对侧子宫完全隔离，两子宫间和两阴道间无通道，子宫腔积血聚积在隔后阴道腔。Ⅱ型为有孔斜隔型，一侧阴道不完全闭锁，隔上有一个直径数毫米的小孔，隔后子宫也与对侧隔绝，经血可通过小孔滴出，但引流不畅。Ⅲ型为无孔斜隔合并子宫颈瘘管型，一侧阴道完全闭锁，在两侧子宫颈之间或隔后阴道腔与对侧子宫颈之间有一小瘘管，有隔一侧的经血

可通过另一侧子宫颈排出，但引流也不畅。妊娠若发生在斜隔侧子宫腔，往往可导致人工流产及引产困难。对合并斜隔侧子宫腔妊娠的患者人工流产时，可于术前口服米索前列醇导致子宫收缩出血，引起隔后腔积血，Ⅰ型患者明确斜隔位置后打开阴道斜隔，Ⅱ型可寻找到斜隔孔以后扩大阴道斜隔，Ⅲ型可在B超或腹腔镜监测下找到斜隔并打开斜隔，3 种类型均需缝合创缘后再行人工流产手术或引产手术。

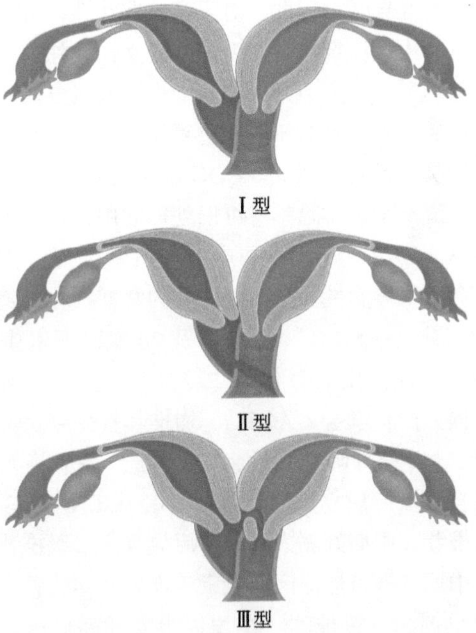

图 17-1　阴道斜隔综合征分型（见彩插）

7. 残角子宫　残角子宫妊娠易发生子宫扭转或宫体破裂而致急腹症，残角子宫妊娠引产致子宫破裂大出血的可能，因此，残角子宫妊娠一经确诊，需采取腹腔镜探查术，大出血等紧急情况下剖腹探查，切除残角子宫，以免发生意外。

子宫位置高度倾屈者或严重粘连影响子宫活动度者，实施计划生育手术时极易发生穿孔、残留等并发症，应尽量矫正子宫位置如术中徒手按压、牵拉等后再行手术。如果子宫位置过度前屈，术中可用子宫颈钳夹住子宫颈向前牵拉以消除子宫颈与子宫体之间的过度屈曲；如果子宫位置过度后倾，术者可站立手术，使吸管顺着子宫倾屈的方向达到宫底，有条件的情况下可以用B超引导或子宫腔直视下手术。

四、子宫颈发育不良、子宫颈暴露困难

子宫颈发育不良，剖宫产术后、子宫底与盆底粘连导致子宫颈暴露困难者及既往有子宫颈手术史者，计划生育手术中常有子宫颈扩张困难的问题。针对这些患者，应详细了解病史及手术史，术前仔细行妇科检查以了解子宫颈结构。子宫颈狭窄者行人工流产术，术前需要行子宫颈预处理（方法同前），选择合适的麻醉方式可增加手术的成功率，手术中可使用“长嘴”窥阴器、小号扩张器，术中应用B超引导或宫腔直视可减少子宫损伤的风险。亦可尝试药物流产，但需严密随访。子宫颈狭窄的患者引产术前需要子宫颈预处理，《中国宫腔操作前宫颈预处理专家共识》推荐的方法如下：妊娠 13～19 周，米非司酮 150 mg 分 2 天口服；米索前列醇 400 μg 术前 3～4 h 阴道放置；地诺前列酮栓 10 mg 阴道放置；渗透性扩宫棒机械性扩张。妊娠 $20\sim27^{+6}$ 周，不建议用米索前列醇子宫颈预处理，余方法同上。引产过程中易发生子宫颈裂伤及子宫穿孔，有出血的裂伤一般可以通过压迫或缝合方法止血，而一旦发生子宫颈内口裂伤，能够侧向撕裂进入子宫颈旁间隙，导致严重的出血或血肿形成，必要时需要气囊压迫和血管造影栓塞术控制严重的高位子宫颈出血。中期妊娠引产术中子宫穿孔比早期妊娠流产术中子宫穿孔更有可能损伤肠管或其他结构，应加强术中、术后的监护，如果有严重子宫出血的征象或怀疑有血管或脏器损伤时行腹腔镜或剖腹探查。放、取宫内节育器时子宫颈暴露困难导致探针和取环器难以进入子宫腔时，除了加强术前的子宫颈预处理，术中可以采用鸭嘴窥阴器扩张阴道或分叶阴道拉钩充分暴露子宫颈，选用更细的探针，必要时B超引导或宫腔镜手术。

五、合并子宫肌瘤等盆腔肿瘤

盆腔肿瘤以子宫肌瘤为例。子宫肌瘤患者人工流产时，子宫肌瘤可改变宫腔形状、影响子宫收缩，从而增加手术风险。有研究发现，多发性子宫肌瘤、肌壁间肌瘤、肌瘤直径>5 cm 的患者，人工流产并发症的发生率增高，尤其是肌瘤位于肌壁间向宫腔方向生长者或孕囊位于肌瘤上方者，手术难度和风险明显增加。因此，患者术前应完善超声检查，明确肌瘤类型、孕囊着床位置及宫腔形态，给予子宫颈预处理（方法同前）。术中选择合适的吸管，如加长型吸管，同时向患者和家属充分交代病情，必要时需要做腹腔镜或开腹手术的准备。可选择B超引导或子宫腔直视下操作，若术中出血多，可给予前列腺素衍生物或缩宫素。也可尝试药物流产，但应加强随访。数项研究报道合并子宫肌瘤的患者引产出血的风险增加，特别是当肌瘤较大（直径>3 cm）及位于胎盘后方时，出血的风险也会随着妊娠周数的增加和引产时

间的延长而增加。引产相关出血的女性较少需要输血治疗，若术中出血多，可给予前列腺素衍生物或缩宫素，较严重的出血病例可能需要宫内气囊导管填塞、子宫压迫缝合和血管造影栓塞术来减少出血。子宫肌瘤导致宫腔变形是放置宫内节育器和左炔诺孕酮宫内缓释系统的相对禁忌证，因子宫肌瘤不能手术或不能耐受手术者，放置左炔诺孕酮宫内缓释系统可缓解月经过多的症状，但黏膜下肌瘤患者是IUD应用禁忌，建议先切除黏膜下肌瘤再放置左炔诺孕酮宫内缓释系统。且子宫肌瘤使子宫腔变形者易出现节育器取出困难，可在超声引导下尝试操作，以降低子宫穿孔的风险。合并盆腔肿瘤患者超声引导下放置IUD，还可有助于确保IUD正确放置于子宫底。对置入困难患者，如果操作过程中没有超声引导，置入后立刻行超声检查有助于确认IUD位置是否放置正确。

六、瘢痕子宫

瘢痕子宫术前须排除子宫瘢痕处妊娠，特别是剖宫产瘢痕妊娠，术前考虑子宫瘢痕处妊娠者，参考剖宫产瘢痕部位妊娠处理方式处理。瘢痕子宫的人工流产手术风险主要表现为术中术后大出血、子宫穿孔、吸宫不全等，瘢痕子宫可导致子宫倾屈度异常，增加手术风险，术前B超应仔细评估子宫大小、形态、着床位置、血供分布情况，是否存在引起瘢痕处子宫肌层菲薄等问题，术中需密切关注受术者生命体征和出血量情况，发现出血增多者，及时注射缩宫素。术后也应密切关注受术者出血量等情况。瘢痕子宫引产过程中存在胎盘位置异常、胎盘植入瘢痕及子宫破裂的风险。子宫破裂与妊娠周数大小、宫缩强度、距离前次手术时间、手术方式、术后切口愈合情况等多种因素有关。对于瘢痕子宫中期妊娠引产者术前应明确胎盘的位置和瘢痕处肌层的厚度及是否存在胎盘植入，术中要严密观察宫缩强度、频率、阴道出血情况和腹部体征，适时应用宫缩抑制药。剖宫产术后瘢痕子宫中期引产总体是安全的，术前子宫颈准备非常重要，引产方式的选择参照《剖宫产术后瘢痕子宫孕妇中期妊娠引产的专家共识》。瘢痕子宫放置宫内节育器应警惕发生节育器嵌顿或节育器异位，节育器嵌顿于肌层者可经阴道试取或在B超引导下宫腔镜取器，对于异位于盆腔者，尽量采用腹腔镜取出异位节育器。

七、年龄因素

对于年轻的人工流产女性，避孕知识缺乏，重复流产率高的情况较为普遍，有研究发现中国人工流产女性年轻、未婚女性重复流产率高达30%以上。重复流产可导致各种术中和术后并发症的发生率大大增加，人工流产手术术中常见的并发症为大出血、子宫穿孔、心脑综合征、空吸、漏吸；术后近期并发症有流产不全和子宫腔积血、盆腔炎性疾病（PID）、宫颈宫腔粘连、子宫内膜异位症及子宫腺肌病、月经异常及继发闭经；远期并发症有继发不孕、不良妊娠结局、月经异常。因此，对于育龄期女性，特别是缺乏避孕和人工流产危害知识的年轻女性，除加强围术期的管理之外，大力开展避孕知识宣教服务，开展人工流产后关爱活动对于减少重复流产、保护女性的生殖健康具有重要的意义。COC作为高效的避孕方法，在人工流产术后排除禁忌可以立即使用，长效可逆避孕方法（LARC）、IUD和皮下埋植避孕剂可作为未生育和青少年女性安全高效避孕的常规推荐。美国医学标准协会（MEC）将20岁及20岁以下未生育和青少年女性使用IUD作为二级推荐，美国儿科学会和美国妇产科学会（ACOG）均推荐青少年女性使用LARC。对于育龄期女性，WHO指导手册将人工流产或自然流产后立即放置单铜IUD或LNG-IUS作为一级推荐，中期妊娠人工流产后放置为二级推荐。早期、中期妊娠自然流产或人工流产后立即放置皮下埋植避孕剂为一级推荐。40岁以上女性高血压、糖尿病、代谢综合征等内科合并症发生率增高，手术前需要加强筛查和管理。40岁以上受术者术后避孕方法推荐皮下埋植避孕剂、LNG-IUS等单孕激素的长效避孕方法及IUD。ACOG建议单铜IUD在闭经1年后取出，以确保在取出前处于绝经状态。对于LNG-IUS或皮下埋植避孕剂的女性，发生闭经可能是安置后孕激素的作用所致，在没有合适的指标确认绝经状态的情况下，可以继续使用至50～55岁，但目前缺乏相关的临床研究评估无症状的绝经期女性持续使用LNG-IUS的风险。

八、绝经后

绝经后女性内、外科合并症发生率大大增加，术前应注意进行疾病的排查，必要时行心肺功能的检查，对于节育器试取失败或有严重内、外科疾病，经过评估取出节育器弊大于利者，可以原位滞留节育器。2019年，《绝经后宫内节育器取出技术指南》中提出以下几种情况为绝经后节育器取出的禁忌证：①全身状况不良，无法耐受手术者；②各种疾病的急性阶段，需待治愈或病情稳定后再手术者；③生殖器官炎症，需要治疗后再行手术者；④长期服用某类药物，如抗凝药、溶栓药、激素等可增加手术风险，需评估后更换治疗用药或停药至安全状态后，方可手术。

取器术中应加强监测以确保手术的安全，绝经时间越长，生殖器官萎缩，子宫颈狭窄越明显，越易出现取 IUD 困难，子宫颈预处理能有效地降低手术并发症，增加手术成功率。雌激素可使萎缩的阴道、子宫组织松弛、变软，增加弹性，在无雌激素禁忌的情况下建议术前使用 1 周。《中国宫腔操作前宫颈预处理专家共识》推荐用法为每天口服戊酸雌二醇 1.0 mg 或替勃龙 2.5 mg；雌三醇软膏或栓剂局部上药。在没有用药禁忌的情况下术前也可用米索前列醇 400 μg 术前 12 h 口服或 200～400 μg 于术前 2～3 h 舌下含服 / 阴道放置；卡孕栓 0.5～1.0 mg 于术前 1～2 h 阴道放置；间苯三酚 80 mg 于术前 15～30 min 静脉注射以达到软化子宫颈的作用。绝经后子宫颈预处理机械方法推荐术前 12 h 于子宫颈管放置海藻棒或术前 1～2 h 放置合成扩宫棒。

九、产后及哺乳期

产后及哺乳期行计划生育手术受术者，由于哺乳期子宫壁较薄，且瘢痕尚未完全修复等因素造成人工流产手术难度较大，人工流产不全、子宫穿孔等并发症时有发生，应加强对从事计划生育手术医师的培训，熟练手术操作，严格遵守手术操作常规。有研究认为，米非司酮配伍卡前列甲酯栓终止哺乳期子宫内早期妊娠完全流产率高达 90%，是有效和安全的方法，但需注意在应用米非司酮后应停止哺乳 3 天。

1. 对于产后及哺乳期女性放置 IUD 的时机　MEC 将产后立即放置 IUD 作为一级推荐，将母乳喂养女性产后立即放置 LNG-IUS 作为二级推荐，WHO 避孕指导手册推荐产后 48 h 之内及产后 4 周以上，非哺乳和哺乳妇女均可放置 IUD 及 LNG-IUS。如伴有产褥感染，则严禁放置，有经验的医师进行手术操作及 B 超引导下手术可增加手术的安全系数。

2. 对于产后及哺乳期女性放置皮下埋植避孕剂的时机　WHO 指导手册推荐非母乳喂养女性产后 4 周内可立即放置皮下埋植避孕剂，完全母乳喂养女性产后半年内无月经复潮的情况下可随时放置皮下埋植避孕剂。虽然多项系统回顾性研究均表明单孕激素避孕措施不会对产妇的初乳量、成熟乳量及婴儿生长发育产生不利影响，考虑到激素避孕方法可能对母乳喂养产生的不利影响，MEC 将非母乳喂养妇女产后 21 天内放置皮下埋植避孕剂作为一级推荐，母乳喂养妇女产后 30 天后放置作为二级推荐。

十、多次子宫腔操作史

多次子宫腔操作，特别是多次人工流产可导致子宫腔粘连、子宫内膜异位症、PID 等发生率大大增加，目前文献报道多次人工流产、刮宫所致的子宫腔粘连的发生率高达 25%～30%。对于有多次子宫腔操作史者，术前应详细询问手术史如人工流产史、诊断性刮宫史、子宫内膜息肉切除史、子宫黏膜下肌瘤切除史、放取节育器史等，特别注意有无子宫腔粘连病史。多次宫腔操作人工流产手术，漏吸、人工流产不全等并发症发生率明显增加，放置 IUD 容易发生节育器嵌顿、异位，以及取出困难。因此，对多次子宫腔操作史者建议采用 B 超引导下手术，有条件的非妊娠手术也可选用宫腔镜下进行、妊娠期手术可选子宫腔直视下进行，术中注意子宫腔形态，术前、术中及术后都应加强沟通。多次子宫腔操作也增加胎盘粘连、胎盘植入的发生，故中期妊娠引产的过程中容易出现胎盘滞留或胎盘娩出不全、引产后出血、引产失败，建议在超声引导下行钳刮术或子宫腔直视下手术。当引产过程中出现子宫活动性出血导致患者失血性休克，经导管动脉栓塞术，可减少因引产大出血导致子宫切除的风险，是目前胎盘植入引产的一种有效的止血和治疗方法。对于子宫腔粘连的预防，目前认为除避免子宫腔操作和宫内感染之外，尚无确切的方法对子宫腔粘连进行有效的一级预防，2017 年美国妇科腹腔镜医师协会（AAGL）和欧洲妇科内镜学会（ESGE）的联合评价认为，对于可能损伤子宫内膜的手术，术后使用透明质酸防粘连凝胶可减少短期内子宫腔粘连的发生，但尚无之后对生育能力影响的数据。建议对于常规子宫腔手术的患者，不使用凝胶屏障预防粘连形成。但对于易导致子宫腔粘连形成的高危手术，可与受术者讨论现有资料，并共同决定是否使用凝胶屏障。对于已经在术中同时行分离粘连手术的患者，术后可在子宫腔内放置球囊以降低粘连复发的风险，以及应用雌孕激素周期治疗促进子宫内膜再生，但这些治疗对改善关键生育结局或减少子宫腔粘连的临床有效性仍不确定。透明质酸凝胶和聚氧乙烯羧甲基纤维素钠凝胶似乎都可以减少子宫腔粘连复发，但它们对妊娠率和活产率的影响也是未知的。

对于多次子宫腔操作史者，术后立即落实长效、高效的避孕措施是减少反复流产和手术并发症的关键，流产后立即放置 IUD 有更低的脱落率、更高的持续使用率及更低的并发症发生率。

十一、带器妊娠与宫内节育器异位、断裂、残留

文献报道带器妊娠发生率为1.4%～1.9%。带器妊娠相关因素包括年龄较轻、有孕产史、哺乳期或人工流产术中置器、置器3年内、多次置器、惰性IUD、随访少、剖宫产史等。带器妊娠并不常见，是否需要终止妊娠或取器取决于女性的生育意愿、妊娠周数、IUD位置及IUD尾丝是否可见等因素。对子宫内早期妊娠者，无论取出或保留IUD均有风险，但保留IUD发生不良妊娠结局风险更高，因此，ACOG建议当IUD尾丝可见或可从子宫颈管安全取出时推荐取出IUD，当女性选择终止妊娠时，可在人工流产术中同时取出，也可在药物流产术前取出。宫内节育器异位、断裂及残留者可考虑行宫腔镜手术，如宫内节育器完全异位在子宫壁肌层或腹腔内，建议在腹腔镜下取器。为避免带器妊娠，除了不断提高放置IUD的技能操作水平之外，对育龄期带器女性应定期检查以了解IUD的情况。

十二、长期服用类固醇激素

类固醇激素包括盐皮质激素、糖皮质激素、性激素，长期服用糖皮质激素的患者，因药物抑制机体防御反应，加之基础病等因素的影响，在手术中易出现感染风险增加，皮肤、浅表血管及其他组织的脆性增加导致损伤风险增加，以及影响伤口愈合时间。术前应根据患者的糖皮质激素应用史及手术类型和持续时间与相关科室医师一起决定是否使用糖皮质激素或调整糖皮质激素的用量，有发生肾上腺抑制和肾上腺危象风险的患者需谨慎选择麻醉药，术后应密切监护，仔细操作。术后加强预防性抗生素的使用，因为糖皮质激素可能抑制发热反应，使用糖皮质激素的患者术后应谨慎监测感染情况。

十三、异常妊娠

1. 稽留流产和不全流产

（1）稽留流产指胚胎或胎儿已死亡，滞留子宫腔内未能及时自然排出。早期妊娠稽留流产的超声诊断标准为：超声检查头臀长≥7 mm，未见胎心搏动；子宫腔内孕囊平均直径≥25 mm，未见胚胎；子宫腔内妊娠未见卵黄囊，2周后仍未见胚胎和胎心搏动；子宫腔内妊娠可见卵黄囊，11天后仍未见胎心搏动。早期妊娠稽留流产目前的治疗方式有3种，即手术治疗、药物治疗和期待治疗。手术治疗的风险主要有：①胎盘组织机化，与子宫壁紧密粘连，易导致术后妊娠物残留；②手术操作时间长，易导致子宫内膜损伤，严重时可致子宫腔粘连；③患者术前常有阴道流血时间过长，易导致感染；④稽留时间过长或晚期流产，易导致凝血功能障碍，继发弥散性血管内出血（DIC）等。《2020早期妊娠稽留流产治疗专家共识》指出，目前没有证据表明手术治疗前口服雌激素类药物可提高子宫肌层对缩宫素的敏感性，手术前行子宫颈预处理可减少手术并发症的风险，可选择超声监视下手术或在子宫腔观察吸引手术系统监视下行负压吸宫术。药物治疗为非侵入治疗，但出血时间长，需反复就诊，有失败及子宫腔残留可能；期待治疗的成功率接近80%，合并症风险较小，但存在计划外手术治疗及大出血等风险，不作为一线推荐方式，需要与患者充分沟通，知情并谨慎选择。

（2）不全流产（incomplete abortion）指妊娠产物已部分排出体外，尚有部分残留于子宫腔内。其治疗手段主要包括清宫术、药物保守治疗和期待治疗，其中清宫术有效率较高，但仍为一种有创操作，可能对患者身心造成一定的创伤。对于子宫腔内残留物较小时（直径≤2.5 cm）时，也可以考虑非手术治疗，《中国不全流产保守治疗专家共识》中提出药物非手术治疗适应证为：①妊娠物残留时间较短（阴道出血时间≤14天）；② B超提示子宫腔内存在混合样结构或稍强回声伴或不伴血流信号，子宫腔内残留组织直径较小（直径≤2.5 cm）；③血β-hCG阳性（水平较低），使用的药物主要包括前列腺素类药物联合米非司酮及中药等。对于阴道出血不多、彩色超声监测子宫腔残留物较小（直径<2.0 cm）且无血流信号的患者也可采取期待疗法，可观察7～14天，也可等待下次月经来潮排出子宫腔残留物。以下几种情况可选择宫腔镜手术：①药物非手术治疗时间长、组织物持续残留；②清宫术后仍有组织残留，并机化；③子宫腔残留组织部位隐蔽如组织子宫角处残留或隐匿的边缘性剖宫产瘢痕妊娠残留；④清宫术很难完全清除干净，术后仍有残留或大量出血的可能。

2. 子宫角妊娠（angular pregnancy） 指孕囊种植在子宫与输卵管口交界处的子宫角部，按照孕囊生长趋势可分成Ⅰ型和Ⅱ型：Ⅰ型，孕囊绝大部分在子宫腔内生长，子宫角部外凸不明显；Ⅱ型，孕囊主要向子宫角外生长，子宫角部有明显外凸。既往国内外文献报道的子宫角妊娠发生率占异位妊娠的2.0%～6.2%。因其症状、体征不典型，早期诊断困

难，误诊率高，一旦发生破裂、流产等情况，病情常较为凶险。对于子宫角妊娠的诊治，2020 年《宫角妊娠诊治专家共识》提出诊断首选盆腔超声检查，必要时可行三维超声检查或 MRI。Ⅰ型子宫角妊娠典型的影像学表现为：孕囊位于一侧子宫角内，周围可见环绕血流；孕囊大部分位于宫腔并有蜕膜包绕，小部分被子宫角肌层包绕且子宫角最薄处肌层厚度＞5 mm。该侧子宫角没有明显外凸；可见正常输卵管间质部结构。Ⅱ型子宫角妊娠典型的影像学表现为：孕囊位于一侧子宫角内，周围可见环绕血流；孕囊小部分位于子宫腔并有蜕膜包绕，大部分被子宫角肌层包绕且子宫角肌层厚度仍＞5 mm。该侧子宫角明显外凸，严重者患侧子宫角向外膨隆极明显，似与子宫体分离。Ⅰ型子宫角妊娠的患者要求终止妊娠时，由于孕囊大部分在子宫腔内，可采用负压吸引术或药物流产。手术建议由有经验的医师在超声或子宫腔直视系统监视下行“定点清除式”负压吸宫术，必要时在腹腔镜监视下清宫。清宫术中如果发现妊娠组织仍有较多在子宫腔外无法清除，或发生子宫角穿孔、大出血时可在腹腔镜下行病灶清除和子宫角修补术。Ⅱ型子宫角妊娠在早期孕囊较小时，可在超声或子宫内可视系统监视下试行“定点清除式”负压吸引术，必要时在腹腔镜监视下清宫。当孕囊长大造成子宫角明显凸起，难以经阴道及子宫腔内处理，可采用腹腔镜下子宫角切开取胚术，妊娠 12 周以上的子宫角妊娠患者，因大出血风险大，建议行开腹手术。

3. 子宫颈妊娠 是指受精卵着床于组织学内口以下的子宫颈管内，并在此生长发育的异位妊娠，是异位妊娠中罕见但危险的一种类型。子宫颈妊娠的诊断往往依靠超声诊断，须与稽留流产时孕囊排出在子宫颈管相鉴别，其超声诊断的标准为：子宫腔空虚；子宫颈管膨大；子宫颈内口下方颈管内可见孕囊，孕囊周围有丰富的血流信号，有时可见原始心管搏动；子宫颈内口关闭。子宫颈妊娠主要的并发症是严重出血，故子宫颈妊娠一旦确诊，为了减少大出血的风险，不宜直接行刮宫术，先用氨甲蝶呤等药物杀胚或栓塞子宫动脉暂时阻断血供，然后再在 B 超监测下行刮宫治疗。2016 年，英国皇家妇产科医师学院关于异位妊娠的诊断和管理建议把药物治疗作为子宫颈妊娠的主要治疗方式，直接手术仅对于存在危及生命的大出血时才考虑采用。对于严重的出血，可采用的止血措施包括子宫颈局部止血缝合、血管造影栓塞术、双侧髂内动脉结扎术、双侧子宫动脉结扎术等。

4. 剖宫产瘢痕妊娠（cesarean scar pregnancy，CSP） 是指受精卵着床于前次剖宫产子宫切口瘢痕处的一种异位妊娠，仅限于早孕期（≤12 周）。CSP 临床表现可以仅有阴道出血伴或不伴腹痛，至子宫破裂、大出血和低血容量性休克。CSP 的诊断方法首选超声检查，特别是超声造影检查，不仅可帮助定位孕囊，更有利于明确孕囊与子宫前壁下段肌层及膀胱的关系，以及血流情况，MRI 和宫腔镜可用于进一步评估妊娠位置，但不是确诊必需的手段。治疗应根据患者的临床表现及 CSP 的分型来确定，具体可参考《剖宫产术后子宫瘢痕妊娠诊治专家共识》。术后需加强监测，建议每周监测血 β-hCG 下降情况，部分患者在清宫手术后短期内会出现子宫瘢痕处的小血肿，表现为超声下的瘢痕处低回声，但无血流信号，如无活跃阴道出血可不予特殊处理，术后超声的随访建议每个月 1 次，直至瘢痕处异常回声消失及血 β-hCG 恢复正常。

5. 子宫峡部妊娠 是指受精卵种植于组织学内口以上，解剖学内口以下的子宫峡部，与子宫颈妊娠不同之处为后者受精卵种植于组织学内口以下的子宫颈黏膜，而与剖宫产瘢痕部位妊娠的区别为子宫峡部妊娠既往可无剖宫产史，种植于子宫峡部的任何部位。其临床症状及体征与子宫颈妊娠相似，在 B 超表现为：子宫腔内无孕囊；子宫下段膨隆，其内可见孕囊或不均质强回声；孕囊周围血流丰富时应考虑到子宫峡部妊娠的可能性。子宫峡部妊娠盲目清宫可导致难以控制的大出血，其处理原则和子宫颈妊娠相似，建议先用氨甲蝶呤等药物杀胚或栓塞子宫动脉暂时阻断血供，然后再在 B 超监测下行刮宫治疗，也可结合子宫腔直视下治疗，以减少出血及子宫切除风险。

6. 葡萄胎 是一种良性滋养细胞疾病，是绒毛滋养细胞异常增生所致。当早孕期出现阴道流血或剧烈呕吐、无胎心及 hCG＞80 000 U/L 时需警惕葡萄胎的可能性，超声检查有助于诊断。葡萄胎清宫术中的注意事项有：①充分扩张子宫颈管；②尽量选用大号吸管；③缩宫素应在子宫口已扩大，开始吸宫后使用；④对子宫大小小于妊娠 12 周者，应争取 1 次清宫干净；不能一次彻底吸净者，可在第 1 次清宫后 1 周左右行第 2 次刮宫术。术后应仔细检查清出物的数量、出血量、葡萄粒的大小，观察术后阴道流血情况，建议将子宫腔内吸出物与子宫壁刮出物分别送病理检查，以了解滋养细胞增生程度。葡萄胎患者清宫后必须定期随访，以便尽早发现滋养细胞肿瘤并及时处理。

（编写：王　滟；审校　刘伟信；终审：黄丽丽）

参考文献

［1］李坚．临床诊疗指南与技术操作规范：计划生育分册．北京：人民卫生出版社，2017：179-193．

［2］国家卫生健康委员会办公厅．关于印发人工流产后避孕服务规范（2018版）的通知．［EB/OL］http://www.nhc.gov.cn/fys/s7904/201808/c211b0059b1447119bdf4f0a5128de50.shtml

［3］中华医学会麻醉学分会，全国卫生产业企业管理协会生殖健康与优生专业委员会．麻醉镇痛技术下计划生育手术专家共识（2018）．中国实用妇科与产科杂志，2018，34（9）：1019-1023．

［4］WHO. Family Planning-A global handbook for providers(2018 edition).[EB/OL].http://www.who.int/reproductivehealth/publications/fp-global-handbook/en/.

［5］妇产科相关专家组．左炔诺孕酮宫内缓释系统临床应用的中国专家共识．中华妇产科杂志，2019，54（12）：815-825．

［6］中华医学会计划生育学分会．宫腔操作前宫颈预处理专家共识．中华生殖与避孕杂志，2020，40（1）：861-866．

［7］谢梅青，马婷婷，等．生殖道畸形及人工流产手术．中国实用妇科与产科杂志，2012，28：645-648．

［8］中华医学会计划生育学分会．绝经后宫内节育器取出技术指南．中华妇产科杂志，2019，54（10）：649-653．

［9］WHO.Selected practice recommendations for contraceptive use.3th edition 2016: 27-63.

［10］Grimbizis GF, DiSpiezio Sardo A, Saravelos SH, et al. The Thessaloniki ESHRE/ESGE consensus on diagnosis of female genital anomalies. Human Reproduction, 2016, 131(1): 2-7.

［11］中华医学会妇产科学分会．关于女性生殖器官畸形统一命名和定义的中国专家共识．中华妇产科杂志，2015，50（9）：648-651．

［12］ACOG.Long-acting reversible contraception: implants and intrauterine devices: ACOG PRACTICE BULLETIN.Obstet Gynecol, 2017, 130(5): e251-e269.

［13］付雪梅，温岩，等．低剂量米非司酮配伍卡前列甲酯栓终止哺乳期瘢痕子宫内早孕药物流产160例临床观察．中国妇幼保健，2013，28（28）：4697-4698．

［14］中华医学会妇产科学分会．宫腔粘连临床诊疗中国专家共识．中华妇产科杂志，2015，50（12）：881-887．

［15］罗岚蓉，李坚．中期引产胎盘植入的诊断与治疗．首都医科大学学报，2013，34（4）623-628．

［16］AAGL Practice Report: Practice Guidelines on Intrauterine Adhesions Developed in Collaboration With the European Society of Gynaecological Endoscopy (ESGE). AAGL Elevating Gynecologic Surgery. Minim Invasive Gynecol, 2017, 24: 695.

［17］Bosteels J, Weyers S, Kasius, et al. Anti-adhesion therapy following operative hysteroscopy for treatment of female subfertility. Cochrane Database Syst Rev, 2015, CD: 011110.

［18］Migita K, et al. Rates of serious intracellular infection in autoimmune disease patients receiving initial glucocorticoid therapy. PLoS One, 2013, 8: 78699.

［19］Murray H, Marik PE.Etomidate for endotracheal intubation in sepsis: acknowledging the good while accepting the bad. Chest, 2005, 127: 707.

［20］中华医学会计划生育学分会．早期妊娠稽留流产治疗专家共识．中国实用妇科与产科杂志，2020，36（1）：70-73．

［21］中华医学会计划生育学分会．不全流产保守治疗专家共识．中华生殖与避孕杂志，2019，39（5）：345-348．

［22］中华医学会计划生育学分会．宫角妊娠诊治专家共识．中国实用妇科与产科杂志，2020，36（4）：329-332．

［23］曹泽毅．中华妇产科学．3版．北京：人民卫生出版社，2014：1305．

［24］Elson CJ,Salim R,Potdar N,et al. On behalf of the Royal College of Obstetricians and Gynaecologists. Diagnosis and management of ectopic pregnancy. BJOG,2016,DOI：10.1111/1471-0528.14189.

［25］中华医学会妇产科学分会计划生育学组．剖宫产术后子宫瘢痕妊娠诊治专家共识．中华妇产科杂志，2016，51（8）：568-572．

［26］中国抗癌协会妇科肿瘤专业委员会．妊娠滋养细胞疾病诊断与治疗指南．4版．中国实用妇科与产科杂志，2018，34（9）：994-1001．

第18章　科学备孕与优生优育

第一节　科学备孕

孕前保健（prepregnancy health care）是通过评估和改善计划妊娠夫妇的健康状况，减少或消除导致出生缺陷等不良妊娠结局的风险因素，预防出生缺陷发生，提高出生人口素质，是孕期保健（health care of gestational period）关口的前移。产前检查和孕前保健是降低孕产妇、围生儿并发症的发生率和死亡率的重要措施。在孕前通过咨询和检查，可发现某些潜在的、个人史、家族史及产科方面可能影响围生预后的因素，以期通过干预减少、消除这些病理因素的影响，获得满意的围生结局，是孕前保健的意义和目的。

一、孕前医学咨询

孕前咨询是对计划妊娠的夫妻进行健康状况的评估，尽可能地通过危险因素筛查、健康宣教及有效的干预来最大程度减少不良妊娠结局的发生。2018年1月，中华医学会妇产科学分会发表《孕前和孕期保健指南》；2019年1月，美国妇产科医师协会（ACOG）联合美国生殖医学会（ASRM）共同发布了孕前咨询委员会建议。上述指南均对计划妊娠夫妇进行健康的教育及指导、常规保健内容、辅助检查项目（分为必查项目和备查项目）等做出阐述。

孕前咨询对于每一对计划妊娠的夫妇均至关重要。任何有生育能力的非妊娠女性与男性都应就健康习惯问题进行孕前咨询，孕前咨询可改善妊娠结局。医学咨询即指对慢性病患者进行指导。

（一）孕前糖尿病

糖尿病患者在早期妊娠因高血糖可能导致胚胎发育异常甚至流产，孕妇发生妊娠期高血压疾病、感染、酮症酸中毒、羊水过多等疾病的概率较非糖尿病孕妇高。因巨大儿发生率明显增高，从而导致难产、产道损伤、手术产概率增高，新生儿窒息、黄疸、低血糖等发生率增高。因此，所有计划妊娠的糖尿病育龄期女性需进行糖尿病相关妊娠前咨询，了解血糖控制的重要性，应充分了解妊娠可能对病情的影响，包括非计划妊娠的风险及妊娠期母儿并发症的风险，血糖未控制达标前应有效避孕。糖尿病患者孕前应进行血糖控制和体重管理，检查视网膜、24 h尿蛋白及心电图等，了解潜在的血管病变可能；需在内科医师协助下严格控制血糖值接近正常范围，将糖化血红蛋白（HbA1c）控制在<6.5%，可降低先天畸形、子痫前期、巨大儿和其他并发症风险。

（二）高血压

高血压患者在妊娠期可能发生卒中、肺水肿、肾功能不全、心肌梗死、子痫前期、妊娠糖尿病、胎盘早剥、剖宫产率增加和产后出血等；对胎儿和新生儿的危害包括胎儿生长受限、早产、胎儿先天发育异常、死产和新生儿死亡等风险。13%～40%的高血压患者可能发展为高血压并发子痫前期，因此，孕前保健和孕前评估很重要。在孕前需要评估患者是否存在终末器官损害、是否为继发性高血压。严重高血压患者不宜妊娠，需查明原因待血压得到有效控制后方可妊娠。同时，应评估高血压药物的致畸风险，尽量避免服用一些药物特别是血管紧张素转化酶抑制药和血管紧张素受体阻滞药，因为早期妊娠服用这类药物有可能导致胎儿结构异常（如肾和脑发育不全）和胎儿生长受限。对于长期高血压或血压控制不佳患者应评估是否存在终末器官损伤，如视网膜病变、心室肌肥厚、肾功能不全等临床表现。孕前评估内容包括：①血清天冬氨酸氨基转移酶和丙氨酸氨基转移酶；②血清肌酐；③血清电解质（特别注意血钾）；④尿素氮；⑤全血细胞计数；⑥尿蛋白/肌酐比值或24 h尿总蛋白和肌酐（计算肌酐清除率）；⑦心电图或超声心电图。

（三）甲状腺疾病

常见妊娠合并甲状腺疾病主要包括甲状腺功能亢进症和甲状腺功能减退症，其诊断主要依据临床表现及血清促甲状腺激素（thyroid stimulating hormone，TSH）和甲状腺激素水平，甲状腺疾病治疗的目的是使血清TSH和甲状腺激素水平恢复正常，以降低围生期不良结局发生。甲状腺功能亢进症（hyperthyroidism）患者在备孕前应达到甲状腺功能正常的稳定状态。如果为甲状腺功能亢进症患者，应在病情完全控制3个月后妊娠；^{131}I对胎儿有影响，治疗后至少6个月方可妊娠。育龄期女性在^{131}I治疗前需要核实是否妊娠，以避免其对胎儿的影响，妊娠期禁用^{131}I治疗。甲状腺功能减退症患者在妊娠期发生子痫前期、胎盘早剥的可能性增加，未经治疗的甲状腺功能减退症孕妇，胎儿流产、死亡、畸形、胎儿生长受限、先天性缺陷与智力发育迟缓的发生率增加。所有育龄期女性在初次就诊时，应口头询问是否存在甲状腺功能异常的病史，是否使用甲状腺激素或抗甲状腺药物，对于高危人群［甲状腺过氧化物酶抗体（thyroid peroxidase antibody，TPOAb）阳性、甲状腺疾病个人史、甲状腺疾病家族史、其他自身免疫疾病史、流产史、早产史、不良生育史等］需要进行筛查，目前常用筛查指标包括TSH、游离甲状腺素（free thyroxine，FT_4）、TPOAb。既往患有甲状腺功能减退的育龄期女性孕前应调整左甲状腺素剂量，使TSH在正常范围，TSH＜2.5 mU/L最佳，对于已使用药物治疗的甲状腺功能减退患者，妊娠后左甲状腺素的剂量需要根据促甲状腺激素水平进行调整。

（四）其他慢性病

如有心脏病、血液系统疾病、肾病变等情况，均需相应专科医师认真评估后方可妊娠。有免疫系统疾病、系统性红斑狼疮，尤其是狼疮肾炎患者，病情稳定后至少半年以上，经各项检查化验指标良好及肾功能良好，所用免疫抑制药剂量降至最低剂量，经风湿免疫科及妇产科医师评估后方可备孕。

随着女性年龄的增加，罹患慢性疾病的风险较年轻女性增加，因此，高龄女性在孕前评估时，应进行全面的身体检查，包括血压、血糖、血脂、心电图、肝肾功能及乙型病毒性肝炎等传染性疾病的筛查。对于已经确诊慢性疾病的高龄女性，应征求相关科室医师的诊治意见，并咨询妊娠风险及可能导致的母儿结局。对于可以尝试受孕的慢性疾病高龄女性，应进行多学科的妊娠风险评估（包括母亲的妊娠期和产时风险、胎儿的致畸风险和发育问题），以及选择最佳受孕时机和制订妊娠期随访观察计划。评估和发现妊娠对母体疾病的影响，以及胎儿在母体内的生长发育情况。通过多学科的孕前妊娠风险评估，使女性本人和家庭知晓再次妊娠的风险和可能存在的问题，配合医师做好孕前、孕期和产时的随访评估工作；一旦出现不利情况，应及时终止妊娠，保障母亲的生命安全。而对于不适宜妊娠的女性应充分讲解病情和进行心理疏导，并积极配合专科治疗。

二、孕前健康状况评估

（一）评估孕前高危因素

①询问准备妊娠夫妇的健康状况；②评估既往慢性疾病史、家族史和遗传病史，不宜妊娠者应及时告知；③详细了解不良孕产史，≥2次早期自然流产、1次晚期流产、早产、死胎、畸形等需认真寻找原因，并做相应检查；④了解生活方式、饮食营养、职业状况及工作环境、运动（劳动）情况、家庭暴力、人际关系等。

（二）身体检查

①测量血压、体重，计算体重指数（body mass index，BMI），BMI＝体重（kg）/身高（m）^{2}；②常规妇科检查，了解外阴、阴道、子宫颈、子宫体双侧附件情况。

三、辅助检查

（一）必查项目

包括：①血常规；②尿常规；③血型（ABO和Rh）；④肝功能；⑤肾功能；⑥空腹血糖；⑦HBsAg；⑧梅毒血清抗体筛查；⑨HIV筛查；⑩子宫颈细胞学检查（1年内未查者）。

（二）备查项目

包括：①弓形虫、风疹病毒、巨细胞病毒和单纯疱疹病毒（TORCH）筛查；②子宫颈阴道分泌物检查（阴道分泌物常规、淋球菌、沙眼衣原体）；③甲状腺功能检测；④珠蛋白生成障碍性贫血筛查（广东、广西、海南、湖南、湖北、四川、重庆等地）；⑤75 g口服葡萄糖耐量试验（OGTT：针对高危女性）；⑥血脂检查；⑦妇科超声检查；⑧心电图检查；⑨胸部X线检查。

根据中华医学会妇产科分会《孕前和孕期保健指南（2018）》遵循普遍性指导和个体化指导相结合的原则，对计划妊娠的夫妇进行孕前健康教育及指导，主要内容包括：①有准备、有计划的妊娠，尽量避免高龄妊娠。②合理营养，控制体重增加。③补充叶酸 0.4～0.8 mg/d 或含等量叶酸的复合维生素。既往生育过神经管缺陷儿的孕妇，则需补充叶酸 4 mg/d。④对于有遗传病、慢性疾病和传染病而准备妊娠的女性，应予以评估并指导。⑤合理用药，避免使用可能影响胎儿正常发育的药物。⑥避免接触生活及职业环境中的有毒有害物质（如放射线、高温、铅、汞、苯、砷、农药等），避免密切接触宠物。⑦改变不良的生活习惯（如吸烟、酗酒、吸毒等）及生活方式，避免高强度的工作、高噪声环境和家庭暴力。⑧保持心理健康，解除精神压力，预防孕期及产后心理问题的发生。⑨合理选择运动的方式。

四、孕前用药评估及疫苗接种

当患者使用了致畸药物时应采取可靠的避孕措施，有生育计划时应在停止避孕前及时调整潜在致畸药物的用量。孕期必须给药治疗某种疾病时，应使用最安全药物的最低有效剂量。

育龄期女性应评估百日咳、麻疹、腮腺炎、风疹、乙型病毒性肝炎和水痘等疫苗既往免疫接种情况。在流行性感冒高发季节，所有妊娠或计划妊娠的女性都应接种流感疫苗。从未接种过百白破疫苗（破伤风、白喉、百日咳混合疫苗）或接种疫苗情况不详的成年女性，应按照 CDC 推荐的成人免疫接种程序接种百白破疫苗。风疹和水痘疫苗应在妊娠前 28 天或在产后进行。不推荐孕期接种 HPV 疫苗，有生育计划的女性应提前接种。

五、孕前维生素和矿物质补充的建议

孕前及孕期合理补充维生素和矿物质能够减少出生缺陷和妊娠期并发症，特别是孕前和妊娠早期叶酸的补充已深入人心。2017 年，美国预防服务专门工作组（U.S. Preventive Services Task Force，USPSTF）发布的研究报告认为，早期妊娠每天叶酸补充 0.4～0.8 mg 都是合理的选择。2018 年我国孕前和孕期保健指南推荐叶酸补充量为 0.4～0.8 mg。神经管畸形高风险的女性（包括曾生育过神经管畸形患儿的孕妇或患有癫痫的孕妇）叶酸服用量应增加至每天 4 mg。

第二节 生育力评估指导

随着生育年龄的后延，生育能力下降的问题尤为突出。影响生育力的因素有多个方面，其中生育年龄的后延是主要因素，环境污染、精神压力、肿瘤手术的放化疗等都可能影响生育能力。

一、女性生育力评估

女性在 35 岁以后生育能力明显下降，因此，对育龄期女性生育力评估格外重要。高龄女性生育力评估主要包括以下方面：①卵巢储备功能的评估；②子宫、输卵管和全身性疾病的评估。这里主要介绍卵巢功能的评估。

女性卵巢内卵泡发育经历从始基卵泡生长为初级卵泡、窦卵泡，直至发育为成熟卵泡产生排卵这一系列过程。从青春期开始，在垂体促性腺激素作用下，会有一批始基卵泡开始发育，但卵泡中只有一部分被募集并选择，最后每个月经周期都有一个发育成熟卵泡排卵。

（一）超声检查

经阴道 B 超监测可明确子宫和卵巢的大小、位置、形态、有无异常结节或囊、实性包块回声，评估卵巢储备，并可检测优势卵泡发育情况及子宫内膜厚度和形态分型。基础窦卵泡数（antral follicle count，AFC）是目前能反映正常人群卵巢储备功能的常用评估指标之一。AFC 是指超声检查中所见双侧卵巢 2～10 mm 窦卵泡的总数，其随年龄增长而减少，可反映卵巢中剩余原始卵泡数，建议 AFC 的标准检查时间为月经第 2～4 天。对于卵巢功能衰退者，需要特别监测 AFC，AFC 与年龄呈负相关，在卵泡早期监测相对准确，双侧卵巢 AFC 指标为≥9 个，≤5 个考虑卵巢功能减退。成熟卵泡直径正常值为 18～25 mm，如果排卵不正常，需要监测 2～3 周期。卵巢体积大小与卵泡内窦卵泡数有关，卵巢的正常体积为 4.0～6.0 cm^3，卵巢体积明显减小者卵巢储备功能下降。卵巢血流（ovarian blood flow，OBF）也呈周期性变化，卵巢基质血流波形是在远离于卵巢表面或卵泡壁，卵巢基质内任意小血管上获取，卵巢动脉血管阻力在黄体中期达到最低点，评估卵巢基质血流最常用的是收缩期峰值血流速度（peak systolic blood flow velocity，PSV），有学者认为卵巢基质内动脉PSV≥8 cm/s妊娠成功率高，PSV低提示卵巢储备功能下降。

子宫内膜形态分A、B、C 3型，反映内膜腺腔在雌激素和孕激素影响下周期不同阶段的回声。A型（增生型）呈三线型，外层和中央为强回声线，外层与子宫腔中线之间为低回声区或暗区；B型（排卵型）为均一的中等强度回声，子宫腔强回声中线断续不清；C型（分泌期）为均质强回声，无子宫腔中线回声。内膜厚度随卵泡生长而增加，排卵期一般在9 mm左右。

（二）激素测定

35岁以上有生育要求者，平素月经不规则、排卵异常、卵巢功能不良等女性需要进行该项目评估。

1. 性激素 月经第2～3天检测卵泡刺激素（FSH）、黄体生成素（LH）、雌二醇（E_2）、催乳素（PRL）、睾酮（T）、促甲状腺激素（TSH），了解卵巢基础状态，筛查潜在的甲状腺功能异常、高催乳素血症、高雄激素血症等内分泌紊乱所导致的排卵障碍。促卵泡激素值异常提示可能存在下丘脑、垂体或卵巢发生病变，导致女性生育能力下降。若FSH连续2个周期水平＞10～15 U/L，提示卵巢功能不良。若FSH连续2个周期水平＞20～40 U/L，提示卵巢功能衰竭隐匿期。FSH连续2个周期水平＞40 U/L，提示卵巢功能衰竭。LH/FSH比值≥2常提示多囊卵巢综合征的可能，FSH/LH比值升高，预示卵巢储备降低和卵巢低反应；一般认为FSH/LH比值＞3，则提示卵巢储备功能及反应性下降。在月经期雌激素和孕激素水平多处于较低水平，如果出现雌激素水平升高，提示卵巢功能减退。动态雌激素水平可反映卵泡发育情况，一般直径＞14 mm的卵泡约可以产生1098 pmol/L（300 pg/ml）的雌激素。结合阴道超声监测卵泡可更好地判断女性排卵情况。

2. 抗米勒管激素（AMH）测定 AMH由窦前卵泡和小窦卵泡颗粒细胞分泌，AMH在25～40岁女性正常平均值为3.56 ng/ml，在月经周期任何时间均可检测到，是反映卵巢储备功能较好的指标。

3. 抑制素B（INH-B） 高龄女性血清FSH可能正常，但其INH-B水平已降低，故INH-B是比FSH更敏感地反映卵巢储备功能的标志物。

高龄女性非处于最佳的生育年龄，建议在备孕期间应调整生活方式，如均衡饮食、调整体重、每天适量运动、改善机体代谢状况、补充维生素和叶酸、戒烟戒酒、避免不良生活或工作环境的影响等。因高龄女性生育力下降，备孕半年仍未妊娠者，建议进行不孕的相关检查（包括男方因素的检查）。对于卵巢储备功能降低的高龄女性，即使采用超促排卵（COH）方案，获取的卵泡的数量和质量也都低于卵巢储备功能正常的女性。因而，针对这类人群，在采用更为适合的促排卵方案的同时，需告知其卵巢功能降低的情况，让本人和家庭正确面对生育力下降的现实。

二、男性生育力评估

男性生育力是指人群中育龄男子能够使其配偶在一定时间（月经周期）内妊娠的能力或概率。配偶妊娠是判断男性生育力最真实的直接证据。“妊娠等待时间”（time to pregnancy，TTP）是男性生育力评价指标之一。正常情况下，生育力正常的夫妇单月怀孕率为20%～50%，半年怀孕率为75%，1年怀孕率为90%。

（一）男性性功能

男性的性功能直接影响其生育能力，男性性功能的评估主要依靠男科医师进行体检，询问病史，利用检验学、B超学、影像学、病理学等的分析进而做出相应的治疗措施。引起男性性功能障碍的临床常见表现有性交障碍、射精障碍、性欲减退、早泄、勃起功能障碍，其中早泄与勃起功能障碍较常见。造成男性性功能障碍的因素可能有心理因素、情感因素、内分泌因素、神经因素等。而因心理因素造成的阴茎勃起功能障碍的患者约占心理因素导致的不育患者的60%。性功能障碍影响患者性生活质量，进而影响患者情绪，甚至导致心理疾病的发生，加剧性功能障碍的临床症状，形成恶性循环。对存在性功能障碍的男性患者，应进行详细的性功能检测，包括相关评分量表、夜间勃起监测、阴茎血流多普勒超声及阴茎震动阈敏感性测定等。根据相应的临床表现与检测结果予以相应的治疗。在治疗上，临床可从多个角度出发，心理上应重点干预发病源头，协助树立新的观念和思想，让其了解性生活的相关知识，消除思想上的恐惧和紧张等心理情绪，可用松弛训练、性感集中训练等方式，放松精神，劳逸结合，保持生活习惯良好，合理锻炼。

（二）精液分析

精液分析是评估男性生育力的重要依据，也是首选检查。欧洲泌尿外科学会（European Association of Urology，EAU）指南推荐《WHO 人类精液实验室检验及处理手册》（第 5 版）制定的男性精液特性各项参考值下限如下（95% *CI*）：精液量 1.4～1.7 ml；精子总数，1 次射精（33～46）$\times10^6$；精子浓度（12～16）$\times10^6$/ml；总活力 38%～42%；前向运动 31%～34%；存活率 55%～63%；精子形态学（正常形态）3.0%～4.0%。当精液分析结果同时出现少精子症（精子浓度<15×10^6/ml）、弱精子症（活动精子比例<32%）、畸形精子症（正常形态精子比例<4%）时，定义为少弱畸形精子症。WHO 建议至少进行 2～3 次的精液常规分析才能较好地评估出男性的精子质量。对于无精子症的患者还需要对精液多次采样、多次离心后仍未检出精子才能确诊。精液体积反映副性腺功能，其受禁欲时间和取精方式的影响、精子浓度存在较大不确定性，受多因素影响，如近期感染、发热、劳累等。精液分析参考值范围的准确定义是获得生育所必需的最低水平，根据精液分析结果可初步了解男性的生育力状况，但精液参数不能反映精子功能、顶体激活、顶体反应、精卵识别及受精过程诸多环节中是否功能正常，以及精子分子水平的损伤等情况。除了精液常规分析外，精子形态学、精子 DNA 碎片指数、精浆生化、精子免疫学（抗精子抗体、抗心磷脂抗体、精子顶体酶）、细菌学（支原体、衣原体、淋球菌）、精子低渗肿胀实验、精子体外穿透实验等检测项目能从不同的角度分析评价精子的质量，对男性生育力的判断和相关的男科疾病的诊断治疗具有相当重要的意义。

（三）睾丸储备功能

目前更倾向于通过睾丸储备功能即睾丸储备，来评估男性生育力。睾丸储备指睾丸能持续生成精子的数量和质量，以及分泌雄激素的潜能，睾丸储备功能更全面反映睾丸的功能，可以指导临床治疗方式的选择，同时可以评估药物治疗的预后，甚至可以预测睾丸或附睾取精的成功率，也有助于平常男性生殖健康的防病管理。睾丸储备功能的评估指标包括以下几项。

1. 年龄　精液质量与年龄有相关性，30～34 岁男性精子密度最高，年龄>40 岁者，精子密度与年龄呈负相关。

2. 睾丸体积、质地　建议用 B 超测量计算睾丸体积［睾丸容积=睾丸长度（mm）× 睾丸宽度（mm）× 睾丸厚度（mm）×0.521］，可以了解睾丸体积、睾丸的血液供应和质地。质地稀疏、血供差者，生精能力差；质地致密、血供丰富者，生精能力好。

3. 代谢综合征　肥胖、胰岛素抵抗和血脂异常，与全身性的炎性前状态和脂质过氧化的氧化应激损伤相关，可导致睾丸微环境和排放导管系统存在异常增加的氧化状态，可能导致精子 DNA 损伤。

4. 基础性激素水平及睾酮分泌指数（testosterone secretion index，TSI）　FSH、T、LH 水平可以间接反映睾酮和精子的发生，当 T/LH 比值下降，提示睾丸间质细胞内分泌功能下降，故 TSI 可以推荐为评估睾丸储备的指标之一。

5. INH-B　血清 INH-B 是评估精子发生较好的标志物，联合 FSH 检测，是评价精子发生的较好方法。

6. AMH 测定　AMH 是评估青春期睾丸功能最好的指标之一，也是鉴别无睾症和隐睾症最简单和可靠的指标，与血睾酮呈负相关，青春期后逐渐下降。

7. 睾丸活检　可以评估睾丸的生精功能或生精障碍的程度，是男性不育症最重要的检查手段之一，对男性不育症的诊断、分型、治疗和预后判断有重要价值。活检是有创性检查，故只有在必要时才考虑进行。

故男性生育力评估需从病史、体格检查、精液常规检查、生殖系统超声、内分泌激素检测、精浆检查、染色体检测和睾丸取精术等多方面进行，主要用于确诊和疾病分类。由于男性生育状况存在波动性变化，评估也应有时效性和空间性，不同实验室，不同时间、治疗的不同阶段都可能影响评估结果，建议男性在身体状况良好、没有干预，特别是药物治疗的前提下，由具备合格质控系统和资质的单一实验室进行检测，并进行严密随访。男性生育力评估可随时进行，主要取决于夫妇对生育的要求，对于有家族因素或怀疑夫妇任何一方有异常时，无须尝试自然妊娠 1 年以上即可接受评估。

第三节　安排生育计划

随着女性年龄的增加，其生育力降低，罹患疾病的概率增加，妊娠期和分娩的风险亦增加，既往的不良孕产史也会对再次高龄妊娠带来负面影响，甚至可能发生生命危险。因此，合理做好孕前评估及有计划地安排生育至关重要。

应合理安排 2 次妊娠间隔时间。2 次妊娠间隔时间（interpregnancy interval，IPI）也被称为分娩到妊娠时间间隔，指的是一次活产分娩到下一次妊娠的时间间隔。通常将2次妊娠间隔时间>5年称为2次妊娠间隔时间过长。2次妊娠间隔时间过短和过长都与妊娠并发症相关，并且会增加出生缺陷风险。2次妊娠间隔时间过短与母亲贫血、胎膜早破、早产、胎盘早剥、低出生体重及自闭症有关。2次妊娠间隔时间过长和子痫前期相关，且间隔时间过长会增加难产的风险。在一次活产以后，2次妊娠间隔时间<6个月称为极短生育间隔；2次妊娠间隔时间<18个月称为短生育间隔，会增加母亲和围生儿不良结局的风险；2次妊娠间隔时间在18～24个月，母亲和围生儿的风险最低。如果女性的年龄≤35岁，2次妊娠间隔时间建议为24个月；如果女性的年龄>35岁，2次妊娠间隔时间建议为12个月。

当女性年龄>35岁时，常可能出现卵巢功能降低引起的黄体功能不足，以及其他内分泌疾病如甲状腺功能低下等均可能导致流产的风险增加。因此，对于有反复流产等不良妊娠结局的高龄女性应在孕前评估其内分泌功能，及时发现黄体功能不足或甲状腺功能低下等问题并进行干预，改善生活状况、对夫妇进行生活方式指导和心理咨询，在妊娠早期关注流产风险，若为黄体功能不全，则通过积极补充孕激素，预防和降低流产风险。

早产在高龄女性中的发生率也显著升高。生殖道感染可能导致早产、胎膜早破等的发生率增高，孕前评估应及时发现并及时治疗生殖道感染。虽然子宫颈手术后妊娠的女性不主张常规监测子宫颈管长度，倘若有子宫颈功能不全证据者仍需及早重视和处理。

高龄女性在计划妊娠前应积极评估健康状况，有基础疾病的高龄女性妊娠前应进行是否适宜妊娠的评价，必要时应在相应专科进行评价。既往患慢性疾病（高血压、糖尿病等）、传染病等的高龄女性，病情稳定或应用对胚胎及胎儿影响小的药物即可控制病情者可以妊娠。患心脏病的高龄女性，要进行心脏功能分级。心功能为Ⅰ～Ⅱ级，无心力衰竭史，无其他并发症者谨慎妊娠；心功能为Ⅲ～Ⅳ级，有心力衰竭史及其他并发症者不宜妊娠。慢性肾功能不全的高龄女性，如血压控制正常，24 h尿蛋白定量<1 g可考虑妊娠，否则不宜妊娠。高龄女性处于传染病活动期或男方有感染但女方不具备免疫力时，建议暂缓妊娠，至专科处理。有剖宫产术史的高龄女性，建议常规进行B超检查评估子宫切口的情况，告知瘢痕子宫妊娠相关知识及再次妊娠的风险。对患子宫肌瘤或卵巢良性肿瘤的高龄女性，应进行肿瘤大小、是否影响受孕、病程时间等的综合评估。

第四节 优生优育

一、三级预防

出生缺陷（birth defect）是指婴儿出生前发生的身体结构、功能或代谢异常。出生缺陷可由染色体异常、基因突变等遗传因素或环境因素引起，也可由这2种因素交互作用或其他不明原因所致。出生缺陷可以非常轻微，以至于出生时难以发现；也可非常严重，甚至危及生命。出生缺陷通常表现为先天性结构异常、发育异常或功能异常。WHO将出生缺陷的预防措施分为3级，但预防工作的重点是一级预防和二级预防，即孕前和孕期干预。根据原卫生部2002年颁布的《产前诊断技术管理办法》，妊娠16～24周应诊断的致命畸形包括无脑儿、脑膨出、开放性脊柱裂、严重的胸腹壁缺损伴内脏外翻、单腔心、致死性软骨发育不全等。

一级预防是孕前干预，防止出生缺陷胎儿的发生。婚前或孕前应进行全面体检，有遗传病或有家族史的夫妇应及早做出明确诊断，通过优生遗传咨询指导婚育，以减少或避免不适当的婚配和遗传病儿的出生。另外，指导夫妇在孕前选择最佳生育年龄、戒烟戒酒、生活规律、合理营养、补充叶酸、避免接触有毒有害物质、预防感染、谨慎用药等，为优生做好准备。

二级预防是产前干预，包括产前筛查、诊断及可能的子宫内干预。指导孕妇在妊娠期间定期做产前检查，尤其是高龄和高危因素的孕妇，产前筛查和产前诊断在妊娠期间必不可少。由遗传因素所导致的出生缺陷往往很严重，目前如唐氏综合征、染色体微缺失微重复综合征、单基因病等遗传性疾病，迄今为止还没有根治方法，只有通过产前筛查和产前诊断及时对缺陷胎儿终止妊娠。随着产前诊断技术的日益成熟，胎儿子宫内手术的应用也日益广泛，这些手术的开展，给部分可治疗的缺陷胎儿带来生机。目前胎儿子宫内手术分3部分：①微创胎儿手术，包括胎儿镜手术、子宫内分流术、子宫内输血术、严重的胎儿先天性心脏病手术；②产时子宫外处理；③开放性胎儿手术。

三级预防是产后干预，包括早期诊断和早期治疗，防止严重的致残。新生儿疾病的早期筛查、早期诊断、及时治疗，可以避免或减轻致残，提高患儿生存质量。目前可为新生儿提供苯丙酮尿症、先天性甲状腺功能减退症、葡萄糖-6-磷酸脱氢酶（G6PD）缺乏症等遗传代谢病和听力障碍的筛查，并对筛查出的患儿及时给予诊治。串联质谱筛查是对常规新生儿遗传代谢疾病筛查的补充，通过检测物质的质量与电荷比，对物质进行定性和定量分析，检测多种氨基酸及脂肪酸代谢产物。只需3滴血，一次性检测数十种氨基酸谱、酰基肉碱谱，综合判断是否患有50余种遗传代谢病。

二、遗传咨询及婚前咨询

遗传咨询（genetic counselling）是由从事医学遗传的专业人员或咨询医师，就咨询对象提出的家庭中遗传性疾病的相关问题予以解答，并就咨询对象提出的婚育问题提出医学建议，具体内容包括帮助患者及其家庭成员梳理家族史及病史、选择合理的遗传学检测方案、解读遗传检测结果、获取详细的临床表型、分析遗传机制、告知患者可能的预后和治疗方法，以及评估下一代再发风险并制订生育计划，包括产前诊断或植入前诊断等。遗传咨询可以贯穿于婚前、孕前、产前及产后各阶段，为临床上有效预防和治疗出生缺陷提供不可或缺的支持。

（一）遗传咨询的对象

遗传咨询的对象为遗传性疾病高风险人群，包括：①夫妻双方或一方家庭成员是遗传病、出生缺陷、不明原因癫痫、智力低下、肿瘤及其他与遗传关系密切相关的患者；曾生育过明确遗传病或出生缺陷儿的夫妇；②夫妻双方或之一本身罹患智力低下或出生缺陷；③不明原因的反复流产或有死胎、死产等病史的夫妇；④妊娠期接触不良环境因素及患有某些慢性疾病的夫妇；⑤常规检查或常见遗传病筛查发现异常者；⑥其他需要咨询者，如35岁以上高龄孕妇、婚后多年不育的夫妇、近亲婚配。

（二）遗传咨询的服务内容

主要包括判断疾病是否属于遗传病、评估疾病的遗传模式和再发风险、提供产前筛查和产前诊断的方法、提供疾病的相关遗传学知识和生育选择咨询、提供个性化治疗或预防再发的措施及提供心理和社会支持。

（三）遗传咨询的分类

根据咨询的主题和咨询对象的不同，遗传咨询主要分为婚前咨询、孕前咨询、儿科相关遗传咨询、肿瘤遗传咨询及其他专科咨询（如神经遗传病咨询、血液病咨询等）。

（四）遗传咨询的步骤

1. 对所咨询的疾病做出正确诊断，确定是否为遗传病 遗传病的确定方法以家系调查和系谱分析为主，并结合临床特征，同时借助染色体、性染色体分析和生化分析等检查结果，共同做出正确诊断。如确定为遗传病，须进一步分析致病基因是新发突变产生还是来自双亲遗传，这对预测疾病危险率有重要意义。

2. 确定该遗传病的遗传方式 从遗传方式看，人类遗传病大致可分为单基因遗传病、多基因遗传病和染色体病三大类。

3. 推算疾病复发风险率 按风险程度，可将人类遗传病分为3类。第1类属一般风险率，指主要是由环境因素引起的疾病；第2类属轻度风险率，指多基因遗传病，它是由遗传因素和环境因素共同作用引起的；第3类属高风险率，所有单基因遗传病和双亲之一为染色体平衡易位携带者，其复发风险较大。

4. 向患者或家属提出对策和建议 如停止生育、终止妊娠、进行产前诊断后再决定是否终止妊娠或进一步治疗等。

（五）遗传咨询必须遵循的伦理和道德原则

遗传咨询必须遵循的伦理和道德原则包括自主原则、知情同意原则、无倾向性原则、守密和尊重隐私原则、公平原则。

（六）人类遗传病类型

可分为6类：①染色体病；②基因组疾病；③单基因遗传病；④多基因遗传病；⑤线粒体遗传病；⑥体细胞遗传病。

1. 染色体病（chromosomal disease） 是染色体遗传病的简称，主要是因细胞中遗传物质的主要载体——染色体的数目、形态、结构异常引起的疾病，是导致新生儿出生缺陷最多的一种遗传学疾病。染色体病通常分为常染色体病和性染色体病两大类。染色体数目异常包括整倍体（如三倍体等）和非整倍体（如21-三体、18-三体、13-三体、47，XXX综合征、45，X综合征等）异常。结构异常包括染色体部分缺失、重复易位、倒位、插入、等臂及环形染色体等。目前尚无有效的治疗手段，只能通过产前诊断、遗传咨询等预防措施来指导控制染色体病患儿的出生。

2. 基因组疾病 是由基因组DNA的异常重组而导致的微缺失与微重复，或基因结构的彻底破坏而引起的异常临床表型的一类疾病。其中，微缺失与微重复是指微小的（通常<5 Mb）、经传统细胞遗传学分析难以发现的染色体异常，由此导致的具有复杂临床表型的遗传性疾病，即染色体微缺失与微重复综合征。

3. 单基因遗传病（monogenic disorders） 是一类由生殖细胞或受精卵的单个基因突变所致的疾病，其传递方式遵循孟德尔遗传规律，也称孟德尔病。其中包括符合经典孟德尔遗传方式的常染色体显性遗传病、常染色体隐性遗传病、X-连锁遗传和Y-连锁遗传。其他的单基因遗传方式有基因组印记、遗传早现、单亲二倍体、假常染色体显性遗传等。只有1%的单基因遗传病有治疗方法，因此，对于此类患者，妇产科医师在孕前、妊娠期及新生儿期应咨询多学科专家，给孕妇及新生儿最优的咨询方案。

美国妇产科医师协会（ACOG）对妊娠期单基因遗传疾病的管理和治疗提出如下建议：①注重评估基因型，讨论携带遗传基因检测的必要性，评估患者病情且必要时修改治疗方案，解释后代患病风险及疾病对孕妇的影响。遗传模式对后代疾病风险的预测很重要，配偶是否接受该疾病的携带检测也很重要。②妊娠期对孕妇的医疗管理应包括评估潜在致畸性的疗法，应告知患者不能停止药物治疗，直至多学科专家成员审查确定无风险后方可停止。对于与产妇发病率和死亡率有关的遗传问题，妇产科医师应与该夫妇讨论其风险并提供或指导相关节育咨询。③妇产科医师应提供胚胎植入前基因诊断或产前检测，建议此类女性在妊娠前使用维生素和叶酸，同时制订一个包含产妇、胎儿及新生儿风险的保健计划，孕前咨询应该包括疾病的特殊干预措施，如医疗食品或饮食限制疗法，咨询相对应的专科医师以了解孕妇的情况，这些专科医师包括遗传学专家、母胎医学专家、麻醉学专家及生殖内分泌专家。④妊娠早期的咨询应在妊娠后的第1个月，确保足够的时间来协调和评估产前检测结果。

4. 多基因遗传病（multigenic disorder） 指遗传信息通过2对及2对以上致病基因的累积效应所致的遗传病，其遗传基础是多个致病基因或易感基因与环境因素协同调控，发病机制复杂，且人种间存在差异。若干对基因作用积累之后，形成一个明显的表现效应，称为累加效应（additive effect）。微效基因中可能存在一些起主要作用的基因，称为主基因（major gene），主基因对了解多基因疾病的发生、诊断、治疗和预防均十分有意义。高血压、糖尿病、动脉粥样硬化、精神分裂症等大部分是多基因遗传病。多基因疾病有一定家族史，但没有单基因遗传病中所见到的系谱特征。曾生育过多基因相关出生缺陷患儿的夫妇其再发风险为3%～5%。

5. 线粒体遗传病 是由于线粒体环DNA（mtDNA）异常引起的遗传疾病。是遗传缺陷引起线粒体代谢酶缺陷，致使ATP合成障碍、能量来源不足导致的一组异质性病变，都为母系遗传，该类疾病临床表型复杂多样，一般有多器官同时受累，可随年龄不同而表现各异，常伴有特征性的生化指标异常。例如线粒体脑肌病、线粒体肌病等。

6. 体细胞遗传病 是除生殖细胞外的体细胞内基因发生变异，由于该变异的累加效应导致疾病发生。该变异不会遗传给子代，突变基因通常是癌基因或抑癌基因，最典型病例是各种散发性癌症。

三、遗传咨询的内容和基本流程

（一）信息采集

1. 病史 患者的现病史、既往史、体检情况和实验室检查情况，特别注意出生史、发育史、用药史、致畸因子暴露史的采集，必要时采集影像资料等。

2. 家族史 种族、近亲婚配情况、患病人数及亲缘关系、先证者与家系患者年龄及临床表现等。通常以家系图的方式来描述和记录先证者及其家庭成员的相互关系和表型特征。

（二）遗传病诊断及遗传方式确定

遗传咨询人员根据咨询对象临床症状、体格检查、实验室检查结果及家系信息，结合医学资料或文献检索，对咨询对象所患疾病的种类做出初步判断，并有针对性地安排必要的遗传学检查，根据检查结果做出疾病诊断。如无法确诊，应向咨询对象建议及时转诊或组织多学科会诊。

（三）遗传病再发风险评估

遗传咨询人员根据咨询对象家系信息与疾病遗传学特征，对咨询对象及其家系成员疾病再发风险进行评估。单基因病的遗传咨询中，确定疾病遗传方式是再发风险评估的前提。遗传咨询人员应帮助咨询对象了解遗传疾病的基本传递规律，提高咨询对象对疾病再发风险的认知水平与接受程度。

（四）建议与指导

咨询对象了解疾病状况、遗传方式和再发风险后，遗传咨询人员需提供可以采取的措施、比较各种对策的优劣及其对咨询对象与家庭的影响，必要时还需提供适当的心理支持与疏导。

（五）随访

遗传咨询人员对接受咨询的对象应进行随访，记录妊娠结局、诊断符合率等信息，必要时行定期门诊检查或家访，以便动态观察患者及各成员的变化情况，同时给予必要的医疗服务。

四、孕前咨询

遗传性疾病孕前咨询是由从事医学遗传的专业人员或医师，根据遗传的基本特征对咨询者在妊娠前所提出的问题进行解答，并就咨询者提出的生育问题提供建议和具体指导意见供咨询者参考。再显危险率又称复发风险率，是指曾经生育过一个或几个遗传病患儿，再生育该病患儿的概率。孕前遗传咨询及可靠的产前诊断或植入前诊断则是减少出生缺陷的关键所在。

再发风险的估计一般遵循下列原则：染色体病和多基因病以其群众发病率为经验危险率，只有少数例外。单基因病则根据孟德尔规律做出再发风险的估计。

（一）染色体病的风险评估

染色体病通常是散发的，其主要源于双亲之一生殖细胞发生和成熟过程中新发的染色体畸变或双亲的染色体平衡易位。如夫妻一方为染色体平衡易位携带者，在自然生育中，这类夫妻可能出现反复流产、死胎及畸形胎儿的情况，其获得表型正常的后代理论概率为 2/18，实际概率为 1/3 左右。如夫妻一方为复杂的平衡易位，涉及 3 条或 3 条以上的染色体或夫妻双方均为染色体平衡易位携带者，那么这类夫妻后代生育染色体病患儿的概率极高，需要做好充分的孕前告知。临床上很少见到一个家庭中同时出现 2 个或 2 个以上染色体病患者。大多数三体综合征的发生与母亲年龄呈正相关，随着母亲年龄增大，三体综合征的再发风险也随着增大，究其原因，可能与母亲卵巢功能退化，卵细胞形成过程高发染色体不分离导致。

（二）单基因遗传病的风险评估

单基因病是目前临床上被咨询最多的遗传病种，可根据家系咨询提供的信息，并按照孟德尔规律加以估计。进行单基因病再发风险评估的前提条件是已知家系所患疾病的遗传方，根据遗传方式就可计算出子代再发风险率。

1. 常染色体显性遗传病　显性致病基因杂合子患者后代再发风险率为 50%；夫妇双方均为患者时，子代再发风险率为 75%；正常个体后代无风险。夫妻表型正常，但生育过显性遗传病的患儿，其再发风险高于正常家庭，并且要考虑到生殖细胞突变的可能。

2. 常染色体隐性遗传病　隐性致病基因纯合子后代再发风险取决于配偶是否携带同一致病基因的隐性致病突变，如携带，后代再发风险为 50%，否则为 0。隐性致病基因杂合子后代再发风险亦取决于配偶是否携带相同致病基因，如携带，后代再发风险为 25%，否则为 0。需要注意遗传异质性现象，如白化病夫妇或先天性耳聋夫妇生育了正常子代，这是因为这对夫妇的致病基因不在同一位点上，造成子代为双重杂合子（double heterozygote），但不构成隐性纯合子。

3. X 连锁显性遗传病　此类疾病发病率男女有别。男性患者的女性后代再发风险为 100%，男性后代为 0；女性患者的后代再发风险无论男女，均为 50%。

4. X 连锁隐性遗传病　此类疾病，女性患者为隐性纯合子，男性患者为半合子。男性患者的后代再发风险为 0；女性携带者的男性后代再发风险为 50%，女性后代再发风险为 0。

（三）多基因遗传病再显风险评估

多基因遗传病的基本遗传规律也遵循孟德尔的遗传定律，但多基因遗传病除取决于遗传因素之外，还受环境因素等多种复杂因素的影响。这样的个体或其后代是否发病取决于各种遗传因素和环境因素的相互作用。常见的多基因遗传病有一定的遗传基础，但遗传决定的不是疾病本身，而是这种疾病的遗传易感性。故多基因遗传病不能像单基因遗传病那样通过分离率和自由组合率来确切计算出其再发风险，只能通过群体发病率和家系中受累者的多少来加以估计，这种估计概率称为经验危险率（empirical risk）。多基因遗传病还具有如下特点，即亲缘关系越近，再发风险率越大；家系中患病人数越多，再发风险率也越大，该病的遗传度越高，一级亲属再发风险也越高。

（四）线粒体病的风险评估

核基因组或线粒体 DNA 突变导致线粒体呼吸链功能异常产生的疾病统称为线粒体病，前者以常染色体显性或隐性方式遗传，后者遗传方式为母系遗传。核基因组突变的再发风险可参照常染色体显性或隐性遗传病。线粒体DNA突变遵循母系遗传的方式，因为受精卵的线粒体全部由卵子提供。线粒体DNA突变只能通过女性患者或女性携带者传递给下一代，母亲通常是突变线粒体的携带者或患者。因此，男性患者后代一般无风险，女性患者后代均有获得突变线粒体的风险。另外，由于从母亲处获得的突变线粒体比例各有不同，因此，后代的临床表现可能存在较大差异。

确定妊娠再发风险后，需将其告知给咨询者，并进行合理选择。在这个过程中应帮助咨询者清晰地理解患病的概率。应强调每次生育的再发风险都是一样的，但同样重要的是应帮助咨询者对出生健康后代抱有积极态度，相对于1/4概率生育常染色体隐性遗传病后代，换个角度，也要让咨询者认识到后代有3/4的概率为表型正常。再发风险的高低并不是决定咨询者是否采取风险干预的唯一因素，疾病的严重程度、是否可治、干预措施存在的其他风险及疾病带来的长期压力等因素同样重要，同时还应充分考虑咨询者的教育、宗教、家庭、社会背景等。

五、产前筛查

遗传筛查（genetic screening）包括成人、胎儿和新生儿遗传性疾病的筛查。产前筛查（prenatal screening）指对胎儿的筛查，是指通过可行的方法，对一般低风险孕妇进行一系列的检查，发现子代具有遗传性疾病高风险的可疑人群。可进行出生前筛查的疾病包括以下几类：①染色体病；②特定酶缺陷所致的遗传代谢病；③可进行DNA检测的遗传病；④多基因遗传的神经管缺陷（neural tube defect，NTD）；⑤有明显形态改变的先天畸形。

产期筛查试验不是确诊试验，筛查结果阳性仅提示患该病的风险增高，并不能确诊该病；阴性结果提示患该病的风险低，而非正常。筛查结果阳性者需要进一步做确诊试验。产前筛查和诊断都需要遵循知情同意原则，目前常用产前筛查的疾病有非整倍体染色体筛查、神经管畸形和胎儿结构畸形。

（一）非整倍体染色体异常

非整倍体是指染色体数目缺失或增多，由于染色体上存在成千上万的基因，因此，染色体部分缺失或增多严重影响遗传物质的传递，导致流产或新生儿夭折，侥幸存活下来的新生儿常伴有缺陷。非整倍体的风险因素有母亲高龄、父母存在21号染色体易位、既往生育过三体胎儿、超声异常发现和筛查试验阳性。既往分娩过畸形胎儿或染色体异常胎儿的孕妇，再发风险增加。

1. 早期妊娠联合筛查 筛查项目包括胎儿颈后透明层厚度（nuchal translucency，NT）、血清游离β-hCG（beta human chorionic gonadotropin，β-hCG）和妊娠相关血浆蛋白A（pregnancy associated plasma protein-A，PAPPA）的水平，结合母体年龄、既往史和体重、胎儿数量计算风险值。NT检查要求较高，需要专门培训，建立良好质控体系。联合应用血清学筛查和NT检测，唐氏综合征的检出率稍高，约为85%，假阳性率为5%。早孕筛查便于早期诊断胎儿及胎盘疾病，但不利于诊断腹壁缺损等开放性畸形。因此，需行中期妊娠超声筛查以排除结构畸形。

2. 中期妊娠筛查 中期妊娠筛查策略为血清学标志物联合筛查，包括hCG、AFP、游离雌三醇“三联”筛查或增加抑制素A形成“四联”筛查，结合孕妇年龄、体重、孕周等综合计算发病风险。通常在妊娠15～20周开展，具体取决于各医院科室的检验条件。最佳筛查时间为妊娠16～18周，便于筛查胎儿神经管缺陷和18-三体综合征。唐氏综合征的检出率为60%～75%，假阳性率为5%。

3. 早期、中期妊娠整合筛查 整合产前筛查（integraed prenatal screening，IPS）是指早期妊娠（11～13^{+6}周）检测胎儿颈后透明层厚度联合早期筛查，中期行“四联”筛查。联合6项指标，获得唐氏筛查风险值。在检出率相同的情况下，降低假阳性率。酌情筛查（contingent screening）是指根据早期筛查结果筛选低危、中危、高危人群，高危人群行无创或绒毛活检，低危者不建议行进一步检查。仅中危人群行妊娠中期筛查。

4. 超声遗传标志物筛查 13-三体综合征和18-三体综合征的患儿均存在较明显的结构异常或超声软指标（soft markers）异常。中期妊娠的遗传超声学通过软指标筛查唐氏综合征。超声软指标包括妊娠早期NT增厚、鼻骨缺失、妊娠中期颈部皮肤皱褶增厚、肠管回声增强、肾盂扩张、长骨短、心室强回声、脉络膜囊肿等。结构异常包括心脏畸形（如室间隔缺损、法洛四联征和房室隔缺损）、十二指肠闭锁等，这些特征是非特异性物理属性指标。超声结构异常者胎儿染色体异常风险也增加，但何种风险取决于具体的畸形及发现的妊娠周数。超声软指标异常者需警惕是否存在超声其他结构畸形，并根据特定超声软指标的风险度，决定是否进一步行介入性产前诊断。超声软指标异常仅提示染色体非整倍体异常风险增高，其可以是正常胎儿变异，也可以是一过性的，至妊娠晚期或出生后可缓解或消失，不一定会发生后遗症。

5. 无创产前检测技术（noninvasive prenatal test，NIPT） 无创产前基因检测通过母体外周血获得胎儿游离短 DNA 片段筛查胎儿疾病。胎儿来源的细胞通过胎盘进入母体外周血，在洗脱细胞后，胎儿 DNA 成分占 3%～13%，并且数量随着妊娠周数增加而增多，产后数小时即从母体清除。无创产前基因检测适用于常见的 3 种非整倍体异常的检测（21- 三体、18- 三体、13- 三体），在假阳性率控制在 1% 以下时，NIPT 对 21- 三体、18- 三体和 13- 三体筛查的检出率分别为 99%、97% 和 91%。NIPT 目前不适用于诊断其他非整倍体异常。基因微缺失通过一般常用的细胞遗传学方法难以诊断，使用无创产前基因检测基因微缺失尚在实验室实施，未在临床得到验证。想要确诊胎儿是否存在微缺失需要行羊水穿刺术或绒毛活检取样。NIPT 不能预测胎儿开放性神经管缺陷的风险，因此，需要进一步行超声和（或）母体血清甲胎蛋白（maternal serum AFP，MSAFP）筛查协助诊断。若 NIPT 结果阳性，不可直接终止妊娠，必须进一步行介入性产前诊断确诊。

（二）神经管畸形

血清学筛查在妊娠 15～20 周进行，最佳筛查时间为妊娠 16～18 周，便于筛查胎儿神经管缺陷。以中位数的倍数（multiple of the median，MoM）为单位，以 2.0 MoM 值为 AFP 正常值的上限，筛查阳性率为 3%～5%，敏感性＞90%，阳性预测值为 2%～6%。孕妇血清 AFP 水平受多因素影响，孕妇妊娠周数、体重、种族、糖尿病、多胎、胎儿畸形、胎盘异常等均可能影响 AFP 值。

（三）胎儿结构畸形筛查

在妊娠 20～24 周，需通过超声对胎儿各器官进行系统筛查，以发现胎儿结构畸形。无脑儿、脑膨出、开放性脊柱裂、胸腹壁缺损、内脏外翻、单腔心、致死性软骨发育不良等都需要重点排查。

六、产前诊断

（一）产前诊断的对象

①＞35 岁的高龄孕妇；②产前筛查出来的胎儿染色体异常高风险的孕妇；③曾生育过先天性严重缺陷患儿的孕妇；④产前 B 超检查怀疑胎儿可能有染色体异常的孕妇；⑤夫妇一方为染色体异常携带者；⑥医师认为有必要进行产前诊断的其他情形。此外，广义的产前诊断对象还应包括：①反复妊娠早期自然流产；②既往出生缺陷病史；③家族分子遗传病史；④神经管缺陷家族史；⑤妊娠合并胰岛素依赖型糖尿病、高血压、癫痫、哮喘；⑥曾暴露于药物、病毒、环境危害；⑦父母近亲婚配。

（二）产前诊断的疾病

1. 染色体异常 包括染色体数目或结构的异常。非整倍体是最常见的染色体数目异常，即增加或减少一条或多条染色体，也可能是一套或多套染色体的增加（如三倍体或四倍体）。染色体数目异常可以是嵌合型的，意味着并不是所有的细胞系都存在染色体数目异常。除了染色体数目异常，染色体结构异常如缺失、重复、易位和其他重排也常发生。

2. 性连锁遗传病 以 X 连锁隐性遗传病居多，致病基因在 X 染色体上，女性大多只是携带者，这类女性携带者与正常男性婚配，子代中的男性有 1/2 的概率是患病，女性不发病，但有 1/2 的概率是携带者。男性患者与正常女性婚配，子代中男性正常，女性都是携带者。因此，X 连锁隐性遗传在患病系中常表现为女性携带，男性患病。男性的致病基因只能随着 X 染色体传给女儿，不能传给儿子，称为交叉遗传。这类常见的疾病有血友病 A、假性肥大性肌营养不良症（Duchenne 肌营养不良）、红绿色盲等。其中红绿色盲如女性携带者和男性患者婚配，子代中的男性有 1/2 的概率患病，而女性可有 1/2 的概率患病及 1/2 概率为携带者。

3. 遗传代谢病 多为常染色体隐性遗传病，因基因突变导致某种酶的缺失，引起代谢抑制、代谢中间产物累积而出现临床症状。除极少数疾病在早期用饮食控制法（如苯丙酮尿症）、药物治疗（如肝窦状核变性）外，至今无有效治疗方法。

4. 先天性结构畸形 有明显的结构异常改变，如无脑儿、先天性心脏病、开放性脊柱裂、唇腭裂等。

（三）产前诊断方法

产前诊断的目的是通过各种方法获得胎儿疾病的诊断。可以通过超声、MRI 等观察胎儿的结构是否存在畸形。其次，利用羊水、绒毛、胎儿细胞培养来获取诊断。介入性产前诊断方法包括绒毛穿刺取样（chorionic villus sampling，CVS）、羊水穿刺术（amniocentesis）、脐血管穿刺取样。

1. 绒毛膜活检术 绒毛膜活检术常在妊娠 10～13^{+6} 周进行。在连续超声引导下，经腹到达胎盘可以获取胎盘绒毛，将细针尖端或专门的导管固定在胎盘且不穿过羊膜囊，使用带负压的注射器吸取少量胎盘绒毛组织。

2. 羊水穿刺 常在妊娠 16～24 周进行，妊娠 16 周前进行羊膜腔穿刺术可能增加流产、羊水渗漏、胎儿畸形等风险。通常羊水穿刺采用无菌技术、22 号带针芯穿刺针并且在连续超声引导下进行，从无胎儿部分及无脐带的羊膜囊中获取 20～30 ml 羊水样本。羊水穿刺最重要的风险是妊娠丢失，归因于产前诊断程序中穿刺相关妊娠丢失率为 0.1%～0.3%。

3. 经皮脐血穿刺取样（percutaneous umbilical cord blood sampling，PUBS） 一般在妊娠 18 周以后进行，妊娠 18 周以前进行则可能增加胎死宫内风险。在超声引导下进行，采用无菌技术、20 号带针芯穿刺针经皮穿刺进入脐静脉内，拔出针芯，用针筒抽取脐静脉血至足够量，用于实验室检查，术后观察胎心变化，注意孕妇是否腹痛、阴道出血等情况。

介入性产前诊断的禁忌证为：①孕妇有流产征象。②孕妇有感染征象。③孕妇凝血功能异常。

（四）产前诊断的实验室技术

1. 传统 G 显带核型分析 染色体经胰蛋白酶处理后，用一种能结合 DNA 的化学染料 Giemsa 染色，使染色体呈深浅不同的带型。这种方法适用于所有非整倍体的鉴定，包括三体综合征、45，X 综合征（Turner 综合征），其他性染色体非整倍体如 47，XXY 综合征（Klinefelter 综合征），以及较大片段的缺失、易位、倒位、环形染色体等。

2. 荧光原位杂交技术（fluorescece in situ hybridization，FISH） 最常见的 FISH 检测板是用于 13、18、21、X 染色体及 Y 染色体的筛查，也可检测其他染色体异常如 22q11.2 缺失综合征的探针，但须特别要求。如有需要，荧光原位杂交也可在培养细胞的分裂中期进行以评估特定的基因微缺失或微重复。FISH 的结果比常规核型分析更快，通常在 2 天以内。

3. 染色体微阵列分析（chromosomal microarray analysis，CMA） 是一种可以确定主要染色体非整倍体及常规核型分析不能检测的亚微观结构变化的技术。重复或缺失的 DNA 片段通常被称为“数目拷贝变异”，染色体微阵列分析能够辨别几乎所有能检测到的异常核型（平衡易位除外），但与核型分析相同，某些情况下低水平的嵌合可能不能确定。当胎儿超声检查有一个或多个严重结构畸形时，推荐进行 CMA。当产前超声检查发现结构畸形但核型分析正常时，约 6% 的胎儿染色体微阵列将检测到有临床意义的染色体异常。

4. 靶向基因测序（targeted gene sequencing） 可检测已知基因与遗传疾病有关的一个或多个特定基因。当临床高度怀疑有遗传学改变，但染色体结构正常时，可采用该方法寻找特定基因问题。

5. 全外显子组测序（whole exome sequencing，WES） 可以在全基因外显组内、在单个碱基层面上对遗传致病基因突变的检测。在临床上用于评估可能有遗传病，而针对相关基因表型已进行的特定基因检测未能做出诊断的胎儿。局限性包括检测时间长，假阳性率和假阴性率高，且常发现不能确定临床意义的基因突变。

（五）超声产前诊断

超声可以准确判断胎龄、胎儿数、胎儿心脏活动、胎盘位置及主要的胎儿结构畸形。合理地使用超声对胎儿是安全的，超声检查提高了胎儿生长发育异常和羊水异常的检出。在妊娠 11～13^{+6} 周可进行 NT 筛查，NT 即胎儿颈后透明层厚度，是指胎儿颈后皮下组织液内液体积聚的厚度，通常 NT 值与罹患 21-三体综合征、18-三体综合征、13-三体综合征等染色体异常的风险呈正相关，同时 NT 检查也可排除胎儿大的结构畸形，如先天性心脏结构畸形、骨骼系统畸形、膈疝、前腹壁缺陷（脐膨出）、胎儿运动障碍性综合征等。目前国际上公认的 NT 厚度超过第 99 百分位数（即 3.5 mm）时认为 NT 增厚，亦有许多研究认为 NT 厚度≥3.0 mm 作为筛查胎儿异常的指标。当出现 NT 增厚时，需建议进一步行介入性产前诊断、中期妊娠系统超声筛查，尤其是胎儿心脏结构筛查。因此，NT 检查具有很重要的作用，联合应用血清学筛查和 NT 检测，唐氏综合征筛查的检出率为 85%，假阳性率为 5%。妊娠早期超声软指标还包括鼻骨发育不良、巨膀胱、脐膨出等，这些指标均为独立的胎儿染色体非整倍体的标志物，需建议进一步行胎儿遗传学分析，且需动态监测，警惕有无其他超声异常表现。

理想的中期妊娠超声检查时间为妊娠 18～24 周。超声中有许多与非整倍体尤其是 21-三体相关的软指标，如脉络丛囊肿、心内强回声灶（echogenic intracardiac focus）、轻度的肾盂扩张（mild renal pyelectasis）、肱骨和股骨短、NT、肠管强回声（echogenic bowel）、鼻骨缺失或发育不全等。若发现相应超声软指标异常，需进一步详细检查以除外胎儿存在结构畸形。当超声发现与染色体畸变有关的结构异常时，需进一步行胎儿遗传学分析。

（六）MRI 产前诊断

由有经验的超声医师所做的超声检查优于胎儿 MRI，MRI 并不是通用的筛查方法，其仅用于解决超声检查发现的特殊问题或应用在某些高危情况下。胎儿 MRI 主要应用在胎儿神经系统异常和有压迫气管可能的颈部肿块上。具体指征包括但不局限于：①脑室增宽；②中线结构异常，如胼胝体发育异常；③颅后窝异常；④大脑皮质异常；⑤家族性脑病的筛查如结节性硬化、胼胝体发育不全等。推荐 MRI 的检查时间为妊娠 20～22 周之后，可与超声检查结果进行比对。晚期妊娠是评估脑皮质发育和颈部肿物的最好时间。为确保胎儿安全，妊娠 3 个月内尽量避免 MRI 检查。

（编写：何淑琼；审校：林　元；终审：黄丽丽）

参 考 文 献

[1] 杨慧丽，杨孜．高龄妊娠对母胎结局的影响．中华产科急救电子杂志，2016，5（3）：129-135.

[2]《妊娠和产后甲状腺疾病诊治指南》（2 版）编纂委员会，中华医学会内分泌学分会，中华医学会围产医学分会．妊娠和产后甲状腺疾病诊治指南（2 版）．中华内分泌代谢杂志，2019，35（8）：636-665.

[3] 王红梅，王谢桐．妊娠合并甲状腺功能亢进症的诊治．中国实用妇科与产科杂志，2013，29（6）：415-419.

[4] Ogawa K,Urayama KY,Tanigaki S, et al. Association between very advanced maternal age and adverse pregnancy outcomes: across-sectional Japanese study.BMC Pregnancy Childbirth, 2017, 17(1): 349.

[5] 中华医学会妇产科学分会产科学组．孕前和孕期保健指南（2018）．中华围产医学杂志，2018，21（3）：145-152.

[6] Prepregnancy counseling.ACOG committee opinion No. 762. American college of obstetricians and gynecologists. Obstet Gynecol, 2019, 133: 78-89.

[7] 陈子江．生殖内分泌学．北京：人民卫生出版社，2016：41-44.

[8] 中国医师协会生殖医学专业委员会．高龄女性不孕诊治指南．中华生殖与避孕杂志，2017，37（2）：87-100.

[9] 黄薇．做好孕前评估，保障高龄妇女安全生育二孩．中华妇产科杂志，2017，52（4）：217-219.

[10] 谷翊群．男性生育力评价与中国不育症现况．生殖医学杂志，2019，28（8）：851-852.

[11] WHO. WHO laboratory manual for the examination and processing of human semen. 5th ed. WHO, 2010.

[12] 周少虎，翁治委，李堂林．男性生育力临床评估的新观念：睾丸储备功能．中国性科学，2016，25（1）：117-119.

[13] Schummers L, Hutcheon JA, Hernandez-Diaz S, et al. Association of short interpregnancy interval with pregnancy outcomes according to maternal age. JAMA Intern MED, 2018, 178(12): 1661-1670.

[14] 中华医学会妇产科学分会妊娠期高血压疾病学组．高龄妇女妊娠前、妊娠期及分娩期管理专家共识（2019）．中华妇产科杂志，2019，54（1）：24-26.

[15] 安宇，陈锦云，沈珺，等．美国临床基因检测前遗传咨询之要点．中华医学遗传学杂志，2019，36（1）：54-58.

[16] Rink, Britton, Romero, et al. Carrier screening for genetic conditions. Obstetrics and Gynecology, 2017, 129(3): 41-55.

[17]《分子遗传学基因检测送检和咨询规范与伦理指导原则 2018 中国专家共识》制定专家组．分子遗传学基因检测送检和咨询规范与伦理指导原则 2018 中国专家共识．中华医学杂志，2018，98（28）：2225-2232.

[18] 龙志高，邢恩鸿，王玉琢．细胞遗传学产前诊断技术与规范．中国实用妇科与产科杂志，2015，31（9）：811-814.

[19] 卢建，黄伟伟，李怡，等．染色体微阵列技术在产前诊断中的应用．中国产前诊断杂志（电子版），2016，8（4）：8-10，75.

[20] Salomon LJ, Alfirevic Z, Bilardo CM, et al. ISUOG praction guideline: performance of first-trimester fetal ultrasoundscan. Ultra-sound Obstet Gynecol, 2013, 41(1): 102-113.

第19章 不孕不育

第一节 女性不孕症的病因

不孕症是一种由多种病因导致的生育障碍状态，是生育期夫妇的生殖健康不良事件。女性有正常性生活并未采取避孕措施1年以上未妊娠称为不孕症；而由于男性原因致女性不孕者称为男性不育症。

根据妊娠史分为原发不孕与继发不孕。原发不孕是指既往无妊娠史未避孕而从未妊娠者；继发不孕指有过妊娠史，而后暴露于妊娠可能1年或1年以上未能再妊娠者（哺乳期的闭经除外）。不同人群和地区间不孕症发病率略有差异，我国不孕症发病率为10%～15%。

女性不孕的原因主要以输卵管因素、排卵因素、子宫因素、免疫因素等为主。

一、输卵管因素

输卵管在捡拾卵子和运输卵子、精子及受精卵方面发挥着重要作用；同时也是精子获能，精卵相遇、受精的场所。输卵管不仅是输送配子的通道，还具备合成分泌营养物质、为配子的成熟受精和早期胚胎的发育提供合适的微环境的功能，因此，任何影响输卵管结构和功能的不利因素都可导致不孕。输卵管因素是女性不孕的重要原因，约30%的不孕症患者为输卵管因素所致。

输卵管病变原因以炎症为主，但非炎症病变率在逐年增加，也应引起重视。

（一）炎症

由输卵管因素造成的不孕大多是因输卵管炎或盆腔炎性疾病（PID）造成。近年因性传播疾病迅速增加，一些致病病原体如沙眼衣原体、解脲脲原体、生殖支原体等均可引发盆腔感染。发病早期症状较轻，易被忽视而延误治疗，随着感染的加重可出现输卵管上皮受损、黏膜粘连、管腔变窄甚至阻塞。由于炎症渗出液使输卵管发生扭曲和积水，输卵管阻塞更为严重且损伤为不可逆。生殖器结核多为继发感染，结核病灶侵入输卵管管壁使其僵直或形成瘘管、粘连，甚至闭锁而致不孕。

（二）子宫内膜异位症

子宫内膜异位病灶广泛种植于盆腔，使盆腔内的组织器官粘连，改变其正常的解剖结构，可使输卵管变硬僵直，蠕动受限，影响拾卵和精子、卵子及受精卵的输送。输卵管周围病变严重时，可致输卵管伞端闭锁。输卵管浆膜面的异位内膜可导致输卵管扭曲或浆膜粘连成束，可影响捡拾卵子、干扰输卵管蠕动和受精卵的运行。

（三）输卵管积水

由于输卵管炎、PID等病理因素，使输卵管伞端及峡部粘连闭锁，黏膜细胞的分泌液积聚于管腔内不能及时排出，或因输卵管慢性炎症引起输卵管长期脓肿吸收成浆液性演变而成。输卵管积水引起的不孕占输卵管性不孕的10%～30%。在辅助生殖中，由于输卵管积水携带的病原体、组织细胞及免疫因子等倒流入子宫腔，可以阻碍胚胎种植和发育，从而影响辅助生殖妊娠结局。

二、排卵因素

排卵障碍是女性不孕症的主要原因之一，占25%～30%。各种引起卵巢功能紊乱的因素均可导致排卵障碍，如多囊卵巢综合征（polycystic ovarian syndrome，PCOS）、高催乳素血症（hyperprolactinemia，HPRL）、卵巢功能早衰、先天性卵巢发育不全、功能性卵巢肿瘤、卵巢子宫内膜异位等。

（一）多囊卵巢综合征

PCOS 于 1935 年首次报道，是一种以高雄激素血症、持续性无排卵和卵巢多囊样改变等为主要表现的生殖内分泌紊乱性疾病。临床表现为多毛、肥胖、闭经、不孕，超声表现为卵巢增大、窦卵泡数增多，由于下丘脑 - 垂体 - 卵巢轴功能失调，无优势卵泡发育导致不孕。PCOS 总体发病率为 5%～10%，在我国汉族育龄期女性中的发病率为 5.61%。PCOS 除影响生殖功能外，还会影响患者的代谢功能，表现为胰岛素抵抗和高胰岛素血症，可能增加患有子宫内膜癌、血脂异常、心血管疾病和非胰岛素依赖型糖尿病的风险；还可并发雄激素性脱发、睡眠呼吸暂停、抑郁、妊娠期高血压、非酒精性脂肪性肝病等疾病，严重影响女性一生的健康。

（二）高催乳素血症

为常见的内分泌紊乱性疾病，一般人群的患病率为 0.4%，生殖功能失调患者可高达 9%～17%，且女性高于男性。一般认为外周血中，催乳素水平高于 30 ng/ml 时应视为 HPRL。

催乳素主要由腺垂体催乳素细胞合成并分泌。对乳腺正常发育、泌乳和卵巢功能发挥重要调节作用。引起血清催乳素水平升高最主要的生理性原因是妊娠及哺乳；当机体出现应激反应如身体创伤、运动、紧张、性交活动、低血糖等时，会出现催乳素生理性升高；当使用某些药物时催乳素的分泌也会增加，如黄体酮、地塞米松、肾上腺皮质激素及抗精神病类药物等；催乳素病理性升高见于某些疾病，如催乳素瘤、甲状腺功能减退、慢性肾衰竭、肝功能不全等。

催乳素的升高对下丘脑 - 垂体 - 卵巢轴功能有抑制作用，可以抑制促性腺激素释放激素（GnRH）的合成与释放，使促性腺激素（Gn）水平降低，脉冲分泌减弱，雌激素正反馈作用消失，导致无排卵。

（三）甲状腺疾病

甲状腺是内分泌系统的一个重要腺体，主要分泌三碘甲腺原氨酸（T_3）和四碘甲腺原氨酸（T_4）这 2 种甲状腺激素，对机体的生长发育、生殖生理具有直接的影响作用。由于甲状腺激素的正常分泌与下丘脑 - 垂体 - 卵巢轴的平衡密切相关，因此，甲状腺激素对维持女性正常生育功能也有重要的作用。有报道称，约 25% 的女性不孕及 15% 的月经周期紊乱是由甲状腺疾病引起。育龄期女性的甲状腺功能出现异常，常会引起月经周期紊乱、月经量过少或过多、排卵障碍，从而减少受孕的机会，并且对妊娠的结局造成不利影响。

研究发现甲状腺功能亢进症与不孕之间并无明确联系，而甲状腺功能减退症与不孕症密切相关。一般人群中育龄期女性的甲状腺功能减退症患病率为 2%～4%，但在不孕症患者中，甲状腺功能减退症的患病率显著升高，最高可达 43%。自身免疫性甲状腺疾病（AITD）是人类最常见的自身免疫性疾病，影响 5%～10% 的生育期女性。AITD 在不孕女性中的发病率显著高于正常育龄期女性，AITD 患者不仅妊娠的机会下降，而且妊娠后流产的风险明显增高。

三、子宫因素

子宫性不孕在不孕症病因中约占 7%，子宫因素可分为先天性子宫发育异常和获得性子宫异常。

（一）先天性子宫发育异常

子宫发育异常是胚胎发育过程中米勒管异常发育、融合异常导致，易引起不孕、流产、早产等不良生育结局。子宫发育异常包括无子宫、单角子宫或双角子宫、纵隔子宫等，其中弓状子宫和纵隔子宫是最常见的子宫发育异常。弓状子宫是程度较轻的子宫畸形，子宫底有朝向子宫腔的轻微压痕，对生育和妊娠结局影响相对较小，而纵隔子宫畸形与不孕、流产、早产、胎儿先露异常、胎儿子宫内生长受限、胎盘早剥和围生期死亡率的风险增加等有关。

（二）获得性子宫异常

1. 子宫腔粘连（intrauterine adhesion，IUA） 指由手术、刮宫、电灼等原因导致的子宫内膜损伤和感染引起的子宫颈管、子宫内膜和肌层的粘连。临床表现为月经过少、闭经、反复流产及不孕等。子宫腔粘连造成子宫腔形态异常，子宫内膜功能降低，干扰受精卵着床及植入。

2. 子宫内膜息肉（endometrial polyp，EP） 是妇科常见疾病之一，主要由子宫内膜局部过度增生所致，可引起不规则阴道流血、不孕。研究发现，EP 可发生于青春期后的任何年龄，但多见于 40 岁以上女性（发生率约为 10%），30 岁以下人群的发生率＜1%，不孕女性 EP 的患病率相对更高。EP 病因至今尚未明确，可能与雌激素过度暴露、慢性炎症刺激或细胞增殖 / 凋亡失衡有关。

3. 子宫肌瘤 子宫肌瘤是女性生殖系统最常见的良性肿瘤，在不孕的女性中发病率较高，合并子宫肌瘤的亚裔不孕女性占5%～10%，其中仅因子宫肌瘤造成不孕者占2%～3%。子宫肌瘤特别是黏膜下肌瘤和影响子宫腔形态的肌壁间肌瘤会导致子宫腔变形，改变子宫收缩波的极性，影响精子通过、运动及受精卵着床，并且可能增加流产的风险。

4. 子宫腺肌病 子宫腺肌病患者常合并子宫内膜异位症和子宫肌瘤，在不孕患者中的发生率为6.9%～34.3%。由于子宫腔内解剖结构异常、子宫内膜功能异常、内分泌失调及炎症、免疫等多种因素影响胚胎着床，导致不孕、流产等。

5. 子宫内膜增生 子宫内膜增生是子宫内膜长期受雌激素作用而无孕激素拮抗所致。卵泡发育异常患者由于不排卵导致子宫内膜长期受雌激素作用而增生，卵泡和内膜均异常导致生育力下降。

四、免疫因素

免疫因素对女性不孕的影响机制包括自身免疫和同种免疫两种。目前认为，与不孕有关的自身抗体分为两类，包括非器官特异性自身抗体和器官特异性自身抗体。非器官特异性自身抗体指针对存在于不同组织的共同抗原的抗体，如抗磷脂抗体（APA）、抗核抗体（ANA）、抗DNA抗体等。

抗磷脂抗体综合征（anti-phospholipid syndrome，APS）是一种以反复发生的血栓形成事件和流产为主要临床特征，并伴有血清中APA存在的临床综合征。由于胎盘血管血栓形成及胎盘梗死导致胎盘功能下降，约50%的APS孕妇可出现流产。因此，复发性流产患者需筛查APS相关的实验室指标，以明确是否患有该疾病。

器官特异性自身抗体指只针对某个特异性器官组织自身抗原的抗体，如抗精子抗体（ASAb）、抗卵巢抗体（AOVAb）、抗子宫内膜抗体（AEMAb）等。由于抗器官特异性自身抗体与妊娠和流产的关系并不十分明确，检验方法和准确性也存在差异，目前并不作为常规筛查项目和诊疗指标。

（编写：张　蔚　王梅梅；审校：黄　薇；终审：黄丽丽）

第二节　女性不孕症的诊断

面对不孕症患者，通过全面检查找出病因，是诊断不孕症的关键。

一、女性不孕症的诊断步骤

（一）详细采集病史

应注意了解以下方面：月经史、婚育史、不孕时间、避孕方式、性生活情况、既往史、近期用药情况及过敏史，有无卵巢功能早衰或不孕不育家族史，有无毒物接触史、有无烟酒嗜好等。了解是否存在男性不育因素。男方如果有不育因素，先行男科方面的进一步检查。

（二）全面认真查体

重点检查以下方面：身高、体重、血压、心率；体毛分布，有无痤疮；甲状腺有无肿大，是否触及结节，有无压痛；乳房有无溢乳；妇科检查有无异常，包括外阴、阴道、子宫颈的形态及分泌物性状；子宫大小、形状、质地、位置、活动度、有无压痛；双侧附件区有无包块及压痛；直肠子宫陷凹有无包块、触痛或结节等；盆、腹腔有无压痛、肿物。

（三）进行必要的辅助检查

1. 卵巢功能评估 ①月经第2～4天空腹抽血检测基础性激素水平（卵泡刺激素、黄体生成素、雌二醇、催乳素、孕酮、睾酮）；②血清抗米勒管激素（AMH）水平；③月经第2～4天经阴道超声监测双侧卵巢内基础窦卵泡（直径2～10 mm的卵泡）数量。

2. 阴道超声检查子宫、卵巢及盆腔情况 如若发现异常，需进一步检查。

3. 了解输卵管的通畅性 目前常用检查方法有子宫输卵管造影术（HSG）及子宫输卵管超声造影术（HyCoSy）。通过造影明确子宫有无畸形，输卵管是否通畅及程度，有无阻塞及阻塞部位等。

4. 宫腔镜检查 如超声或造影发现子宫腔异常，可进一步行宫腔镜检查以了解子宫腔内情况，如子宫腔粘连、内膜息肉、黏膜下肌瘤、子宫畸形等。

5. 腹腔镜检查 经上述检查可疑子宫内膜异位症、盆腔粘连等情况或未发现明确原因的不孕症患者可行腹腔镜检查，通过腹腔镜可直接观察子宫、输卵管、卵巢有无病变或粘连；可行输卵管通亚甲蓝液直视下确定输卵管是否通畅，有无子宫内膜异位症，是否患PCOS等。

二、女性不孕症的辅助检查

（一）基础性激素

基础性激素检查是生殖科常规检查项目，通过测定月经第2～4天的性激素水平来了解女性内分泌状态，诊断内分泌相关疾病。临床常规检查卵泡刺激素（FSH）、黄体生成素（LH）、雌二醇（E_2）、催乳素（PRL）、孕酮（P）和睾酮（T）这6项性激素，不同的激素水平可反映女性当时的内分泌状态，有助于临床医师对患者的病因进行分析。

1. 卵泡刺激素和黄体生成素 FSH和LH的基础值均为5～10 U/L。检测早卵泡期的FSH和LH水平，可以初步判断性腺轴的功能，而FSH在判断卵巢功能方面比LH更有价值。

（1）卵巢功能衰竭：基础FSH＞40 U/L、LH升高或＞40 U/L，提示卵巢功能已衰竭；如发生于40岁以前，称为卵巢功能早衰（POF）；两次基础FSH＞20 U/L，可认为是卵巢功能早衰隐匿期。

（2）下丘脑或垂体功能减退：基础FSH和LH均＜5 U/L，提示下丘脑或垂体功能减退，进一步需借助GnRH试验来明确发病原因在下丘脑还是垂体。

（3）卵巢储备功能不良（DOR）：基础FSH＞12 U/L或基础FSH/LH＞2. 0～3.6（FSH可在正常范围），提示DOR。

（4）PCOS：基础LH＞10 U/L或LH/FSH＞2～3，提示PCOS。

2. 雌二醇 月经第2～4天的基础E_2水平是反映卵巢功能的重要指标，正常月经周期中，卵泡早期E_2约为183.5 pmol/L（50 pg/ml）。

（1）基础E_2水平低而FSH和LH水平高，提示卵巢功能衰竭。

（2）E_2、FSH和LH均为低水平，提示下丘脑-垂体病变。

（3）E_2水平升高但FSH水平正常，提示卵巢功能衰竭前期；当基础E_2＞293.6 pmol/L（80 pg/ml），无论年龄与FSH水平如何，均提示生育力下降；而当基础E_2≥367 pmol/L（100 pg/ml）时，卵巢反应更差，即使FSH＜15 U/L，也无妊娠可能。

3. 催乳素 PRL分泌呈昼夜节律脉冲式分泌，并且分泌不稳定，因此，需在月经第2～4天、上午9～10点间空腹采血。PRL一般＜30 ng/ml。

（1）PRL＞30 ng/ml或高于本单位检验正常值为HPRL。过多的催乳素可抑制FSH及LH的分泌，抑制卵巢功能，抑制排卵。当PRL＞50 ng/ml时，约20%的女性有催乳素瘤；PRL＞100 ng/ml时，约50%的女性有催乳素瘤，可选择性做垂体CT或MRI；PRL＞200 ng/ml时，常存在微腺瘤，必须做垂体CT或MRI。

（2）PRL降低见于希恩综合征、使用抗PRL药物，如溴隐亭、左旋多巴、维生素B_6等。

4. 睾酮 生育期女性的血浆睾酮水平无明显节律性变化，总睾酮水平一般在0.7～2.8 nmol/L，其中98%～99%为结合体，只有1%～2%为游离睾酮，正常游离睾酮＜8.3 pmol/L，睾酮水平升高最常见于PCOS患者。

5. 孕酮 正常情况下，卵泡期血清孕酮一直在较低水平，一般＜3.18 nmol/L（1 ng/ml）。排卵前出现LH峰时孕酮分泌量开始增加，黄体成熟时，血孕酮浓度达高峰，可达（47.7～102.4）nmol/L（15～32.2 ng/ml）或更高，然后不断下降，月经前期达最低水平。辅助生殖促排卵过程中，排卵前血清孕酮水平升高［4.8 nmol/L（＞1.5 ng/ml）］提示过早黄素化，预示妊娠结局不佳。

（二）超声检查

超声是不孕症诊疗的辅助检查手段。卵泡发育情况的监测、排卵时机的判定、内膜容受性的评价、临床妊娠的确定、异位妊娠的诊断等都需要超声检查来辅助诊断。

1. 超声监测卵泡 通过经阴道超声监测卵泡发育，可以对排卵时间进行预测，指导夫妻同房；帮助医师制定和调整促排卵方案；有效预防和减少卵泡发育不良或卵巢过度刺激综合征（OHSS）的发生；诊断未破裂卵泡黄素化综合征（LUFS）。

2. 超声监测子宫内膜 阴道超声是最常用的非侵入性子宫内膜容受性评价方法。通过测量子宫内膜厚度、形态、血流等指标间接评价子宫内膜容受性。

（1）子宫内膜厚度：是指测量内膜基底层与肌层交界处前壁到后壁之间的最大距离，超声测量一般是取正中矢状面时内膜的最大前后径。子宫内膜的厚度随月经发生周期性变化，分泌期厚于增殖期，并且于分泌中期达到峰值。一般认为，在绒毛膜促性腺激素（hCG）注射日当子宫内膜厚度＜7 mm时，妊娠率显著下降，而随着子宫内膜厚度的增加，种植率和临床妊娠率均显著提高。

（2）子宫内膜类型：指内膜与肌层相对回声的状态。根据阴道B超检查，子宫内膜的Gonen标准可以分为3种类型。A型为典型三线型或多层子宫内膜，外层和中央为强回声线，外层与子宫腔中线之间为低回声或暗区；B型为均一的中等强度回声，子宫腔强回声，中线断续不清；C型为均质强回声，无子宫中线回声。多项研究表明，hCG注射日A型子宫内膜的种植率和临床妊娠率显著高于B型和C型，提示A型子宫内膜为胚胎着床提供了更好的条件。

（3）子宫内膜血流灌注：主要测量指标包括搏动指数（PI）、阻力指数（RI）、收缩/舒张比值（S/D）、子宫内膜区域的血管化指数（VI）、血流指数（FI）和血管化血流指数（VFI）等。多个研究发现，良好的内膜血流量可能与高妊娠率有关。

（三）子宫输卵管造影术

HSG通过向子宫腔和输卵管内注入造影剂后，在X线透视下观察子宫腔、输卵管形态，输卵管伞端开放状态，盆腔造影剂弥散情况及输卵管阻塞部位等，从而判断子宫有无畸形，输卵管通畅程度、阻塞部位，盆腔有无粘连等。该方法操作简单、价格低廉、安全且兼有诊断和一定的治疗作用，目前仍为评价输卵管功能最经典的筛查方法。

1. 子宫腔形态诊断 子宫腔呈三角形，子宫腔内边缘光滑，无充盈缺损为正常子宫腔。异常子宫腔形态包括：①子宫腔内充盈缺损，如子宫腔粘连、息肉、黏膜下肌瘤、异物等；②各种子宫畸形，如鞍状子宫、纵隔子宫、单角子宫、双角子宫等。

2. 输卵管通畅度诊断 根据输卵管形态、延迟摄片输卵管内造影剂残留、盆腔造影剂弥散情况等，对输卵管的通畅度进行诊断（表19-1）。

表19-1 输卵管通畅度诊断标准

输卵管诊断	推注造影剂阻力	输卵管形态	造影剂弥散入盆腔情况	延迟摄片造影剂残留情况	延迟摄片盆腔造影剂弥散情况
通畅	无或轻微阻力	走行自然	弥散良好	无残留	均匀
通而不畅	有阻力	僵直、迂曲盘绕、伞端上举	弥散局限或少量弥散	少量残留	不均匀
积水	有阻力	远端腊肠样	无弥散或少量弥散	远端腊肠样残留	不均匀或无弥散
堵塞	极大阻力	全程或部分不显影	无弥散	部分造影剂残留	无弥散

3. 盆腔情况 分为输卵管伞端周围粘连、盆腔局部粘连和广泛粘连。

（四）子宫输卵管超声造影术

HyCoSy是通过导管向子宫腔内注入造影剂，在超声监视下实时动态观察造影剂在子宫腔、输卵管内流动及进入盆腔后的分布情况。在评价子宫腔病变及输卵管通畅性方面可达到与子宫输卵管造影相似的准确率，并且无碘过敏和X线暴露的风险，故得到广泛的应用。目前最新的子宫输卵管四维超声造影（4D-HyCoSy）能够实时、连续观察子宫腔形态及输卵管走行、盆腔弥散情况，图像直观、立体，可以准确、客观地评价子宫腔形态和输卵管通畅性，具有显著的优越性（图19-1）。

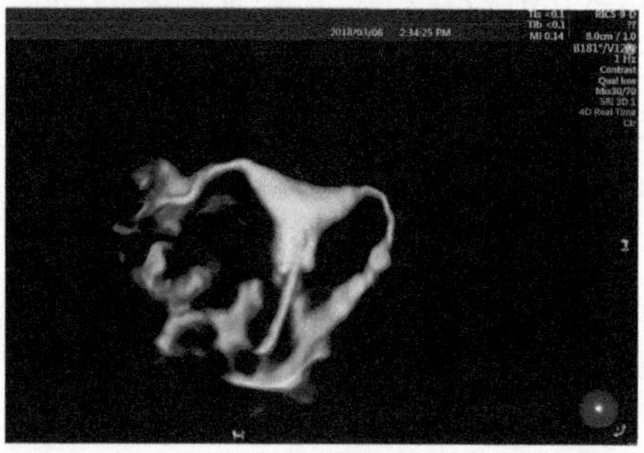

图19-1 HyCoSy显示输卵管通畅（见彩插）

根据4D-HyCoSy评价输卵管通畅性的诊断标准做出诊断（表19-2）。

表19-2 4D-HyCoSy评价输卵管通畅性的诊断标准

类别	注入造影剂时	造影剂显影情况			
		子宫腔	输卵管	卵巢周围	盆腔
输卵管通畅	无阻力，无反流	光整	全程显影，走行自然、柔顺，造影剂到达伞端后呈放射状或片状溢入盆腔	可见造影剂环绕	造影剂弥散较均匀
输卵管通而不畅	有阻力，少量反流	造影剂流动缓慢	显影不连续，走行迂曲或反折，伞端可见少量造影剂溢出	可见造影剂回声	少量造影剂弥散
输卵管阻塞	阻力较大，停止加压后见液体反流	形态饱满	全程不显影或部分显影，显影部分纤细、僵硬或膨大、盘曲，伞端无造影剂溢出	无造影剂回声	无造影剂弥散

（五）宫腔镜检查

宫腔镜的优势在于其可以直观、清楚地观察子宫颈管、子宫腔内部的病变情况，尤其是可发现子宫腔内部的器质性病变及微小病变。目前，宫腔镜作为不孕症的初始常规检查已成共识。宫腔镜检查针对不孕症的子宫腔异常结果主要表现为：子宫内膜息肉、黏膜下肌瘤、子宫纵隔、子宫腔粘连、子宫瘢痕憩室等。宫腔镜检查除具有微创的优点外，还可改善生殖预后。研究发现，体外受精（IVF）之前行宫腔镜检查的女性中有 45% 发现子宫腔有异常，其中内膜病变最常见。因此，宫腔镜应作为 IVF 前的常规检查，可改善妊娠率。

（六）腹腔镜检查

输卵管通畅试验提示输卵管病变或盆腔粘连，或上述检查均正常而仍未妊娠者，可行腹腔镜检查进一步了解盆腔情况。腹腔镜可观察盆腔并对子宫、卵巢、输卵管的形态及病变做出客观而准确的判断，对于子宫内膜异位症，特别是位于直肠子宫陷凹、子宫骶韧带及阔韧带后叶的散在、微小病灶可以迅速发现，已成为子宫内膜异位症诊断的“金标准”。腹腔镜下输卵管通液术可直接观察到亚甲蓝液通过输卵管并从伞端流出的所有过程，是输卵管性不孕症病因诊断的“金标准”，可纠正输卵管通液，以及 HSG 中的假阳性及假阴性结果。

（七）宫腔镜联合腹腔镜诊治不孕症

宫腹腔镜是将宫腔镜和腹腔镜联合运用，可以同时观察子宫腔、输卵管通畅度及盆腔的情况，全方位地评估患者的生育情况，适用于疑似同时存在子宫腔与腹腔病变的患者，或其他检查方法均无异常的原因不明性不孕症患者，可对其不孕症病因进行诊断。宫腹腔镜下输卵管通液检查是诊断输卵管通畅程度的“金标准”。宫腔镜下输卵管插管通液术，对于输卵管腔局部粘连或是输卵管近端阻塞有效，而在腹腔镜直视下行输卵管通液术，可以观察输卵管的结构形态，并对盆腔粘连与输卵管远端阻塞做出相应的治疗和预后判断。

（八）生育镜

生育镜指经阴道注水腹腔镜（transvaginal hydrolaparoscopy，THL）联合宫腔镜下输卵管插管通液术。该术式可在门诊局部麻醉下完成，在不孕症诊断和治疗中引起广泛关注。

经阴道注水腹腔镜是在腹部 B 超监视下用穿刺套管经阴道进入盆腔，注入温生理盐水作为盆腔膨胀介质，放入 3 mm 的微型腹腔镜观察盆腔，进行诊断和治疗的妇科内镜新技术。THL 能直视盆腔脏器，可判断输卵管是否通畅及阻塞的部位，卵巢是否存在病变，盆腔是否存在子宫内膜异位病灶等（图 19-2、图 19-3）。但 THL 不能发现子宫体前方的病变，故有一定的误诊率及局限性。因此，可疑盆腔粘连或合并明确的盆腔病变，还是选择标准腹腔镜，视野清晰，手术操作范围广泛，病变处理到位、彻底。

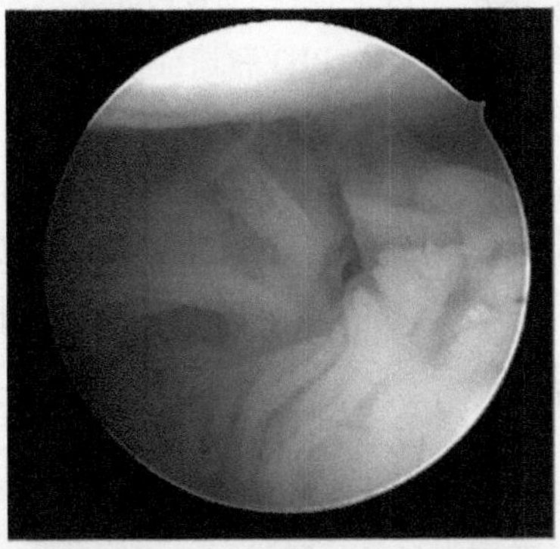

图 19-2 注水腹腔镜下正常的输卵管伞端（见彩插）

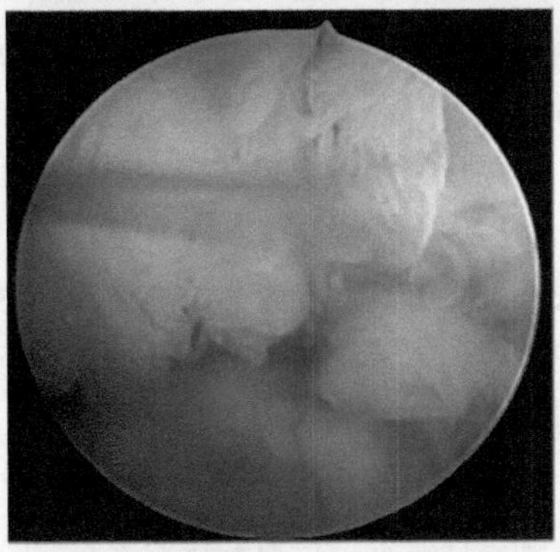

图 19-3 注水腹腔镜下亚甲蓝通液显示输卵管通畅（见彩插）

（编写：张 蔚 王梅梅；审校：黄 薇；终审：黄丽丽）

第三节 女性不孕症的治疗方法

一、女性不孕症的药物治疗

在女性不孕症的治疗过程中，最常见的药物治疗就是采用促排卵药物达到诱导卵泡发育、诱发排卵，以达到促进生育的目的。

辅助生殖技术的重要内容之一是诱导排卵

（ovulation induction，OI）和控制性卵巢刺激（controlled ovarian stimulation，COS），OI 指对排卵障碍患者应用药物或手术方法诱发排卵，一般以诱导单卵泡或少数卵泡发育为目的。COS 指以药物手段诱发多卵泡发育和成熟，其应用对象多是有正常排卵功能，主要应用于体外受精胚胎移植（in vitro fertilization and embryo transfer，IVF-ET）及其衍生技术中。

（一）适应证和禁忌证

1. OI 的适应证和禁忌证

（1）适应证：①有生育要求但稀发排卵和持续性无排卵的不孕患者，常见于 PCOS 及下丘脑性排卵障碍患者；②因排卵障碍（卵泡发育不良）导致的不孕和复发性流产患者；③黄体功能不足者；④其他，如配合子宫腔内人工授精（IUI）治疗时、轻型子宫内膜异位症（EM）、不明原因不孕症等。

（2）慎用于以下情况：① PID 或严重全身性疾病不适合妊娠者；② PID 后遗症造成双侧输卵管阻塞者；③先天性生殖道畸形或发育异常，如先天性无阴道、无子宫或始基子宫等患者；④卵巢功能早衰（POF）或卵巢促性腺激素抵抗综合征患者；⑤对促排卵药物过敏或不能耐受者；⑥男方无精子症，暂无供精标本可提供者。

2. COS 的适应证和禁忌证 COS 过程涉及非生理剂量的 Gn 运用及超生理剂量的雌激素水平，因此，该技术应当严格掌握适应证和禁忌证，以获得适宜的卵巢反应及较少的近、远期并发症。

（1）适应证：需要进行 IVF-ET 及其衍生技术治疗的患者。

（2）慎用于以下情况：①原发或继发性卵巢功能衰竭者；②原因不明的阴道出血或子宫内膜增生者；③已知或怀疑患有性激素相关的恶性肿瘤患者；④血栓栓塞史或血栓形成倾向者；⑤对超促排卵药物过敏或不能耐受者。

（3）禁用于以下情况：①有严重的精神疾病、泌尿生殖系统急性感染、性传播疾病患者；②具有吸毒等严重不良嗜好者；③接触致畸量的射线、毒物、药品并处于作用期者；④子宫不具备妊娠功能或严重躯体疾病不能承受妊娠者。

（二）促排卵药物的分类

1. 抗雌激素类药物（克罗米芬） 克罗米芬主要成分为枸橼酸氯米芬，为一线口服促排卵药物。克罗米芬对雌激素有弱的激动与强的拮抗双重作用，首先拮抗占优势。通过竞争性占据下丘脑雌激素受体，干扰内源性雌激素的负反馈，促使 LH 与 FSH 的分泌增加，刺激卵泡生长，卵泡成熟后，雌激素的释放量增加，通过正反馈激发排卵前 Gn 的释放达峰值，于是排卵。

2. 芳香化酶抑制药 来曲唑（LE）为口服用药。LE 的促排卵机制目前尚不十分明确，推测可能分为以下两个方面：①阻断雌激素的产生；②降低机体雌激素水平。可解除雌激素对下丘脑 - 垂体 - 性腺轴的负反馈抑制作用，导致 Gn 的分泌增加而促进卵泡发育；在卵巢水平阻断雄激素转化为雌激素，导致雄激素在卵泡内积聚，从而增强 FSH 受体的表达并促使卵泡发育。

3. 促性腺激素类药物 Gn 类药物分为两大类：天然 Gn 和基因重组 Gn。天然 Gn 包括：①从绝经女性尿中提取的 Gn，如人绝经促性腺激素（hMG）、尿源性人卵泡刺激素（uFSH）；②从孕妇尿中提取的人绒毛膜促性腺激素（uhCG）。基因重组 Gn 类药物包括重组 FSH（rFSH）、重组促黄体生成素（rLH）和重组 hCG（rhCG）。

4. 促性腺激素释放激素类似物 根据其与受体的不同作用方式，可分为 GnRH 激动药（GnRH agonist，GnRH-a）及 GnRH 拮抗药（GnRH antagonist，GnRH-A）。

（1）GnRH-a：GnRH-a 与 GnRH 受体结合形成激素受体复合物，刺激垂体 Gn 急剧释放，若 GnRH-a 持续使用，则垂体细胞表面可结合的 GnRH 受体减少，对进一步 GnRH-a 刺激不敏感，即所谓降调节作用（down regulation），使 FSH、LH 分泌处于低水平，卵泡发育停滞，性激素水平下降，用药 7～14 天达到药物性垂体 - 卵巢去势，作为临床应用的基础。停药后垂体功能会完全恢复，具有正常月经周期的女性停药后卵巢功能的恢复约需 6 周。

（2）GnRH-A：GnRH-A 是将天然 Gn 释放激素的十肽的第 1、第 2、第 3、第 6 和第 10 位以不同的氨基酸和酰胺取代原来氨基酸的结构。它与垂体 GnRH 受体竞争性结合，抑制垂体 Gn 的释放，起效快、作用时间短，停药后垂体功能即迅速恢复，抑制作用为剂量依赖性。

（三）辅助生殖药物治疗方案

1. OI 方案（配合 IUI 或指导同房试孕）

（1）克罗米芬：自月经周期第 2～5 天开始，推荐起始剂量为 50 mg/d，连用 5 天；如卵巢无反应，第 2 周期逐渐增加剂量（递增剂量为 50 mg/d），最大剂量为 150 mg/d。

其他用法：单用克罗米芬诱发排卵失败时，建议根据患者情况应用克罗米芬合并外源性Gn，或合并二甲双胍，或合并低剂量糖皮质激素来诱发排卵。

（2）芳香化酶抑制药：来曲唑自月经第2～5天开始使用，推荐起始剂量为2.5 mg/d，连用5天；如卵巢无反应，第2周期逐渐增加剂量（递增剂量为2.5 mg/d），最大剂量为7.5 mg/d。

其他用法：来曲唑可联合Gn，增加卵巢对Gn的敏感性，降低Gn的用量。

（3）促性腺激素：包括uhMG、rFSH、rLH、hCG等。自月经周期第2～6天开始，推荐hMG或FSH起始剂量≤75 U/d，最大应用剂量为225 U/d。

其他用法：Gn可合并来曲唑或克罗米芬使用，增加卵巢对Gn的敏感性，降低Gn的用量。hCG一般用于对成熟卵泡的触发排卵，5000～10 000 U肌内注射，模拟内源性LH峰值，可预测排卵时间。

主要用于：①下丘脑-垂体中枢排卵障碍患者，推荐hCG作为下丘脑-垂体中枢排卵障碍的首选用药；②PCOS，Gn作为PCOS二线促排卵方案用药，应用于克罗米芬抵抗患者；建议选择小剂量FSH递增方案；FSH最大应用剂量不超过225 U/d；FSH诱导排卵治疗，不建议超过6个排卵周期。

（4）应用促排卵药物的注意事项：包括多胎妊娠、OHSS、流产及卵巢肿瘤等。

（5）诱导排卵取消标准：诱导排卵时有＞3枚优势卵泡（卵泡直径≥14 mm），建议取消周期治疗。

2. 常见超促排卵方案

（1）GnRH-a长方案：是目前卵巢正常反应患者首选的促排卵方案，其使用方法是从月经周期的第1天或黄体期中期开始使用GnRH-a 14～21天后垂体达到降调节时（降调节标准为LH＜5 U/L，E_2＜50 ng/L，内膜＜4～5 mm，无功能性囊肿），再开始用外源性Gn促排卵，并维持GnRH-a的使用直至hCG注射日。长方案中，GnRH-a可使用短效制剂全量、半量或1/3量。另外，也可选用GnRH-a的长效缓释制剂。在垂体达到降调节标准后，Gn的启动时机还要综合考虑已募集的窦卵泡大小及其同步性。Gn的启动剂量需要根据患者的年龄、基础窦卵泡（antral follicle count，AFC）、基础FSH和体重指数综合决定。当2～3个主导卵泡直径达到18 mm，平均每成熟卵泡E_2水平为200～300 ng/L时，注射hCG 5000～10 000 U或rhCG 0.25 μg，36～38 h后取卵。

（2）GnRH-a短方案：GnRH-a短方案是利用GnRH-a的激发作用，通常月经第2天开始使用短效激动剂直至hCG注射日，第3天开始用Gn促排卵。在卵巢反应正常的人群中，短方案的临床妊娠率低于长方案，现短方案多应用于卵巢反应不良的患者。

（3）GnRH-a超短方案：GnRH-a超短方案也是利用GnRH-a的激发作用，通常月经第2天开始使用短效激动药，第3天开始用Gn促排卵，使用Gn的第4天停用短效激动药。超短方案也大多应用于卵巢储备差的患者。

（4）GnRH-a超长方案：GnRH-a超长方案是月经第2天肌内注射长效GnRH-a，28天后注射第2次，14天后根据E_2、FSH和LH水平、卵泡直径及数量启动Gn促排卵，或者在首次注射长效GnRH-a 28天后，使用短效GnRH-a的同时启动Gn促排卵。由于超长方案可能对LH抑制较深，需要补充LH或用hMG启动。此方案主要适用于子宫内膜异位症患者或反复着床失败患者，但卵巢储备较少者慎用。

（5）GnRH-A方案：GnRH-A方案即在卵泡中、晚期采用GnRH-A抑制提前出现的内源性LH峰的COS方案，具有使用方便、促排卵时间短、促排卵用药少且无“flare-up”效应、保留垂体反应性、不会产生囊肿、显著降低OHSS发生率等优点。

1）用药时机：GnRH-A的用药时机有2种方案，其一为固定给药方案，即在给予Gn超促排卵后的第5～7天加用拮抗药；其二为灵活给药方案，即根据卵泡的大小和LH水平加用拮抗药，一般选择当主导卵泡直径达14 mm或LH≥10 U/L时加用。

2）扳机时机及药物：拮抗药方案的扳机时机与普通长、短方案相同，首选药物为hCG 5000～10 000 U肌内注射，如果出现多个卵泡发育，有OHSS发生高风险时，可以使用GnRH-a（0.1～0.2 mg）＋小剂量hCG（1000～1500 U）诱导卵泡成熟。

（6）其他方案

1）微刺激方案：克罗米芬50～100 mg/d（或来曲唑2.5～5.0 mg/d）加（或不加）Gn（一般不超过150 U/d，加或不加拮抗药，或后期用低剂量克罗米芬25 mg/d抑制LH峰），GnRH-a或hCG扳机，酌情可用COX-2抑制药（吲哚美辛等）预防卵泡提前破裂。

2）自然周期方案：适应证为①因病不能进行卵巢刺激；②至少2个刺激周期胚胎质量差；③女方年龄＞40岁；④自愿选择自然周期；⑤FSH 15～25 U/L甚至更高，AFC 1～2个。根据月经周期的长短可在月经周期第6～8天开始监测，监测过程中随时关注性激素E_2、LH、孕酮的变化，以决定是否GnRH-a扳机及取卵时机，适时应用COX-2抑制药（吲哚美辛等）预防卵泡提前破裂。

3）改良自然周期方案：适用于月经周期极不规律，卵巢功能已濒临衰竭状态，偶尔发现卵巢内有生长的卵泡后，为促进卵泡生长和防止卵泡提前破裂而加用 Gn 或拮抗药方案，之后监测卵泡，适时行 hCG 扳机及取卵。

4）黄体期促排卵方案：优势卵泡排卵或孕酮上升后继续促排卵后取卵。适用于卵巢储备差或其他促排卵方法无法取得有效胚胎者。排卵后 1～3 天卵巢内有 3 个左右直径<8 mm 的卵泡者，可以尝试黄体期促排卵。可用尿促性素 225 U/d 和来曲唑 2.5 mg/d，1 周后开始监测，当至少 3 个主导卵泡直径达到 18 mm 或 1 个达到 20 mm，GnRH-a 0.1 mg 扳机，32～36 h 后取卵，冻存所有胚胎以后解冻移植。

二、女性不孕症的手术治疗

通过手术对女性不孕症的治疗主要针对器质性病变造成的不孕，其手术目的、方式和处理应遵循保留和改善生育功能的原则，手术治疗主要包括宫腔镜手术和腹腔镜手术。

（一）宫腔镜手术

宫腔镜是应用膨宫介质对子宫腔进行扩张，通过光导玻璃纤维束及柱状透镜将冷光源经镜体导入子宫腔内，达到对子宫颈管、子宫腔进行直视下操作的目的，目前已经广泛应用于不孕症的临床治疗中。

1. 不孕症宫腔镜检查适应证

（1）子宫输卵管造影或超声提示可疑子宫腔占位或反复超声提示子宫内膜回声不均质者。

（2）无创检查无法确诊的子宫畸形的诊断者。

（3）可疑子宫腔粘连或超声提示子宫腔线不连续者。

（4）异常子宫出血者。

（5）可疑子宫腔因素造成的不孕症、反复种植失败或复发性流产者。

（6）原因不明的不孕症患者。

（7）IVF-ET 前的检查。

（8）流产后可疑胚物残留。

（9）2 个以上 IVF-ET 周期未妊娠或移植 10 个以上优质胚胎失败者。

（10）宫腔镜手术后的随访，如子宫纵隔或子宫腔粘连术后复查、黏膜下子宫肌瘤或子宫内膜息肉术后。

2. 不孕症宫腔镜治疗术适应证

（1）子宫内膜息肉患者。

（2）子宫纵隔患者。

（3）子宫腔粘连者。

（4）子宫黏膜下肌瘤患者。

（5）子宫腔内异物，如流产残留物等。

（6）宫腔镜下输卵管插管通液术者。

（7）子宫瘢痕憩室患者。

3. 禁忌证

（1）体温>37.5 ℃或近期有明确感染病史者。

（2）活动性子宫出血、重度贫血者。

（3）急性或亚急性生殖道炎症患者。

（4）子宫内妊娠者。

（5）近期有子宫穿孔史或子宫破裂修补术患者。

（6）存在严重心、肺、肝、肾疾病不能耐受手术者。

（7）子宫腔过度狭小或子宫颈管狭窄、坚硬、难以扩张者经子宫颈预处理仍无法操作为相对禁忌证。

4. 宫腔镜检查术的类型

（1）子宫腔形态的探查：观察子宫腔形态、子宫内膜色泽和厚度、子宫腔内血管分布、有无子宫腔占位、子宫腔畸形、瘢痕、输卵管开口等情况。

（2）输卵管插管通液术：可以在宫腔镜下直视输卵管开口，向双侧输卵管开口分别插入 COOK 导丝行输卵管通液术，可以观察有无反流，从而判断输卵管通畅程度。

（3）子宫内膜息肉定位：对于体积较小的多发子宫内膜息肉或蒂部较细的单发息肉，可以子宫腔定位后行刮宫术，术后可再次探查子宫腔，确定息肉已刮除。

5. 宫腔镜手术的类型

（1）子宫内膜息肉切除术：对于影响胚胎种植的子宫内膜息肉，可行宫腔镜下子宫内膜息肉电切术或宫腔镜下冷刀切除术，在直视状态下切除或剔除子宫内膜息肉。为减少对子宫内膜的电能量损伤，可以宫腔镜下环状电极（不通电）刮除大部分的息肉组织，再用环状电极切除残余的息肉蒂部（图 19-4）。

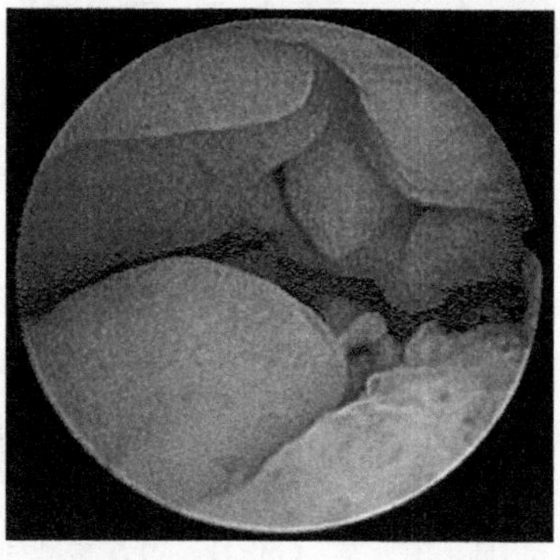

图 19-4　子宫内膜息肉（见彩插）

（2）子宫肌瘤切除术：直径<5 cm 的黏膜下肌瘤、直径 4～5 cm 并向子宫腔内突起的肌壁间肌瘤都

可以在宫腔镜下电切。但手术方式受肌瘤生长部位、肌瘤大小及向子宫腔内突程度所限制。体积过大的黏膜下子宫肌瘤，特别是贯穿肌壁者，为减少宫腔镜手术并发症，必要时建议行腹腔镜手术。

（3）子宫纵隔切除术：对于完全性子宫纵隔或不完全性子宫纵隔均可行宫腔镜手术治疗，手术适应证为≥2次流产病史、原因不明的不孕症，并拟行辅助生殖技术治疗，可选择微型剪刀或电切术（图19-5）。

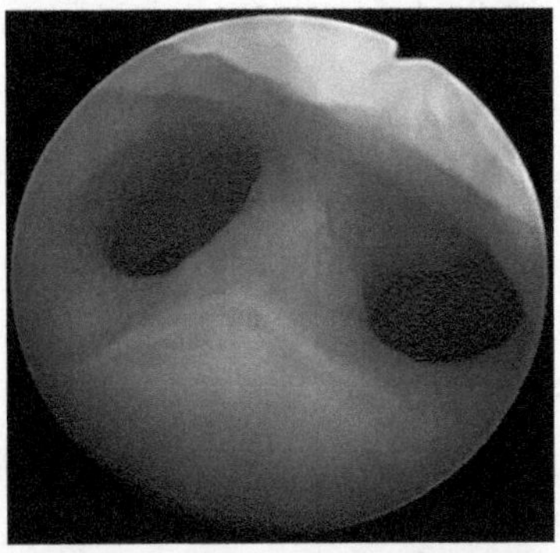

图19-5 子宫不全纵隔（见彩插）

（4）宫腔镜下子宫腔粘连分离术：推荐宫腔镜直视下手术，可采用剪刀、双极电切等手术方式。

手术目的：恢复子宫腔解剖学形态及子宫腔容积，预防粘连形成，促进子宫内膜再生修复，恢复生育能力。

手术原则：子宫腔粘连类型及术者熟悉的术式决定手术器械，推荐冷刀处理。必须在粘连组织、瘢痕区域内进行手术，尽量寻找、保护残余内膜，去除纤维瘢痕组织，残余内膜的多少是术后内膜修复的关键，必要时在超声及腹腔镜监护下手术。术后配合使用雌激素促进子宫内膜修复（图19-6）。

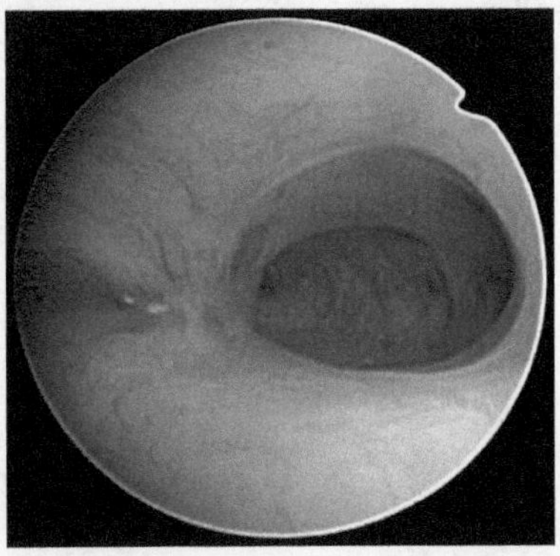

图19-6 子宫腔粘连（见彩插）

（5）剖宫产瘢痕憩室修补术：有再生育要求的患者，如子宫前壁下段肌层厚度≥3 mm可选择宫腔镜下子宫瘢痕憩室修补术，但应充分告知，再次妊娠时有子宫破裂的风险；如子宫前壁下段肌层厚度＜3 mm，不推荐宫腔镜手术，建议腹腔镜手术。

6. 术前准备

（1）麻醉的选择：常规的宫腔镜检查术可在患者清醒状态下实施，无须麻醉；对于估计检查时间长或实施子宫腔检查困难的患者，以及宫腔镜治疗术的患者可选择静脉复合麻醉、全身麻醉或硬膜外麻醉。

（2）术前处理：需要麻醉的患者需麻醉前6 h禁饮食；估计黏膜下肌瘤体积较大、手术困难的患者可提前注射长效GnRh-a以缩小病灶至理想状态；对于子宫颈狭窄者，可根据《宫腔操作前宫颈预处理专家共识》进行子宫颈预处理（应用米索前列醇药物或放置子宫颈扩张棒等）。

7. 并发症

（1）子宫穿孔：保持视野清晰，轻柔操作，避免置入宫腔镜时用力过猛或视线不清楚时盲目置入宫腔镜可有效避免子宫穿孔的发生。表现为：①子宫腔突然塌陷，视野不清楚；②超声可见子宫周围有游离液体；③宫腔镜下看到腹膜、肠管或大网膜；④如行宫腹腔镜联合，可在腹腔镜下见到子宫浆膜面部分颜色出现变白或透亮、有水泡产生。

（2）出血：多由于宫缩不良、术中止血不彻底、凝血机制障碍等原因造成。术前完善凝血功能检查，术中充分电凝止血或使用宫缩药、止血药等可避免子宫出血的发生。

（3）感染：术前隐匿性盆腔或生殖道感染、术中消毒不规范或术后未保持会阴部清洁均可造成宫腔镜术后感染。因此，术前应仔细询问病史并行常规妇科检查及必要的实验室检查。术后严格消毒，注意操作规范，可预防性应用抗生素。

（4）周围脏器的损伤：子宫穿孔未及时发现，继续操作可引起膀胱、肠管穿孔，因此，一旦发现子宫穿孔要及时终止手术。

（5）心脑综合征：指手术过程中患者出现头晕、胸闷、流汗、面色苍白、恶心、呕吐等，因扩张子宫颈或膨宫引起的迷走神经亢进引起。术中一旦发生上述症状，应及时暂停手术，吸氧，必要时注射阿托品，待一般情况好转后继续手术。

（6）气体栓塞：当子宫颈管或子宫腔内有活动性出血、进水管有气泡时可发生气体栓塞，一旦发生，情况危急，需立刻停止手术并采取抢救措施。

（7）过度水化综合征：大量子宫腔灌注液体被吸收入血，造成血容量过多及低钠血症。发生后需立即停止手术，积极利尿、纠正低钠血症和水电解质失衡等。临床上应注意预防为主，术中采用有效的低压灌注，控制手术时间在1 h内，有的手术可以分次进行

（如较大的黏膜下子宫肌瘤等）。

（二）腹腔镜手术

腹腔镜手术由于其创伤小、精细操作灵便、术后恢复快等优点已经能完成诸多生殖外科手术，腹腔镜可直接观察子宫、输卵管、卵巢有无病变或粘连，能观察输卵管通畅度及阻塞部位、输卵管走行是否扭曲和（或）粘连、输卵管伞的形态是否正常或消失、输卵管管壁是否僵硬或发育异常，以及输卵管伞端周围的微小病变；并结合输卵管通液术，在液体内加以亚甲蓝，于直视下确定输卵管是否通畅。术中还需检查卵巢周围粘连情况，与输卵管的解剖位置，检查有无病理性囊肿，尤其是降低生育力的卵巢子宫内膜异位囊肿等，子宫位置及其有无粘连、子宫骶骨韧带有无子宫内膜异位症病灶等。

1. 适应证

（1）子宫输卵管造影提示可疑盆腔粘连、输卵管积水、一侧或双侧输卵管阻塞、输卵管扭曲或疑有输卵管粘连者。

（2）原因不明的不孕症。

（3）临床高度可疑子宫内膜异位症、卵巢巧克力囊肿、子宫肌瘤、卵巢良性肿瘤，以及其他可能影响妊娠或辅助生殖技术实施等情况。

（4）辅助生殖技术中，取卵术后的出血（估计出血量＞500 ml，常规止血措施 24 h 仍无效）、盆腔脏器损伤、促排卵治疗中或取卵后出现可疑卵巢破裂或扭转、黄体破裂等造成急腹症等，可行腹腔镜探查，必要时转开腹手术。

（5）协助宫腔镜手术，如重度子宫腔粘连，完全子宫纵隔手术、子宫剖宫产瘢痕憩室修补术等。

2. 禁忌证

（1）严重的心脑血管疾病及肺功能不全患者。

（2）体温＞37.5 ℃或怀疑处于疾病的急性、亚急性感染期。

（3）严重的凝血功能障碍者。

（4）腹腔内活动性出血、生命体征不稳定时。

（5）前次盆、腹腔手术提示腹腔内广泛严重粘连，估计再次手术的困难和风险极大者。

（6）大的腹壁疝或膈疝、肠梗阻手术史患者。

（7）合并卵巢功能早衰的不孕症；盆腹腔广泛、致密粘连为相对禁忌证。

3. 术前准备 常规腹腔镜术前准备。

4. 不孕症腹腔镜处理原则和注意事项 不孕症的手术目的、方式和处理应该遵循保留和改善生育功能的原则。

（1）手术和手术方式的选择应根据患者的年龄、不孕的年限、卵巢功能、男方精液情况和患者对疾病的认知程度等多方面因素综合决定。若患者年龄≥38 岁或卵巢功能减退，输卵管整形的手术要慎重考虑；若男方严重少、弱精或无精子症，则应选择辅助生殖技术而不是输卵管修复手术；当女方有输卵管积水，在辅助生殖技术前应行腹腔镜手术酌情处理输卵管积水。

（2）手术以尽量重建和改善生殖系统的结构和功能为原则。

（3）手术中尽可能避免损伤生殖器官的血供，特别是卵巢的血供，同时应注意对子宫内膜的保护。

（4）尽可能保留输卵管的完整性，恢复输卵管功能。

5. 不孕症患者腹腔镜手术的常见手术方式

（1）腹腔镜下输卵管手术：盆腔、输卵管周围粘连可行粘连松解术，恢复输卵管解剖结构（图 19-7）；伞端阻塞或积水可行造口术或伞端成形术，对于粘连致密且广泛、伴有严重输卵管积水者，建议结扎或切除积水的输卵管，以免影响后续的辅助生殖结局（图 19-8）；输卵管伞端周围微小病变可去除或修补，如输卵管伞端粘连、输卵管憩室、输卵管副开口、输卵管扭曲或泡状附件等；输卵管近端阻塞可联合宫腔镜行腹腔镜监护下宫腔镜下输卵管插管通液术；积水的输卵管若病变严重者可行输卵管切除术，术后行辅助生殖技术助孕。

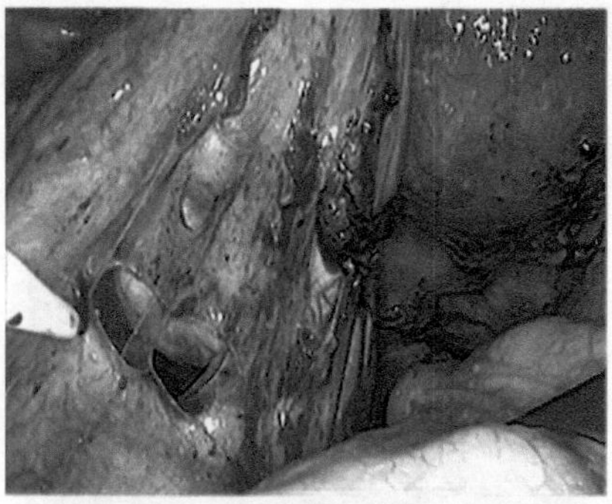

图 19-7 输卵管周围粘连（见彩插）

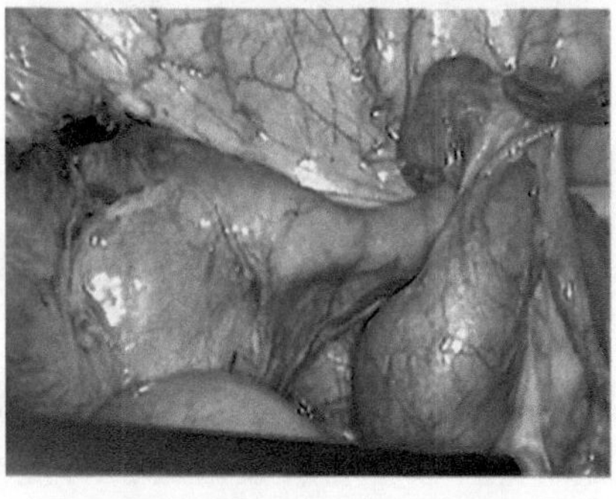

图 19-8 输卵管积水（见彩插）

（2）腹腔镜下子宫内膜异位病灶清除术：对于卵巢子宫内膜异位囊肿行囊肿剥除术，卵巢表面、盆腔腹膜各处的子宫内膜异位病灶可以电凝或切除病灶送活检（图 19-9～图 19-11）。

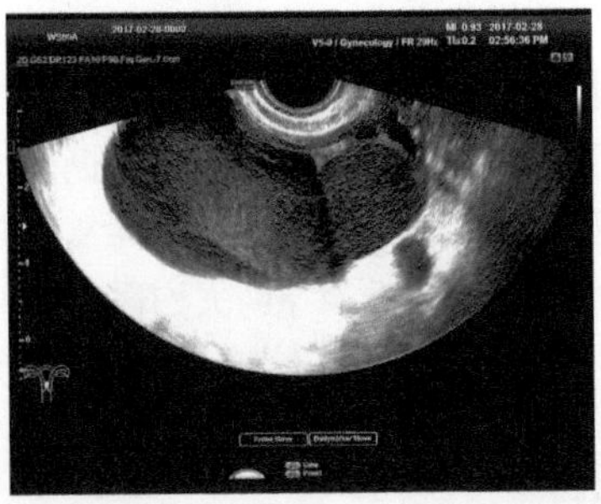

图 19-9　超声提示卵巢内呈多囊性，囊内泥沙样回声，考虑卵巢巧克力囊肿的可能性大（见彩插）

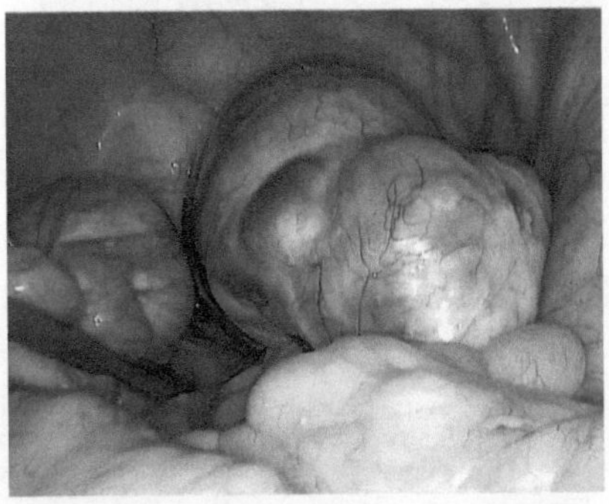

图 19-10　右侧卵巢巧克力囊肿（见彩插）

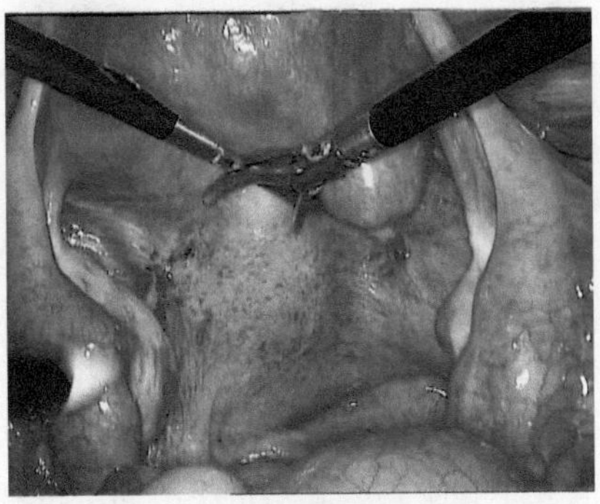

图 19-11　盆腔子宫内膜异位症（腹膜型）（见彩插）

（3）腹腔镜下子宫肌瘤切除术：肌壁间子宫肌瘤注意术后避孕时间的指导及后续的助孕方式。

（4）腹腔镜下卵巢良性肿瘤手术：术中应注意卵巢功能的保护，尽可能减少对卵巢皮质的损伤，尽量少用电凝止血，采用缝合的方式止血；术中应送快速冷冻切片。

（5）腹腔镜下输卵管吻合术：适用于输卵管结扎术后要求复通、输卵管峡部阻塞而伞端正常的患者，术后妊娠率与患者年龄、结扎方式与部位、卵巢储备功能、输卵管是否正常、吻合术部位有关。

6．术后处理

（1）严格观察并记录生命体征。

（2）术后及时追查病理报告，完善术后检查或治疗。

7．并发症

（1）麻醉意外。

（2）出血：小的出血可电凝止血，大血管出血可危及生命，一旦出现应及时行腹腔镜下止血或开腹止血，及时修补血管。

（3）脏器损伤：主要是内生殖器官邻近脏器损伤，如肠管、膀胱、输尿管损伤，多因周围脏器组织粘连导致解剖结构异常、或电器械使用不当或手术操作不熟练等造成，电凝器械可导致迟发性损伤，一般 1 周后焦痂脱落造成空腔脏器穿孔，症状才会出现。

（4）气体栓塞：术中的气腹的气体进入血管，造成气体栓塞。目前大多数医院采用二氧化碳气体，容易吸收且吸收较快，除大量气体高压进入血管外一般不会发生，故术中要注意气腹的流速及压力。

（5）感染：因手术小切口感染的发生率较低，严格无菌操作及预防性应用抗生素可有效避免盆、腹腔感染。

（6）皮下气肿或气胸：皮下气肿一般无须处理，大多数可自行吸收。气胸较少见，一旦出现可疑气胸应立即停止充气，充分引流气体，必要时行胸腔闭式引流。对于部分患者可能出现上腹部不适或肩背部疼痛，多因二氧化碳气体刺激膈肌引起，多数可于数天后自然消失，且体型瘦长者多见。

（三）开腹手术

开腹手术是最传统的手术方式，近些年有被腹腔镜手术取代的趋势，目前应用仅限于以下情况。

1．存在影响辅助生殖技术的器质性疾病且缺少腹腔镜手术的技术和条件时。

2．在进行过侵入性的辅助生殖技术操作后可疑腹腔内活动性出血，出血量较大预计腹腔镜视野较差且患者生命体征不稳定者。

3．在进行过侵入性的辅助生殖技术操作后可疑肠管穿孔等脏器损伤，患者急腹症症状较重已失去腹腔镜手术条件者。

三、辅助生殖技术

目前，我国不孕症发病率为 10%～15%，辅助生殖技术的出现和应用为治疗不孕症提供新的途径，为不孕家庭带来福音。辅助生殖技术（assisted reproductive technology，ART）是指对配子、胚胎或基因物质体内外操作而获得新生命的技术。包括人工授精（artificial insemination，AI）和IVF-ET及其衍生技术。

（一）人工授精

AI是将男性精液通过非性交方式由人工注入女性生殖道内，使其受孕的一种技术。AI是辅助生殖技术中较早实施的技术，其操作相对简单、价格低廉、非侵入性，至今仍是一种较普及的常规助孕技术。

1. 分类

（1）AI根据精液来源不同分为夫精人工授精（AIH）和供精人工授精（AID）。

（2）根据授精部位不同主要分为阴道内人工授精（IVI）、子宫颈内人工授精（ICI）、子宫腔内人工授精（IUI）。

（3）根据是否采用促排卵分为自然周期AI和促排卵AI。

2. 适应证及禁忌证 实施AI的基本条件是通过HSG或腹腔镜检查证实至少一侧输卵管通畅。

（1）AIH

1）适应证：①精液异常，如轻度或中度少精症、弱精、非严重畸形精子症、液化异常；②子宫颈因素，因宫颈黏液异常造成精子无法通过子宫颈导致的不孕；③生殖道畸形或性功能障碍造成性交障碍；④排卵障碍（如PCOS）、子宫内膜异位症经单纯药物治疗不受孕者；⑤免疫性不育；⑥原因不明不育。

2）禁忌证：①男女一方患有生殖泌尿系统急性感染性疾病或性传播疾病；②一方患有不宜生育的严重的遗传、躯体疾病或精神心理疾病；③一方接触致畸量的射线、毒物或服用有致畸作用的药品、毒品并处于作用期。

（2）AID

1）适应证：①不可逆的无精子症；②严重畸形精子症；③男方有不宜生育的遗传性疾病；④严重母儿血型不合、经治疗无效；⑤严重少、弱精子症；⑥逆行射精；⑦阻塞性无精子症。对于以上适应证中的⑤⑥⑦条，医务人员必须向患者交代清楚，通过卵质内单精子注射（ICSI）技术也可能使其有自己血缘关系的后代。

2）禁忌证：同AIH。

3. 治疗前准备 AI前，男女双方需进行体格检查和实验室检查，以确定AI的适应证、是否适合妊娠；对于AID，是否适合供精要进行严格的筛查和把关。

（1）女方检查：包括体格检查和妇科检查、HSG或腹腔镜盆腔检查、血常规、尿常规、心电图、胸部X线片、肝功能、肾功能、乙肝五项及丙肝、输血前检查（含HIV和梅毒检测）、TORCH、TCT等。

（2）男方检查：包括体格检查和男科检查、常规精液检查和精子形态学检查、血常规、尿常规、乙肝五项及丙肝、输血前检查（含HIV和梅毒检测）等。

（3）告知治疗程序：夫妇双方需提供结婚证、身份证原件及复印件，并签署有效证件及符合生育政策承诺书。治疗前向接受治疗的夫妇详细解释治疗的全过程、治疗费用及可能发生的并发症及随访要求，并签署人工授精知情同意书。

4. 治疗流程

（1）自然周期人工授精

1）卵泡监测：根据月经周期情况，于月经周期的第10天左右开始B超监测卵泡发育，血E_2水平也可作为卵泡发育的指标。

2）LH峰监测：卵泡直径达到14 mm时，开始检测LH峰和监测卵泡的生长，通常通过检测尿或血的LH水平判断LH峰。

3）AI时机的选择：当尿LH峰出现时，结合卵泡的大小，可选择肌内注射hCG 10 000 U，注射hCG后的第2天行IUI治疗；或出现LH峰值后24～48 h后行IUI治疗。

4）黄体支持：排卵后可选择给予黄体支持，黄体支持药物可选用肌内注射、口服或阴道用黄体酮。

5）IUI治疗后14天查hCG确定是否为生化妊娠；确诊生化妊娠后3周复诊，确定是否为临床妊娠。

（2）促排卵AI：促排卵AI主要用于排卵障碍、原因不明不孕和自然周期AI失败的患者。

1）月经第3～5天开始口服克罗米芬50～100 mg或来曲唑2.5～5.0 mg，每天1次，共服5天。B超监测卵泡大小和子宫内膜的情况，如果没有优势卵泡，可以延长用药时间或加用HMG或UFSH促排卵。

2）月经第3～5天开始用HMG或UFSH，HMG或UFSH起始剂量≤75 U/d，隔日或每日肌内注射；最大应用剂量为225 U/d。PCOS患者UFSH起始剂量为37.5～75.0 U/d。

3）当优势卵泡直径＞14 mm时，开始测尿LH峰并结合超声监测卵泡的大小，根据卵泡直径、LH峰值情况，决定应用hCG的时间；若同时有多个优势卵泡发育，则停用hCG，改用GnRH-a诱导排卵；当有3个以上的卵泡直径＞16 mm时，为避免多胎妊娠的发生，建议取消本周期AI或B超引导下取卵，改为施行IVF-ET。

4）于hCG或GnRH-a注射的第2天，行AI。

5）黄体支持：排卵后可选择给予黄体支持，黄体支持药物可选用肌注、口服或者阴道用黄体酮。

6）IUI 治疗后 14 天查 hCG，确定是否为生化妊娠；确诊生化妊娠后 3 周复诊，确定是否为临床妊娠。

5. 人工授精的并发症 AI 的操作可能发生少量阴道出血、腹痛、感染、休克。促排卵药物应用可能引发 OHSS、多胎妊娠、流产、异位妊娠等并发症。

（二）体外受精胚胎移植术

IVF-ET 是指从女性卵巢内取出卵子，在体外与精子发生受精并培养 3～5 天，再将发育到卵裂期或囊胚期阶段的胚胎移植到子宫腔内，使其着床发育成胎儿的全过程。

1. 适应证

（1）女方各种因素导致的配子运输障碍。

（2）排卵障碍。

（3）子宫内膜异位症。

（4）男方少、弱精子症。

（5）不明原因不孕或免疫性不孕。

（6）反复 IUI 治疗失败。

2. 禁忌证 有下列情况之一者，不得实施 IVF-ET 及其衍生技术。

（1）男、女任何一方患有严重的精神疾病、泌尿生殖系统急性感染及性传播疾病。

（2）患有《母婴保健法》规定的不宜生育或目前无法进行胚胎植入前遗传学诊断的遗传性疾病。

（3）任何一方具有吸毒等严重不良嗜好。

（4）任何一方接触致畸量的射线、毒物、药品并处于作用期。

（5）女方不具备妊娠功能或严重躯体疾病不能承受妊娠。

3. 治疗前准备

（1）女方（进入 IVF 周期前的患者需做下列检查）：常规的体格检查和妇科检查、血常规、尿常规、白带常规检查、血型、凝血功能、肝功能、肾功能、乙肝五项及丙肝、输血前检验、TORCH、基础状态的血清激素水平、AMH、甲状腺功能、生殖道沙眼衣原体、心电图、胸部 X 线片、子宫颈细胞学检查、HPV、染色体及宫腔镜检查等。

（2）男方（进入 IVF 周期前需要完成以下检查）：常规的体格检查、外生殖器检查、精液常规（至少 2 次）、精液微生物学检查如支原体、衣原体、淋球菌等、精子形态学检查、精子存活率、精液白细胞计数等、精子顶体酶活性定量、乙肝五项及丙肝、输血前检验、血型、染色体核型检查。根据患者情况个体化选择性做性腺激素、男性生殖系统超声等检查。

（3）双方知情同意及证明证件：结婚证及身份证。对技术过程、技术的成功率、技术的不良反应、对子代的可能影响及其他风险、费用等充分知情，并签署各种知情同意书，确认患者具备恰当的适应证和无禁忌证后，进入治疗程序。

4. 治疗步骤及注意事项 治疗流程包括：控制性卵巢刺激及卵泡监测、取卵、体外受精、胚胎移植、黄体支持。

（1）控制性卵巢刺激：以药物手段在可控制的范围内诱发超生理状态的多卵泡的发育和成熟，治疗的对象可能本身有正常的排卵功能。

通常根据患者的年龄、卵巢储备功能，采用个体化超促排卵方案。年轻患者，卵巢功能储备良好者采用标准长方案或拮抗药方案；对于严重的子宫肌瘤及子宫内膜异位症患者，可采用超长方案；年龄>35 岁或卵巢储备差、卵巢功能减退者，可采用微刺激方案（卵泡期或黄体期）、短方案或拮抗药方案（具体方案详见促排卵部分）。

（2）卵母细胞的收集（取卵）：在注射 hCG 36～38 h 后通过取卵手术收集卵母细胞。最常用的取卵手术为经阴道超声引导下的卵泡穿刺术，术前 30 min 可肌内注射哌替啶 50 mg 镇痛或采用静脉麻醉。取卵结束后，应用阴道超声检查盆腔情况，检查阴道穿刺点是否有出血。手术时尽量减少穿刺次数，避开膀胱、肠管、子宫肌层、子宫颈等组织及子宫旁血管网等。术后，必要时可应用抗生素预防感染（如取卵过程中穿刺巧克力囊肿）。术后阴道填塞纱布压迫穿刺点，患者留院观察 4 h，注意对生命体征的监护，注意有无出血、感染、创伤等穿刺取卵术相关并发症的发生。

（3）AI：将经处理的精子按一定密度加入培养的卵母细胞培养皿中受精。

（4）胚胎移植：卵裂期胚胎于取卵后第 3 天进行胚胎移植，囊胚于取卵后第 5 天进行胚胎移植。胚胎移植日嘱患者适当憋尿，在腹部超声引导下进行，将装有胚胎的移植管，通过子宫颈在腹部超声引导下移植入子宫腔。

（5）黄体功能的支持：控制性促排卵中常使用降调节药物，导致黄体功能不足，故在 IVF-ET 中常用黄体支持。

1）黄体酮：有针剂、口服制剂、阴道栓剂等剂型，常用的有黄体酮针、地屈孕酮片、黄体酮阴道软胶囊等，从取卵日开始持续 17 天。

2）hCG：若无高危因素，亦可采用 hCG 进行黄体支持，于取卵当天开始每3天注射hCG 2000 U，共4次。

（6）术后监测和妊娠的确定：取卵术后，应密切观察是否有腹痛、腹胀、阴道出血、发热等症状的出现，注意防治OHSS、感染、流产、卵巢扭转、多胎妊娠及异位妊娠等各种并发症，一旦疑诊，应及时按照有关原则处理。

胚胎移植后14天，查血β-hCG水平以判断是否生化妊娠，确诊生化妊娠后继续黄体支持，3周后阴道B超检查确定是否临床妊娠，确定临床妊娠后3周进行第2次阴道B超检查，做出相应处理并调整黄体支持药物用量。

（三）卵质内单精子注射

ICSI技术是将单个精子通过显微注射的方法注入卵母细胞质内，从而使精子和卵母细胞被动结合受精，形成受精卵并进行胚胎移植，达到妊娠目的。目前，ICSI已是治疗男性不育的重要手段，但对于胚胎来说，ICSI是一种侵入性治疗，故应严格掌握治疗适应证。

1. 适应证

（1）严重的少、弱、畸形精子症患者。

（2）不可逆的梗阻性无精子症患者。

（3）生精功能障碍（排除遗传缺陷疾病所致）者。

（4）免疫性不育患者。

（5）AI失败者。

（6）精子顶体异常者。

（7）需行植入前胚胎遗传学检查者。

2. 禁忌证 同IVF-ET的禁忌证。

3. 治疗前准备

（1）女方：同接受IVF-ET患者治疗前的准备。

（2）男方：同接受IVF-ET患者治疗前的准备。无精子症的患者需进行诊断性附睾穿刺或睾丸活检证实存在活精子。

（3）双方准备：同接受IVF-ET患者治疗前的准备。

4. 注意事项

（1）ICSI帮助了严重少、弱、畸精子症的患者受精，但已经证实一些遗传性的基因缺陷可导致少、弱、畸精子症，本可在自然受精过程中被淘汰的遗传缺陷通过ICSI可能传递到下一代。此外，注射操作也可能致卵母细胞未知的损伤。因此，对ICSI治疗后的妊娠，应加强妊娠期和出生后的监测及随诊。

（2）梗阻性无精子症患者，需行附睾、睾丸穿刺取精。

（3）严重少弱精子症、隐匿精子症及部分梗阻与非梗阻性无精子症，接受ICSI助孕，必须提前冷冻精子备用，预防女方取卵日无可用精子。

（四）胚胎植入前遗传学诊断/筛查

1. 适应证和禁忌证

（1）胚胎植入前遗传学诊断（preimplantation genetic diagnosis，PGD）的适应证

1）染色体数目或结构异常：夫妇任一方或双方携带染色体结构异常，包括染色体易位、罗伯逊易位、倒位、复杂易位、致病性微缺失或微重复等。

2）可进行基因诊断的单基因遗传病。

3）具有遗传易感性的严重疾病：夫妇任一方或双方携带有严重疾病的遗传易感基因的致病突变。

4）人类白细胞抗原（human leukocyte antigen，HLA）配型：曾用于解决骨髓移植供体来源困难时的HLA配型。

（2）植入前遗传学筛查（preimplantation genetic screening，PGS）的适应证

1）女方高龄（advanced maternal age，AMA）：女方年龄≥38岁。

2）不明原因的反复自然流产（recurrent miscarriage，RM）：反复自然流产2次及以上。

3）不明原因反复种植失败（recurrent implantation failure，RIF）：移植3次及以上，或移植高评分卵裂期胚胎数4～6个，或高评分囊胚数3个及以上均失败者。

4）严重畸精子症。

（3）PGD的禁忌证：①患有《母婴保健法》规定的不宜生育的疾病；②目前基因诊断或基因定位不明的遗传性疾病；③夫妇中一方为严重遗传性神经、精神疾病患者或有严重智力、心理和精神问题；④有IVF-ET其他禁忌证的夫妇。

（4）其他特殊情况：①性染色体数目异常，如47，XYY、47，XXX等，产生性染色体异常后代的概率较低，不建议实施PGD；而47，XXY生育后代染色体异常风险增加，可酌情考虑是否实施PGD。②常见的染色体多态，如1 qh+、9 qh+、inv（9）（p12 q13）、Yqh+等，不建议PGD。

2. 遗传咨询和知情同意 患者夫妇在选择实施PGD/PGS前，需要接受至少1次的遗传咨询，使其充分了解自身的生育和遗传风险，知晓现阶段可能的医学干预措施及其利弊，自愿选择治疗方式，并保存相关咨询记录资料。

夫妇在选择PGD/PGS周期治疗前，需充分知晓

整个过程中的各类风险，涉及常规体外受精的治疗过程、PGD/PGS技术造成的胚胎活检、冷冻复苏损伤、个别胚胎可能诊断不明、检测后无可移植胚胎、染色体嵌合型胚胎发育潜能的不确定性、无法常规鉴别染色体结构异常的携带者、由于胚胎自身的生物学特性及检测技术的局限性可能导致误诊的风险，以及若获得持续妊娠需进行产前诊断确诊等。患者签署知情同意书后，选择合适的促排卵方案进行PGD/PGS周期。

（五）辅助生殖技术的并发症

辅助生殖技术已经发展了40余年，在使不孕症家庭获益的同时也产生了一些并发症。超促排卵治疗可能引起OHSS、血栓形成等并发症；取卵、移植手术可能引起盆腔出血、感染、邻近脏器损伤等并发症；而妊娠过程中会出现多胎妊娠、异位妊娠等并发症，这些都可能影响女性的身心健康。

1. 卵巢过度刺激综合征 OHSS是促排卵治疗引起的医源性严重并发症，以卵巢增大、血液浓缩、胸腹腔积液等为主要表现。症状较轻的患者无须特殊处理，但严重者可能危及生命。

（1）OHSS的诊断：OHSS最早出现的症状是腹胀，早期由增大的卵巢引起，当OHSS严重程度逐渐加重时主要由腹水引起腹胀。根据患者有促排卵病史，有腹痛、腹胀、少尿等临床症状，结合B超检查发现卵巢增大、胸腹水，血常规提示血液浓缩、血容量下降，生化功能检测提示肝、肾功能损伤及血电解质紊乱、氮质血症，凝血功能显示血液高凝状态等实验室检查可诊断OHSS。

（2）OHSS的预防：OHSS为医源性疾病，准确预测和及时预防特别重要。

1）减少hCG用量：由于hCG的使用与OHSS的发病直接相关，因此，对于卵巢高反应患者或具有OHSS高危因素的患者，降低hCG的使用剂量可有效减少OHSS发生。

2）GnRH-a代替hCG扳机：由于hCG的使用与OHSS的发病直接相关，因此，使用GnRH-a扳机促发内源性LH和FSH峰，可以明显降低OHSS的发生率，但由于GnRH-a后续抑制内源性Gn的产生，导致黄体功能明显不足，故需加强黄体支持功能。

3）促排卵方案的制定：进入周期时对患者进行全面的评估，早期识别卵巢高反应患者或OHSS高风险患者，有针对性地制定个体化促排卵方案。

4）全胚冷冻取消新鲜周期移植：高反应患者当获卵较多或有OHSS风险时需考虑全胚冷冻，以防止妊娠后发生晚发型OHSS，避免周期取消并保证累积妊娠率。

（3）OHSS的治疗：首先应根据患者的症状、体征及实验室检查进行仔细评估，确定严重程度。然后根据严重程度对患者进行分级处理。①轻度OHSS患者：根据病情对症治疗，无须特殊处理。②中度OHSS患者：叮嘱患者多休息，避免剧烈活动；进食高蛋白饮食；记录每天体重和出入量；实验室指标异常者需动态监测异常的实验室检查项目。③重度OHSS患者：需住院治疗。每天常规监测生命体征，详细记录出入量，测量腹围及体重；测定血常规、尿常规、肝功能、肾功能、凝血功能、电解质情况等；B超检查了解卵巢大小及胸、腹水情况；注意休息，高蛋白饮食；纠正低血容量；预防血栓形成；患者有严重腹水导致严重的腹痛、腹胀、呼吸困难时，可行腹水穿刺以缓解症状。

2. 血栓形成 ART中控制性超促排卵会引起超生理水平的血E_2水平，可以引起血液高凝状态。加之并发OHSS后血液浓缩及凝血功能出现异常，均为诱发血栓形成的高危因素。ART并发的静脉血栓以颈部静脉、颅内静脉多见，也可发生于上、下肢深静脉。因此，对于超促排卵后并发重度OHSS的患者主诉头痛、肩颈痛、四肢疼痛时均需注意血栓形成风险，及时进行相关检查并给予相应处理。

3. 盆腔出血、感染及邻近脏器损伤

（1）盆腔出血：取卵术中若操作不当，损伤盆腔静脉丛或损伤邻近脏器，或患者存在凝血功能障碍等都可能造成盆腔出血，发生率约为0.2%。

临床表现：腹痛、腹胀、恶心、呕吐，下腹压痛、反跳痛，移动性浊音阳性，血压下降、脉搏增快，超声可见盆腔积液或不规则混合性回声。

治疗措施：少量出血可给予止血药，嘱患者卧床休息，观察生命体征，酌情补充血容量；不可控制的大量内出血应立即开腹手术止血。

（2）盆腔感染：辅助生殖技术需要反复进行阴道B超监测，取卵术时阴道穿刺及取卵等操作可能引发感染或诱发既往慢性炎症急性复发。

临床表现：腹痛、发热；实验室检查可见白细胞、红细胞沉降率和C反应蛋白升高；B超检查可见直肠子宫陷凹或附件区包块。

治疗措施：应用抗生素；取消移植，行全胚冷冻；若有脓肿形成行脓肿引流。

（3）邻近脏器损伤：女性生殖器官与输尿管、膀胱、乙状结肠、阑尾、直肠在解剖上相邻。取卵术中若操作不当，有可能损伤这些邻近脏器。目前报道的因取卵术导致损伤的邻近器官主要有膀胱和输尿管，其他邻近器官损伤较少见。膀胱损伤患者的临床表现可以为一过性肉眼血尿，也可出现排尿困难。如若发生膀胱损伤，应及时进行膀胱冲洗，可给予止血治疗；嘱患者多饮水，增加排尿次数。如果出血继续，发生排尿困难，可经尿道置 Foley 尿管并保持引流通畅，同时应用抗生素预防感染，一般预后良好。若非手术治疗无效，出现膀胱阴道瘘的症状，可根据病情给予引流、抗感染及支持治疗，3 个月后行经膀胱修补术。输尿管损伤表现为取卵术后延迟发生的下腹部及耻骨弓上的腹部疼痛，伴有尿道刺激征。如形成输尿管阴道瘘，则阴道内有尿液流出。可通过膀胱镜置入双 J 管行引流术，保留支架至少 3～6 周。

4. 医源性多胎妊娠 辅助生殖技术中往往会进行促排卵治疗，且在辅助生殖技术应用早期，为了获得较高的成功率，通常会移植 2～3 枚胚胎，这些因素导致医源性多胎妊娠率增高。据统计，我国 2016 年多胎妊娠率已超过 30%。

研究发现，影响多胎妊娠最关键的因素是胚胎移植数目，而减少多胎妊娠最有效的手段是选择性单胚胎移植。2018 年中华医学会生殖医学分会制定的《关于胚胎移植数目的中国专家共识》中提出，存在以下情况时建议行选择性单胚胎移植，包括卵裂期胚胎或囊胚：①第 1 次移植，没有明显影响妊娠因素的患者；②子宫因素不宜于双胎妊娠者，例如，瘢痕子宫、子宫畸形或矫形手术后、子宫颈功能不全或既往有双胎妊娠 / 流产 / 早产等不良孕产史者；③全身状况不适宜双胎妊娠者，例如，全身性疾病得到有效控制，尚包括身高＜150 cm、体重＜40 kg 等；④经过 PGD/PGS 检测获得可移植胚胎者；⑤经卵子捐赠的受卵者胚胎移植周期。

对于已经发生的多胎妊娠特别是三胎及三胎以上多胎妊娠，可通过减胎术减少妊娠胎儿数目达到降低妊娠期母婴并发症和改善围生儿结局的目的。

5. 异位妊娠 异位妊娠在自然妊娠中的发生率约为 1%，而 ART 后的异位妊娠发生率可达 4%～10%，较自然妊娠明显增加，而因输卵管因素不孕通过 ART 妊娠的女性其异位妊娠发生率更高。随着 ART 的广泛应用，导致子宫内、子宫外同时妊娠这种罕见的异位妊娠发生率从自然妊娠的 1：30 000～1：15 000 增高到 1：500～1：100。

（1）ART 后异位妊娠的诊断：ART 术后常规会进行黄体支持，部分异位妊娠患者可能没有典型的停经、腹痛、阴道流血症状，仅表现血 hCG 值较正常妊娠值稍低或早期 hCG 血值正常，但随后未正常翻倍；妊娠早期 B 超不确定能够发现胎囊样回声，进一步影响异位妊娠的早期诊断；ART 患者妊娠愿望强烈，往往会要求进行保胎治疗，又进一步掩盖病情，延误异位妊娠的诊断。因此，临床医师对于有高危因素的 ART 患者要高度警惕异位妊娠发生的可能。目前，超声检查仍是诊断异位妊娠和明确妊娠部位的主要手段。连续、动态监测血 hCG 值及孕酮值的变化对治疗方法的选择、疗效观察有一定意义。

（2）ART 后异位妊娠的治疗：根据异位妊娠的位置、包块大小、有无腹腔内出血及出血量、生命体征等情况决定具体的治疗方式，可选择非手术治疗或手术治疗。对于子宫内、外同时妊娠者，应尽可能保留子宫腔内正常妊娠，去除异位妊娠的妊娠囊或使其停止发育，以腹腔镜治疗为首选治疗方式。

（编写：张　蔚　王梅梅；审校：黄　薇；终审：黄丽丽）

第四节　男性不育症

一、定义

2000 年 WHO 将不育症（infertility）定义为性活跃（sexually active）夫妇无避孕措施，在 1 年内女方未能自然受孕。该定义强调了男性不育和女性不孕的共存性，《欧洲泌尿外科协会男性不育症诊疗指南》各版沿用了该定义。国内则更加强调男性因素的作用，根据《男性不育症诊疗指南》（2013 版）定义，夫妇未采用任何避孕措施性生活 1 年以上，由于男方因素造成女方不孕者称为男性不育症。

二、分类和流行病学

男性不育症可分为原发性不育症和继发性不育症。原发性不育症是指男性从未使女性自然受孕（包括生化妊娠、流产、早产、足月产、妊娠滋养细胞疾病等形式的妊娠），继发性不育症则指曾使女性受孕，之后出现不育。

WHO 全球生育调查数据显示，15% 的育龄夫妇存在不育问题，男、女原因约各占 50%。

三、病因

男性不育症的病因复杂，常由多种疾病或多因素导致。男科临床诊疗过程中常分为睾丸前因素、睾丸因素和睾丸后因素。

（一）睾丸前因素

正常的下丘脑 - 垂体 - 睾丸性腺轴是调控生殖系统发育和功能、维持睾丸生精过程的前提，其功能异常可导致不育。

1. 特发性低促性腺激素性性腺功能减退综合征（IHH） 由下丘脑 GnRH 原发性分泌障碍所引起的性腺功能减退称为 IHH。如合并嗅觉缺失或减退则常为卡尔曼综合征（Kallmann syndrome，KS），目前发现 20 余种基因突变可导致该疾病，如 *KAL*1、*DAX*1。此外，Prader-Willi 综合征、Laurence-Moon-Biedl 综合征也可合并 IHH。

2. 垂体功能低下 垂体肿瘤、外伤、梗死、手术、放射损伤等导致的垂体功能低下也可导致 Gn（FSH、LH）分泌减少、性腺功能减退。罕见的病例由单一 FSH 或 LH 缺乏导致，称为单纯性 FSH 或 LH 缺乏症。

3. 高催乳素血症 常见于垂体腺瘤，过高的催乳素反馈抑制下丘脑释放 GnRH，进而导致 FSH、LH 和睾酮水平降低，该疾病可同时导致勃起功能障碍。

4. 其他影响性腺轴功能的激素异常 外源性或内源性雄激素或雌激素过多、糖皮质激素过多、甲状腺功能亢进或减退均可影响男性下丘脑 - 垂体 - 睾丸生殖轴功能。

（二）睾丸因素

主要为各种原因引起的睾丸自身精子发生功能障碍或减低。

1. 精索静脉曲张 约 40% 的男性不育症患者合并精索静脉曲张，多见于左侧或双侧。精索静脉曲张导致睾丸损害具体机制不明，研究发现的可能机制包括：①静脉回流瘀滞，睾丸局部温度升高；②睾丸微循环障碍；③肾、肾上腺代谢产物随静脉血反流至睾丸；④睾丸氧化应激代谢产物积蓄等。

2. 遗传因素 包括染色体数目异常、Y 染色体 AZF 区微缺失、染色体结构异常、基因突变等。常见的如克氏综合征（Klinefelter syndrome）患者染色体核型多为（47，XXY）或（46，XY/47，XXY）嵌合体，极少数患者为 48，XXXY 或 49，XXXXY；Y 染色体 AZF 区微缺失分为 AZFa 区、AZFb 区、AZFc 区缺失或合并缺失，其中单纯的 AZFa 区、AZFb 区缺失患者表型为无精子症，AZFc 区缺失患者表型多变，可为无精子症、少精子症，甚至表现为正常精液。先天性输精管缺如可能与囊性纤维化跨膜电导调节因子基因（cystic fibrosis transmembrane conductance regulator，CFTR）突变相关。

3. 隐睾 是最常见的先天性生殖系统畸形，表现为单侧或双侧睾丸未下降至阴囊，包括睾丸下降不全和睾丸异位。

4. 睾丸炎 常由病毒感染所致，细菌感染相对较少。约 30% 的青春期后腮腺炎可合并睾丸炎，可继发睾丸萎缩，从而导致不育。

5. 睾丸损伤 睾丸外伤、手术、穿刺等可直接损伤睾丸组织，还可能破坏血睾屏障导致免疫性损伤。睾丸的血管损伤可导致睾丸萎缩，常见于睾丸扭转、睾丸动脉结扎等。

（三）睾丸后因素

睾丸后因素包括梗阻性因素、性功能障碍、精子成熟运动障碍及免疫性因素。

1. 梗阻性因素 精道先天发育异常或继发感染（包括结核）、损伤、结扎等可造成梗阻，根据梗阻程度可分为完全梗阻和不完全梗阻，根据梗阻部位又分为附睾梗阻、睾丸内梗阻（输出小管）、输精管梗阻、射精管梗阻，其中以附睾梗阻最为常见。先天性附睾梗阻、先天性输精管缺如可能与 *CFTR* 基因突变相关，附睾梗阻还可见于 Young 综合征。

2. 性功能障碍 性欲减退、勃起功能障碍、射精功能障碍（包括严重早泄、不射精、逆行射精）等可直接导致性生活减少或性交失败而无法完成阴道内射精。

3. 精子成熟运动障碍 附睾功能障碍、纤毛不动综合征（如 Kartagener 综合征、Young 综合征等）等可导致精子成熟或运动障碍，精子数目可能正常，但精子活动力低下，影响精子游动和精卵结合。

4. 免疫性因素 男方精浆、女方生殖道中存在的抗精子抗体可导致精子运动障碍，使其不能穿透宫颈黏液或无法获能，阻碍精 - 卵结合。

四、诊断

（一）病史采集

1. 详细询问患者婚姻史、生育史、节育史和节育方式、性生活频率和质量，有无分居史。

2. 对合并性功能障碍患者，应了解勃起功能、射精功能和性心理状况。可采用国际勃起功能指数（IIEF）评价勃起功能。疑射精功能障碍患者应注意询问射精有无快感、精液量、同房后尿液性状等情况。此外，还应排除女方阴道痉挛等情况。

3. 询问有无泌尿道感染症状、睾丸炎或附睾炎史、阴囊坠胀不适等症状。

4. 询问不育症治疗经历，有无辅助生殖技术治疗史。

5. 既往史。需重点询问：①传染疾病史，包括淋病等性传播疾病史、结核史；②高血压、糖尿病、心血管疾病史等；③精索静脉曲张、疝气、隐睾、腮腺炎等可能影响生育的疾病史。

6. 手术史、外伤史：有无精索静脉曲张手术史，以及腹腔、盆腔、腹股沟手术史，有无生殖器官外伤、脊椎损伤、骨盆骨折、长期留置导尿史等。

7. 个人史：烟酒嗜好，有无吸毒史、冶游史；工作及日常环境有无接触有毒有害物质等。

8. 家族史：家族遗传性疾病史等。

（二）体格检查

1. 全身查体 应当对男性不育症患者进行全面的体格检查，包括营养状况、发育状况，如身高、体重、臂展等；男性第二性征发育情况，如乳房、外生殖器发育，胡须、毛发分布情况等；甲状腺、泌尿系检查；对勃起功能障碍、射精功能障碍患者可行球海绵体反射等神经反射检查。

2. 专科查体 检查阴茎有无畸形、硬结、包皮过长或包茎等异常情况，尿道口有无异常分泌物，龟头有无炎症表现；检查阴囊应在相对温暖环境下进行以使之松弛，患者采取站立位，视诊阴囊表面有无曲张静脉，如触诊有积液、肿物可行透光试验；触诊睾丸大小、质地，有无肿物、触痛，可选用睾丸模型（Prader 模型）、睾丸测量卡等进行比对测量；触诊附睾头、附睾体、附睾尾部是否存在，有无囊性扩张；触诊输精管是否存在；精索静脉曲张患者根据查体可分为三度：①Ⅰ度，曲张仅在 Valsalva 动作时可触及；②Ⅱ度，站立位可触及曲张静脉，但阴囊表面不能视及；③Ⅲ度，站立位视诊即可观察到曲张静脉。必要时可行直肠指检触诊前列腺大小、质地、中央沟情况或按摩送检前列腺液，触摸精囊有无扩张。

（三）辅助检查

1. 精液检查 包括精液分析、精子存活率、精子形态学检查、抗精子抗体检测、精液白细胞过氧化物酶染色、精液病原学检测（衣原体、支原体、淋球菌）、精浆生化等。检查前应禁欲（距离上次性生活、遗精等方式排精的时间）>2 天，推荐根据《WHO 人类精液检查与处理实验室手册》进行检测。精液分析和精子形态学检查是评估生育力基本的实验室检查，如第 1 次检查异常，应复查第 2 次，两次检查结果均异常方可做出相应异常诊断。如精液离心镜检无精子，应采集射精后的尿液行沉渣镜检。至少 3 次精液离心（3000 *g*，15 min）镜检未见精子方可诊断无精子症。

2. 性激素检测 性激素具有昼夜波动及脉冲氏分泌特点，建议上午 10 点前空腹抽血检测。常用评估指标包括 FSH、LH、睾酮（T）、E_2、催乳素。此外，抑制素 B（inhibin B，INH B）可作为睾丸生精功能较好的参考指标。

3. 影像学检查 包括阴囊彩超、经直肠超声检查，必要时可行盆腔 MRI、头颅 MRI 等检查。

4. 遗传学检测 考虑非梗阻性无精子症、严重少精子症（精子浓度 $<5\times10^6$/ml）患者可行染色体核型分析、Y 染色体微缺失检测。对先天性输精管缺如可进行 *CFTR* 基因突变检查。

5. 睾丸穿刺、活检 睾丸穿刺/活检是评估睾丸组织生精功能水平的重要依据，但应考虑穿刺、活检损伤风险。对梗阻性无精子症患者可通过睾丸穿刺、睾丸活检等获取精子冻存或行 ICSI。

6. 其他辅助检查 如精子-宫颈黏液体内（外）试验、精子 DNA 碎片指数（DNA fragment index，DFI）、男性不育其他相关基因突变检测（如 *SRY*、*AR* 基因）等。

五、治疗

男性不育症治疗前应尽可能排查常见病因，对可能造成不育的不良生活习惯、环境因素、心理因素进行健康宣教和心理干预。同时还应综合考虑女方情况，包括年龄、共同存在的不孕因素等。治疗应遵循循证医学原则，尽量使用创伤较小、获益更高、成本较低的方式；对病因明确者，首选针对病因进行治疗；病因不明者，可选择适当的经验性治疗；在符合指征的情况下，可结合情况应用辅助生殖技术（assisted reproductive technology，ART）。

（一）病因治疗

1. 激素替代治疗 对明确低促性腺功能减退症、垂体功能低下患者可选择 hCG 和 hMG 治疗，有研究报道，约 70% 的患者经过 6～12 个月以上的治疗可恢复精子发生。IHH 患者还可选用 GnRH 泵治疗，但禁用于垂体性性腺功能低下患者。

2. 隐睾治疗　1 岁以内的隐睾患者仍有自行下降可能，可每周肌内注射 hCG 2 次，每次 500 U，总量为 5000～10 000 U。如 18 个月或 2 岁前睾丸仍未下降，应尽早行下降固定术。术中如一侧睾丸萎缩且对侧睾丸发育正常，为防止恶变可切除萎缩睾丸。对双侧腹腔内睾丸无法下降者，可通过显微外科技术行自体睾丸移植术。

3. 精索静脉曲张治疗　治疗前应充分评估精索静脉曲张与男性不育的关联程度，对症状严重、伴有精液异常的男性不育症患者、青少年精索静脉曲张伴睾丸萎缩者，主张手术治疗。手术治疗方式分为开放手术（经腹股沟途径、腹膜后途径精索静脉结扎术）、腹腔镜下精索静脉高位结扎术、显微镜下经腹股沟或腹股沟下途径精索静脉结扎术和精索静脉介入栓塞术。目前认为，显微镜下精索静脉结扎术是治疗的首选术式。精索静脉曲张尚无特效治疗药物，七叶皂苷、黄酮类药物对改善静脉功能可能具有一定疗效。

4. 梗阻性无精子症的手术治疗　对输精管结扎患者可行输精管吻合术，其中显微镜下输精管 - 输精管吻合术复通率可达 90%。附睾梗阻患者可行显微镜下输精管附睾吻合术，射精管梗阻患者可行经尿道射精管切开术。复通困难或失败者可获取睾丸或附睾精子行 ICSI 生育子代。

5. 其他病因治疗　如性功能障碍的治疗，针对甲状腺功能异常、高催乳素血症病因进行相应处理，对存在性腺感染者进行抗感染治疗等。

（二）经验性治疗

1. 一般药物治疗　药物治疗易于患者接受，可能通过对抗睾丸氧化应激损伤、改善细胞能量代谢和局部微循环等机制改善睾丸生精功能。常用药物有左卡尼汀、维生素 E 等。

2. 内分泌治疗　抗雌激素药物主要用于 FSH 正常的特发性少精子症患者，包括雌激素受体拮抗药（如克罗米芬、他莫昔芬）和芳香化酶抑制药（如来曲唑）。主要通过负反馈调节提高内源性 FSH、LH 水平促进生精，可改善部分患者精液参数，但疗效及是否提高自然妊娠率不甚确切，仍属于经验性治疗范畴。外源性 Gn（hCG、尿促卵泡素、hMG 促性素等）亦有应用于特发性无精子症、严重少精子症患者的报道，其临床应用尚存在争议。

3. 中医药治疗　可用于特发性男性不育症、性功能障碍、全身系统性疾病相关不育症的辅助治疗。

（三）辅助生殖技术

ART 的应用应当严格符合适应证、符合相关伦理原则，根据夫妻双方情况选择操作简便、费用较低、创伤较小、风险较低的方法。辅助生殖技术主要包括 AI、IVF-ET 及其衍生技术两大类。通过 PGD 可对胚胎或配子（极体部分）染色体或基因异常进行遗传学分析。

ART 的迅速发展和应用为男性因素导致的不育症提供了有效解决途径，如 ICSI 已成为梗阻性无精子症、严重少精子症患者生育子代的主要治疗方式。对于非梗阻性无精子症患者，可采用供精辅助生殖技术或通过外科取精术（睾丸穿刺、显微镜下睾丸切开取精术等）尝试获取精子行 ICSI 治疗。

（编写：李湘平；审校：熊承良；终审：章慧平）

参 考 文 献

[1] 谢幸，孔北华，段涛. 妇产科学. 9 版. 北京：人民卫生出版社，2018：361.

[2] 罗丽兰. 不孕与不育. 2 版. 北京：人民卫生出版社，2009：151.

[3] 陈子江，石玉华. 现代不孕症的诊断治疗及研究进展. 现代妇产科进展，2004，13（1）：73-74，76.

[4] Li R, Zhang Q, Yang D, et al. Prevalence of polycystic ovary syndrome in women in China: a large community-based study. Hum Reprod, 2013, 28(9): 2562-2569.

[5] 付丽萍. 女性高泌乳素血症的诊治进展. 中国妇幼保健，2011，26（29）：4630-4632.

[6] Maruna P. Gynecological aspects of thyroid disorders. A review. Ceska Gynekol, 2006, 71(4): 332-338.

[7] Hatasaka H. Clinical management of the uterine factor in infertility Clin Obstet Gynecol, 2011, 54(4): 696-709.

[8] 施君，赵爱民. 妊娠合并抗磷脂综合征的诊治. 中国实用妇科与产科杂志，2016，32（10）：948-952.

[9] 乔杰. 复发性流产孕前管理. 中国实用妇科与产科杂志，2018，34（12）：1309-1314.

[10] 陈子江，唐蓉. 女性不孕内分泌检测及临床意义. 中国实用妇科与产科杂志，2002，18（7）：388-390.

[11] Gonen Y, Casper RF, Jacobson W, et al. Endometrial thickness and growth during ovarian stimulation: a possible predictor of implantation in IVF. Fertility & Sterility, 1989, 52(3): 446-450.

［12］ Mishra VV, Agarwal R, Sharma U, et a1. Endometrial and sub-endometrial vascularity by three dimentional (3D) power Doopler and its correlation with pregnancy outcome in frozen embryo transfer (FET) cycles. Journal of obstetrics & Gynecology of India, 2016, 66(1): 521.

［13］ 苗杰，刘明明，孟颖，等. 子宫输卵管造影技术对输卵管性不孕的检查价值. 中国医疗设备，2018，33（7）：69-72.

［14］ 白文佩，香钰婷，张婧，等. 子宫输卵管四维超声造影检查输卵管通畅性的诊治流程. 中华妇产科杂志，2015，50（2）：158-160.

［15］ 中华医学会计划生育学分会. 剖宫产术后子宫瘢痕憩室诊治专家共识. 中华妇产科杂志，2019，54（3）：145-148.

［16］ 中华医学会计划生育学分会. 宫腔操作前宫颈预处理专家共识. 中华生殖与避孕杂志，2020，40（1）：3-8.

［17］ 中华医学会. 临床诊疗指南 - 辅助生殖技术与精子库分册. 北京：人民卫生出版社，2009：151.

［18］ 黄荷凤. 实用人类辅助生殖技术. 北京：人民卫生出版社，2018 : 427.

［19］ 乔杰，马彩虹，刘嘉茵，等. 辅助生殖促排卵药物治疗专家共识. 生殖与避孕，2015，35（4）：211-223.

［20］《胚胎植入前遗传学诊断 / 筛查专家共识》编写组. 胚胎植入前遗传学诊断 / 筛查技术专家共识. 中华医学遗传学杂志，2018，35（2）：151-155.

［21］ 郝翠芳，包洪初，韩婷. 生殖医学内镜微创技术. 北京：人民卫生出版社，2019：76-79.

［22］ Engmann L, Benadiva C. Ovarian hyperstimulation syndrome prevention strategies: luteal support strategies to optimize pregnancy success in cycles with gonadotropin-releasing hormone agonist ovulatory trigger.SeminReprod Med, 2010, 28：506-512.

［23］ 乔杰. 生殖医学临床诊疗常规. 北京：人民军医电子出版社，2013：206.

［24］ 孙贻娟，黄国宁，孙海翔，等. 关于胚胎移植数目的中国专家共识. 生殖医学杂志，2018，27（10）：940-945.

［25］ Niederberger C. WHO manual for the standardized investigation, diagnosis and management of the infertile male. Urology, 2000, 57(1): 208.

［26］ 中华医学会. 辅助生殖技术与精子库分册. 北京：人民卫生出版社，2009：38-40.

［27］ 夏术阶，吕福泰，辛忠成，等. 男科学. 2 版. 北京：人民卫生出版社，2019：132-145.

［28］ Wein AJ. Campbell-Walsh Urology. 10th. ed. Philadelphia: Elsevier, 2012：27.

［29］ Jungwirth A DT, Kopa Zsolt KC, Tournaye H KB, et al. EUA Guideline on Male infertility. Eur Urol, 2017：53-61.

［30］ 中华医学会男科学分会. 中华医学会男科疾病诊治系列——男性不育症诊疗指南，2013.

［31］ Mcclure RD. Male infertility: clinical investigation，cause, evaluation，and treatment. Fertility & Sterility, 1997, 67(1): 190-192.

［32］ 邓春华，商学军. 精索静脉曲张诊断与治疗中国专家共识. 中华男科学杂志，2015，21（11）：1035-1042.

［33］ Ceylan GG，Ceylan C. Genetics and male infertility. World Journal of Clinical Urology, 2015, 12(1): 462-480.

［34］ Lu S, Cui Y, Li X, et al. Association of cystic fibrosis transmembrane-conductance regulator gene mutation with negative outcome of intracytoplasmic sperm injection pregnancy in cases of congenital bilateral absence of vas deferens. Fertility & Sterility, 2014, 101(5): 1255-1260.

［35］ Benchaib M, Lornage J, Mazoyer C, et al. Sperm deoxyribonucleic acid fragmentation as a prognostic indicator of assisted reproductive technology outcome. Fertility & Sterility, 2007, 87(1): 93-100.

［36］ Agarwal A, Nandipati KC, Tomova A, et al. Role of inhibin B indexes in the evaluation of male infertility. Fertility & Sterility, 2005, 84(3): 442.

［37］ Xu B,Niu X,Wang Z,et al. Novel methods for the diagnosis and treatment of ejaculatory duct obstruction. BJU Int, 2011, 108(2): 263-266.

［38］ Guerrero AS, Esnal RV, Casamayor MP. Radiological diagnosis: scrotal ultrasound and Doppler ultrasound in the diagnosis of male infertility. Archivos Espaoles De Urología, 2004, 57(9): 905-920.

［39］ Chiang H, Lin Y, Wu Y, et al. Advantages of Magnetic Resonance Imaging (MRI) of the Seminal Vesicles and Intra-abdominal Vas Deferens in Patients With Congenital Absence of the Vas Deferens. Urology, 2013, 82(2): 345-351.

［40］ 中华医学会男科学分会中国左卡尼汀临床应用专家共识编写组. 左卡尼汀在男性不育中临床应用专家共识（2014 版）. 中华男科学杂志，2015，21（1）：82-85.

［41］ 姜辉，邓春华，商学军，等. 维生素 E 在男性不育中临床应用专家共识（2014 版）. 中华男科学杂志，2015，21（3）：277-279.

［42］ Esteves SC, S. VJ, Prudencio C, et al. Sperm retrieval rates (SRR) in nonobstructive azoospermia (NOA) are related to testicular histopathology results but not to the etiology of azoospermia. Fertility & Sterility, 2010, 94(4): 132.

［43］ Diemer T,Hauptmann A,Weidner W. Treatment of azoospermia: surgical sperm retrieval (MESA, TESE, micro-TESE). Der Urologe. Ausg. A, 2011, 50(1): 38-46.

［44］ 黄国宁. 辅助生殖实验室技术. 北京：人民卫生出版社，2014：276-280.

第 20 章　内镜技术在计划生育技术服务中的应用

第一节　内镜技术介绍

一、宫腔镜

宫腔镜利用自然腔道进入子宫腔，体表无伤口，具有创伤小、恢复快、住院时间短等优点，能更直观、准确地诊断子宫腔疾病，并对病变进行治疗，已经和开腹手术、阴式手术、腹腔镜手术一起成为妇科手术的四大基本技能，在计划生育服务中也有着重要作用。

（一）适应证

1. 宫腔镜检查术的适应证　①异常子宫出血；②子宫腔内占位性病变；③宫内节育器异常及子宫内异物；④不孕、不育；⑤子宫腔粘连；⑥子宫畸形；⑦子宫腔影像学检查异常；⑧宫腔镜术后相关评估；⑨阴道排液和（或）幼女阴道异物；⑩子宫内膜癌和子宫颈管癌手术前病变范围观察及镜下取活检。

2. 宫腔镜手术的适应证　①久治无效的异常子宫出血，患者要求保留子宫但无生育要求；②子宫内膜息肉；③影响子宫腔形态的子宫肌瘤；④子宫腔粘连；⑤子宫腔异物、幼女阴道异物；⑥子宫畸形；⑦妊娠相关子宫腔病变；⑧子宫内膜异常增生。

（二）禁忌证

1. 绝对禁忌证　①急、亚急性生殖道感染；②心、肝、肾衰竭急性期及其他不能耐受手术者。

2. 相对禁忌证　①体温>37.5 ℃；②子宫颈瘢痕，不能充分扩张者；③近期（3 个月内）有子宫穿孔史或子宫手术史者；④浸润性子宫颈癌；⑤生殖道结核未经系统抗结核治疗者。

（三）术前准备

1. 详细采集病史、体格检查，掌握诊断或手术指征。

2. 术前检查。

（1）宫腔镜检查术前检查：血常规、尿常规、阴道分泌物常规、乙型肝炎表面抗原（HBsAg）、丙型肝炎病毒抗体、人类免疫缺陷病毒（HIV）、梅毒抗体、心电图，根据病情酌情增加相关辅助检查。

（2）宫腔镜手术术前检查：除上述检查外，增加肝功能、肾功能、血糖、凝血功能、血型、盆腔 B 超、胸部 X 线片。

3. 检查或手术时机：在早卵泡期进行，因此时子宫内膜薄且不易出血，黏液分泌少，视野较好，易于发现子宫腔病变并便于手术操作。若术前已进行药物预处理，则完成预处理后即可进行。

4. 病情告知与知情同意。

5. 子宫颈准备：宫腔镜检查术前无须常规扩张或软化子宫颈。宫腔镜手术前晚酌情放置子宫颈扩张棒扩张子宫颈或阴道后穹隆放置米索前列醇 400 μg 以软化子宫颈等（可参照《宫腔操作前宫颈预处理专家共识》）。

6. 术前禁食：根据麻醉方式决定术前是否禁食。局部浸润麻醉者无须禁食；区域麻醉或全身麻醉者需禁食 6 h 以上。

（四）术时处理

1. 麻醉

（1）子宫颈管黏膜表面麻醉：适用于宫腔镜检查或子宫腔内病变活检等小型宫腔镜手术。

（2）静脉麻醉：适用于比较简单的宫腔镜手术。

（3）硬膜外麻醉或区域阻滞麻醉：适用于各种宫腔镜手术，尤其子宫腔病变复杂需要子宫颈松弛较好者。

（4）全身麻醉：主要适用于宫腹腔镜联合手术。

2. 膨宫介质　根据能源系统选择。单极电系统多选用 5% 葡萄糖溶液，糖尿病患者可选用 5% 甘露醇溶液。现多用双极电系统，选用生理盐水。宫腔镜冷刀技术及刨削系统也常选用生理盐水作为膨宫介质。

3. 手术操作 患者取膀胱截石位，消毒外阴、阴道，铺无菌巾，妇科检查确认子宫大小及方位，用窥阴器暴露子宫颈，子宫颈钳夹持子宫颈，消毒子宫颈管，用探针探子宫腔深度，扩张子宫颈至大于镜体外径半号。若使用微型宫腔镜进行检查，可免放置窥阴器，免扩张子宫颈。膨宫压力设置为10.7～13.3 kPa（80～100 mmHg）或不大于患者平均动脉压。排空灌流管气体后，宫腔镜由子宫颈进入子宫腔，观察子宫颈管、子宫腔全貌，查看两侧子宫角、输卵管开口、子宫底、子宫前后壁及侧壁，明确诊断后根据病情进行相应的手术处理。

（五）术中监测

1. 生命体征 监测呼吸、脉搏、血压、血氧饱和度、心电监护等。

2. 灌流液 记录灌流液出入量，计算出量和入量的差值，若差值≥1000 ml，应严密观察生命体征，警惕灌流液过量吸收综合征发生；若差值≥2000 ml，应尽快结束手术。

3. 血清电解质 灌流液出入量差值≥1000 ml，酌情测定血清电解质。

4. 超声监护 可提示手术切割范围及深度，防止子宫穿孔。

5. 腹腔镜监护 复杂的宫腔镜手术、子宫畸形、子宫穿孔风险大、合并腹腔内病变需同时诊断治疗时，则联合腹腔镜进行手术。

（六）术后处理

1. 观察生命体征，适时下床活动。

2. 注意观察腹痛、阴道流血情况。阴道流血增多时酌情使用缩宫素及止血药。

3. 合理使用抗生素预防感染。

4. 酌情使用预防子宫腔粘连的方法。

5. 酌情使用促进或抑制内膜生长的药物。

（七）并发症处理

详见本章第三节。

二、腹腔镜

腹腔镜是用于腹腔内检查和治疗的内镜，可直接清楚地观察患者腹腔内情况，了解致病因素，同时对异常情况做手术治疗，它作为一种微创的手术方式，具有创伤小、恢复快、住院时间短等优点，已经成为妇科手术的基本技术之一。

（一）适应证

1. 急腹症：如异位妊娠、卵巢囊肿蒂扭转、卵巢囊肿破裂等。

2. 附件包块：如卵巢良性肿瘤、输卵管系膜囊肿、附件炎性包块等。

3. 盆腔子宫内膜异位症。

4. 慢性盆腔痛。

5. 不孕症。

6. 其他：如盆、腹腔内异物，子宫穿孔等。

另外，腹腔镜也可作为下列疾病可供选择的手术方法。

1. 子宫肌瘤：在腹腔镜下进行子宫肌瘤剔除术或子宫切除术等。

2. 子宫腺肌病：在腹腔镜下进行子宫腺肌病病灶切除或子宫切除术等。

3. 早期子宫内膜癌、早期子宫颈癌、早期卵巢交界性肿瘤及卵巢上皮性癌（卵巢癌）等，在腹腔镜下进行肿瘤分期、再分期手术及早期子宫颈癌保留生育功能的手术。

4. 盆底功能障碍性疾病：进行腹腔镜盆底重建手术。

5. 生殖器官发育异常：进行人工阴道成形术等。

6. 妊娠期附件包块。

7. 其他需要切除子宫和（或）附件的疾病等。

（二）禁忌证

1. 绝对禁忌证

（1）严重的心、脑血管疾病及肺功能不全患者。

（2）严重的凝血功能障碍、血液病患者。

（3）大的腹壁疝或膈疝患者。

（4）绞窄性肠梗阻者。

（5）腹腔内大出血患者。

2. 相对禁忌证

（1）广泛盆、腹腔内粘连者。

（2）盆腔肿块过大者。

（3）妊娠>16周者。

（4）晚期或广泛转移的妇科恶性肿瘤患者。

（三）术前准备

1. 术前检查 血常规、尿常规、血型、出凝血时间、肝功能、肾功能、乙型病毒性肝炎五项、丙型病毒性肝炎抗体、梅毒及 HIV、心电图、胸部 X 线片、B 超检查。必要时需完成心肺功能、超声心动图、子宫颈细胞学、妇科肿瘤标志物、阴道分泌物，以及盆腹腔 MRI、CT 检查等。

2. 皮肤准备　按照腹部和会阴部手术常规，特别注意脐部清洁。

3. 阴道准备　术前可酌情阴道冲洗。

4. 肠道准备　手术前 1 天口服泻药，必要时灌肠或清洁灌肠，术前禁食 6 h 以上。

5. 膀胱准备　排空膀胱，导尿或留置尿管。

（四）术时处理

1. 体位　患者取仰卧位或改良膀胱截石位。根据手术要求放置举宫器及肩托。术中采用头低臀高位以使肠管滑向上腹部，暴露盆腔术野。

2. 麻醉　首选全身麻醉。

3. 气腹的建立　一般使用 CO_2 气体，使腹腔内压力维持在 1.6～2.0 kPa（12～15 mmHg）。无气腹腹腔镜利用腹壁提拉装置悬吊腹壁以暴露手术视野，无须 CO_2 建立气腹，避免了 CO_2 气腹的风险。

4. 切口选择与穿刺套管置入　第 1 穿刺孔可选择脐部或脐与剑突之间。脐部切口可选择脐轮上、下缘或脐部正中央切口。一般先用气腹针形成气腹后再用直径为 10 mm 的穿刺套管穿刺，也可直接切开脐部皮肤放置穿刺套管，然后再连接气腹机。腹腔镜手术根据不同手术选择第 2、第 3、第 4 穿刺点作为操作孔，一般于左、右下腹相当于麦氏点的上下做 5 mm 或 10 mm 的切口，穿刺置入相应的套管，然后进行手术。单孔腹腔镜技术利用脐部的天然瘢痕，通过穿刺套管，经肚脐单切口同时能够插入 3 种器械，减少了切口数量。

5. 手术操作　遵循微创原则，按经腹手术的操作进行手术。手术结束后应尽量放尽腹腔内 CO_2，取出腹腔镜及套管鞘后，10 mm 以上的穿刺切口要进行缝合。

（五）术中监测

术中全面监测血压、呼吸、心率等生命体征；监测脉搏、血氧饱和度及 CO_2 分压；监测术中出血量。

（六）术后处理

1. 术后酌情决定进食、下床活动、留置尿管的时间。

2. 仔细监测体温、手术切口、皮下血肿或气肿、排气或排便状况等症状及体征变化，及时发现和处理术后并发症。必要时监测外周血象等指标。

3. 术后上腹部（尤其是膈肋部）及肩部疼痛一般不需要特殊处理，必要时可给予口服镇痛药。

4. 根据手术情况酌情使用抗生素预防感染。

（七）并发症处理

详见本章第三节。

三、生育镜

生育镜（fertiloscopy）是一个检查过程，由法国的 Watrelot 等于 1997 年提出，定义为在镇痛、局部麻醉或神经阻滞麻醉下，对不孕患者在门诊一次完成经阴道注水腹腔镜（transvaginal hydrolaparoscopy，THL）、亚甲蓝染色输卵管通畅试验（hydrotubation）、选择性输卵管镜（falloposcopy）检查和最后的宫腔镜（hysteroscopy）检查，形成一种新的不孕症微创诊断技术，可在一次麻醉下完成子宫腔及腹腔内 1 种或 2 种以上疾病的诊治，与单一内镜相比，联合手术实现了 2 种微创手术的优势互补，克服了以往上述各单项检查诊治范围与指征的局限性。因生育镜简便，快速、经济、安全、微创，被认为是诊断性腹腔镜的良好替代方法，其应用日益普及。

（一）适应证

1. 原因不明的不孕症，妇科和超声检查盆腔无明显异常者。

2. 子宫输卵管造影术（hysterosalpingography，HSG）或超声检查提示子宫内异常，需要进行宫腔镜诊断和（或）手术的不孕患者。

3. 正常 HSG 后，经过至少 3 个周期的治疗仍未受孕，需进一步评估输卵管通畅度及其与卵巢的解剖关系。

4. 开腹或腹腔镜子宫肌瘤剔除术后、输卵管手术后或Ⅲ、Ⅳ期子宫内膜异位症术后内镜随访，替代 HSG 或标准腹腔镜二次探查者。

5. 替代标准腹腔镜为宫腔镜做术前诊断，THL 作为一线检查方法，将腹腔镜诊断作为第 2 步。

6. 性交后试验，经输卵管插管吸取输卵管液检查活动精子。

（二）禁忌证

1. 绝对禁忌证　①明显的盆腔病变和下生殖道感染；②各种原因造成的直肠子宫陷凹的堵塞，包括子宫过度后倾和固定，直肠子宫陷凹封闭；③严重心肺功能不全者。

2. 相对禁忌证 ①阴道上段狭窄；②肥胖；③子宫后倾，但不固定；④月经期、活动性子宫出血；⑤近期子宫穿孔史。

（三）麻醉与镇痛

一般局部麻醉或静脉麻醉即可使患者达到很好的耐受性，氧化亚氮（N_2O）吸入也能达到很好的作用。不能耐受者也可在气管插管全身麻醉下进行手术。

（四）手术方法及术后注意事项

患者取膀胱截石位，常规消毒、铺巾，麻醉起效后在腹部超声监视下用 Veress 针从子宫颈后唇下方 10 mm 处穿刺入直肠子宫陷凹，接通输液器快速滴入 37 ℃生理盐水 200～300 ml，然后拔出 Veress 针，用穿刺器经上述穿刺点穿刺入直肠子宫陷凹，拔出扩张器，放入 THL 进行盆腔观察，检查从子宫后壁开始，旋转和推进 THL，检视盆腔侧壁和直肠子宫陷凹、输卵管、卵巢，观察卵巢的每个面和每段输卵管，同时子宫腔放入双腔导管注入稀释亚甲蓝液做染色输卵管通液检查，检查顺序为：子宫后壁、输卵管、卵巢、盆侧壁、直肠子宫陷凹、子宫骶韧带。THL 后立即进行宫腔镜检查，对有输卵管阻塞病例同时行宫腔镜下输卵管口插管通液术或经输卵管导管用导丝予以疏通，在 THL 下观察输卵管是否被疏通。根据需要及条件选择性行输卵管镜检查。术毕尽量放净盆腔内生理盐水，阴道壁无须缝合，观察 1～2 h 即可离院。术后口服抗生素 48 h 以预防感染，术后 3～7 天复查阴道壁愈合情况。因术后有少量阴道分泌物和出血，有研究认为术后需禁性生活及盆浴 7 天。

（五）生育镜的不足与并发症

生育镜诊治虽然有很多优势，但也存在不足，主要包括：① THL 可提供盆腔周围近景，不能像腹腔镜一样提供盆腔全景，因而视野较局限；② THL 不能发现子宫体前方的某些病变，且当盆腔粘连严重时，子宫体后方的某些病变不能被 THL 发现，故 THL 存在一定的误诊率；③生育镜中所用宫腔镜为检查镜，不能完成某些子宫腔手术；④影响子宫后方直肠子宫陷凹结构的病变或占位，均可能导致穿刺失败。

生育镜的并发症主要有：①穿刺失败，发生率为 1%～10%，与医师经验密切相关。穿刺未能进入直肠子宫陷凹的常见原因有腹膜隆起和肥胖。②肠管穿孔，发生率<1%。子宫后屈位或向侧方移位，直肠穿孔机会增多。③子宫旁血肿，为 Veress 针进入子宫旁组织引起。④子宫损伤，穿刺导致子宫后壁或肌层损伤；子宫穿孔宫腔镜检查时极少见。⑤盆腔组织脱出，多由后穹隆穿刺孔较大引起，可予还纳后缝合。为预防并发症的发生，术前应根据病史和妇科检查排除下生殖道感染、直肠子宫陷凹封闭、子宫后屈固定或过度移位；建议进行阴道超声检查来排除大的卵巢囊肿和直肠子宫陷凹的肿瘤；若未经直视证明穿刺位置正确，应避免摆动穿刺针，反复穿刺不宜超过 3 次；如有盆腔感染征象或行子宫内膜异位囊肿穿刺，应用抗生素治疗并严密随访；如有直肠穿孔，应用抗生素治疗并请外科会诊。

第二节 内镜技术在计划生育技术服务中的具体应用

一、输卵管绝育术

（一）腹腔镜输卵管绝育术

在腹腔镜直视和引导下，应用机械手段或热效应阻断输卵管，达到绝育目的。机械性绝育术与电凝术产生的热效应绝育术相比，对输卵管组织破坏少，以后输卵管复通成功率更高。文献报道不同输卵管绝育术的失败率（10 年妊娠率）：单极电凝 0.75%，双极电凝 2.48%，Hulka 夹 3.65%，硅橡胶环 1.77%，Fishie 夹 0.90%～1.20%。

1. 手术时机 一般为月经干净后 3～7 天，取器后或早期妊娠人工流产后。产褥期、中期妊娠引产后因子宫体较大，输卵管充血水肿，不宜立即行腹腔镜输卵管绝育术。

2. 手术方法 腹腔镜手术入路同常规腹腔镜手术。

（1）电凝绝育术（图 20-1）：用电凝器烧灼输卵管峡部，使输卵管管腔破坏或闭锁而达到绝育目的。多采用双极电凝法，用双极抓钳两叶于子宫角外侧

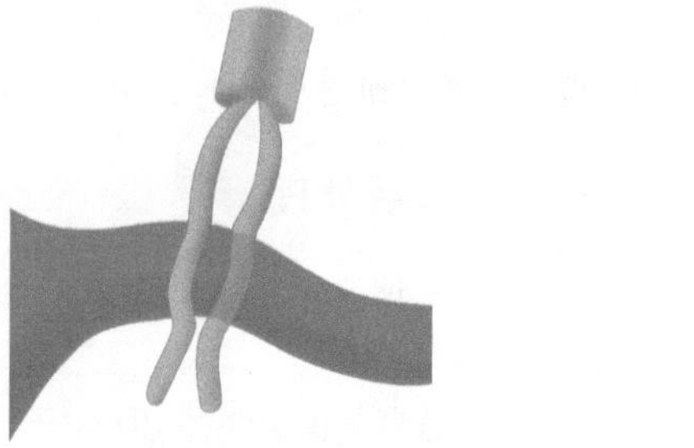

图 20-1 电凝绝育术（见彩插）

2～4 cm 处钳夹输卵管峡部，通电后局部产生高温，使组织凝固、脱水、焦枯，破坏输卵管范围 5～6 mm，电凝使输卵管阻塞而绝育。

（2）内凝绝育术：将双极电凝器其中一叶抓钳改为金属加热片，另一叶仅用于钳夹输卵管，通电后在两叶间产生渗透性热能。所需温度可在 90～120 ℃。用鳄鱼嘴钳分别内凝距子宫角 2～4 cm 处的输卵管峡部两点，每点凝固区为 4 mm，然后切断凝固区。

（3）套环绝育术（图 20-2）：用特制硅橡胶制成的环，内含 5% 硫酸钡，可在 X 线下显影，环内径 1 mm，外径 3.5 mm，厚 2.2 mm，具有 100% 弹性记忆，可扩张至 6 mm，需用特制的套环器放置。选距子宫角 3～4 cm 的输卵管峡部进行套扎。将输卵管钩推出达峡部，将输卵管提起形成输卵管襻，回缩输卵管钩将输卵管襻牵引入镜筒，推下套环使其束于输卵管上。套扎位置不宜距子宫角过近，否则可能因为牵拉过紧使输卵管撕裂；也不能过于靠近壶腹部，否则可能因为输卵管过粗而导致套扎失败。

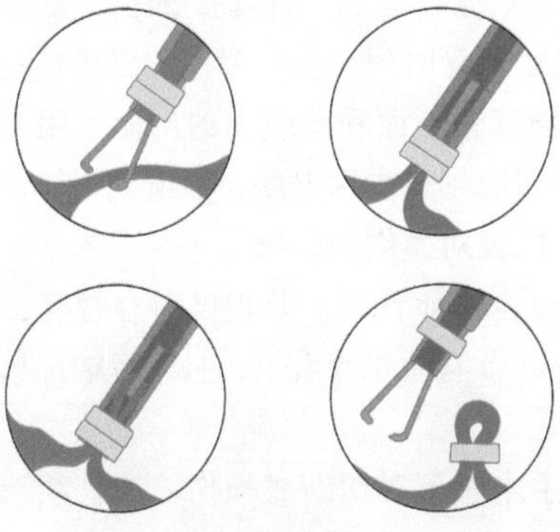

图 20-2　套环绝育术（见彩插）

（4）输卵管夹绝育术（图 20-3）：通过腹腔镜用特殊放置器将输卵管夹置于输卵管上达到绝育目的。常用的有银夹、钛夹、铰链状的 Hulka 夹等。放置夹子时应注意夹于输卵管峡部，避免夹于壶腹部，因壶腹部管腔较宽大，可能因管腔闭合不全导致绝育失败。该绝育术的缺点是置夹时仅夹住部分输卵管时容易因输卵管的弹性和蠕动导致夹子松动，因而失败率较高。另外，夹子局部会产生较明显的异物反应。

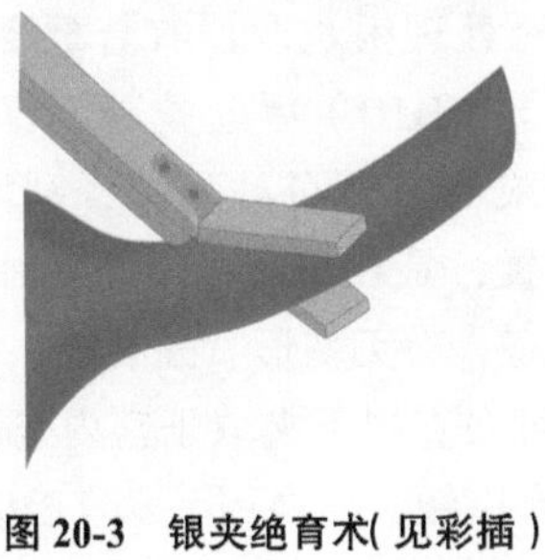

图 20-3　银夹绝育术（见彩插）

（5）输卵管峡部切除术：方法与开腹手术相似，切除输卵管部分峡部，电凝或缝扎断端。

3. 注意事项

（1）熟悉盆腔解剖，认清输卵管，防止误扎输卵管系膜血管、圆韧带、卵巢韧带，造成绝育失败。

（2）套环时要选择好部位，无论何种阻断方法，均应选择在输卵管峡部。牵引输卵管动作缓慢、轻柔，避免输卵管系膜撕裂出血或输卵管断裂。

（3）套环绝育术后，少数受术者会有较重腹痛，应给予对症处理。

（二）宫腔镜输卵管绝育术

宫腔镜输卵管绝育术（图 20-4）是经宫腔镜将用镍材料制成的组织物放入输卵管内，其自身膨胀形成锚状物，刺激纤维组织向输卵管生长。术后 3 个月子宫输卵管造影显示装备位置好，双侧输卵管闭合好。但要注意其放入后不立即发挥绝育作用，组织增生至输卵管完全阻塞需 3 个月，因此，在术后 3 个月造影确定输卵管完全阻塞前需要采用其他避孕措施。还有经宫腔镜将特制的硅胶塞置入输卵管开口处，经塞子的中央开口注入液态硅胶，其固化后形成栓条阻塞输卵管，达到绝育目的。取出栓条后输卵管可以通畅而受孕。还有报道将陶瓷栓、金属栓、尼龙栓等不同材质的栓子经宫腔镜置于子宫角及输卵管间质，达到绝育目的。这些栓子可以取出，为可复性输卵管阻塞绝育术。宫腔镜直视下还可行输卵管插管注入复方苯酚糊等黏堵剂而达到绝

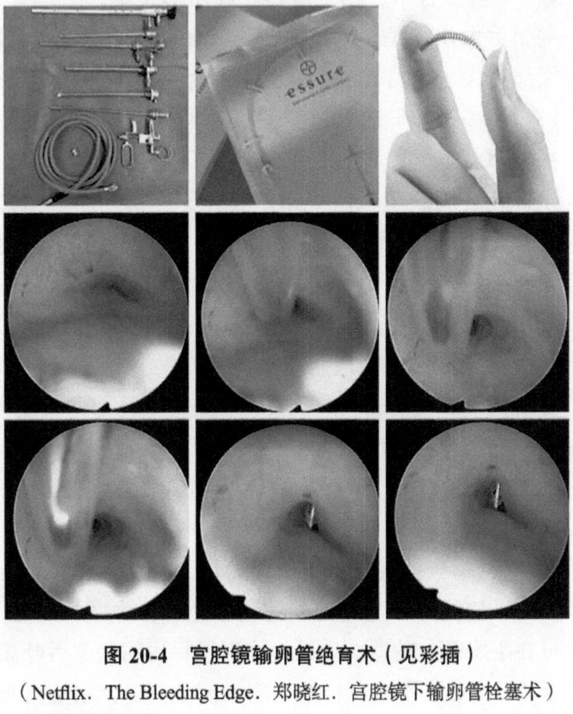

图 20-4　宫腔镜输卵管绝育术（见彩插）

（Netflix．The Bleeding Edge．郑晓红．宫腔镜下输卵管栓塞术）

育目的。若术后经HSG检查确定双侧输卵管阻塞，宫腔镜绝育术后的意外妊娠率与腹腔镜绝育术相似，但由于部分患者未能遵医嘱术后行HSG检查，宫腔镜绝育术后总的意外妊娠率较腹腔镜稍高，而且宫腔镜绝育术后需再次行绝育术者明显高于腹腔镜绝育术。另外，与腹腔镜绝育术相比，宫腔镜绝育术后诊断为月经失调及需行宫腔镜手术（包括再次绝育术、诊断性宫腔镜及其他疾病的手术治疗，如子宫内膜切除术、宫腔镜肌瘤切除术、息肉切除术）的女性更多；而宫腔镜绝育术后诊断为盆腔痛及需行腹腔镜妇科手术（包括因盆腔痛或怀疑装置移位的探查术、输卵管相关手术、子宫切除术）的女性更少。宫腔镜绝育术后总的意外妊娠率较高，而且其不良反应及并发症发生率相对较高，故目前在我国尚未推广使用。

二、腹腔镜输卵管吻合术

腹腔镜输卵管吻合术是用腹腔镜微创技术吻合输卵管。与开腹手术相比，腹腔镜具有放大作用，手术视野更加清晰，减少了吻合难度，而且组织损伤少，创面对合好，术后恢复快，盆腔粘连形成少，术后输卵管通畅率（93.8%）和妊娠率（70.8%）高于开腹吻合术的输卵管通畅率（81.4%）和妊娠率（58.6%）。根据阻塞部位，输卵管吻合术分为输卵管端-端吻合术和输卵管-子宫吻合术。输卵管端-端吻合术主要适用于输卵管结扎术后及输卵管中段阻塞性不孕要求恢复生育能力并保留输卵管者。输卵管-子宫吻合术适用于输卵管间质部及峡部阻塞者，主要手术步骤是切断闭塞部分的输卵管，使输卵管峡部断面为正常输卵管黏膜及肌层，子宫角处锥形切除闭锁的输卵管间质部，在输卵管支架的辅助下将输卵管近端经子宫角切口送入子宫腔，然后将输卵管缝合固定于子宫角，并缝合子宫角创面。因输卵管-子宫吻合术后妊娠率较低，且有妊娠后子宫角瘢痕破裂风险，随着辅助生殖技术的发展，已较少采用。故在此主要介绍输卵管端-端吻合术，此手术适用于输卵管中段阻塞的不孕症，尤其适合输卵管结扎术后的复通，并且输卵管正常通畅部分长度4 cm以上，输卵管近端能进针缝合。

（一）手术步骤

1. 探查盆腔，检查输卵管周围有无粘连，若有粘连，应充分分离粘连，游离输卵管。为减少出血，可在手术部位的输卵管系膜注射稀释后的垂体后叶激素1 U；或在阻塞部位的周围浸润性注射，水垫可起到分离输卵管和浆膜层的作用。

2. 用亚甲蓝行子宫输卵管通液，使输卵管近端膨胀，用剪刀在输卵管阻塞部位两端垂直输卵管方向锐性剪断输卵管，剪除阻塞部位，切缘尽量靠近输卵管，注意不要伤及输卵管下方血管，仔细检查输卵管断面，切除阻塞、有瘢痕的部位直至断面有正常管腔及黏膜。

3. 将近端和远端的输卵管断端合拢，尽量使管腔对合良好。用5-0～8-0可吸收线在相当于管腔6点处，沿输卵管系膜缝合1针，保证输卵管管腔准确对合。然后缝合输卵管黏膜外肌层和浆膜层，一般是在相当于管腔3点和9点处各缝合1针，一共3～4针，使两断端管腔对接整齐，浆膜表面对合以减少术后粘连。

4. 用亚甲蓝行子宫输卵管通液检查输卵管吻合后的通畅度，若见输卵管伞端有亚甲蓝液流出，证实输卵管通畅。

（二）注意事项

1. 手术操作应尽可能减少损伤，动作轻柔，牵拉、钳夹输卵管时用无损伤抓钳，以免损伤输卵管。

2. 输卵管断面和系膜内的出血可用针状电极电凝止血，但应尽量少用电凝，以避免对输卵管管壁的热损伤，以及对血供的影响。

3. 缝合输卵管时，要正确对合管腔，不宜缝合过多，否则影响输卵管血供，且术后输卵管狭窄风险增加。

4. 手术时不要切断或损伤输卵管系膜内的弓状血管，以免发生严重出血。

5. 所有线结要打在管腔外面，且打结不宜过紧，以保证输卵管两端肌肉无张力对合。

6. 缝合输卵管浆膜，以减少管壁断端吻合处的张力，使其更能接近而完全吻合和腹膜化，减少术后粘连。

三、宫内节育器残留或嵌顿、异位

（一）宫腔镜治疗宫内节育器残留或嵌顿

宫腔镜对处理困难取器有着重要的实用价值。当宫内节育器（IUD）尾丝拉断、盲视取出困难、疑IUD嵌顿或IUD部分残留时，利用宫腔镜能判断IUD的位置，是在子宫内或子宫外，有无嵌顿，观察IUD形态，有无变形、断裂等。宫腔治疗镜配有异物钳，可在直视下夹取子宫内残留的IUD，若力度不够或有嵌顿，可换用手术宫腔镜。若IUD已经穿透子宫或 IUD 嵌顿较深、接近浆膜层，则需在腹腔镜监护下手术。

1. 术前准备

（1）术前告知，签署手术同意书。应详细解释术后出血、腹痛及其他并发症，对怀疑 IUD 嵌顿或异位患者要说明腹腔镜或开腹手术的可能性。

（2）详细询问病史，体格检查同一般手术。病史应注意了解近期子宫腔操作史，若近 1 周内有子宫腔操作史，不能排除子宫穿孔的可能，则尽可能在子宫腔操作后 1 周以上才可再行宫腔镜操作。

（3）辅助检查：腹部 X 线片及盆腔超声检查了解 IUD 位置及形态；怀疑 IUD 嵌顿或异位者可行盆腔 CT 检查以了解 IUD 与邻近脏器的位置关系，评估腹腔镜或开腹取器的可能性。

（4）宫腔镜检查：可先用诊断性宫腔镜明确 IUD 的位置、形状、残留断裂部分、是否有嵌顿、有无合并子宫腔粘连等子宫内病变，为选用合适的手术方式做准备。

（5）绝经时间长、子宫和阴道萎缩严重、估计手术困难者，术前参照《子宫腔操作前子宫颈预处理专家共识》进行子宫颈预处理。

（6）器械准备及消毒：同一般宫腔镜手术。需准备 IUD 取出钳或异物钳；若 IUD 嵌顿或粘连，需准备电切环或剪刀。

（7）超声监护需少量膀胱充盈。

2. 手术方法及注意事项

（1）常规消毒铺巾，消毒阴道、子宫颈，按照使用治疗镜或检查镜的外径扩张子宫颈至相应号数。

（2）应用宫腔镜探查子宫腔形态，以及 IUD 位置、形状、有无嵌顿等，了解有无子宫腔粘连等子宫内病变。若有子宫腔粘连，先分离粘连。

（3）暴露 IUD 后，在宫腔镜下用 IUD 取出钳钳夹取出，残留的 IUD 碎片可用异物钳取出。若力度不够或有嵌顿，可换用手术宫腔镜，用环形电极钩取 IUD。

（4）若 IUD 嵌顿入子宫壁或穿过肌瘤，或套于肌瘤上，可用环状电极或针状电极切开嵌顿环周围的肌壁，或切除肌瘤后取出 IUD。

（5）取出 IUD 后应再次宫腔镜检查，确认无残留，无出血、损伤、穿孔，并了解子宫内膜损伤情况。如有明显出血点，可在宫腔镜下给予电凝止血。若发现子宫穿孔，应立即停止手术，给予缩宫、止血治疗。如穿孔大、出血多或疑邻近脏器损伤，需用腹腔镜或开腹探查。

（6）手术应在超声监护下进行，防止子宫穿孔及出血。

（7）如 IUD 嵌顿深，尤其超声定位疑穿透子宫浆膜层者，应同时行腹腔镜探查。

3. 术后注意事项

（1）术后观察同一般宫腔镜手术，注意生命体征及阴道流血情况。

（2）酌情应用抗生素预防感染。

（3）术后 1 周复查超声，酌情行盆腔 X 线片检查，以排除 IUD 残留。

（二）腹腔镜治疗 IUD 异位

放置 IUD 穿孔异位或 IUD 嵌顿于子宫肌层后因子宫收缩压迫穿透子宫壁，进入盆、腹腔，需行腹腔镜探查。与开腹相比，腹腔镜视野更清晰。术前应对 IUD 的位置进行评价，手术探查前暂不改变患者体位（平卧位不改为头低臀高位）、先不要推垫大网膜、肠管，以免将粘于大网膜和肠管的 IUD 带离盆腔。如果 IUD 粘连于肠管，取出后要注意观察肠管是否有缺损，若有肠管损伤，需请外科医师行肠管修补术。

四、人工流产不全或引产后妊娠组织残留

妊娠组织残留（图 20-5）于子宫腔可导致不规则阴道流血、子宫腔粘连、闭经。盲目刮宫可能不能完全清除残留组织，还导致内膜严重损伤、子宫腔粘连，使女性生育力下降甚至丧失生育力。宫腔镜既可准确诊断，还能在直视下精准地、更完全地取出残留妊娠组织，减少子宫壁和子宫内膜的损伤。

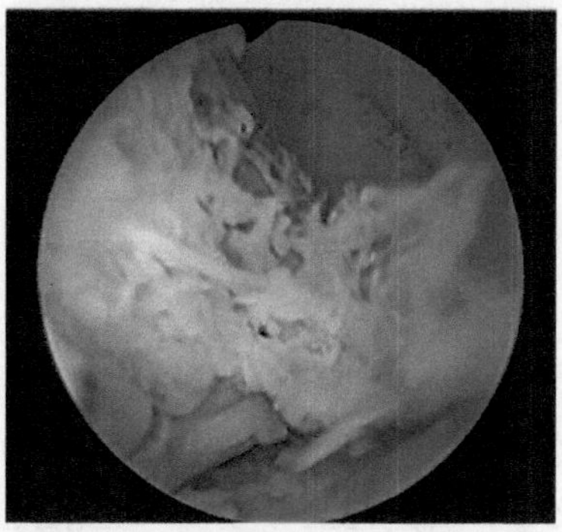

图 20-5 妊娠组织残留（见彩插）

宫腔镜手术时，理想的方法是在宫腔镜直视下用微型钳或微型剪分离，也有用电切割环钝性分离（需谨防环折断）妊娠物和子宫壁的连接后取出妊娠物，不建议采用吸宫或刮宫的方法清除妊娠物，因其导致子宫内膜的损伤较大。若妊娠组织较大，可先松开部分妊娠组织和子宫壁的连接，然后用卵圆钳钳夹取出，或在妊娠物基本游离后用吸管吸住取出。若患

者有生育要求，一般不建议用电切环切除子宫内妊娠物，因其对内膜、子宫壁损伤较大。对有子宫腔粘连或既往有多次人工流产史且有生育要求的患者，可于术后使用戊酸雌二醇等药物促进子宫内膜生长。如子宫颈较紧而妊娠物较大者，术前需行子宫颈准备。

五、人工流产术后、引产后、药物流产后子宫腔粘连的诊治

子宫腔粘连（图 20-6）是人工流产术后的常见并发症之一，宫腔镜是诊断子宫腔粘连的“金标准”，宫腔镜下子宫腔粘连分离术（transcervical resection of adhesions，TCRA）是目前治疗子宫腔粘连最有效的手术方法，避免了既往治疗性刮宫的盲目性和不彻底。TCRA 手术方式主要有机械性宫腔镜手术（“冷刀”）和能源性宫腔镜手术。机械性手术是在宫腔镜直视下用分离剪钝性或锐性分离粘连，对子宫内膜损伤较小，减少创面渗出，不易形成瘢痕组织，有利于后期子宫内膜的生长，其缺点是止血困难。能源性手术是在宫腔镜直视下用能源系统如单极电极、双极电极、激光分离宫腔粘连，止血效果好、手术时间短，对中、重度粘连分离效果较好，但其能源或热量对周围正常子宫内膜组织有一定的损伤性，较易形成瘢痕。

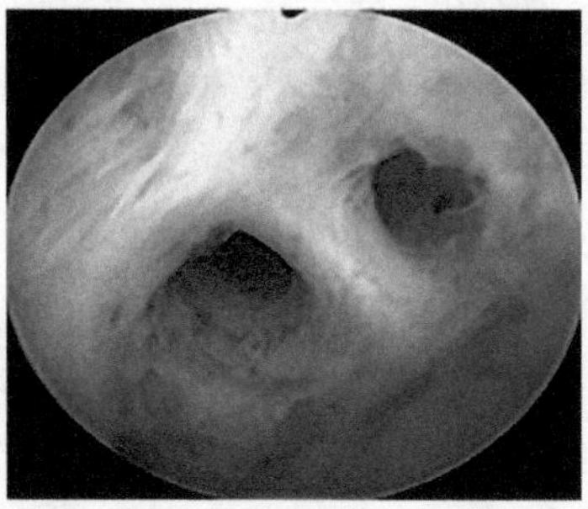

图 20-6 子宫腔粘连（见彩插）

子宫腔粘连，尤其是重度子宫腔粘连，是宫腔镜手术中难度较大，也是最容易出现并发症的手术，应由经验丰富的医师施术，并在超声监护下进行操作，以便对术者进行指导和定位，避免宫腔镜进入子宫肌层甚至穿透肌层，减少稀释性低钠血症及子宫穿孔等严重并发症的发生。

TCRA 术后子宫腔再粘连是影响术后疗效的主要因素，也是临床治疗的棘手问题。重度子宫腔粘连术后再次粘连的可能性较大，需在术后用雌激素促进子宫内膜生长，以及联合应用其他预防粘连措施，如子宫腔放置球囊、子宫腔注入防粘剂等防止再次粘连形成。

六、疼痛

放置 IUD 及输卵管结扎术后可能出现慢性下腹痛，包括痛经、盆腔痛、下腹坠痛等，多由于手术部位粘连、子宫腔内炎症环境刺激所致。由于疼痛信号可能并非起源于单一器官，即使结合病史和系统的体格检查也只能提供出一系列可能的病因而很难确诊，常规辅助检查、检验方法也无法明确病因，给患者的日常生活带来极大的困扰，降低了生活质量。IUD 下移、嵌顿或宫腔内炎症导致的下腹痛可通过宫腔镜确诊、治疗。腹腔镜检查是诊断慢性盆腔痛的重要手段，可以发现有组织学改变的病变，如盆腔粘连、盆腔淤血综合征、盆腔异物（异位的 IUD）等，进行可疑病变活检、病原体检查。采用新型小口径纤维内镜，使腹腔镜进入腹腔的创伤更小，可在局部麻醉下进行，患者在清醒状态下进行的腹腔镜疼痛定位术（conscious laparoscopic pain mapping，CPM）可明确近 90% 患者的准确疼痛部位，使用钝头探棒或钳子轻轻触动腹膜或拨动组织、脏器，寻找痛点，对因治疗。

七、子宫穿孔

IUD 放置或人工流产可能发生子宫穿孔，穿孔大或怀疑邻近脏器损伤，应实施腹腔镜探查，可及时有效发现穿孔部位，给予修复，并检查邻近脏器是否有损伤，给予修复。

八、异位妊娠

与开腹手术相比，腹腔镜手术创伤小、术后恢复快，已成为目前确诊及手术治疗异位妊娠的首选方法。其手术方法则与开腹相似，包括输卵管局部药物注射和输卵管胚胎清除的保守手术，以及切除病变输卵管局部或患侧输卵管的根治手术。另据研究报道 IUD 放置状态下异位妊娠的发生率为 0.5%～1.1%。发病原因可能与 IUD 放置后子宫腔内炎症环境导致输卵管蠕动异常有关。

九、不孕不育

（一）宫腔镜的应用

19%～62% 的不孕症女性有子宫腔异常或病变，在准备行体外受精胚胎移植（IVF-ET）的患者中，

宫腔镜检查发现存在子宫腔异常者占 20%～50%。宫腔镜检查可直接窥视子宫腔内及子宫颈管情况，并对可疑部位进行定位病理活检以明确诊断，是不孕不育患者排除子宫腔及子宫颈管病变必不可少的一种方法，它可发现超声检查、子宫输卵管造影、诊断性刮宫等妇科常规检查不能发现或不能明确的病变，并且是子宫腔及子宫颈管病变最有效的治疗手段。此外，在宫腔镜引导下进行输卵管插管通液检查输卵管通畅性也较 HSG 准确。

1. 子宫腔及子宫颈管病变　导致不孕不育的子宫腔内异常包括：①子宫腔解剖结构和形态异常，如子宫畸形（如纵隔子宫、单角子宫）、子宫腔粘连等；②子宫腔内占位性病变，如子宫内膜息肉、子宫内膜异常增生、子宫黏膜下肌瘤、子宫内异物（妊娠物残留、IUD 残留等）等。子宫颈管异常包括子宫颈息肉、子宫颈黏膜下肌瘤、子宫颈管粘连狭窄等。上述疾病均可通过宫腔镜检查发现并可通过宫腔镜手术得以有效治疗。

不孕不育患者常见的宫腔镜手术有以下几种。

（1）子宫内膜活检术：在宫腔镜直观下评估子宫腔形态、子宫腔和（或）子宫颈管病变，对可疑病变部位进行活检，注意活检组织的大小。

（2）子宫内膜息肉切除术：根据息肉形态、大小及根蒂部位，选择切除方法，对于有生育要求的患者，既要切除息肉根蒂部，还应注意保护病变周围正常的子宫内膜。

（3）子宫腔粘连分离术：依据粘连类型、粘连范围酌情选择分离方法。膜性粘连可以用微型剪刀分离，肌性粘连多以针状电极或环状电极分离。应用“冷刀”技术可以避免对内膜的热损伤，减少术后子宫腔粘连的风险。分离中应分清子宫腔的解剖学形态，操作应沿着子宫腔中线向两侧进行，注意子宫腔的对称性，特别强调手术中对正常子宫内膜的保护。子宫腔粘连分离时可根据粘连程度酌情选用超声或腹腔镜监护，以提高手术疗效和安全性。

（4）子宫肌瘤切除术：按照不同类型的肌瘤实施手术。

1）0 型黏膜下肌瘤：估计可经子宫颈完整取出的肌瘤，可用环形电极切除肌瘤蒂部，再用卵圆钳钳夹取出；肌瘤体积较大者，用环形电极从肌瘤两侧壁切割以缩小肌瘤体积，再用卵圆钳钳夹拧转取出。

2）Ⅰ型及Ⅱ型肌瘤：用电极在肌瘤最突出部位切开瘤体包膜，使瘤体突向子宫腔再切除；术中可通过缩宫素、水分离等方法促使瘤体突向子宫腔；对于不能突向子宫腔的瘤体，不能强行掏挖，将肌瘤切除至与周围肌壁平行，残留部分肌瘤视术后情况酌情再次手术。随着宫腔镜技术及器械的发展，现还可采用冷刀或刨削系统进行黏膜下子宫肌瘤切除术，减少对内膜的电损伤。不论采用哪种手术方式，建议术中超声监护以提高安全性。

（5）子宫纵隔切除术：子宫不全纵隔切除应从纵隔尖端开始，左右交替至中隔基底部，切割应沿中线水平，以免损伤子宫前后壁肌层组织；当切割至宫底时，应注意辨别纵隔与肌层组织的分界，尽量避免损伤正常肌壁组织，以免出血和穿孔。完全纵隔切除自子宫颈内口向子宫底方向切割，方法与不全纵隔相同，子宫颈纵隔不必切开。纵隔切除术中建议酌情使用超声或腹腔镜监护。

2. 输卵管通畅度检查　在宫腔镜直视下，将导管插到输卵管开口处，通过导管注射稀释后的亚甲蓝液体，若无阻力、无反流，提示输卵管通畅；若阻力大，亚甲蓝液体反流，提示输卵管阻塞。超声监测看盆腔有无液体集聚，有助于判断输卵管是否完全阻塞。若联合腹腔镜，可更准确判断输卵管阻塞部位。输卵管近端管腔粘连造成的阻塞或因为内膜碎片、血块、黏液阻塞造成的输卵管闭锁假象，可由输卵管插管通液（图 20-7）或经输卵管导管用导丝（图 20-8）予以疏通。

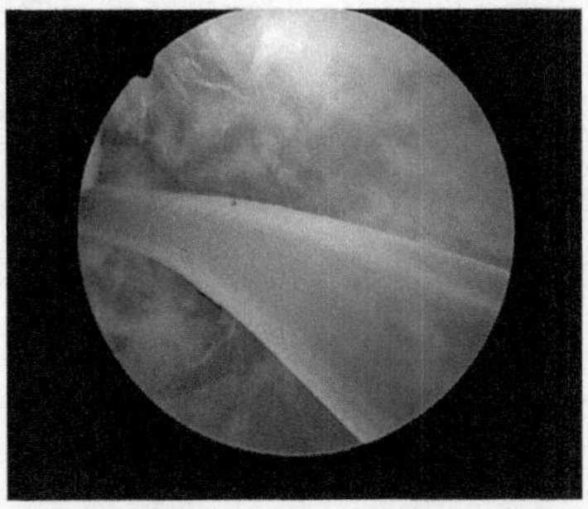

图 20-7　宫腔镜输卵管插管通液术（见彩插）

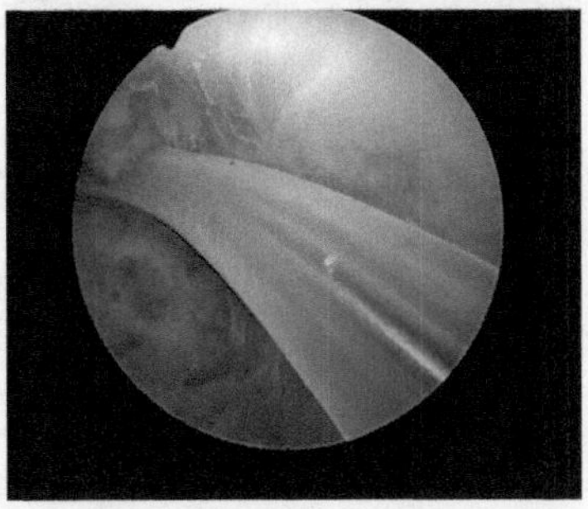

图 20-8　宫腔镜输卵管导丝疏通术（见彩插）

（二）腹腔镜的应用

不孕症女性中输卵管周围粘连的发生率为 10%～23%，子宫内膜异位症的患病率为 20%～68%，远远高于普通育龄期女性（2.5%～3.3%）。大多数的盆腔粘连和子宫内膜异位症用其他常规检查难以确诊，均有赖于腹腔镜检查。腹腔镜可直接对盆腔进行全方位的观察，明确不孕原因，并可同时针对病因进行治疗。

1. 腹腔镜检查发现不孕不育原因 腹腔镜检查可发现导致不孕的盆腔因素，如输卵管周围粘连、形态扭曲、输卵管积水、输卵管发育不全、盆腔粘连、子宫畸形、盆腔子宫内膜异位症、卵巢子宫内膜异位囊肿、多囊卵巢等病变。腹腔镜同时行输卵管通液，可更准确地判断输卵管通畅度或阻塞部位。

2. 腹腔镜手术治疗不孕不育 腹腔镜下可针对病因进行手术，包括盆腔粘连分离术、输卵管整形术、输卵管造口术、卵巢囊肿剥除术、盆腔子宫内膜异位病灶消融术、可疑输卵管卵巢病变组织活检、腹腔镜监护下宫腔镜手术等。

（1）盆腔粘连分离术、输卵管粘连分离术：手术应尽量恢复正常的解剖关系，注意应操作仔细，严密止血，由易到难，由外围到核心，预防术后粘连。

（2）输卵管整形术：对输卵管伞端粘连或包裹而引起的部分远端阻塞可进行伞端成形术。由于粘连经常累及输卵管和卵巢，因此，伞端成形术应先行输卵管卵巢粘连分离术。术中先行亚甲蓝通液，当输卵管膨胀时，于伞端粘连最薄弱处张开，松解粘连，尽量恢复输卵管伞端的形态，将伞端外翻。输卵管远端完全阻塞伴积水，则行输卵管造口术。远端的输卵管阻塞通常与不同程度的盆腔粘连有关。术中首先分离粘连、暴露输卵管及卵巢韧带，输卵管游离后在恰当的位置行造口术。腹腔镜下造口后，可以用电凝通过造成输卵管浆膜的挛缩从而使造口处的伞端黏膜外翻，或用缝合法使伞端外翻。因缝合法对伞端功能影响小，首选缝合法。只有维持良好的伞端形态，才能保证良好的预后。各种疾病引起的输卵管阻塞，腹腔镜下可准确地切除阻塞或病变部位，将远端和近端输卵管各层准确的对位缝合使输卵管复通。

（三）宫腔镜和腹腔镜联合手术

宫腔镜和腹腔镜联合手术是在一次麻醉下同时进行子宫腔和腹腔内2种以上疾病的治疗。联合手术实现了2种微创手术的优势互补，使患者只经历一次麻醉和手术就可同时检查清楚盆腔和子宫腔的情况，并同时治疗疾病，减轻了患者的痛苦和经济负担。宫腔镜和腹腔镜联合检查是全面评估不孕不育子宫腔和盆腔因素的最佳方法。腹腔镜下宫腔镜输卵管插管通液，可更准确地判断输卵管通畅度或阻塞部位。腹腔镜联合宫腔镜，是诊断子宫畸形最准确的方法。腹腔镜监护下宫腔镜手术，可提高宫腔镜手术的安全性和有效性。

（四）生育镜技术

1. 诊治不孕症 THL可以直接观察子宫的大小、形态；结合宫腔镜可直接观察子宫腔、子宫颈管形态，有无粘连、息肉、黏膜下肌瘤等病变，两者结合可全面地评价子宫颈、子宫体、子宫角和输卵管开口及子宫外部的情况，准确地了解病变的部位、范围和程度，同时进行治疗，是其他手术所不易取代的有效方法。THL诊断输卵管通畅具有较高的准确性，可分别了解每侧输卵管的通畅度，宫腔镜可直视输卵管开口情况，直接插管通液，避免了盲目通液的弊端，并可避免单纯HSG及宫腔镜不能发现或漏诊的情况。输卵管损伤严重程度和黏膜健康状态是决定不孕症预后的重要因素，如果黏膜不健康，宜及早行IVF。联合输卵管镜还能判断输卵管内部情况，可快速决定是否宜行IVF，缩短了从就诊到妊娠的时间，较腹腔镜能更好地预测妊娠预后。在输卵管因素中10%～20%的患者存在近端输卵管阻塞，在导致输卵管近端阻塞因素中，20%～30%的患者是由于生理性痉挛或组织碎屑、蛋白样物质滞留所致。宫腔镜下输卵管间质部插管通液术治疗输卵管近端阻塞的不孕，已取得一定疗效，在THL监视下更安全、可靠。生育镜中宫腔镜为检查镜，另有几个微型手术器械，如微型剪、微型钳，可以做一些小的手术，包括子宫腔轻度粘连分离术、小息肉摘除术、异物取出术等。

2. 诊治盆腔子宫内膜异位症 THL用液体作为膨胀介质，可观察到腹膜及卵巢表面漂浮的细微膜状粘连及新生血管，这可能是子宫内膜异位症非感染性炎症的早期预兆，对子宫内膜异位症的早期诊治有重要意义。经阴道注水腹腔镜手术（operative transvaginal hydrolaparoscopy，OTHL）用5 F双极汽化子宫内膜异位灶和粘连组织，对Ⅰ～Ⅱ期子宫内膜异位症可能促进妊娠。

3. 盆腔炎性疾病 引起盆腔粘连，继而导致盆腔包块与不孕。THL通过水柱压力冲洗渗出液，分解疏松粘连，妥善处理后，缓慢注入含抗生素的生理盐水，此操作方便、安全，同时达到内镜下冲洗及分离粘连的治疗效果，疗效肯定，疗程短，是治疗盆腔粘连的选择。

4. 卵巢囊肿 THL可行卵巢子宫内膜异位囊肿剔除术，其有以下优势：①内膜异位囊肿大部分位于阔韧带后叶、子宫骶韧带和骨盆后壁之间，经阴道途径能较好地达到这些部位；②在液体环境中更容易辨清血管，有利于止血；③液体环境中更有利于沿粘连的自然界线分离而不易损伤邻近器官。

第三节　内镜手术并发症的防治

一、宫腔镜手术并发症的防治

宫腔镜手术并发症可分为近期并发症与远期并发症。近期并发症包括出血、脏器损伤、灌流液过量吸收综合征、气体栓塞、感染；远期并发症有子宫腔粘连、子宫内膜去除 - 绝育术后综合征（postablation tubal sterilization syndrome，PTSS）、子宫内膜癌的延迟诊断、妊娠子宫破裂等。

（一）出血

子宫出血是宫腔镜最常见的并发症之一，发生率 0.2%～1.0%。出血的主要原因是对内膜下方的肌层破坏过深。子宫肌瘤尤其是肌壁间内突肌瘤出血的危险性最大，其次是子宫内膜电切或滚球电凝。小量的出血多发生于扩张子宫颈管或插入宫腔镜时由于子宫颈管内膜损伤所致，大量的出血往往发生于宫腔镜手术时如子宫肌瘤切除术、子宫纵隔切除术、子宫腔粘连分离术和子宫内膜切除术等。若手术创面大，切割深度超过子宫内膜表面下 5～6 mm（子宫角部 2～3 mm），伤及子宫肌层内的血管网即弓形动脉时，容易引起大量出血。

1. 处理措施

（1）术中出血：如有明显出血点，用电切环、滚球或滚筒电极电凝出血点即可止血；肌瘤出血可围绕假包膜电凝血管。增加灌流压力也有助于止血，但要注意灌流液过度吸收引起稀释性低钠血症的风险。创面广泛渗血可用肾上腺素 0.5 mg 稀释至 5.0 ml 注入子宫腔，也可用生物蛋白胶子宫腔注射止血。若子宫收缩差，术中可适当应用宫缩药，促进子宫收缩，以达止血目的。

（2）术后出血：少量出血用纱布压迫即止血。出血较多者可在子宫腔内放置气囊或 Foley 导尿管，囊内注入 10～30 ml 灭菌生理盐水压迫止血，术后 5～6 h 视患者出血情况取出。用浸有垂体后叶激素的纱布子宫腔填塞，也能迅速有效地止血。米索前列醇促进子宫收缩也有助于止血。难以控制的出血或用上述方法止血无效时，可考虑子宫动脉栓塞术、经腹或经阴道子宫血管阻断或子宫切除术。

2. 预防　①术前口服避孕药或根据病情需要应用促性腺激素释放激素激动药（GnRH-a）预处理可使子宫内膜萎缩变薄，内膜血管减少，可减少术中出血；②切割器不宜移动过快；③切割不宜过深。

（二）脏器损伤

1. 子宫穿孔　是宫腔镜最常见的并发症，发生率 0.25%～25%。

（1）子宫穿孔发生因素

1）术者的经验：大多数的穿孔发生在初学者，随着经验和技术的进步，发生率越来越低。

2）解剖学因素：穿孔多发生于子宫角、子宫峡部等易穿孔且手术较困难的部位；子宫颈管狭窄或有瘢痕，在扩张子宫颈管时导致子宫颈管撕裂或子宫穿孔；子宫过度前屈或后倾，放置操作器械造成子宫壁损伤穿孔。

3）作用电极：最常用的电能和激光均可发生，若激光或电极的功率过大，或在局部停留时间过长，热损伤可穿过子宫肌层而波及膀胱、肠管等邻近脏器；机械性能源较电能和激光安全。

4）子宫腔粘连、子宫纵隔手术较其他宫腔镜手术更易发生子宫穿孔。

5）既往有剖宫产等子宫创伤史者发生风险较高。

（2）子宫穿孔识别征象：子宫穿孔可通过以下征象识别。①器械插入子宫腔超过预期的深度或注入大量的膨宫介质后宫腔压力仍不升高，即应怀疑子宫穿孔；②超声监护下见子宫周围有游离液体或突然见灌流液大量进入腹腔；③腹腔镜监护下见子宫浆膜透亮、起水疱、出血、血肿或穿孔的创面；④穿孔与腹腔相通，宫腔镜下见腹膜、肠管或网膜；⑤患者情况突然恶化，血压下降，心率增快，腹腔渐进性膨胀时应警惕子宫穿孔。

（3）处理：一旦发现穿孔，应立即停止操作，仔细查找穿孔部位，确定电极是否进入腹腔、有无脏器损伤，以决定处理方案。子宫底肌层厚，血管相对较少，出血少、无脏器损伤的不全穿孔或微小穿孔，可给予宫缩药及抗生素，进行观察，一般无严重后果。对子宫破口大、有活动性出血或疑有邻近脏器损伤者，要立即行腹腔镜检查或剖腹探查。子宫侧壁及峡部穿孔，若怀疑可能伤及子宫血管，应严密观察患者生命体征，有失血征象时立即腹腔镜检查或剖腹探查。腹腔镜下对子宫穿孔出血处可用双极电凝止血，破孔较大则需缝合。术后严密观察，注意有无其他脏器的潜在损伤。

（4）预防：①警惕引起子宫穿孔的高危因素，加强术者的培训；②术中超声或腹腔镜监护；③操作时应注意，视野不清时不能通电，电切环应始终在视野内，切割时掌握好深度，子宫内膜去除术通电时滚球或汽化电极必须滚动，子宫腔粘连狭小时用外径小的电切镜可减少子宫穿孔的发生。

2. 子宫穿孔所致脏器损伤 子宫穿孔所致邻近脏器损伤以肠管损伤最多见（占 2.25%），多为结肠和直肠，小肠罕见。术中发现可请外科医师在腹腔镜下缝合。结肠内容物菌群复杂，若结肠穿孔，缝合后应彻底冲洗腹腔，以免其内容物污染，术后放置引流管或肠外置。偶有膀胱损伤发生，可请泌尿科医师及时缝合，预后良好。子宫穿孔若伤及子宫旁血管，出血迅速，形成血肿，可使子宫向对侧移位。若伤及大血管，如主动脉、髂外或髂内血管，可致血腹，甚至猝死。另有伤及肠系膜、骶血管的报道。若伤及大血管，应及时腹腔镜或开腹探查止血。

（三）灌流液过量吸收综合征

灌流液过量吸收综合征又称“水中毒”“经尿道前列腺切除术（transurethral resection of prostate，TURP）综合征”，是由于膨宫液在短时间内快速、大量吸收，引起血容量过多、体液超负荷、稀释性低钠血症为主要临床表现的综合征。其发生率较低（0.1%～0.2%），死亡率为 0.6%～1.6%，严重者死亡率高达 50%。目前国内宫腔镜手术大多数使用葡萄糖溶液或生理盐水作为膨宫介质，由此引起的灌流液过量吸收综合征主要为液体过度负荷和低钠血症。

1. 危险因素

（1）膨宫压力：膨宫压力过高是导致灌流介质吸收的因素之一，为避免灌流液吸收过多，膨宫压力设定应低于人体平均动脉压，适宜的压力为 10.7～13.3 kPa（80～100 mmHg）。

（2）血管床的破坏程度：子宫内膜及肌层血管的破坏程度越大，灌流介质吸收越多。

（3）手术时间：相同条件下，手术时间越长，灌流液吸收越多。低钠血症往往发生在手术时间>60 min 时。因此，手术时间应尽量控制在 60 min 以内。

（4）其他：性激素可抑制 Na^+-K^+-ATP 酶活性，绝经前女性低钠血症发生神经症状较绝经后女性常见。贫血、心功能不全、身材矮小、肺部炎症或肺功能下降、肾功能不全均是 TURP 综合征发生的危险因素。

2. 临床表现 TURP 综合征常在手术近完毕或术后数小时内发生，轻者术后 24～48 h 出现足部水肿和多尿，重者表现为呼吸困难、呼吸急促、发绀等肺水肿症状；甚至出现烦躁不安、恶心呕吐、头痛、意识障碍等脑水肿表现；因血容量增加，初期血压升高，中心静脉压升高及心动过缓，后期血压下降，血钠降低。当血钠下降至 120 mmol/L 时，表现为烦躁和神志恍惚；血钠<110 mmol/L 时可发生抽搐和知觉丧失、休克，甚至心搏骤停而死亡。

3. 治疗 TURP 综合征的治疗是综合性治疗，处理原则是吸氧、利尿、纠正电解质紊乱和水中毒，防治肺水肿、脑水肿。治疗的关键是纠正低钠血症。

（1）治疗低钠血症：术后血钠 130～140 mmol/L，不需要治疗；血钠 120～130 mmol/L，静脉给予呋塞米 10～20 mg，并限制液体入量。仔细记录液体出入量，每 4 小时测血钠离子浓度，直至血钠>130 mmol/L；血钠<120 mmol/L，需高渗盐水治疗。出现脑病症状者，不论血钠离子浓度如何，均需高渗盐水治疗。补钠量通常按照［所需钠量＝（血钠正常值—实际测得血钠值）×52%× 体重（kg）］。切忌快速、高浓度补钠。首次补钠按计算量 1/3 补给，每小时提高 1～2 mmol/L 渗透压浓度，24 h 内血浆总体渗透压提高不超过 12 mmol/L，连续监测电解质、尿量，根据血钠水平调整补钠量。通常认为，补充钠量至血浆钠离子浓度在 135 mmol/L，保持血钠水平在不致发生严重的继发性并发症即可，不要急于使血钠浓度快速恢复至正常水平。

（2）治疗急性心力衰竭：患者取半坐位，除使用利尿药外，还要使用洋地黄制剂以增强心肌收缩力，增加心排血量，减慢心率，减少静脉回流。

（3）治疗肺水肿：鼻导管吸氧，氧流量为 6 L/min，神志不清者给予面罩吸氧。若上述治疗无效，PO_2< 6.67 kPa（50 mmHg），给予气管插管，开始时间歇正压通气，仍无效则使用呼气末正压通气以提高功能残气量，阻止呼气时肺泡萎缩。可应用除泡剂，鼻导管吸氧时将 75%～95% 乙醇溶液 2～3 滴加入过滤瓶内，面罩吸氧时用 20%～30% 乙醇溶液 2～3 滴加入过滤瓶内。不宜使用吗啡，因其促使抗利尿激素释放，使排尿减少，加重水中毒。

（4）治疗脑水肿：可使用渗透性利尿药、类固醇皮质激素。

（5）治疗高渗性昏迷：使用单极电切镜时常用 5% 葡萄糖溶液作为灌流液，中、重度低钠血症同时会出现高渗性昏迷，要同时降血糖，先用 8～10 U 胰岛素静脉滴注，必要时再给 5 U。注意防止低血糖发生。

（6）纠正电解质平衡：血液稀释和大量使用利尿药易导致低血钾、心律失常，应注意监测血钾、心电监护。发生代谢性酸中毒时给予 4% 碳酸氢钠溶液治疗。

4. 预防

（1）术前子宫颈、子宫内膜、子宫肌瘤预处理有助于减少灌流液吸收。

（2）在视野清晰的前提下，尽量采用低压灌流，膨宫压力设定应低于人体平均动脉压，适宜的压力为 10.7～13.3 kPa（80～100 mmHg）。

（3）对无禁忌者，在子宫颈 3 点和 9 点处注射 10 ml 稀释后的垂体后叶激素（垂体后叶激素 10 U＋生理盐水 80 ml），能使子宫强烈收缩并持续至少 20 min，可减少灌流液过吸收的风险。

（4）避免切除过多的子宫肌层，手术时间不宜超过 1 h。手术时间达 30 min 可静脉注射呋塞米。

（5）严密监测灌流液差值，差值达 1000～2000 ml 时应尽快结束手术，＞2000 ml 时立即停止手术，检测血电解质浓度。

（四）气体栓塞

手术操作中的组织汽化或室内空气可能经过宫腔创面开放的血管进入静脉循环，导致气体栓塞。

1. 临床表现 与进入血液循环的气体量有关。早期突发表现为呼气末 CO_2 压力突然下降，心动过缓，血氧饱和度下降，心前区闻及大水轮音。更多气体进入时，血流阻力增加，导致低氧、发绀、心排血量减少、低血压、呼吸急促，迅速发展为心肺衰竭，心搏骤停而死亡。

2. 处理 即刻停止操作，患者左侧卧位并抬高右肩，加压给予 100% 氧气吸入，明显呼吸困难或难以控制的低氧血症行气管插管。放置中心静脉压导管，监测心内及肺动脉压力。纠正心肺功能衰竭；输入生理盐水以促进血液循环；长针穿刺右心室并抽出气体。急救后有条件者可转入高压氧舱复苏治疗。

3. 预防 避免头低臀高位；手术前排空注水管内空气；进行子宫颈预处理，避免粗暴扩张子宫颈致子宫颈裂伤；严格操作规程，加强术中监护与急救处理。

（五）感染

宫腔镜检查或手术感染发病率较低，主要与操作器械消毒、患者生殖道有感染性疾病、患者抵抗力下降、预防性抗生素应用等有关。为防止术后感染，应严格掌握手术适应证，生殖道感染急性期禁忌手术，术后酌情使用抗生素预防感染。

（六）子宫腔粘连

子宫腔粘连是宫腔镜手术常见并发症，其发生与子宫内病变程度、性质和手术切割范围密切相关。治疗需行宫腔镜下子宫腔粘连分离术，术中应注意恢复正常子宫腔形态，避免破坏正常的子宫内膜。为预防子宫腔粘连的发生，手术时应避免创面过大，术后定期复查，必要时行宫腔镜二次探查。术后应用预防粘连药物也有一定效果。

（七）子宫内膜切除 - 绝育术后综合征

子宫内膜切除 - 绝育术后综合征（postablation tubal sterilization syndrome，PATSS）是子宫内膜切除术（TCRE）的晚期并发症。表现为 TCRE 术后下腹痛伴阴道点滴出血，宫腔镜检查有明显的内膜瘢痕，腹腔镜均显示一侧或双侧输卵管近端肿胀或积血。因患者均有输卵管绝育史，故命名为 PATSS。其发生的原因是 TCRE 术后，子宫腔残留的有功能的子宫内膜或再生的子宫内膜周期性出血，子宫腔瘢痕形成或扭曲使经血排出受阻，在输卵管远端阻塞时，经血逆流导致输卵管积血。PATSS 是术后晚期引起腹痛的原因之一。一般发生于术后数月，周期性一侧或双侧腹痛，疼痛因输卵管膨胀而日渐加重，疼痛可能合并或不合并阴道点滴出血。疼痛的严重程度与近端输卵管长度、残存子宫内膜面积、出血量有关。治疗是先在超声或腹腔镜监护下行宫腔镜分离子宫腔粘连，切除残余的子宫内膜，清除积血。如有困难或效果不理想，则考虑行双侧输卵管切除或子宫切除。

二、腹腔镜手术并发症的防治

（一）出血

出血包括腹膜后大血管、腹壁血管损伤出血及手术野出血。腹膜后血管、腹壁血管损伤多为由穿刺引起的机械性损伤；而脏器血管损伤多与手术操作相关。腹膜后大血管损伤是严重的并发症，可能导致患者死亡。如发生腹膜后大血管损伤，建议立即开腹止血，并和相关科室合作处理。为减少出血风险，应熟练穿刺和手术操作技术，熟悉盆、腹腔解剖。

（二）泌尿系统损伤

泌尿系统损伤包括膀胱损伤和输尿管损伤。可为机械性损伤或热损伤，其中热损伤在术中很难被发现，多为术后 1 周左右出现症状。若术中发现损伤，应及时修补；术后发现者，先行非手术治疗，如膀胱损伤放置导尿管引流，输尿管损伤放置双“J”管引流，如经上述治疗失败则行手术治疗。提高手术技术，术中排空膀胱，必要时术前放置输尿管支架或术中解剖、暴露输尿管可减少泌尿系统损伤风险。

（三）肠管损伤

肠管损伤包括穿刺造成的机械性损伤或术中的机械性损伤、热损伤，其中热损伤在术中很难发现，多为术后出现症状，出现症状的时间和严重程度与损伤的程度相关。治疗要根据损伤的情况酌情处理。预防措施：提高手术技术；对高危患者术前强化肠道准备；手术视野不清或术中发现盆腔粘连严重者，酌情改开腹手术。

（四）气腹相关并发症

包括充气并发症及 CO_2 吸收后引起的腹膜局部或全身的酸碱平衡改变。充气并发症包括皮下气肿、气胸及气栓。轻度皮下气肿，术中和术后不需要特殊处理。当皮下气肿扩展到颈部时，最好终止操作，因可能发生纵隔气肿、气胸。发生气胸时，应立即停止手术，监测 CO_2 分压、血氧饱和度、气道压力等，并进行胸腔穿刺抽气。气栓很少见，一旦发生可有生命危险。怀疑气栓发生时应立即停止充气，有条件时可进行中心静脉插管，抽取右心房内气体或进行食管超声检查心脏内气体，其他抢救措施还包括输液、吸氧。出现肩部牵涉性疼痛，一般无须特殊处理，必要时使用镇痛药物。预防措施：①提高穿刺技术，在形成气腹时，充气速度不宜过快；②尽量缩短手术时间；③手术结束前充分冲洗盆腹腔；④术后尽量排出残余气体。

（编写：艾　瑛；审校：杨　清；终审：杨　清）

参考文献

［1］ 曹泽毅. 中华妇产科学. 3版. 北京：人民卫生出版社，2014：1461-1572.

［2］ 中华医学会妇产科学分会妇科内镜学组. 妇科宫腔镜诊治规范. 中华妇产科杂志，2012，47（7）：555-558.

［3］ 中华医学会妇产科学分会妇科内镜学组. 妇科腹腔镜诊治规范. 中华妇产科杂志，2012，47（9）：716-718.

［4］ 谢幸，孔北华，段涛. 妇产科学. 9版. 北京：人民卫生出版社，2018：435-438.

［5］ M Franz, J Ott, A Watrelot, et al. Prospective evaluation of the learning curveof fertiloscopy with and without ovariandrilling. Reproductive BioMedicine Online, 2015, 30(4): 408-414.

［6］ Roxane V, Aurélie A, Geoffroy R, et al. Fertiloscopy in women with unexplained infertility: long-term Cumulative pregnancy rate. Journal of Gynecology Obstetrics and Human Reproduction, 2019: 1-17.

［7］ 陈平忍. 经阴道注水腹腔镜联合宫腔镜及通液术在不孕妇女中的应用. 河北：河北医科大学临床医学，2014：73-81.

［8］ 范光升. 输卵管绝育术的安全性研究. 实用妇产科杂志，2014，30（7）：492-494.

［9］ Perkins RB, Morgan JR, Awosogba TP, et al. Gynecologic outcomes after hysteroscopic and laparoscopic sterilization procedures. Obstetrics & Gynecology, 2016, 128(4): 844-852.

［10］ Mao JL, Pfeifer S, Schlegel P, et al. Safety and efficacy of hysteroscopic sterilization comparedwith laparoscopic sterilization: an observational cohort study. BMJ, 2015, 351: h5162.

［11］ Antoun L, Smith P, Gupta JK, et al. The feasibility, safety, and effectiveness of hysteroscopicsterilizationcompared with laparoscopic sterilization. American Journal of Obstetrics & Gynecology, 2017, 1: e1-e6.

［12］ M. Brigid Holloran-Schwartz. Surgical evaluation and treatment of the patientwith chronic pelvic pain. Obstet Gynecol Clin N Am, 2014(14): 357-369.

［13］ Géraldine B, Marie D, Linda T, et al. Chronic pelvic pain and the role ofexploratory laparoscopy as diagnosticand therapeutic tool: a retrospectiveobservational study. Gynecological Surgery, 2018, 15(13): 1-7.

［14］ 林忠，卢坤彬，陈晶晶，等. 腹腔镜下输卵管吻合的Meta分析. 中国计划生育学杂志，2016，24（6）：368-376.

［15］ Estes SJ, Bhagavath Lindheim SR. Tubal anastomosis: once in a blue moon? Fertility and Sterility, 2018, 110(1): 64-65.

［16］ 夏恩兰. 妇科腹腔镜手术操作及实例精选演示. 沈阳：辽宁科学技术出版社，2012：9-54，66-78.

［17］ 徐大宝，冯力民. 宫腔镜手术技巧及并发症防治. 北京：人民卫生出版社，2019：190-197.

［18］ 张紫寒，王淑珍，张震宇. 妇科微创技术在计划生育手术并发症诊治中的应用. 中国计划生育和妇产科，2015，7（10）：1-3.

［19］ 夏恩兰. 宫腔镜学及图谱. 3版. 郑州：河南科学技术出版社，2016：407-477.

附 录

附录 A 《剖宫产术后瘢痕子宫孕妇中期妊娠引产的专家共识》

妊娠 13～27 周末终止妊娠为中期妊娠引产，临床上主要用于因医学原因不宜继续妊娠的情况。WHO 的随机抽样调查显示，中国近年的剖宫产率居高不下，2017 年的报道为 34.1%。近年来，有剖宫产史的孕妇数量在近期内明显增加，因医学原因需要终止妊娠的数量也随之增加；由于胎儿的结构异常或染色体异常在妊娠中期才能确诊，因此，大部分需要实施中期妊娠引产。中期妊娠孕妇体内孕激素水平高、受体敏感性差，子宫肌纤维对宫缩药不敏感；加之子宫颈不成熟、弹性差、不易扩张，不仅导致中期妊娠引产不易成功，而且在引产过程中还容易发生出血、子宫颈撕裂和阴道穹隆撕裂等软产道损伤；中期妊娠子宫下段尚未形成，胎盘相对较大，胎盘前置状态发生率高，导致出血的风险增加；中期妊娠绒毛形成丛密绒毛膜，与母体底蜕膜共同组成胎盘，侵入子宫肌层的胎盘绒毛不易排出，也容易发生产后出血；中期妊娠胎儿较大，骨骼变硬，如果子宫颈不能充分软化和扩张，在子宫腔压力的作用下，可发生子宫薄弱处破裂，胎儿从子宫破裂处娩出等严重并发症，危及孕妇的生命安全，需要临床医师给予高度重视。

剖宫产术造成的子宫前壁下段的瘢痕是子宫的薄弱之处。剖宫产术后瘢痕子宫女性再次妊娠引产过程中子宫破裂的发生率高达 0.28%～4.80%，如何解决“强烈的宫缩 - 不成熟的子宫颈 - 薄弱的子宫瘢痕”之间的矛盾是剖宫产术后瘢痕子宫孕妇中期妊娠引产的主要难点。因此，如何选择剖宫产术后瘢痕子宫中期妊娠引产的最佳方案，提高引产成功率；避免子宫破裂、软产道损伤及引产术中或术后大出血等并发症是计划生育医师面临的亟待解决的问题。为了保障剖宫产术后瘢痕子宫妇女中期妊娠引产的安全，中华医学会计划生育学分会参考《临床诊疗指南与技术操作规范：计划生育分册（2017 修订版）》，结合计划生育技术服务的临床实际情况及专家经验，编写了本专家共识，供临床参考。

一、引产前的准备

完善的引产前准备，是成功引产及减少并发症的先决条件。

（一）明确引产适应证

如果是因为胎儿结构异常需要终止妊娠，首先应仔细核对超声检查的报告，确认胎儿确实存在致死性畸形或出生后不可矫正的解剖结构异常，而且产前诊断专家建议不能继续妊娠后才实施引产；如果是因为孕妇有严重的内外科合并症不能继续妊娠，需要相应专科会诊，评估引产的风险并制定应对措施后再实施引产。向孕妇及家属解释引产过程和可能发生的危险，签署知情同意书。

（二）引产单位的资质

剖宫产术后瘢痕子宫孕妇中期妊娠引产是高危病例，孕妇必须住院引产。引产单位必须具备抢救大出血的条件和经验，要具有可以实施羊膜腔注射、阴道助产、子宫颈或阴道损伤修补、大量输血、剖宫取胎术、子宫切除或子宫动脉栓塞手术的设备和人员。

（三）病史和体格检查

仔细询问病史，注意前次剖宫产术的适应证及术后伤口愈合情况；核对妊娠周数，注意子宫大小与停经月份是否相符；采用 Bishop 评分法评估子宫颈成熟度。

（四）超声检查

引产前应常规行彩色超声检查，核对胎儿大小、胎方位、胎盘位置、羊水量等，测量剖宫产术后子宫前壁下段瘢痕处的肌层厚度，特别要仔细观察胎盘附着位置与子宫瘢痕的关系，注意是否有胎盘前置或胎盘植入的情况（参考《剖宫产后中期妊娠胎盘前置状态伴胎盘植入终止妊娠的专家共识》)。对有多次子宫腔操作史及停经后有阴道出血史者，建议作为重点对象提请超声科医师特别关注。

(五)MRI 检查

MRI 具有良好的软组织对比度，且能多方位成像，当超声检查显示不清时，MRI 可以更好地显示胎盘与剖宫产术后子宫切口瘢痕的位置关系，除外胎盘前置或胎盘植入。可疑胎盘植入时，建议行 MRI 检查。

二、引产方法的选择

中期妊娠引产分为经阴道引产和剖宫取胎术；经阴道引产又包括药物引产和物理引产 2 种引产方式。经阴道引产存在子宫颈扩张的问题，子宫颈不成熟，可增加子宫颈裂伤及子宫破裂的风险。目前常用的中期妊娠引产方法包括依沙吖啶羊膜腔内注射引产、米非司酮配伍米索前列醇引产、水囊引产和剖宫取胎术等。

(一)促子宫颈成熟的方法

中期妊娠子宫颈不成熟，弹性较差，不易扩张。经阴道引产前使用药物或物理的方法促子宫颈成熟，能缓解“不成熟的子宫颈 - 强烈的宫缩 - 薄弱的子宫瘢痕”之间的矛盾，对于提高引产成功率并减少子宫颈裂伤和子宫破裂等并发症具有关键作用。在实施引产前采用子宫颈 Bishop 评分法评估子宫颈，当评分≤4 分时提示为子宫颈条件差，建议采用促子宫颈成熟的方法。

1. 药物方法 常用的促子宫颈成熟的药物有米非司酮、米索前列醇、地诺前列酮和卡前列甲酯。

(1)米非司酮：米非司酮能对抗孕激素对蜕膜的支持作用，提高子宫肌纤维对前列腺素的敏感性；同时，米非司酮有软化子宫颈的作用，单独使用即可促进子宫颈成熟，使其易于扩张。

在剖宫产术后瘢痕子宫孕妇依沙吖啶羊膜腔内注射中期妊娠引产术前或术中同时使用米非司酮是安全、有效的，不仅可提高引产成功率，缩短产程，而且可减少子宫颈损伤等严重的并发症。目前的用法有依沙吖啶羊膜腔内注射前服用米非司酮(晨 50 mg、晚 25 mg，服用 2 天；或第 1 天晚服用米非司酮 75 mg，第 2 天晨服用 75 mg，2 h 后注射依沙吖啶)。

临床工作中需要注意的是，米非司酮联合依沙吖啶羊膜腔内注射中期妊娠引产虽有不少研究报道，但目前仍属于超适应证用药，应严格把握用药指征，做好知情告知。米非司酮的药物不良反应主要包括药物过敏、恶心、呕吐、胃肠道反应等，多数对象可耐受。

(2)米索前列醇：米索前列醇是前列腺素 E_1 衍生物，有软化子宫颈和促进宫缩双重作用。虽然米索前列醇的药物说明书建议其与米非司酮序贯合并使用终止早期妊娠，但目前也有学者将其应用于人工流产和宫腔镜手术前的子宫颈软化和扩张。在人工流产手术前直肠放置或口服 400 μg 米索前列醇，直肠给药扩张子宫颈的效果更佳。2018 年，加拿大妇产科医师协会(SOGC)的《手术流产和中期妊娠药物流产指南》也建议，大月份钳刮术前可口腔(经口腔颊黏膜)或阴道放置 400 μg 米索前列醇，用以软化子宫颈。

(3)地诺前列酮：地诺前列酮是一种安全、有效的促进子宫颈成熟的药物，主要用于晚期妊娠引产。地诺前列酮联合依沙吖啶羊膜腔内注射中期妊娠引产的有效性和安全性也得到证实，引产成功率增高，产程缩短，出血量减少。临床一般是在羊膜腔内注射依沙吖啶当天，子宫颈 Bishop 评分≤4 分时，阴道放置地诺前列酮 1 枚，24 h 后取出。

(4)卡前列甲酯：卡前列甲酯使子宫颈结缔组织释放多种蛋白酶，可以软化子宫颈，促进子宫颈成熟。虽然卡前列甲酯药物说明书建议和米非司酮序贯合并使用，终止早期妊娠。但目前也有学者将其应用于人工流产前和宫腔镜术前的子宫颈软化。宫腔镜手术前 2 h 阴道放置卡前列甲酯 1 mg 或米索前列醇 200 μg，卡前列甲酯对子宫颈软化的效果优于米索前列醇。瘢痕子宫女性人工流产手术前 90 min 阴道放置卡前列甲酯 1 mg，能有效扩张子宫颈，减少术中出血。

2. 机械方法 目前常用的促子宫颈成熟的机械方法有子宫颈管内放置水囊、渗透性扩张棒。

(1)子宫颈注水球囊：可以采用子宫颈注水球囊软化子宫颈。使用方法是将细的带单球囊或双球囊的导管插入子宫颈管内口水平，缓慢注入少量生理盐水，使球囊膨大并留置在子宫颈管内。由于注水球囊对子宫颈管有机械性的压迫作用，可引起子宫颈局部内源性前列腺素的合成和释放，故能达到促进子宫颈成熟及软化的目的。将子宫颈注水球囊用于剖宫产术后瘢痕子宫孕妇中期妊娠引产，安全性高，促子宫颈成熟效果好；在没有宫缩的情况下子宫颈口可以扩张 2～3 cm，不仅不会引起过强宫缩，还可缩短引产至胎儿、胎盘娩出的时间。子宫颈注水球囊与阴道放置地诺前列酮的促子宫颈成熟效果比较时，子宫颈管内放置注水球囊的孕妇 24 h 内阴道分娩率更高。

(2)渗透性扩张棒：渗透性扩张棒能够吸收水分

并缓慢扩张，放置于子宫颈管后不仅可以使其逐步扩张，还可以促进子宫颈局部内源性前列腺素的合成和释放，使子宫颈软化，进一步促进子宫颈扩张。海藻棒是临床常用的渗透性扩张棒之一，置入后12～18 h可达到最佳的子宫颈扩张效果。渗透性扩张棒也可与药物联合应用以促进子宫颈成熟。

（二）依沙吖啶羊膜腔内注射引产

依沙吖啶能引起离体和在体子宫肌纤维收缩。将依沙吖啶50～100 mg注入羊膜腔内，可引起胎盘、胎膜变性、坏死，蜕膜剥离，促使胎儿死亡；另外，通过改变妊娠子宫局部组织中的雌-孕激素平衡状态，刺激内源性前列腺素的产生，从而诱发宫缩。依沙吖啶羊膜腔内注射引产一直被临床广泛使用，操作简单，安全有效，不良反应少，在我国一般作为中期妊娠引产的首选。关于依沙吖啶羊膜腔内注射用于剖宫产术后瘢痕子宫孕妇中期妊娠引产已有研究显示是安全、有效的。

1. 使用方法 依沙吖啶羊膜腔内注射的剂量为80～100 mg，引产成功率>95%，从给药至胎儿、胎盘娩出的时间为38～48 h。妊娠周数在14～20周时子宫不敏感，依沙吖啶的剂量可以采用100 mg；随着妊娠周数的增大，建议酌情减少依沙吖啶用量至80 mg。

2. 注意事项 依沙吖啶容易引发宫缩过强、强直性子宫收缩或不协调性子宫收缩，而中期妊娠时子宫颈不成熟、弹性差，导致子宫颈扩张缓慢，与较强的子宫收缩不同步，易发生子宫颈撕裂、剖宫产术后子宫瘢痕处破裂或胎儿从阴道后穹隆排出等严重并发症，危及孕妇的生命安全。采用依沙吖啶引产更要重视子宫颈的准备，可采用药物或机械的方法软化子宫颈；密切观察产程，一旦发现宫缩过强、强直性子宫收缩或不协调性子宫收缩时，可以肌内注射哌替啶100 mg抑制宫缩；产后要仔细检查软产道，以及时发现损伤。

（三）米非司酮配伍米索前列醇引产

米非司酮在提高子宫肌纤维对前列腺素的敏感性的同时有明显软化子宫颈的作用。米非司酮配伍米索前列醇引产用于妊娠16周以内的中期妊娠引产安全有效，成功率可达95%以上。中华医学会计划生育学分会的《临床诊疗指南与技术操作规范：计划生育分册（2017修订版）》已将“米非司酮配伍米索前列醇用于终止8～16周妊娠”列入其中。

1. 使用方法 米非司酮配伍米索前列醇引产需要3天。第1天，米非司酮200 mg顿服，第2天不用药；也可以米非司酮100 mg，每天1次，连服2天，总量200 mg；或米非司酮50 mg，每天2次，连用2天，总量200 mg。在第3天上午口服米索前列醇400 μg，如无宫缩，可间隔3 h重复给予米索前列醇200 μg，给药总的次数不超过4次。尽管我国米索前列醇的药物说明书中的给药途径只有口服，但也可经阴道、直肠或舌下给药。米索前列醇口服吸收迅速，于1.5 h完全吸收，但对胃肠道平滑肌有刺激作用，可出现恶心、呕吐等不适。经阴道或直肠给药，不仅可以减少恶心、呕吐等不适，而且阴道放置米索前列醇的生物活性是口服的3倍，血浆峰值可持续约4 h，生物利用度大于口服给药。

妊娠16～26周，不能采用其他方法引产（如因依沙吖啶过敏或胎膜早破）时，米非司酮配伍米索前列醇引产的使用，建议参照国际指南。

2. 注意事项 仔细询问病史，严格掌握米非司酮和米索前列醇使用的禁忌证。米非司酮配伍米索前列醇引产有剖宫产术后子宫瘢痕部位破裂的报道，临床应用中要引起重视。

（四）米索前列醇单独用药引产

美国食品药品监督管理局（FDA）2002年批准米索前列醇用于中期妊娠促子宫颈成熟和引产，并在国外广泛应用。2014年，我国也发布了关于米索前列醇在晚期妊娠促进子宫颈成熟的应用指南，为临床应用提供了依据。

妊娠13～26周，剖宫产术后瘢痕子宫孕妇单独使用米索前列醇终止妊娠导致子宫破裂的发生率<0.3%，瘢痕子宫与非瘢痕子宫孕妇由于单独使用米索前列醇引产发生子宫破裂的比率无明显差异。

使用方法 终止13～24周妊娠时，口服（阴道、舌下或直肠给药）米索前列醇200 μg，如无宫缩，可间隔3 h重复给予米索前列醇200 μg，给药总的次数不超过5次；终止25～26周妊娠时，口服（阴道、舌下或直肠给药）米索前列醇200 μg，如无宫缩，则需间隔4 h重复给予米索前列醇200 μg，给药总的次数不超5次。

由于米索前列醇单独用药在终止妊娠时的效力不及与米非司酮联合用药，因此，尽管美国妇产科医师协会（ACOG）指南和国际妇产科联盟（FIGO）指南都推荐妊娠13～26周单独应用米索前列醇引产，但不建议对妊娠周数>26周的瘢痕子宫孕妇单独使用米索前列醇引产；不仅如此，2017年FIGO关于米索前列醇单独用药引产推荐方案的更新和2018年SOGC指南中都特别强调，只要能够获得米非司酮，即应选择米非司酮配伍米索前列醇引产，在米索前列醇使用前24～48 h使用米非司酮，不建议单独使用米索前列醇引产。在某些特殊情况下，如有米非司酮使用禁忌或其他引产方法禁忌的情况下，可以参照国外的文献报道谨慎选用米索前列醇单药引产。临床上要根据具体情况，知情同意，谨慎选用。

（五）水囊引产

水囊引产是将无菌水囊经过子宫颈口缓慢放入宫腔，然后按妊娠周数经导管缓慢注入相当数量的无菌生理盐水，一般在300～500 ml。水囊引产是通过机械刺激使子宫颈扩张并反射性使内源性前列腺素分泌增加，引起宫缩，促使胎儿及其附属物排出的终止妊娠方法。尤其适用于有肝肾功能损害、不能使用药物引产的孕妇。水囊引产成功率低且容易并发感染，是否增加妊娠期瘢痕子宫破裂的风险不确定，故《临床诊疗指南与技术操作规范：计划生育分册（2017修订版）》禁止将水囊引产用于瘢痕子宫孕妇，包括剖宫产术后瘢痕子宫孕妇。

（六）剖宫取胎术

剖宫取胎术不是剖宫产术后瘢痕子宫孕妇中期妊娠引产的首选方法。目前主要应用于不能耐受阴道分娩或其他引产方法，或在引产过程中出现先兆子宫破裂、大出血等严重并发症时，必须立即结束分娩者。

注意事项 ①由于孕妇有剖宫产史，盆腔粘连比较多见，术中要仔细分离粘连，避免器官损伤；②中期妊娠子宫下段形成欠佳，且膀胱腹膜处有前次剖宫产术下推膀胱后形成的粘连，术中下推膀胱时要找准层次，动作轻柔，避免损伤膀胱；③子宫切口尽量采用下段横切口，娩出胎儿及其附属物后，严密止血，双层缝合子宫下段切口，对合整齐，保持切口缝合平滑；④注意保护腹壁切口，避免羊水或蜕膜等宫腔内容物流入腹腔或污染腹壁，以防发生子宫内膜异位症。

三、并发症的处理

剖宫产术后瘢痕子宫孕妇中期妊娠引产过程中要重视子宫破裂（先兆子宫破裂）、软产道损伤等并发症的防治。

（一）子宫破裂或先兆子宫破裂

剖宫产术，特别是古典式剖宫产术后瘢痕子宫孕妇，术后再次妊娠中期妊娠引产时子宫破裂的发生率为0.28%～4.80%，目前多为个案报道，破裂部位几乎均发生在剖宫产术后的子宫前壁瘢痕部位，多合并致命性大出血，一定要引起重视。一般认为，子宫破裂与用药剂量大导致的子宫过强收缩有关。目前已有病例报告报道了剖宫产术后瘢痕子宫孕妇中期妊娠引产发生子宫破裂。米索前列醇的用量与最新的指南相比偏大，由此可能导致宫缩过强，甚至强直性子宫收缩，容易发生子宫破裂；但也有报道米索前列醇并未过量却发生子宫瘢痕处破裂的病例，可能更多的原因是瘢痕自身。因此，引产前对子宫瘢痕愈合情况的评估至关重要。

引产前超声观察剖宫产术后子宫瘢痕部位肌层的厚度、连续性，有无子宫瘢痕憩室，浆膜层的连续性，结合距上次剖宫产术的时间及妊娠周数等情况，综合评估子宫破裂的风险，选择合适的引产方法，并做好相应的应急预案。随着剖宫产手术次数的增加，子宫瘢痕处的肌层厚度减小，出现子宫瘢痕缺损的概率增加。在剖宫产术后瘢痕子宫中期妊娠引产过程中，定期超声评估子宫瘢痕处的肌层厚度有很好的提示作用，如果肌层厚度<2 mm，子宫破裂的风险增加。

在引产前应向孕妇及家属详细交代病情及引产中可能出现大出血、子宫破裂，甚至需切除子宫。对于近期剖宫产、多次剖宫产、子宫瘢痕处肌层较薄或妊娠周数较大的孕妇，必须加强产程监测，记录宫缩开始的时间，根据宫缩频率和强度调整用药量，高度警惕强直性子宫收缩，一旦出现持续性宫缩或子宫下段压痛，应高度怀疑先兆子宫破裂或子宫破裂，要立即行超声复查并及时行剖宫取胎术终止妊娠，防止失血性休克和孕产妇死亡的情况发生。

（二）软产道损伤

软产道损伤包括子宫颈、后穹隆和阴道裂伤。软产道损伤后大出血多发生在胎儿及其附属物排出后；一般表现为子宫收缩良好，出血色鲜红，应用宫缩药止血无效。需用两把卵圆钳顺时针逐点检查子宫颈，及时发现子宫颈裂伤；必要时用阴道拉钩充分暴露阴道前、后穹隆，仔细检查是否有裂伤；找到裂口的最顶端，从顶端上5 mm处开始缝合，将可能缩回至裂口顶端组织内的血管严密结扎，避免裂口顶端发生血肿。有时裂伤的上端会延伸至穹隆甚至腹腔，应及时发现并妥善处理。

总之，剖宫产术后瘢痕子宫中期妊娠引产总体是安全的。与剖宫取胎术相比，剖宫产术后瘢痕子宫孕妇中期妊娠经阴道引产的损伤相对较小。引产前子宫颈的准备非常必要。引产方法主要包括依沙吖啶羊膜腔内注射、米非司酮联合依沙吖啶羊膜腔内注射、米非司酮配伍米索前列醇等。

附录 B　计划生育手术质量评价指标

1. 人工流产 / 出生比：通过同期（一般为 1 年）同地区（全市、各区县）的人工流产例数与活产婴儿数之比，了解该地区人工流产发生的情况。

2. 计划生育手术并发症发生率（/ 万）：指一个统计年度中每万例各类计划生育手术中发生各种并发症（包括死亡）的总例数。可以通过本市计划生育手术数量质量报表中相关数据进行计算，也可以根据不同手术类别或不同并发症类别分别统计。

3. 计划生育手术死亡发生率（/ 万）：指在一个统计年度中每万例各类计划生育手术中发生与手术相关的死亡总例数。

4. 人工流产后高效避孕措施即时落实率：指当年在该机构接受人工流产术后即时采取高效避孕措施的人数 / 当年在某机构接受人工流产术的总人数 ×100%。

5. 人工流产后长效避孕措施及时落实率：指当年在该机构接受人工流产术后 6 个月内采取长效避孕措施的人数 / 当年在某机构接受人工流产术的总人数 ×100%。

6. 人工流产后 1、3、6、12 个月随访率：在该机构接受人工流产术后 1、3、6、12 个月时得到随访的人数 / 在机构接受人工流产术时间＞1、3、6、12 个月的总人数 ×100%。

7. 人工流产后 6、12 个月再次人工流产率

（1）在该机构接受人工流产术后 6 个月以内再次进行人工流产术的人数 / 在某机构接受人工流产术时间＞6 个月的总人数 ×100%。

（2）在该机构接受人工流产术后 12 个月以内再次进行人工流产术的人数 / 在某机构接受人工流产术时间＞12 个月的总人数 ×100%。

8. 人工流产后避孕服务满意度：对该机构提供人工流产后避孕服务表示满意的人数 / 在某机构曾经接受人工流产手术并接受满意度调查的总人数 ×100%。

9. 人工流产术前后避孕咨询指导率（%）：在本机构接受人工流产手术的对象中，手术前后接受避孕咨询指导的比例。

10. 辖区常住产妇产后满 6 个月时避孕措施落实率（%）。

11. 辖区户籍已婚育龄女性避孕率（%）和各种避孕措施使用百分比。

附录 C 《人工流产后避孕服务规范（2018 版）》摘要

人工流产是非意愿妊娠后采取的补救措施，多次重复人工流产严重影响女性生育能力和身心健康。为贯彻新时期卫生与健康工作方针，推进预防为主、避孕为主服务落实，指导接受人工流产的女性即时落实高效避孕措施，减少重复流产，促进计划妊娠，保障女性健康，制定本规范。

一、服务对象

孕 27 周内因非意愿妊娠而人工流产的女性。

本规范中人工流产是指负压吸引术、钳刮术、药物流产、引产等人工终止妊娠。

二、服务目的

1. 提高服务对象及其配偶（伴侣）预防非意愿妊娠的意识和能力。

2. 提高服务对象流产后即时和半年内长效、可逆、高效避孕措施落实率，避免非意愿妊娠。

3. 降低服务对象流产后 1 年内重复流产率，保护生育能力，保护女性健康。

4. 促进有计划的妊娠。

三、服务内容及流程

流产后避孕服务涉及术前初诊、手术当日和术后随访等环节，服务内容包括宣传教育、一对一咨询、指导人工流产后即时落实高效避孕措施等服务。其中，术前初诊、术后首次随访提供的 2 次一对一咨询服务最为重要。

四、人员要求

从事宣传教育、一对一咨询、随访服务的人员应当为掌握避孕节育和计划妊娠知识，熟悉人工流产服务流程，具备良好咨询沟通能力，接受过相关业务培训的医护人员。

五、服务设施要求

1. 宣传教育场所。可利用候诊区或其他相对独立、封闭的区域，有条件的机构可以设立专用的宣教室。

2. 一对一咨询场所。有条件的机构可以单独设立一对一咨询室，也可与诊室共用。

六、质量管理

提供人工流产后避孕服务的机构要建立健全各项质量管理制度，制定岗位职责，落实人员责任。定期开展人员培训，加强业务学习，提升服务能力。加强质量控制，定期开展质量检查，提高宣传教育、一对一咨询、随访服务质量。

人工流产后避孕服务质量和效果评价指标包括以下 6 项：人工流产后高效避孕措施即时落实率；人工流产后长效避孕措施及时落实率；人工流产后 1 个月、3 个月、6 个月、12 个月随访率；人工流产后 1 个月、3 个月、6 个月、12 个月高效避孕措施续用率；人工流产后 6 个月、12 个月再次人工流产率；人工流产后避孕服务满意度。

附录D　常用宫内节育器信息一览表

类型		形状	型号	建议使用年限
国家免费提供（根据各省具体情况）	带铜T形节育器（TCu200/TCu220/TCu300/TCu380）	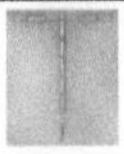	大/中/小	10年
国家免费提供（根据各省具体情况）	含铜宫形节育器	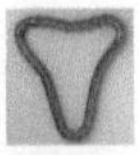	大/中/小	15～20年
国家免费提供（根据各省具体情况）	安舒节育器（活性γ形节育器）	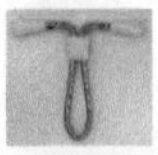	仅一种型号	10年
国家免费提供（根据各省具体情况）	元宫型铜节育器	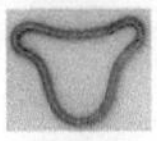	大/中/小	20年
国家免费提供（根据各省具体情况）	芙蓉宫内节育器（FRCu200 C）	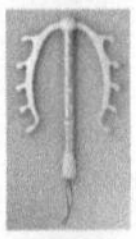	大/中/小	10年
国家免费提供（根据各省具体情况）	母体乐（MCu375型宫内节育器）	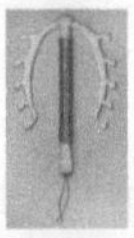	大/中/小	5年
国家免费提供（根据各省具体情况）	花式宫内节育器（HCu280）	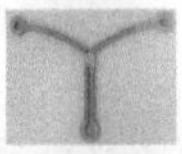	大/中/小	5年
国家免费提供（根据各省具体情况）	"O"形节育器	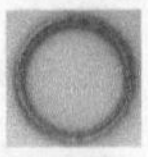	仅一种型号	15～20年
自费（根据各省具体情况）	宫乐（VCu200/VCu260/VCu320）	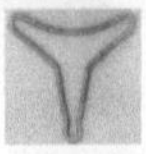	大/中/小	5～8年
自费（根据各省具体情况）	吉妮节育器（无支架宫内节育器）	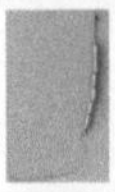	仅一种型号	10年
自费（根据各省具体情况）	吉娜节育器（无支架宫内节育器）	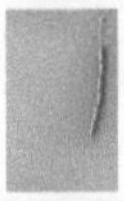	仅一种型号	10年
自费（根据各省具体情况）	爱母节育器（MYCu）	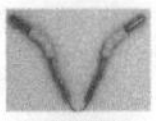	大/中/小	15年
自费	曼月乐（左炔诺孕酮宫内节育系统）	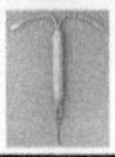	仅一种型号	5年

备注：具体使用年限以节育器说明书为准

参考文献

[1] 中华人民共和国国家标准 GB11234-2006 宫内节育器

[2] 中华人民共和国国家标准 GB11235-2006 VCu宫内节育器

[3] 中华人民共和国国家标准 GB11236-2006 TCu宫内节育器

[4] 中华人民共和国医药行业标准 YY/T0470-2006 元宫型宫内节育器

[5] 张健. 计划生育规范化管理与优生优育和不孕不育现代诊疗技术实用手册. 长春：银声音像出版社，2005.

[6] 程利南，车焱. 现代计划生育学. 上海：复旦大学出版社，2014.

附录E　计划生育常用药物一览表

常见甾体激素类避孕药见附表1；紧急避孕药物见附表2；引产类药物见附表3；前列腺素类药物见附表4；预防子宫腔粘连方法见附表5。

附表1　常见甾体激素类避孕药

种类		名称	成分（mg）	用法
CHC	低剂量COC（雌激素含量≤35 μg）	复方甲地孕酮片（22片/板）	炔雌醇0.035 甲地孕酮1.0	月经第5天开始，每天1片，连服22天，停药后3～7天月经来潮，于月经来潮的第5天再服下一周期的药
		左炔诺孕酮/炔雌醇三相片（21片/板）		月经的第3天开始，每晚1片，连续21天，先服黄色片6天，继服白色片5天，最后服棕色片10天。以后各服药周期均于停药第8天按上述顺序重复服用
		第一相（1～6片）	炔雌醇0.03 左炔诺孕酮0.05	
		第二相（7～11片）	炔雌醇0.04 左炔诺孕酮0.075	
		第三相（12～21片）	炔雌醇0.03 左炔诺孕酮0.125	
		复方炔诺酮片（22片/板）	炔雌醇0.035 炔诺酮0.6	月经来潮的第5天开始用药，每天1片，连服22天，服完后等月经来潮后第5天继续服药
		复方左炔诺孕酮片（22片/板）	炔雌醇0.03 左炔诺孕酮0.15	月经来潮的第5天开始用药，每天1片，连服22天，服完后等月经来潮的第5天，再继续服药
		复方左炔诺孕酮片（21+7片/板）	炔雌醇0.03 左炔诺孕酮0.15	月经来潮的第1天开始用药，每天1片，连服21天含激素活性片，不能间断，再服7天空白片后进入第2个服药周期（无论月经是否干净）；如果月经未来，确认未妊娠后可以开始服用下个周期的避孕药
		复方醋酸环丙孕酮片（21片/板）	炔雌醇0.035 醋酸环丙孕酮2.0	月经来潮的第1天开始用药，每天1片，连服21天。停药7天后开始下一周期
		复方去氧孕烯片（妈富隆）（21片/板）	炔雌醇0.03 去氧孕烯0.15	月经周期的第1～5天开始用药，每天1片；停药4～7天后开始下一周期，停药期间有少量阴道流血即撤退性出血
		复方去氧孕烯片（美欣乐）（21片/板）	炔雌醇0.02 去氧孕烯0.15	月经周期的第1～5天开始用药，每天1片，连服21天，然后停药7天后开始下一周期
		炔雌醇环丙孕酮片（21片/板）	炔雌醇0.035 环丙孕酮2.0	月经来潮的第1天开始用药，每天1片，连服21天。停药7天后开始下一周期
		屈螺酮炔雌醇片（优思明）（21片/板）	炔雌醇0.03 屈螺酮3.0	月经周期的第1～5天开始服用，每天1片；停药4～7天，停药期间有少量阴道流血即撤退性出血
		屈螺酮炔雌醇片（优思悦）（24+4片/板）	炔雌醇0.02 屈螺酮3.0	月经来潮的第1天开始服用，每天1片，按照顺序服用药物，2个周期之间无须停药
		Loestrin Fe 1/20（21+7片/板）	炔雌醇0.02 醋酸炔诺酮1.0	月经来潮的第1天开始服用，按照黄片、白片、棕片顺序，每天1片，连续服用28天后开始下一周期

（待　续）

（续 表）

种类		名称	成分（mg）	用法
CHC		Generess Fe （24+4 片 / 板）	炔雌醇 0.02 醋酸炔诺酮 1.0	月经来潮的第 1 天开始用药，每天 1 片，连续服用，先服用 24 天绿片，后服用 4 天棕片
		Seasonale （84+7 片 / 板）	炔雌醇 0.03 左炔诺孕酮 0.15	月经开始后的第 1 个周日开始服用第 1 个药片（粉红色），每天 1 片，连续服用 84 天，然后连续 7 天服用白色（惰性）片剂
		Ortho Tri-Cyclen Lo （21+7 片 / 板） 第一相（1～7 片）	炔雌醇 0.025 炔诺酮 0.18	月经来潮的第 1 天开始用药，按照活性片剂为白色（第 1～7 天）、浅蓝色（第 8～14 天）和深蓝色（第 15～21 天连续服用，后连续服用深绿色药片（第 22～28 天）
		第二相（8～14 片）	炔雌醇 0.025 炔诺酮 0.215	
		第三相（15～21 片）	炔雌醇 0.025 炔诺酮 0.25	
	CIC	复方甲地孕酮避孕针	甲地孕酮 25 环戊丙酸雌二醇 5	月经来潮 7 天内注射第 1 针，以后每间隔 4 周注射 1 针
		复方庚酸炔诺酮避孕针	戊酸雌二醇 5 庚酸炔诺酮 50	月经来潮 7 天内注射第 1 针，以后每间隔 4 周注射 1 针
	复方 CVR	依托孕烯炔雌醇复方阴道环	炔雌醇 2.7 依托孕烯 11.7	月经第 1 天放置，3 周后取出，停用 1 周后再放置下一个环
	复方避孕贴剂（P）	Ortho-Evra	炔雌醇 0.75 17- 去酰炔诺肟酯 6	从月经第 1 天开始，来潮 24 h 内贴上。每周 1 片，连用 3 周，停 1 周
		Xulane	炔雌醇 0.035 去甲孕酮 0.15	从月经第 1 天开始，来潮 24 h 内贴上。每周 1 片，连用 3 周，停 1 周
POC	POP	去氧孕烯	去氧孕烯 0.075	从月经周期第 1 天开始服用，每天定时服用 1 片，服用 28 天为 1 个周期
		炔诺孕酮 去甲炔诺孕酮	炔诺孕酮 0.075	从月经周期第 1 天开始服用，不间断地每天定时服用 1 片，月经期亦不停药
	POI	醋酸甲羟孕酮避孕针	醋酸甲羟孕酮 150	月经来潮 7 天内注射，每隔 3 个月注射 1 针
		庚酸炔诺酮注射针	庚酸炔诺酮 200	月经来潮 7 天内注射，每隔 2 个月注射 1 次
	单孕激素皮下埋植剂（P）	依托孕烯皮下埋植避孕剂	依托孕烯 68	月经来潮 5 天内皮下埋置
		左炔诺孕酮硅胶棒 Ⅰ 型	左炔诺孕酮 216	月经来潮 7 天内皮下埋置
		左炔诺孕酮硅胶棒 Ⅱ 型	左炔诺孕酮 150	月经来潮 7 天内皮下埋置
	单孕激素宫内节育器	左炔诺孕酮宫内节育器	左炔诺孕酮 52	月经来潮 7 天内放入子宫腔
	单孕激素 CVR	甲地孕酮硅胶环	甲地孕酮 200 或 250	月经第 1 天放置，3 周后取出，取出 1 周后再阴道放置下一个环
		左炔诺孕酮阴道避孕环	左炔诺孕酮 5	月经第 1 天放置，3 周后取出，取出 1 周后再阴道放置下一个环
	速效口服避孕药	左炔诺酮探亲片	左炔诺酮 1.5	性生活当晚开始服用，每晚 1 片，同居 10 天之内必须连服 10 天，同居半个月，连服 14 片，超过半个月者，服完 14 片后接着改服复方炔诺酮片，直至探亲结束
		醋酸甲地孕酮片	甲地孕酮 2.0	口服，性生活前 8～10 h 服 1 片，当晚加服 1 片。以后每晚服 1 片，探亲结束的第 2 天上午加服 1 片。如探亲不足 14 天，也要连服 14 天方有避孕效果

注：CHC. 复方避孕方法；COC. 复方口服避孕药；CIC. 复方避孕针剂；CVR. 阴道避孕环；POC. 单孕激素避孕方法；POP. 单孕激素口服避孕药；POI. 单孕激素避孕针

附表 2 紧急避孕药物

种类	名称	成分	用法
单孕激素类	毓婷左炔诺孕酮片	左炔诺孕酮片 0.75mg/ 片 1.5mg/ 片	无保护同房后 72 h 内口服 1 片，12 h 或 24 h 后再服 1 片 无保护同房后 72 h 内口服 1 片
抗孕激素类	米非司酮片	米非司酮片 10～25mg/ 片	无保护同房后 120 h 内口服 1 片
选择性孕酮受体调节剂	醋酸乌利司他	醋酸乌利司他 30mg/ 片	无保护同房后 120 h 内口服 1 片
宫内节育器	带铜宫内节育器	带铜宫内节育器 1 枚	无保护同房后 120 h 内放置

附表 3 引产类药物

种类	名称	成分	用法
抗孕激素类	米非司酮片或 RU486	米非司酮	顿服法：200 mg 顿服 分服法：第 1 日晨 50 mg，8～12 h 后 25 mg 第 2 日早、晚各 25 mg 第 3 日上午 7 时 25 mg 均可，第 3 日早米索前列醇 0.6 mg
依沙吖啶	利凡诺或利凡诺尔	利凡诺	50～100 mg 羊膜腔内注射 一般联合米非司酮，100 mg 每天 1 次，连服 2 天

附表 4 前列腺素类药物

主要分类	常见药物类型	常见药物名称	主要临床应用
前列腺素 E_1 类药物	前列腺素 E_1 类药物衍生物	米索前列醇（0.2～0.6 mg）	早期妊娠流产 中期妊娠引产 术前软化子宫颈
前列腺素 E_2 类药物	天然的前列腺素 E_2	地诺前列酮（3 mg）	中期妊娠引产
前列腺素 F_{2a} 类药物	前列腺素 F_{2a}	地诺前列素（20～40 mg）	早期妊娠流产 中期妊娠引产
	前列腺素 F_{2a} 衍生物	卡前列素 卡前列素针剂（0.25 mg） 卡前列素栓剂（8 mg） 卡前列素氨丁三醇注射液（0.25 mg）	宫缩乏力性产后出血 宫缩乏力性产后出血 术前软化子宫颈 术后腹胀及术后尿潴留 宫缩乏力性产后出血

附表 5 预防子宫腔粘连方法

种类	名称	主要成分	用法
生物屏障制剂	子宫腔用交联透明质酸钠凝胶	交联透明质酸钠凝胶 2～5 ml	留置子宫腔内
	几丁糖	聚氨基葡萄糖 2～5 ml	留置子宫腔内
宫内节育器	宫内节育器	宫内机械避孕装置 1 枚	放置子宫腔内
球囊支架	子宫腔球囊	一次性球囊子宫支架（5 ml）	放置子宫腔内

附录 F　计划生育常用检查项目与参考值

检查项目	参考值	说明
血压	收缩压 12.0～18.5 kPa（90～139 mmHg），舒张压 8.0～11.9 kPa（60～89 mmHg）	协助判定基本生命体征
脉搏	60～100 次 /min	协助判定基本生命体征
体温	间隔 4 h，体温均在 37.5℃以下	协助判定基本生命体征
血常规	血红蛋白 110～150 g/L，白细胞（4～10）$\times 10^9$/L，血小板：（100～300）$\times 10^9$/L	协助判定基本生命体征及感染情况，协助初步排除血液系统疾病
血电解质	K：3.5～5.5 mmol/L Na：135～145 mmol/L Cl：96～105 mmol/L	协助排除电解质紊乱
凝血功能	凝血酶原时间：11～14 s 活化部分凝血活酶时间：25～37 s	初步判定凝血功能是否正常
血和尿 β-hCG	流产前 β-hCG 升高、尿妊娠试验阳性	确诊妊娠状态，协助排除子宫内外复合妊娠及妊娠滋养细胞疾病，用于终止妊娠及妊娠滋养细胞疾病的随访
乙肝病毒表面抗原、丙型病毒性肝炎、梅毒血清检查及 HIV 检验	阴性	排除相关传染性疾病
二维超声	子宫前位 / 平位 / 后位，大小与孕周相符，形态正常，孕囊 / 胎盘位置正常（依据情况描述胎儿情况），双侧附件正常	了解子宫形态、妊娠位置及妊娠实际孕周
三维超声	子宫前位 / 平位 / 后位，大小与孕周相符，形态正常，孕囊 / 胎盘位置正常（依据情况描述胎儿情况），双侧附件正常	了解胎儿是否合并畸形及胎盘异常、子宫畸形、瘢痕妊娠、子宫内外复合妊娠等
盆腔 X 线片	盆腔内见节育器影像	了解是否有节育器及节育器形态，大致判断节育器位置
盆腔 CT	宫内节育器形态位置正常	了解节育器有无嵌顿或子宫外异位时检查（必要时）
核磁共振	子宫内妊娠囊，位置正常	了解子宫瘢痕处妊娠或前置胎盘、胎盘植入等时检查胎盘与周边肌层关系（必要时）
心电图	正常心电图	协助排除心脏病变，必要时行心超心动检查
胸部 X 线片	心肺未见明显病变	协助排除肺功能病变，必要时行肺功能检查
空腹血糖	3.89～6.1 mmol/L	排除糖尿病等基础疾病（必要时）
阴道分泌物检查（清洁度、细菌、滴虫、霉菌、衣原体、支原体、淋球菌、阴道微生态等	清洁度：Ⅰ度，显微镜下以阴道杆菌为主，并可见大量上皮细胞；Ⅱ度，有部分阴道杆菌，上皮细胞亦可见，也有部分脓细胞和杂菌；Ⅲ度，只见少量阴道杆菌和上皮细胞，但有大量脓细胞和其他杂菌；Ⅳ度，显微镜下无阴道杆菌，几乎全是脓细胞和大量杂菌。其余微生物检查以“阴性”表示正常	清洁度Ⅰ～Ⅱ度为正常，Ⅲ～Ⅳ度为异常，大多可能为阴道炎，排除阴道感染性疾病、性传播疾病高危人群或中期妊娠引产者需增加衣原体、支原体及阴道微生物；脓性白带需检查淋球菌
子宫颈刮片 / 液基细胞学	未见上皮内瘤样病变或恶性肿瘤细胞	协助排除子宫颈癌前病变（必要时）

（待　续）

（续 表）

检查项目	参考值	说明
肝功能	血清总蛋白：60～80 g/L 血清白蛋白：40～55 g/L 血清球蛋白：20～30 g/L 白蛋白 / 球蛋白比值（A/G）：（1.5～2.5）/L 谷丙转氨酶：5～40 U/L 谷草转氨酶：8～40 U/L	协助排除肝功能异常（必要时）
肾功能	血肌酐：44～133 μmol/L	协助排除肾功能异常（必要时）
尿常规	颜色：淡黄色 透明度：清晰、透明 气味：微弱芳香味 比重、酸碱度在正常范围内（根据检验机器存在差异） 蛋白质、红细胞、白细胞、尿胆原、葡萄糖、胆红素、酮体等均为阴性	协助排除尿路感染及妊娠合并肾功能障碍 / 妊娠剧吐、酮症酸中毒等代谢障碍（必要时）
流产物病理检查	绒毛及蜕膜	明确子宫内妊娠，协助排除滋养细胞疾病（必要时）
绒毛染色体检查或基因芯片检查	排除胎儿染色体异常	协助了解稽留流产及不明原因的自然流产的原因（必要时）

注：β-hCG．人绒毛膜促性腺激素；HIV．人类免疫缺陷病毒

参 考 文 献

［1］ 黄宇春，唐世玉，张月香．放置宫内节育器后出血与衣原体、支原体感染的关系．实用妇产科杂志，2000，1（1）：48-49．

［2］ 中华医学会计划生育学分会．早期妊娠稽留流产治疗专家共识．中国实用妇科与产科杂志，2020，1：70-73。

［3］ A Templeton, DA Grimes, Clinical practice. A request for abortion. N Engl J Med, 2011, 365(23): 2198-2204.

［4］ 王丽娟，冯凤芝，林仲秋，等．《2020 NCCN 妊娠滋养细胞肿瘤临床实践指南（第 1 版）》解读．中国实用妇科与产科杂志，2020，1：74-79．

附录 G　计划生育相关专业杂志与网站

相关专业杂志	官方网站
中国计划生育学杂志	http://manu27.magtech.com.cn/Jwk_jhsy_new/
中国计划生育和妇产科杂志	http://zgjhsyhfckzz.paperonce.com/
Journal of Family Planning and Reproductive Health Care	http://jfprhc.bmj.com/
《中华妇产科杂志》	http://www.zhfckzz.org.cn/
《实用妇产科杂志》	http://jpog.scyx.org.cn/ch/index.aspx
《中华生殖与避孕杂志》	http://zhszybyzz.yiigle.com/
《中华医学杂志》	http://zhyxzz.yiigle.com/
《现代妇产科进展》	http://www.xdfckjz.com/WKA3/WebPublication/index.aspx?mid=XDFC
WHO | World Health Organization	https://www.who.int/en/
FIGO | International Federation of Gynecology and Obstetrics	https://www.figo.org/
NICE | The National Institute for Health and Care Excellence	https://www.nice.org.uk/
RCOG | Royal College of Obstetricians and Gynaecologists	https://www.rcog.org.uk/
Acogpresident | We Are Women’s Partners in Health	http://acogpresident.org/
The New England Journal of Medicine	https://www.nejm.org/
The Lancet	https://www.sciencedirect.com/journal/the-lancet
JAMA	https://manuscripts.jama.com/cgi-bin/main.plex
BMJ Journals	https://journals.bmj.com/

（编写：何晓英；审校：单　莉；终审：杨　清）

彩插

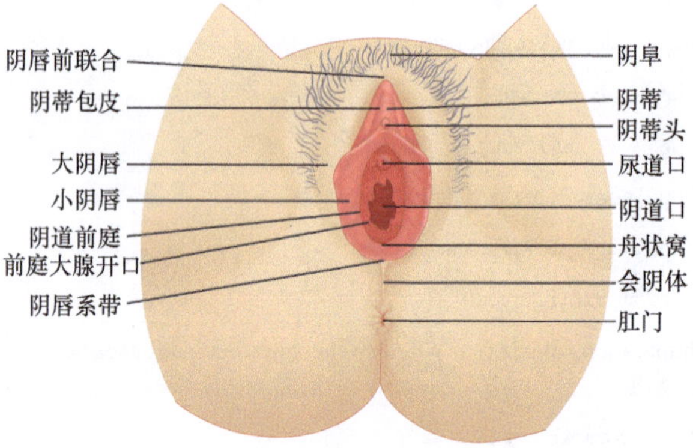

图 1-1

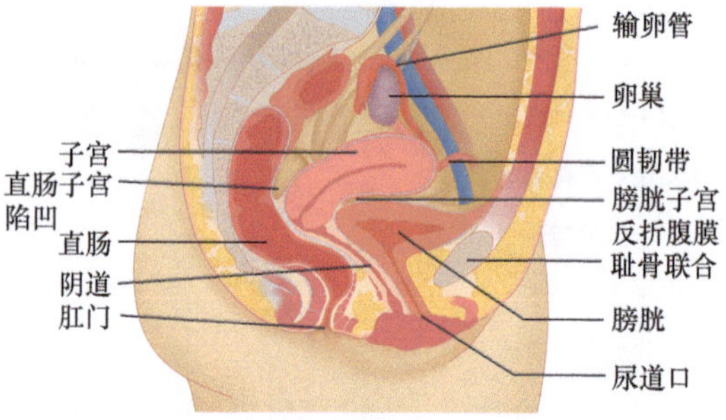

图 1-2

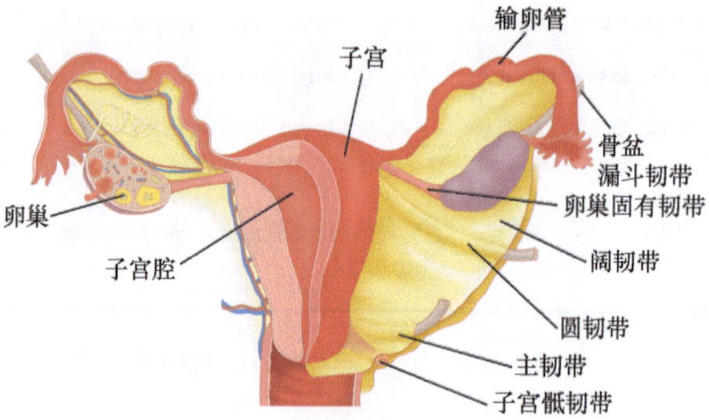

图 1-3

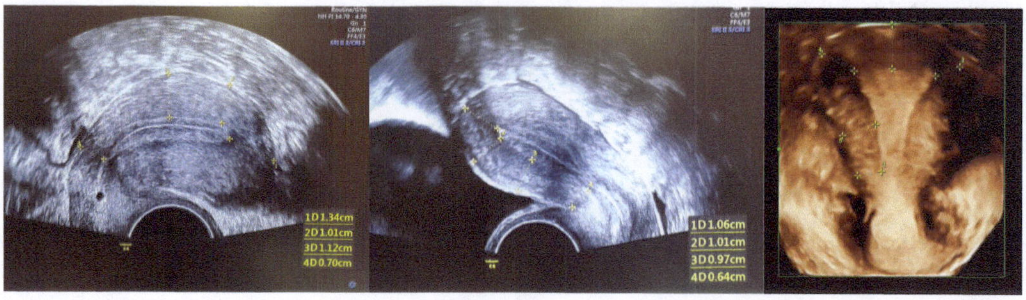

图 1-4

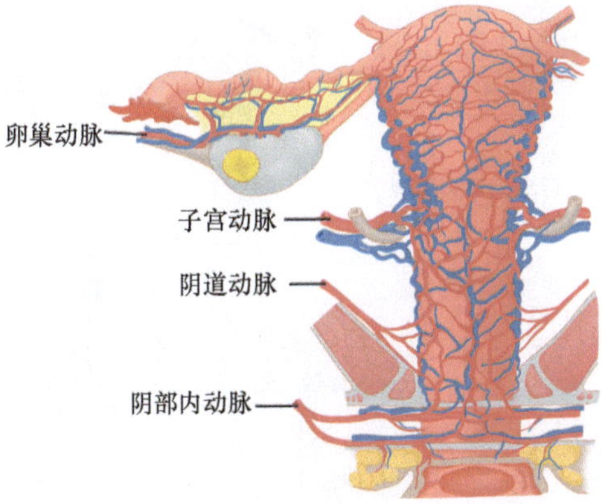

图 1-5

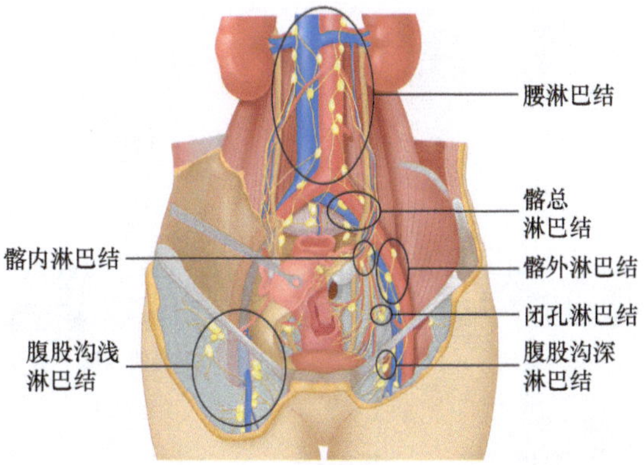

图 1-6

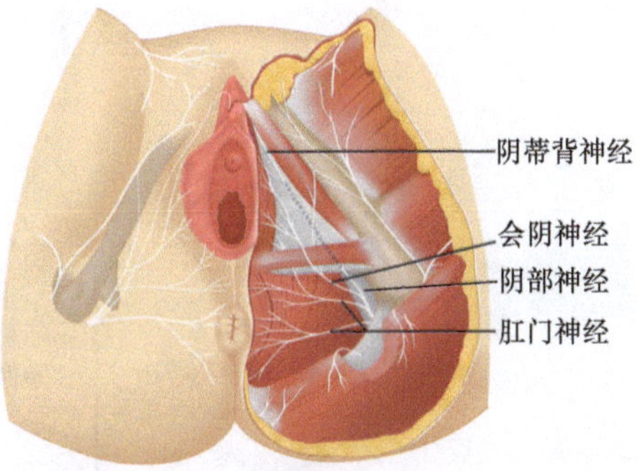

图 1-7

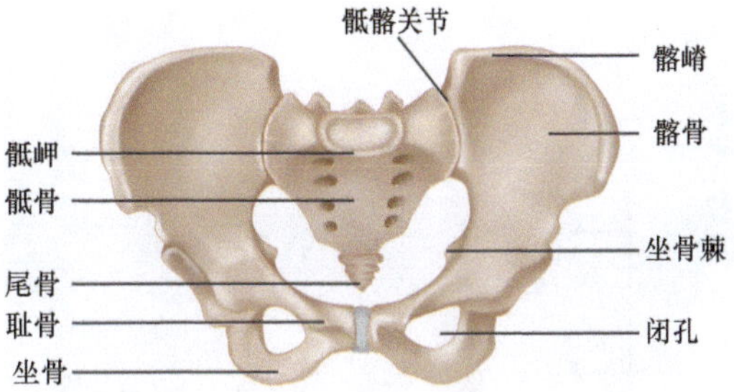

图 1-8

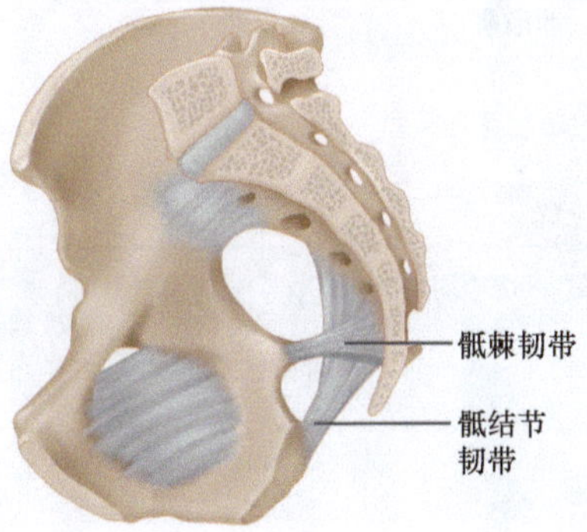

图 1-9

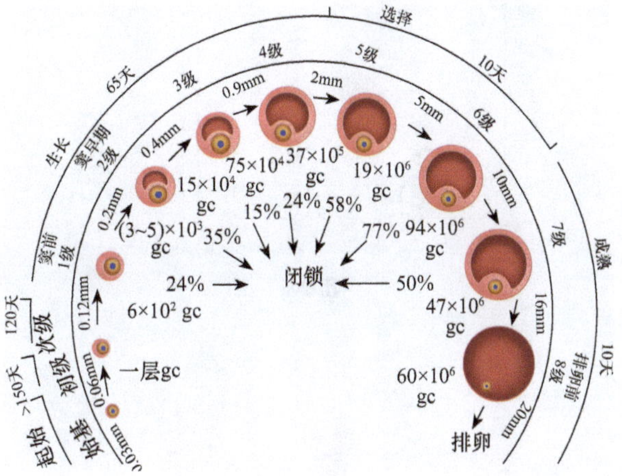

图 2-1

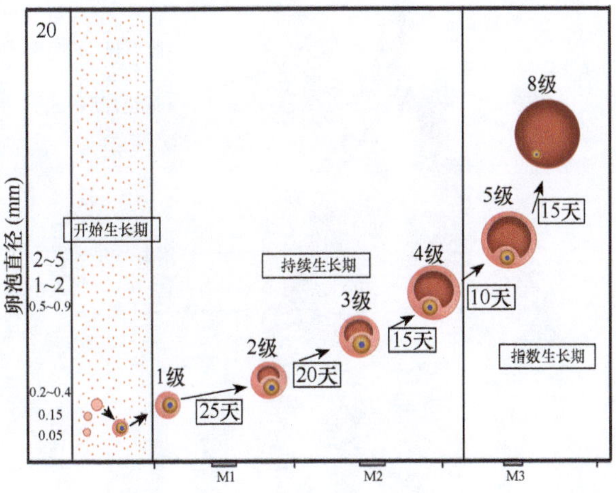

图 2-2

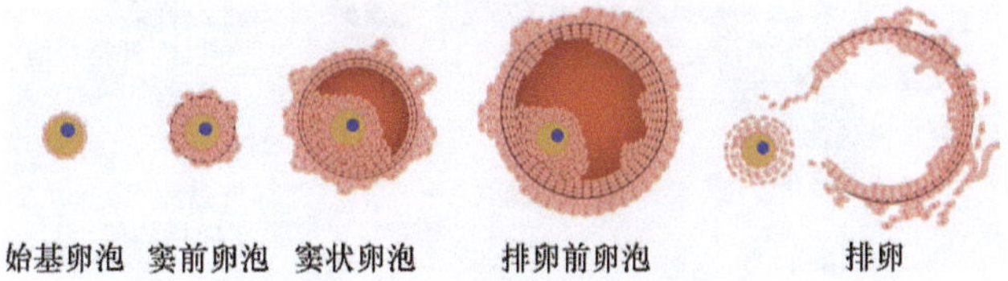

图 2-3

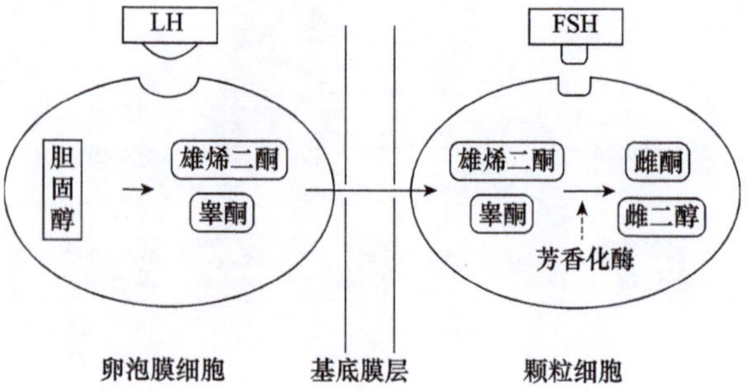

图 2-4

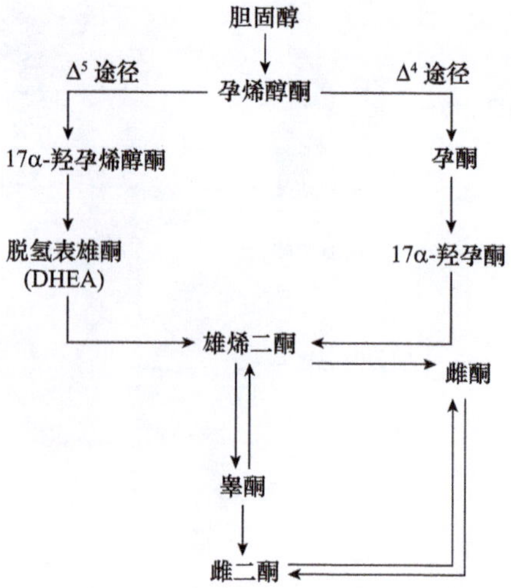

图 2-5

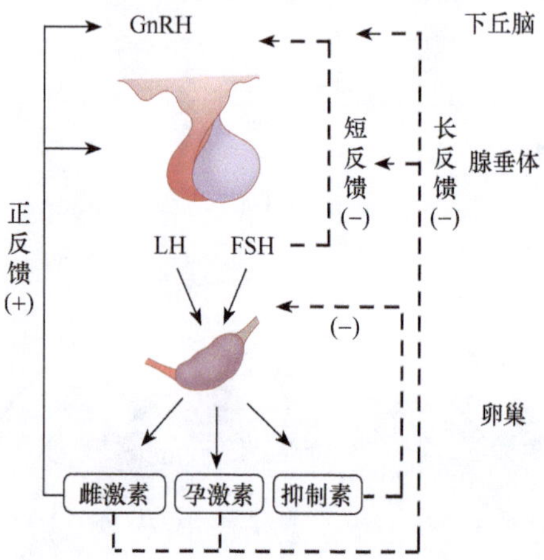

图 2-6

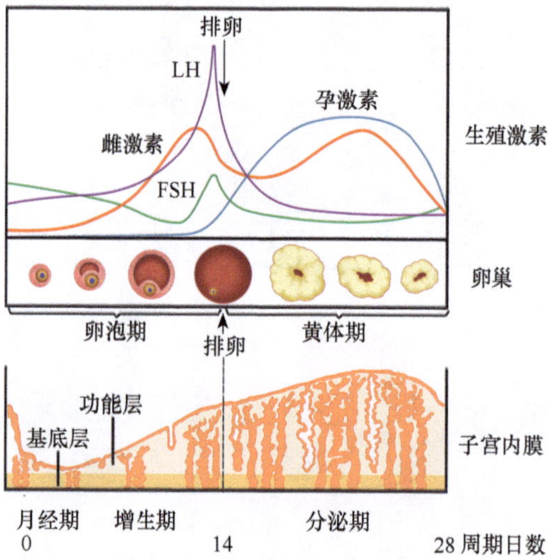

图 2-7

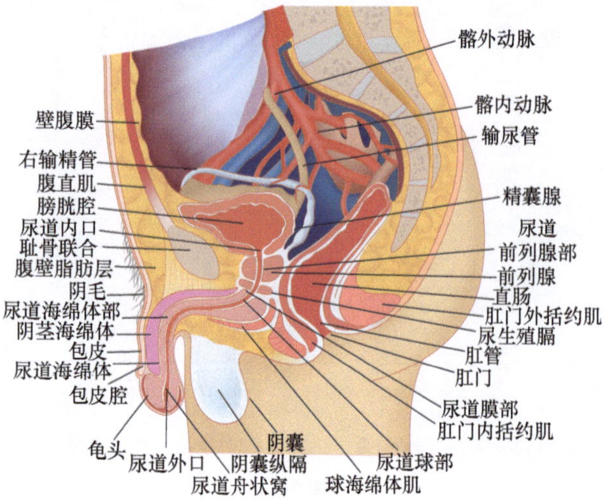

图 3-1

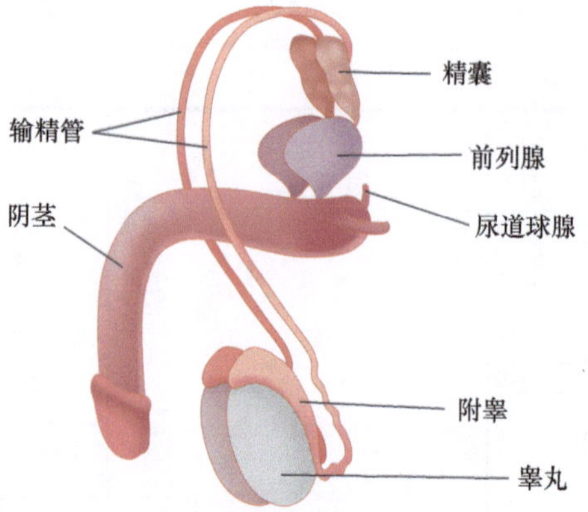

图 3-2

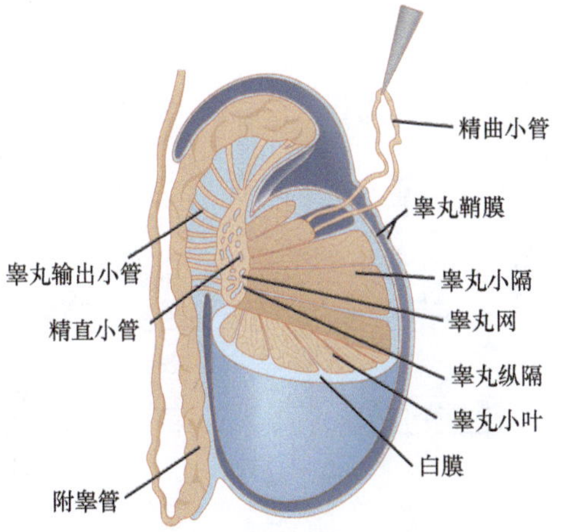

图 3-3

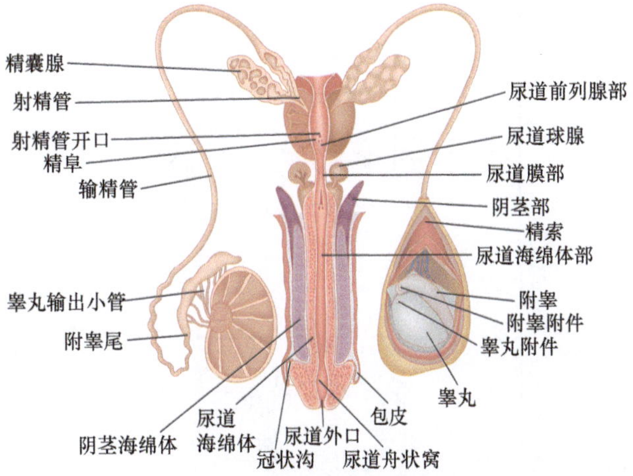

图 3-4

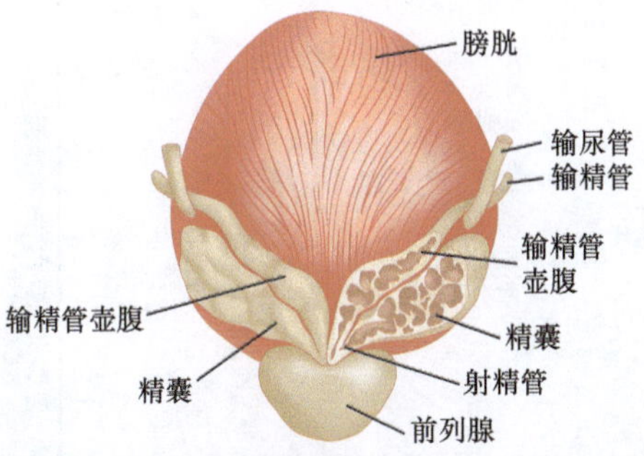

图 3-5

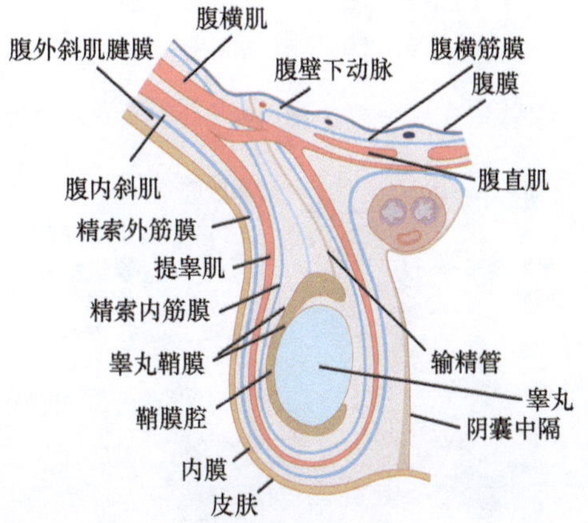

图 3-6

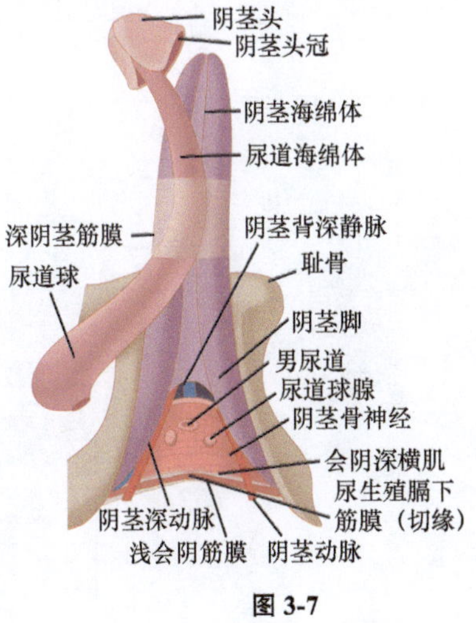

图 3-7

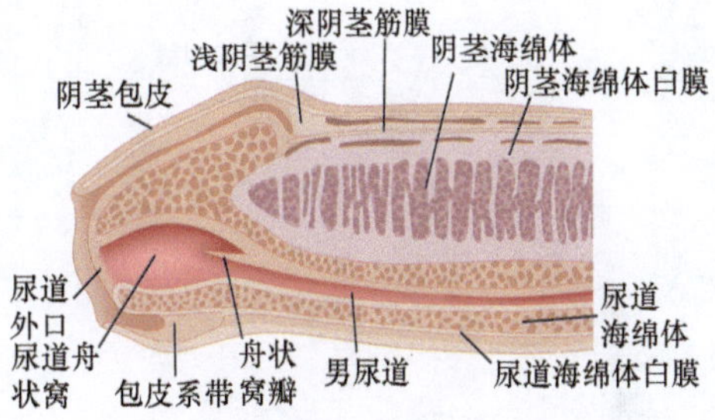

图 3-8

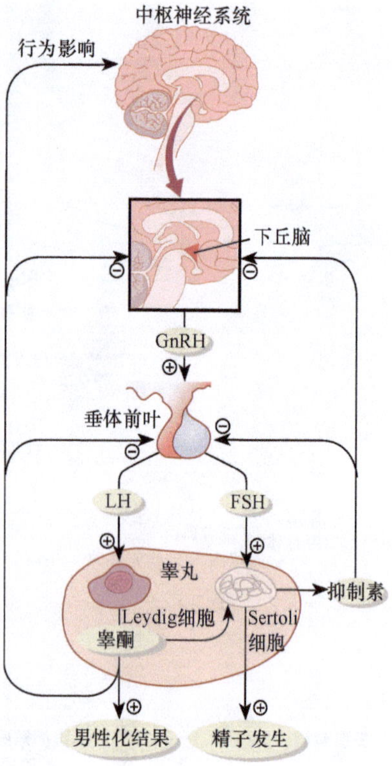

图 3-9

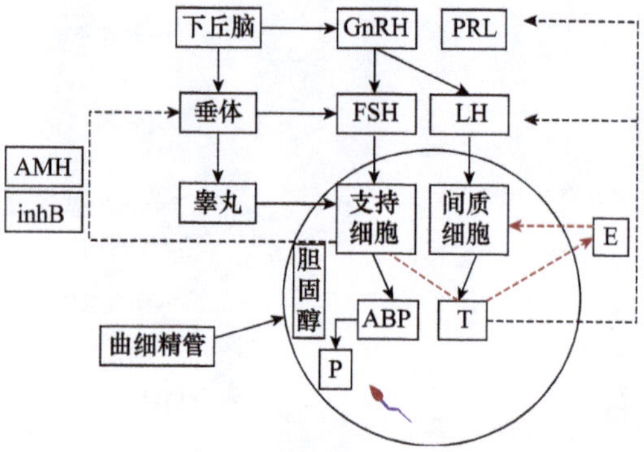

图 3-10

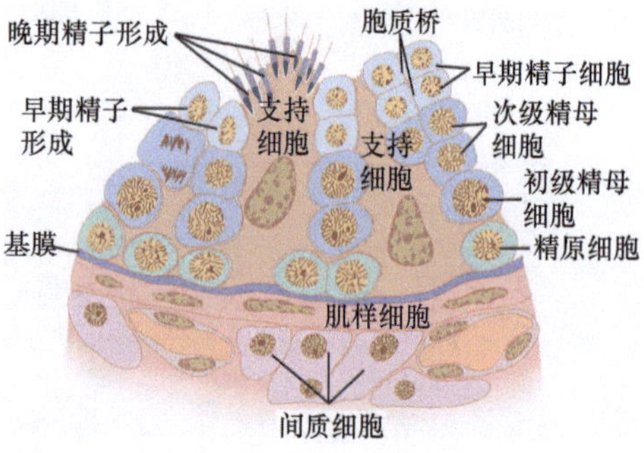

图 3-11

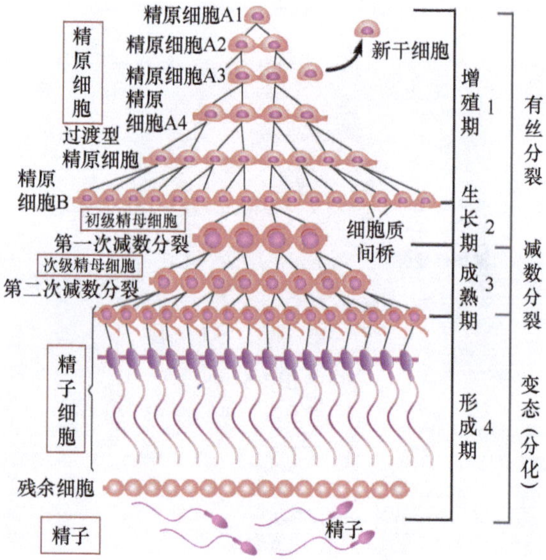

图 3-12

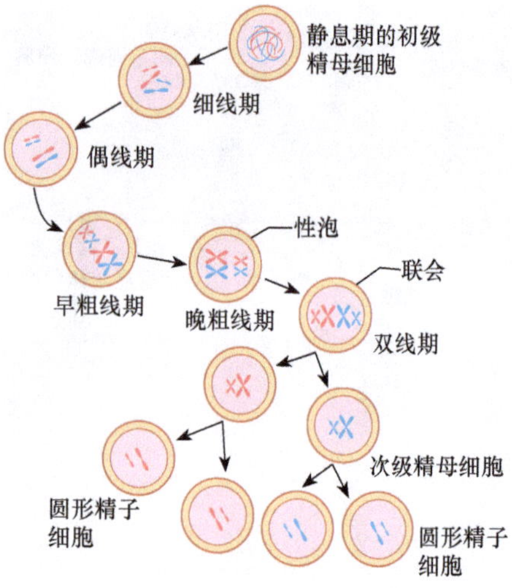

图 3-13

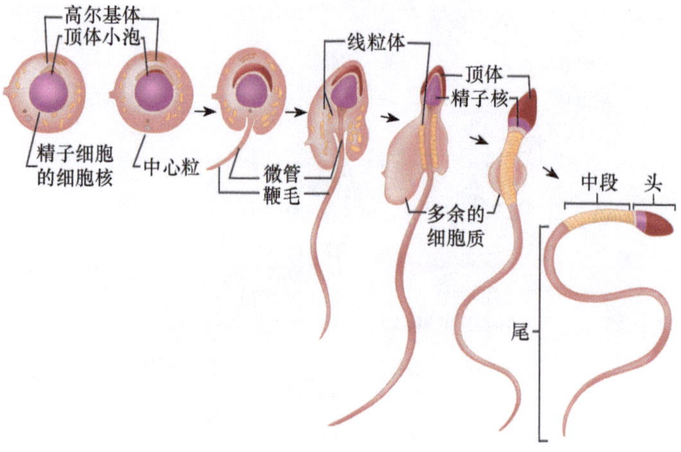

图 3-14

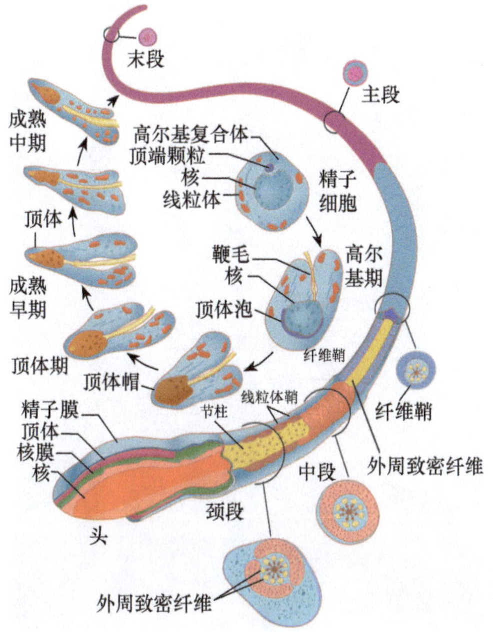

图 3-15

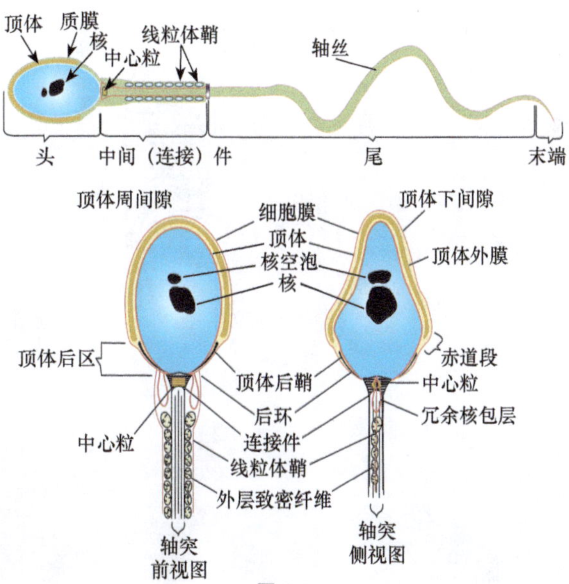

图 3-16

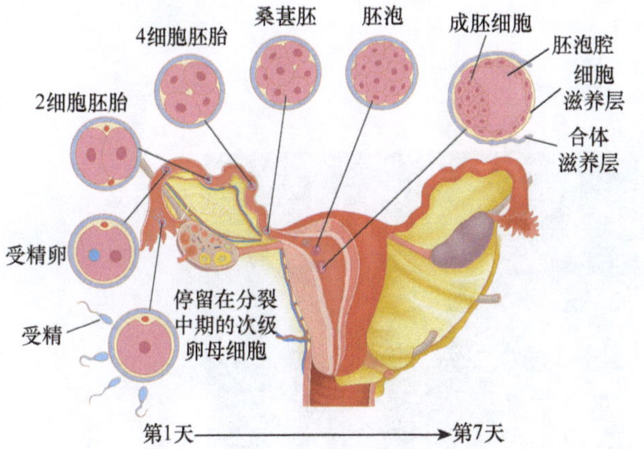

图 4-1

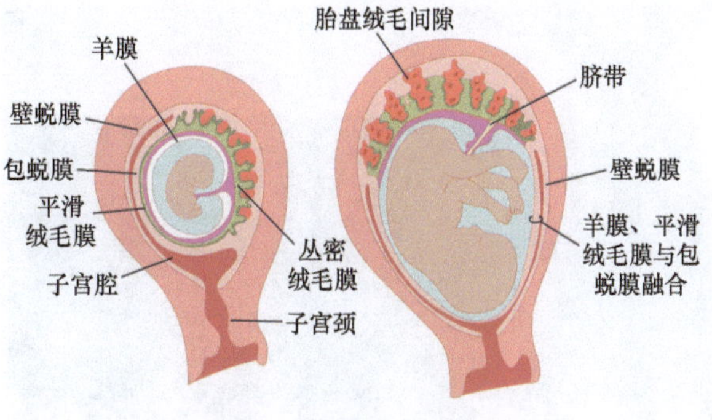

图 4-2

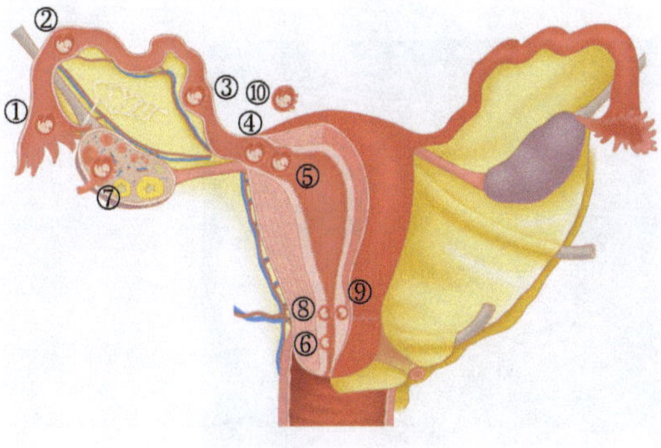

图 4-3

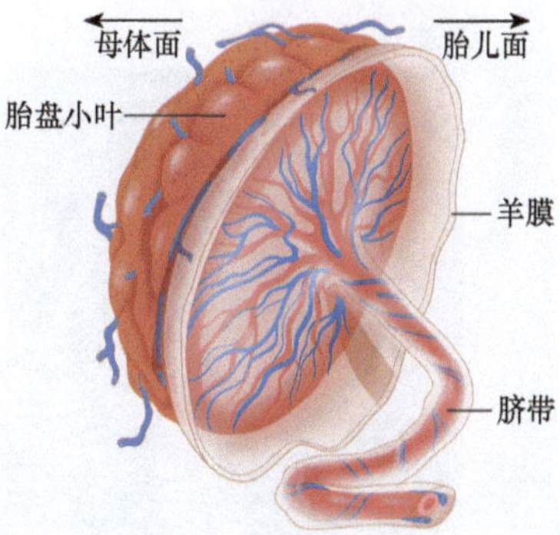

图 4-4

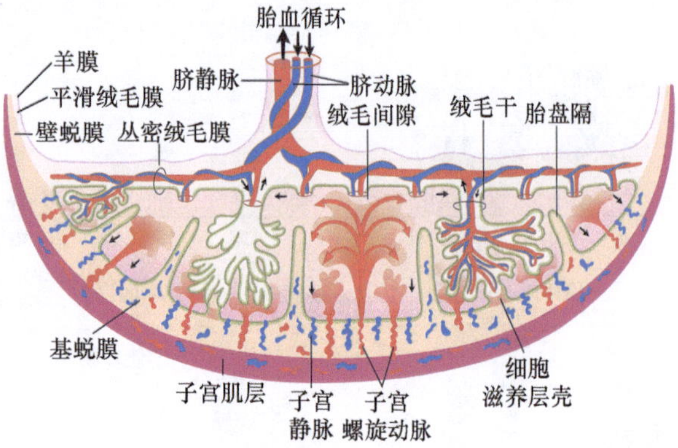

图 4-5

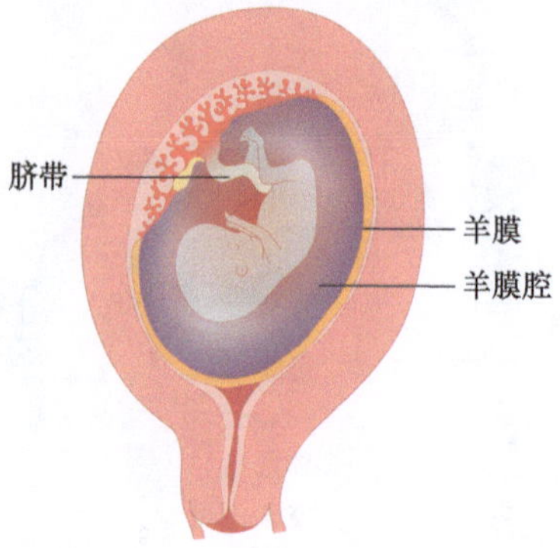

图 4-6

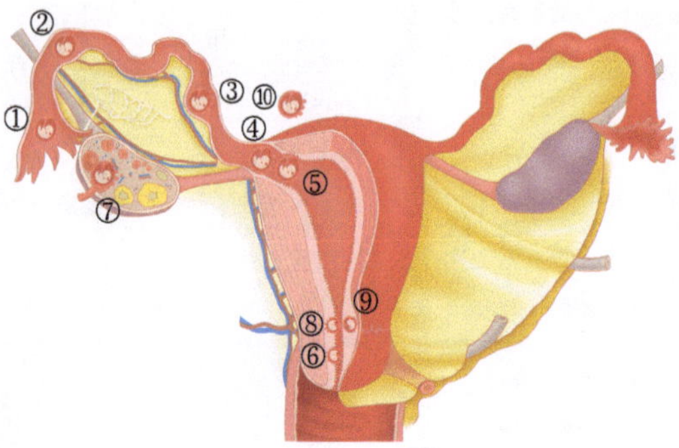

图 5-1

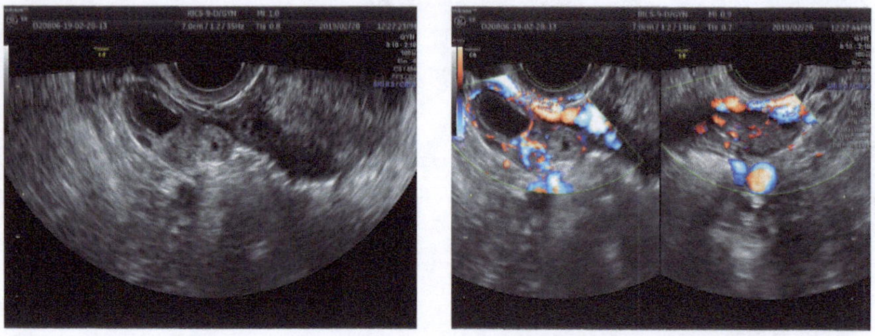

图 5-2

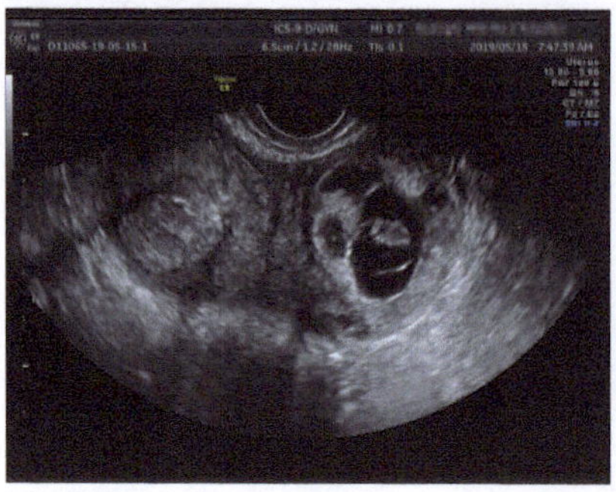

图 5-3

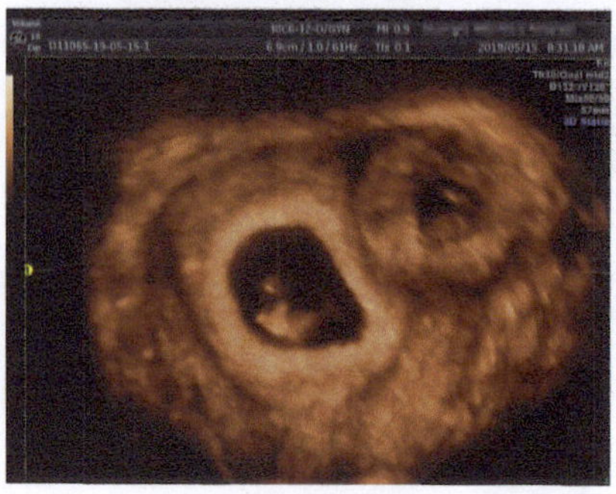

图 5-4

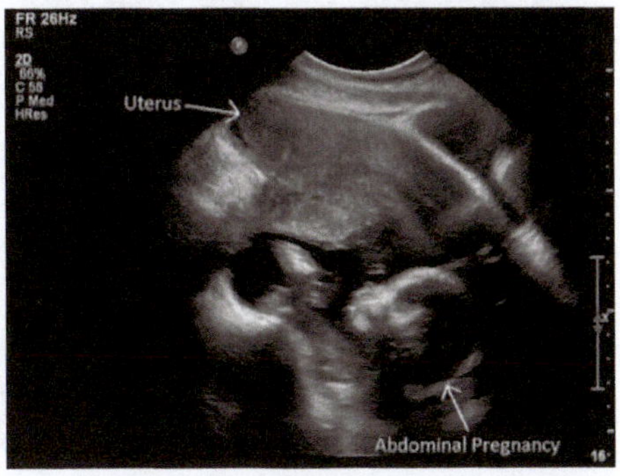

图 5-5

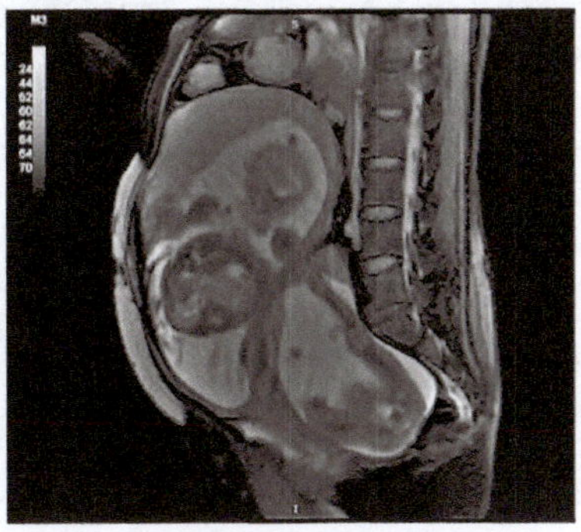

图 5-6

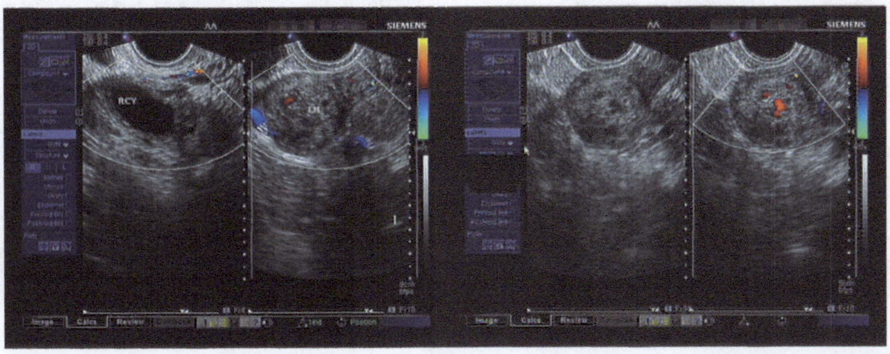

图 5-7

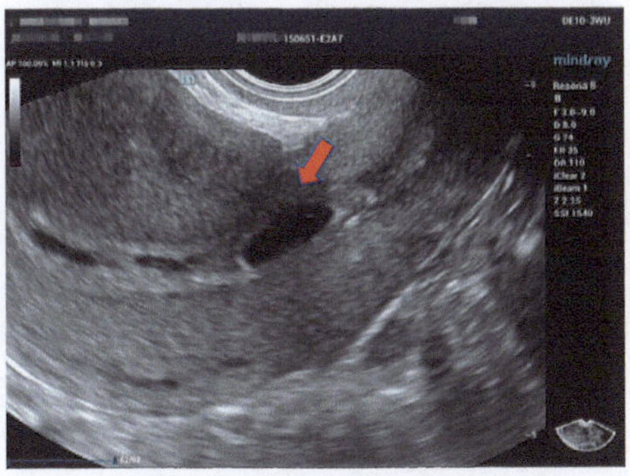

图 5-8

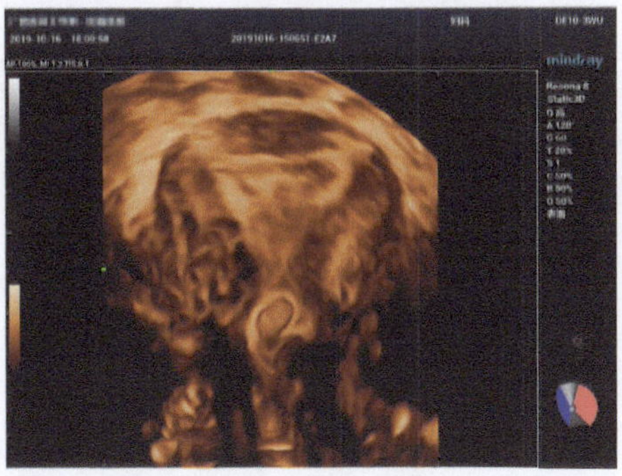

图 5-9

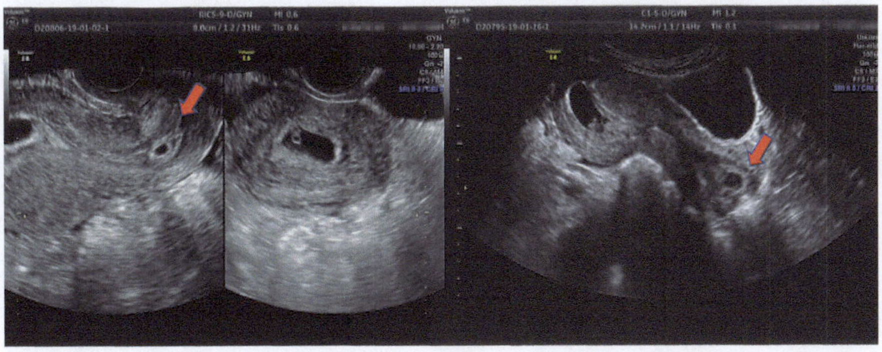

图 5-10

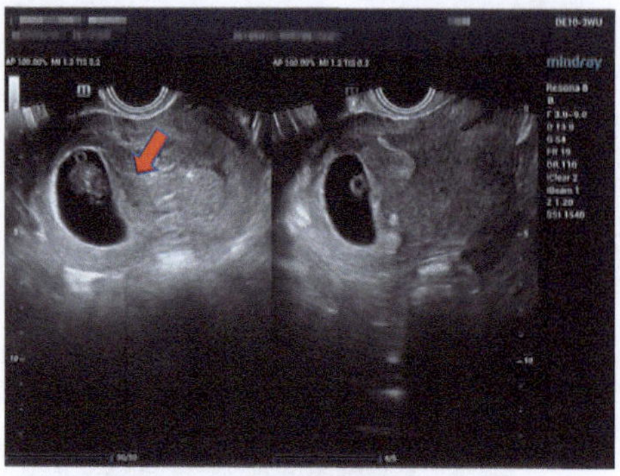

图 5-11

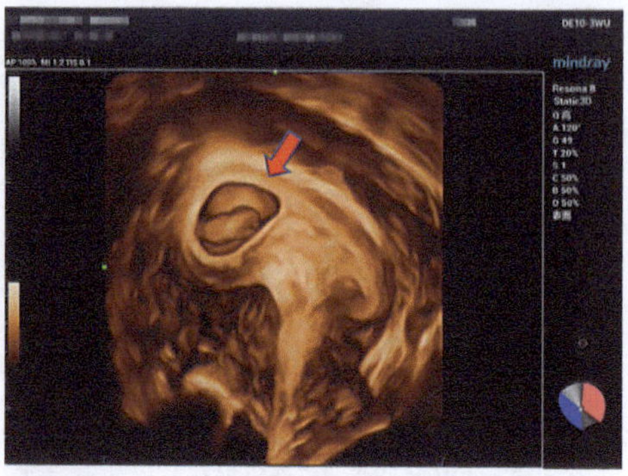

图 5-12

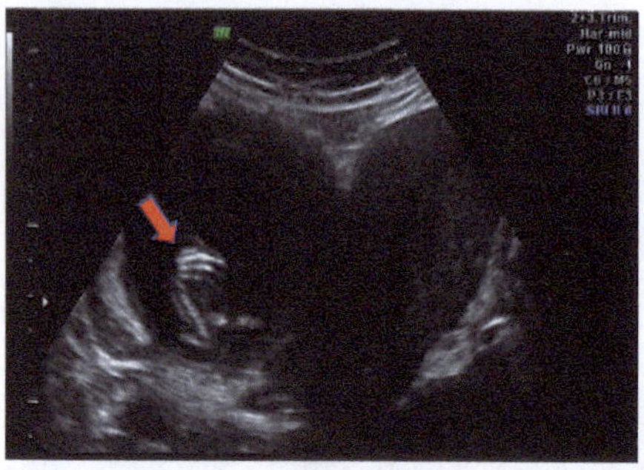

图 5-13

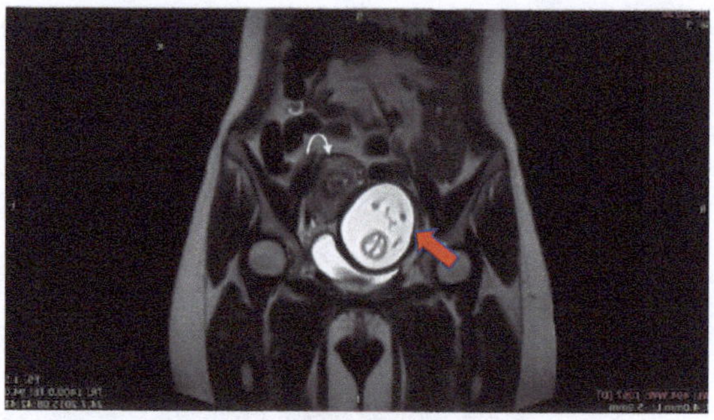

图 5-14

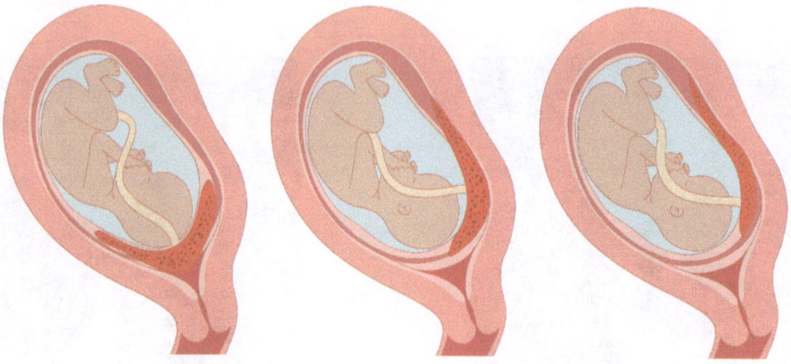

A B C

图 5-15

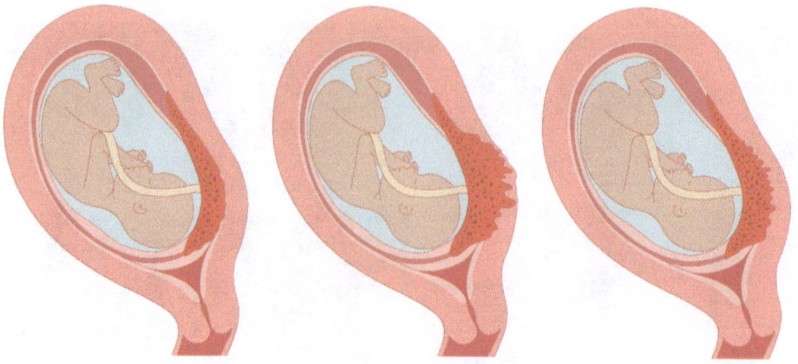

A B C

图 5-16

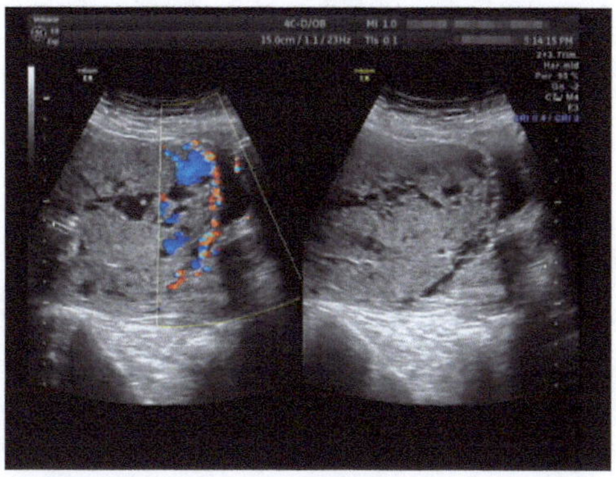

图 5-17

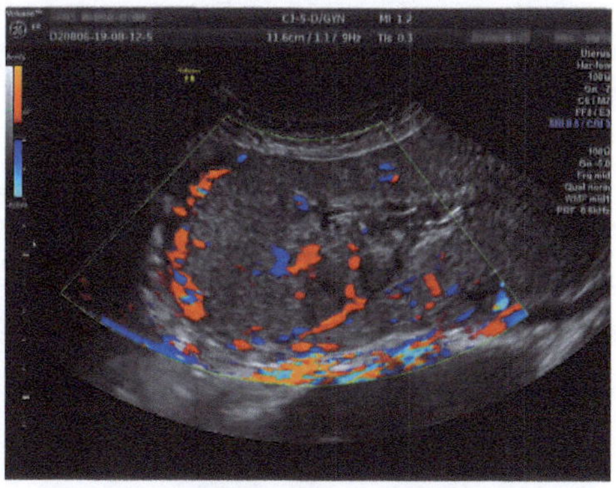

图 5-18

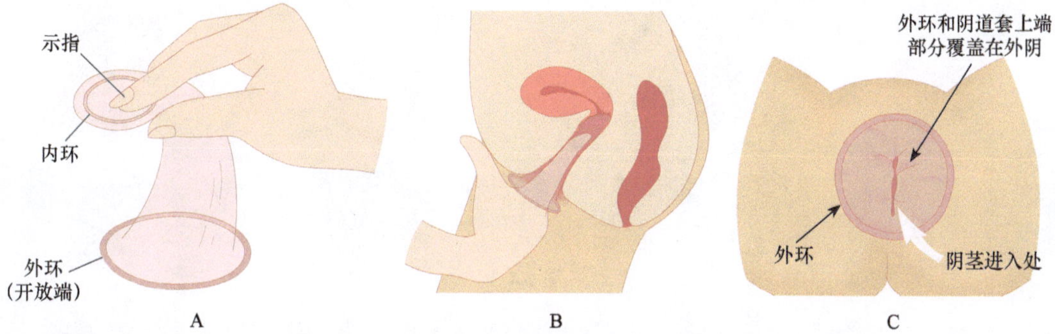

图 8-1

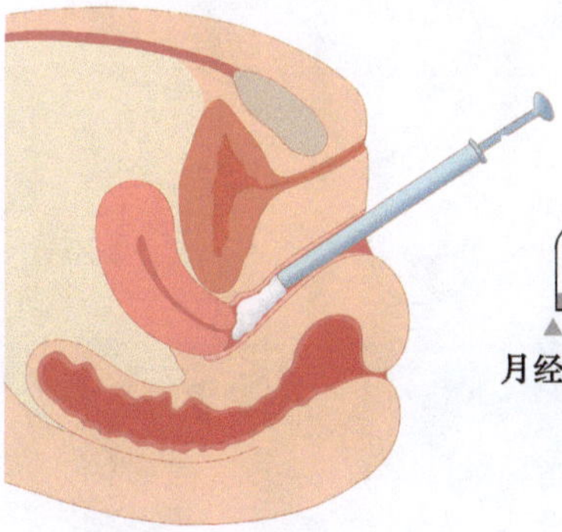

图 8-2

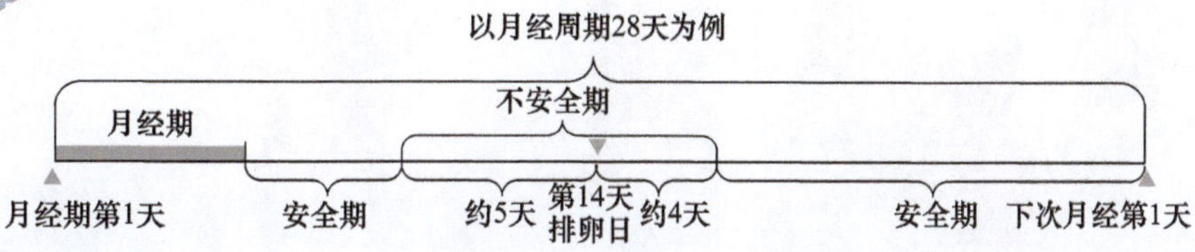

图 8-3

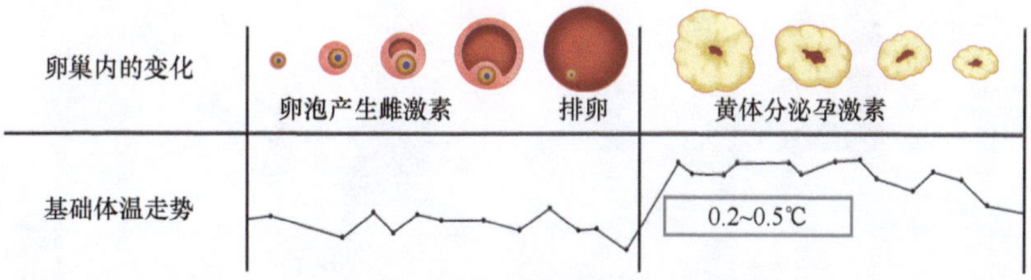

图 8-4

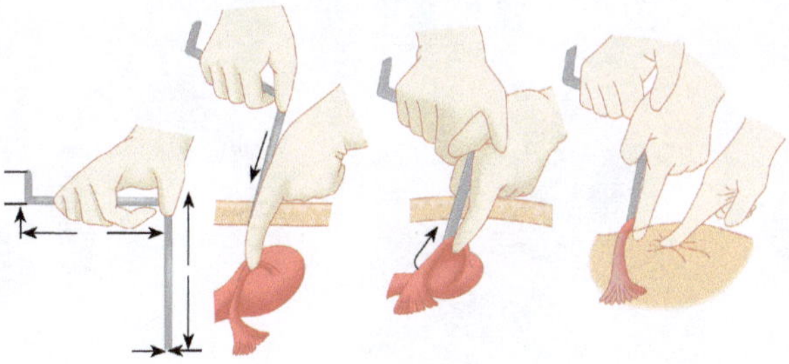

图 9-1

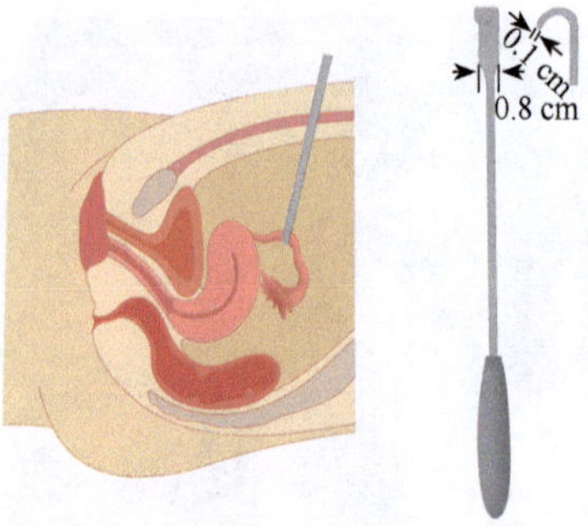

图 9-2

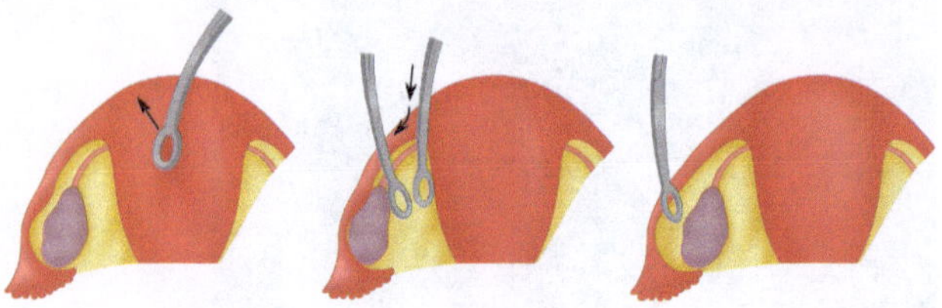

图 9-3

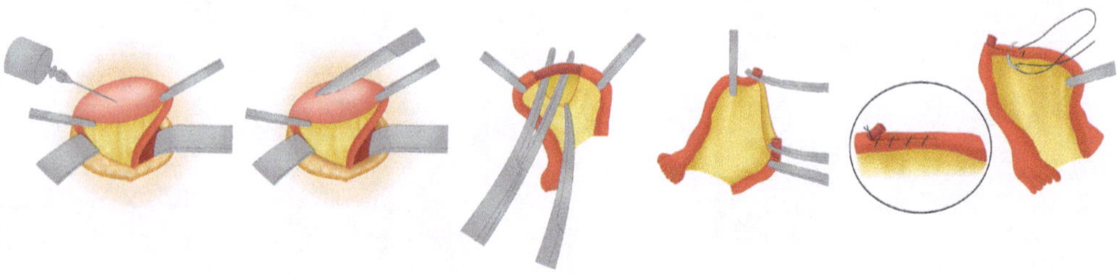

A B C D E

图 9-4

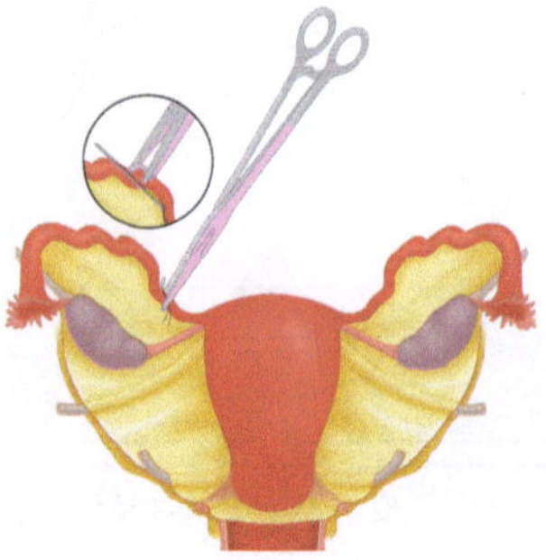

图 9-5

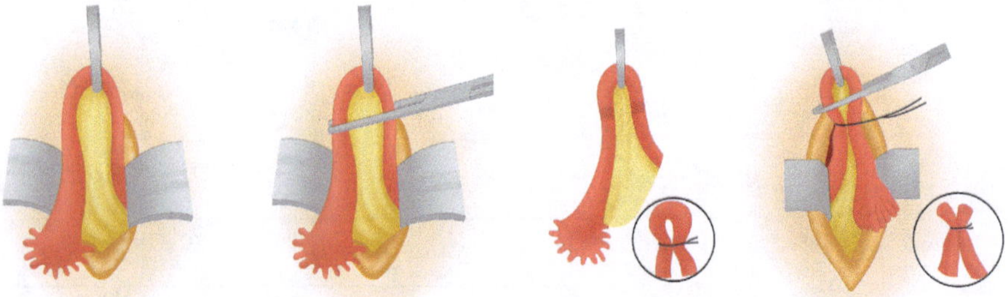

A B C D

图 9-6

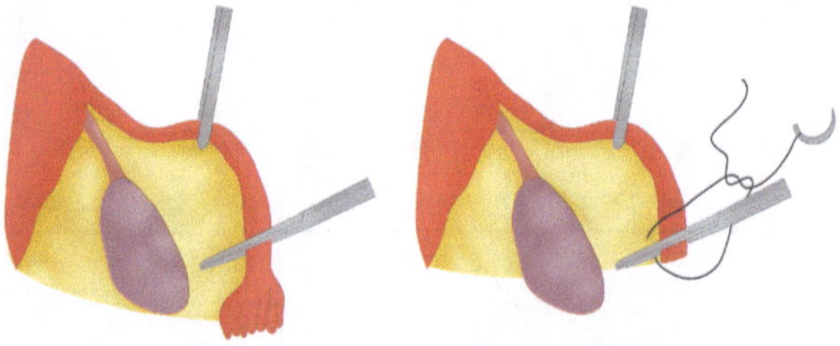

A B

图 9-7

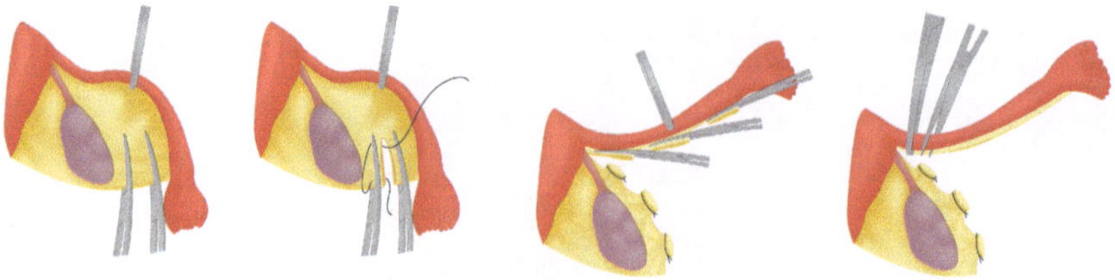

A B C D

图 9-8

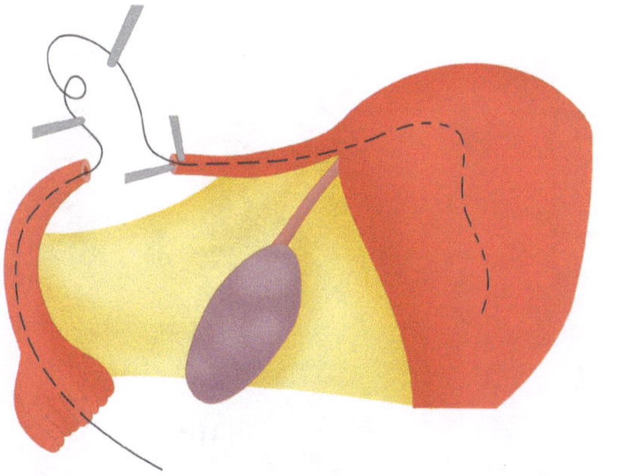

图 9-9

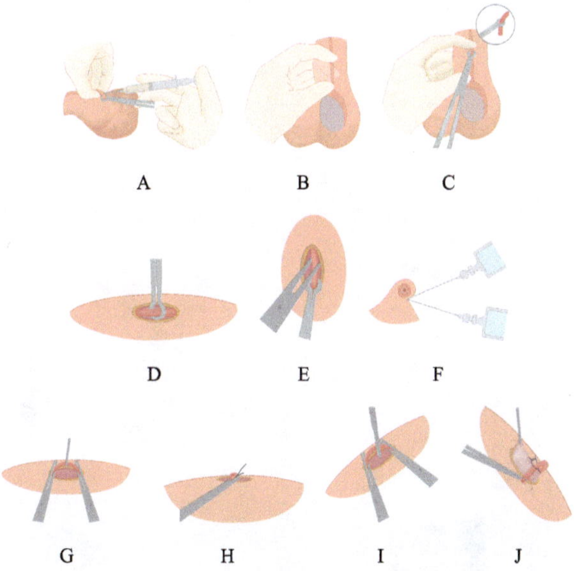

图 10-1

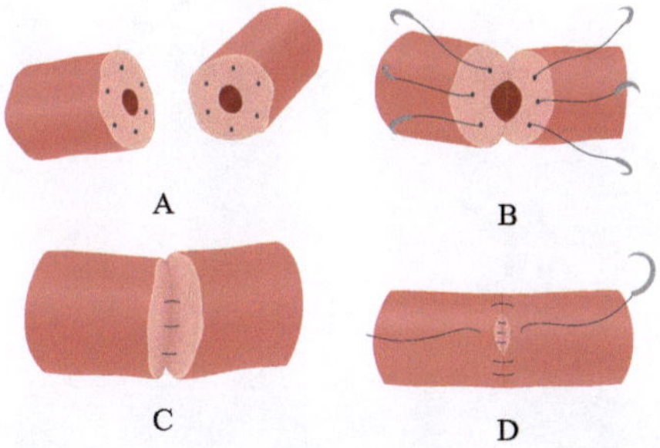

图 10-2

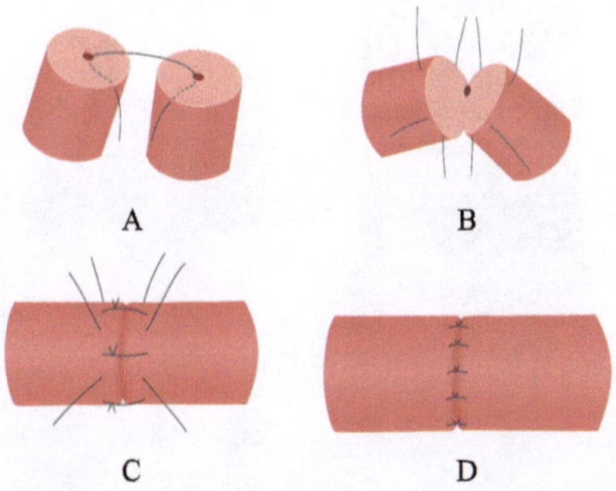

图 10-3

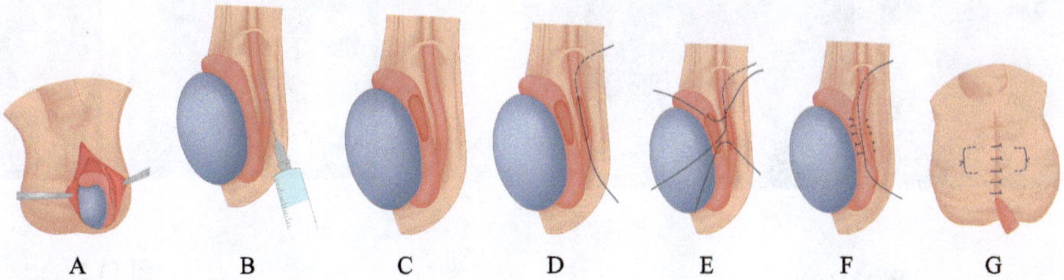

图 10-4

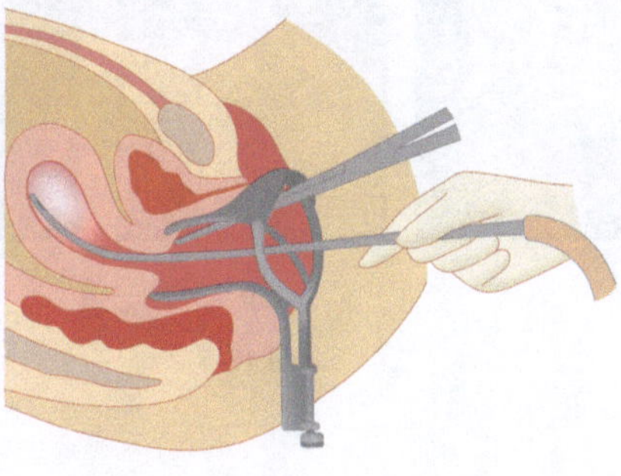

图 11-1

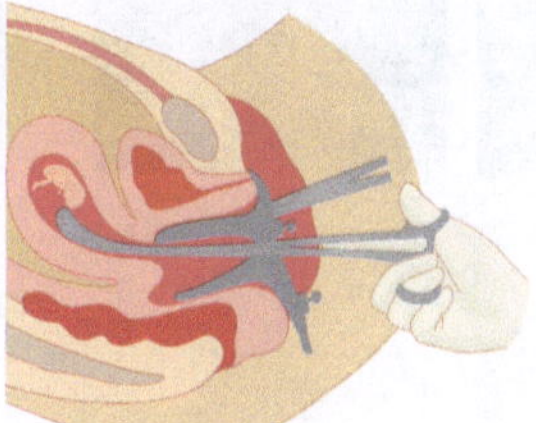

图 11-2

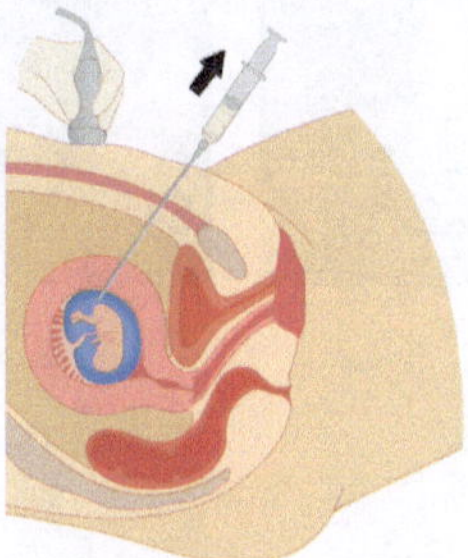

图 11-3

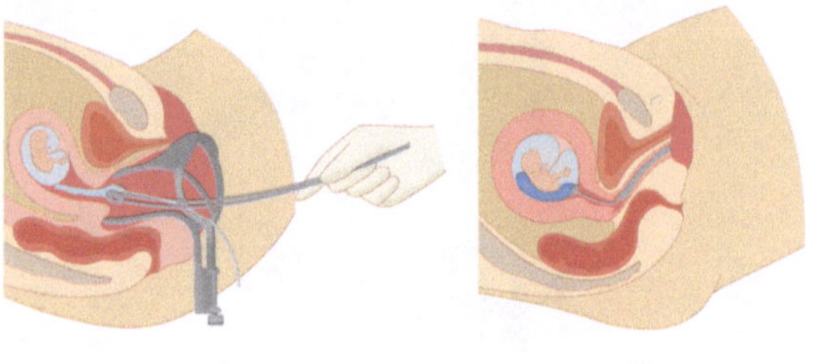

A B

图 11-4

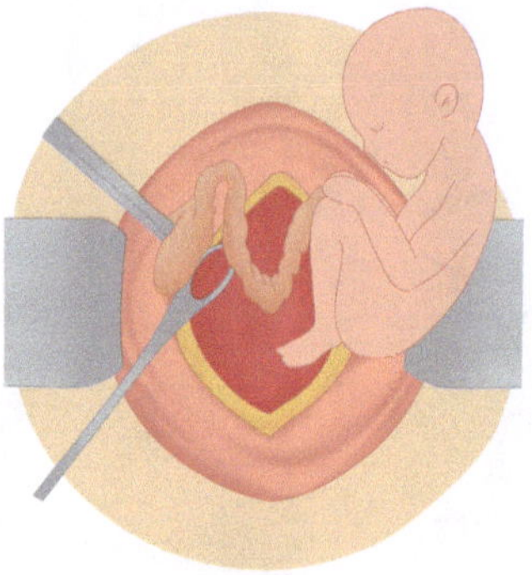

图 11-5

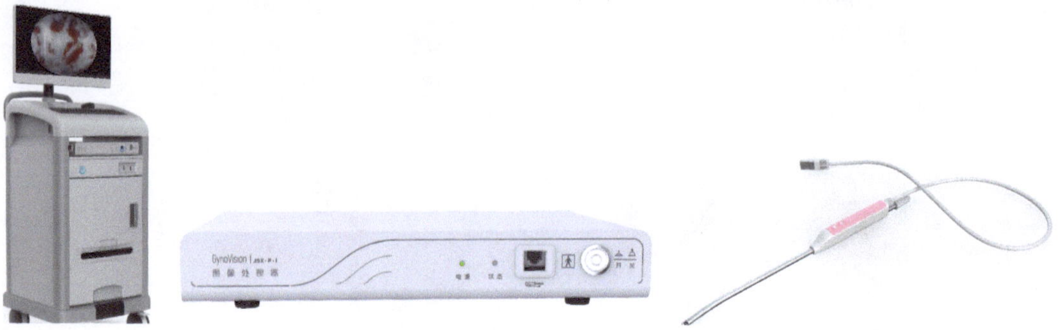

A B C

图 13-1

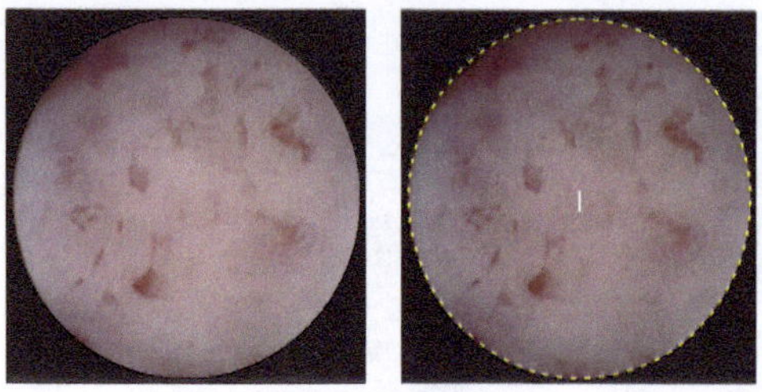

A A1

图 13-2

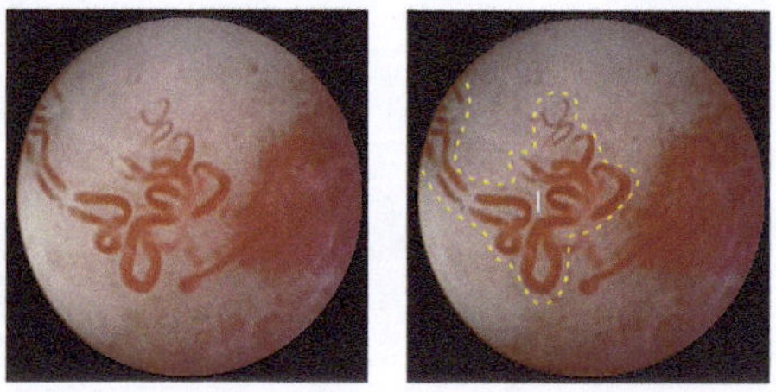

A A1

图 13-3

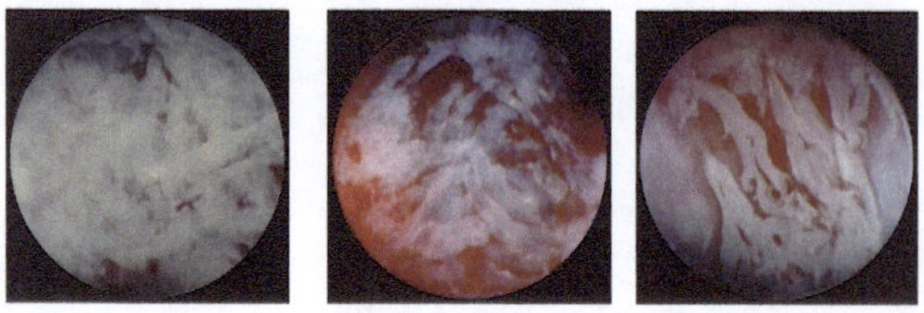

A B C

图 13-4

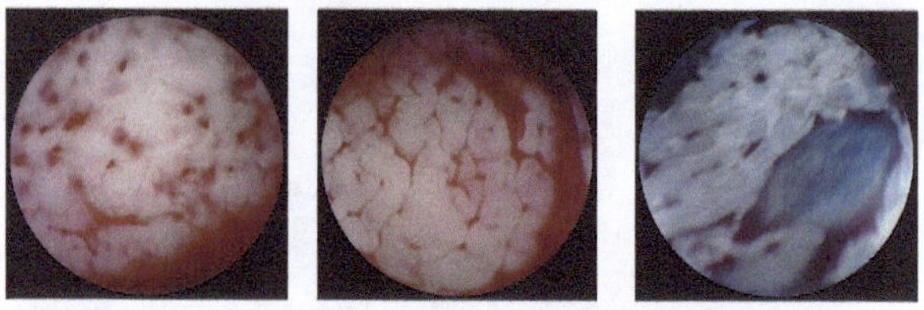

A B C

图 13-5

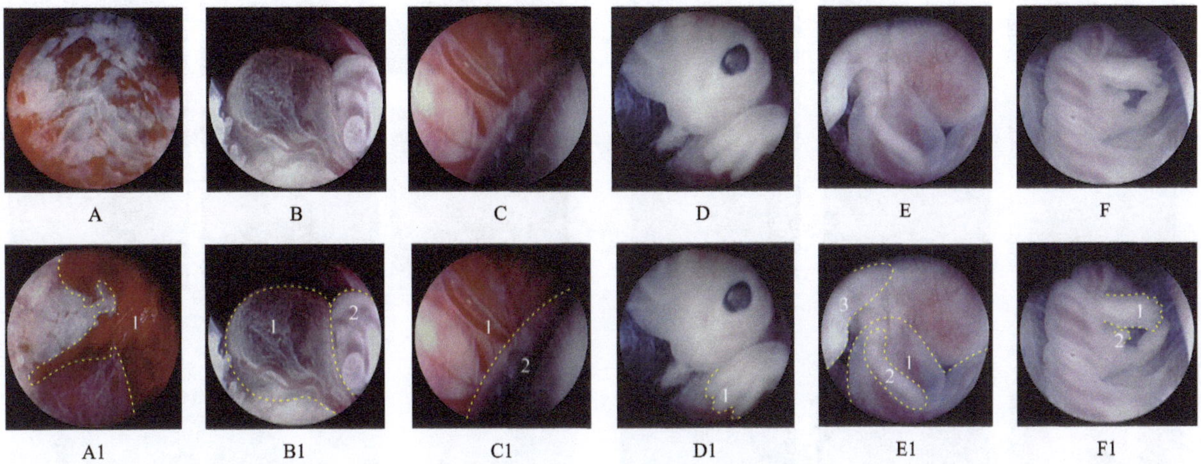

图 13-6

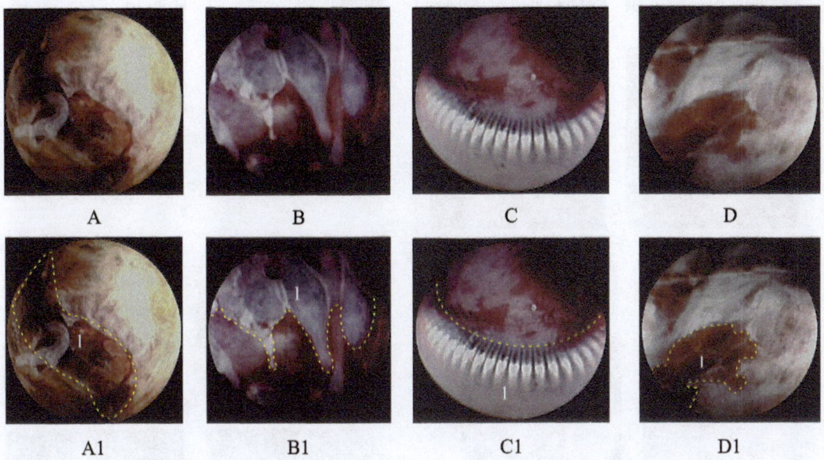

图 13-7

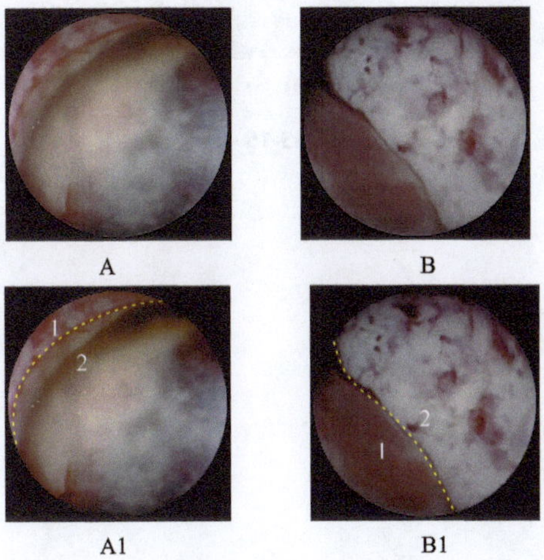

图 13-8

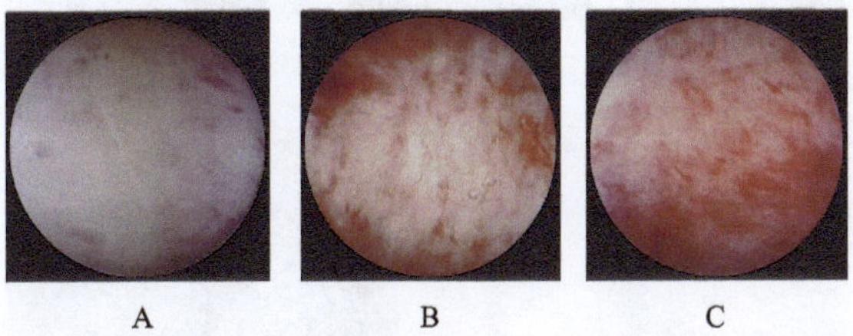

图 13-9

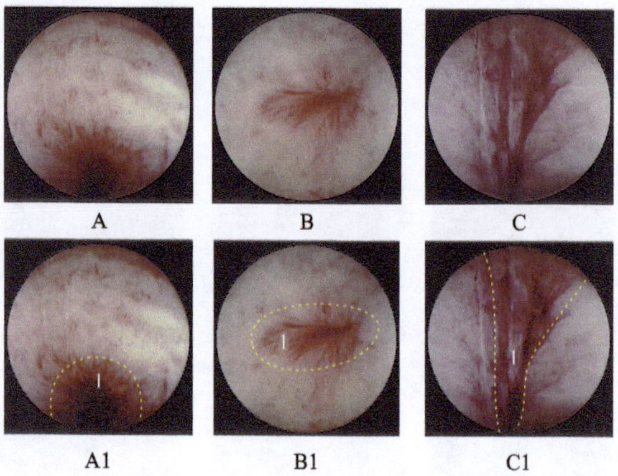

图 13-10

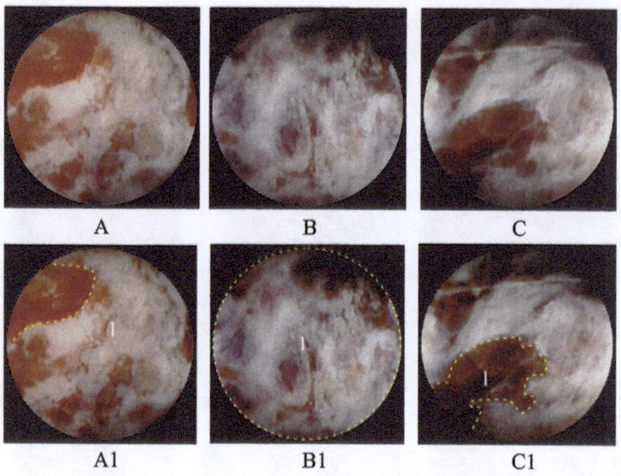

图 13-11

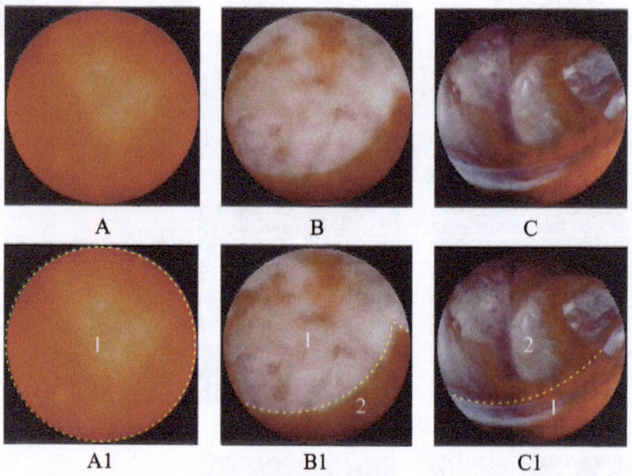

图 13-12

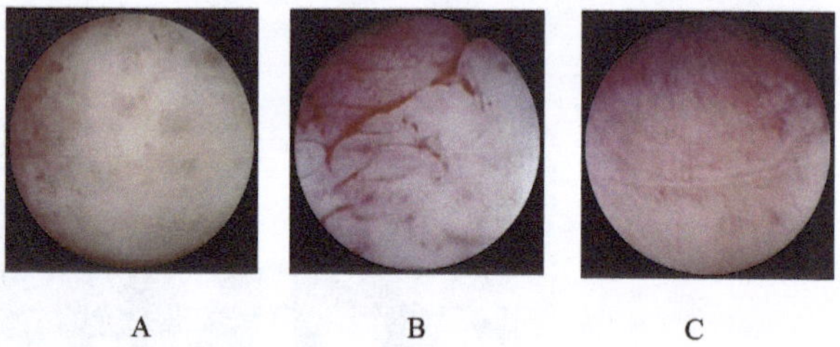

图 13-13

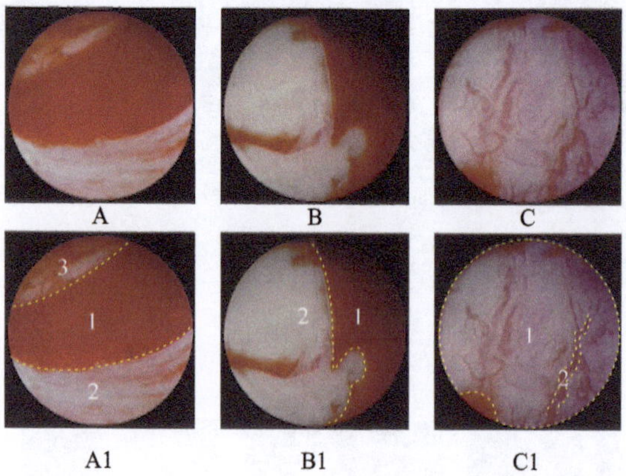

图 13-14

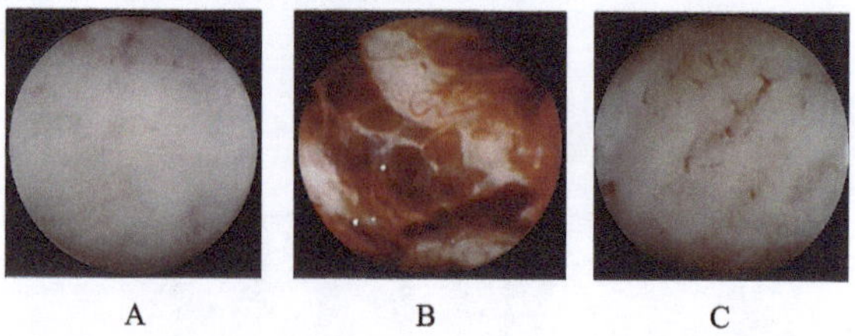

图 13-15

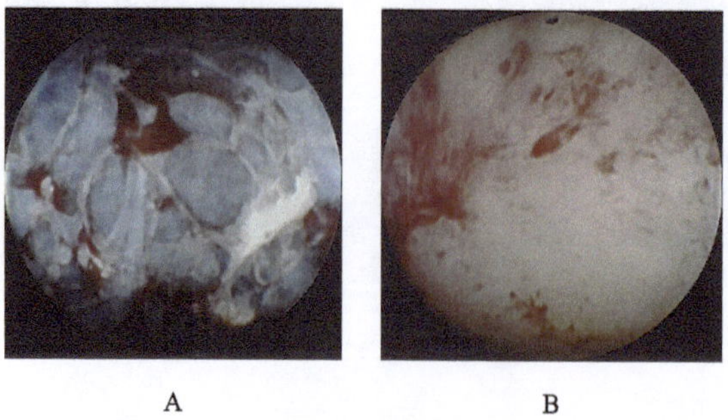

图 13-16

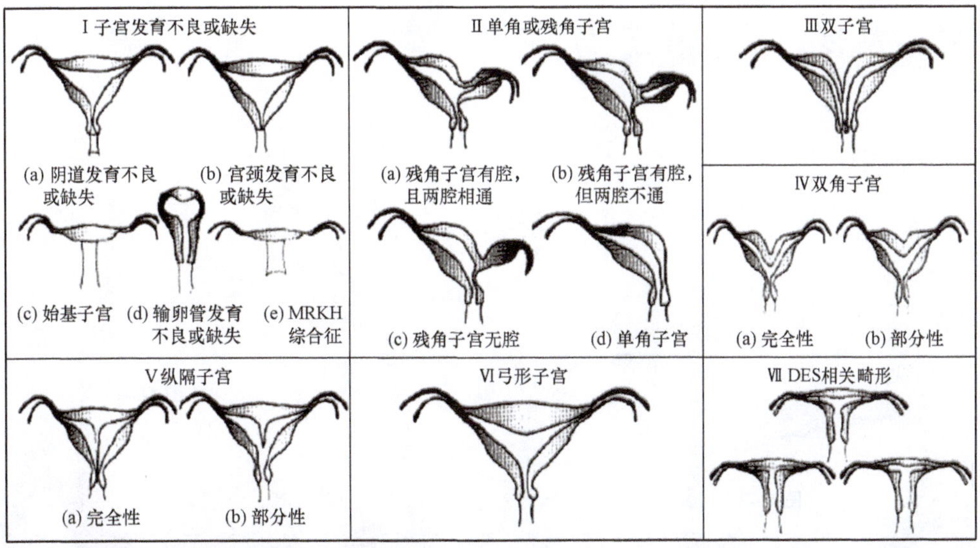

图 13-17

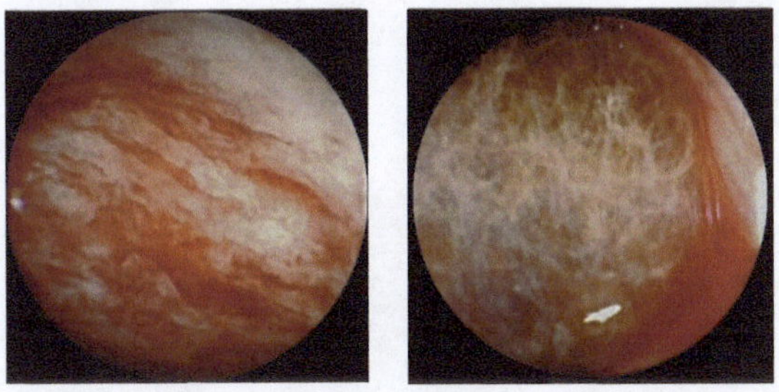

A　　B

图 13-18

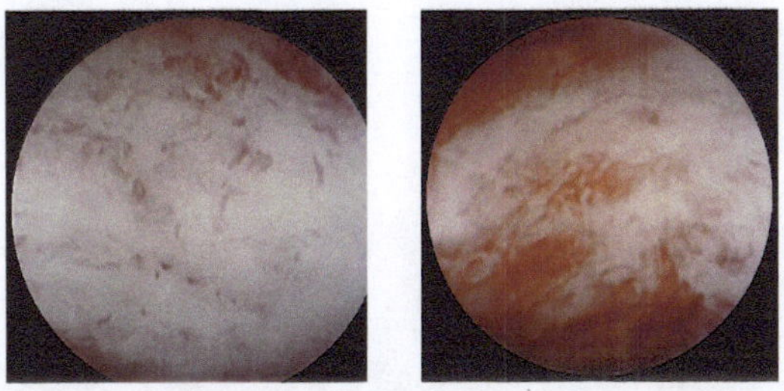

A　　B

图 13-19

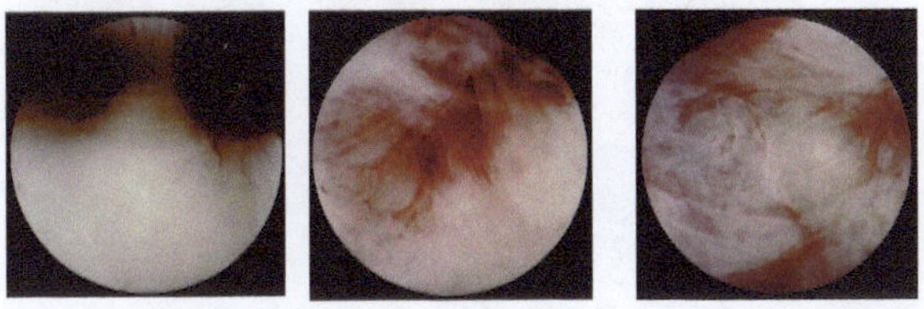

A　　B　　C

图 13-20

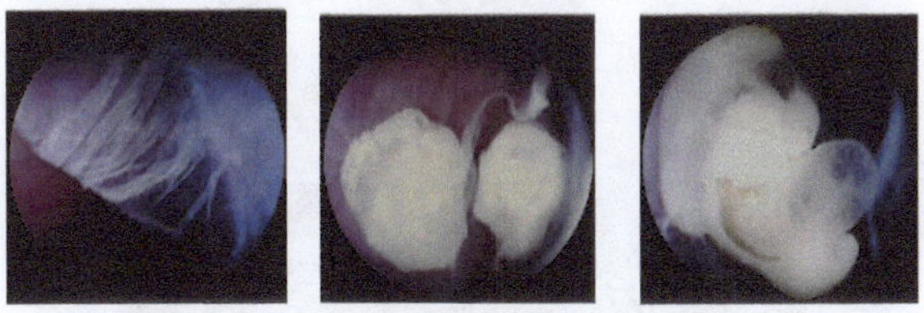

A　　B　　C

图 13-21

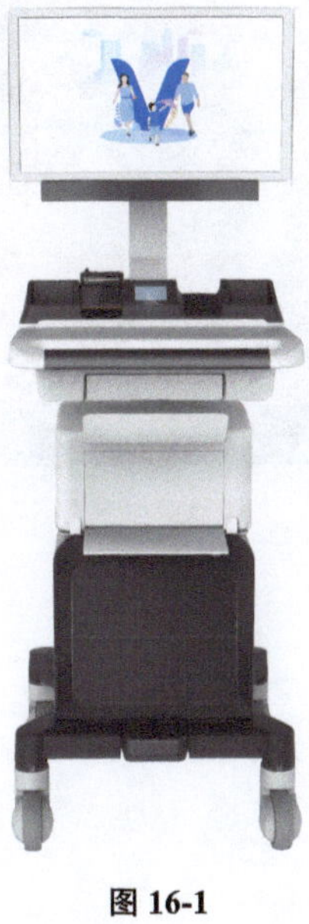

图 16-1

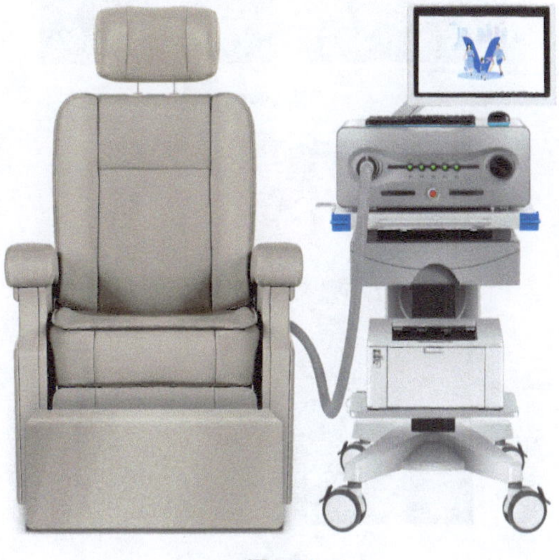

图 16-2

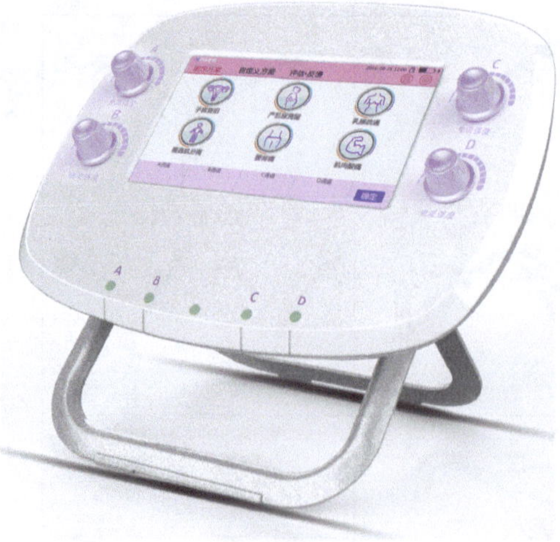

图 16-3

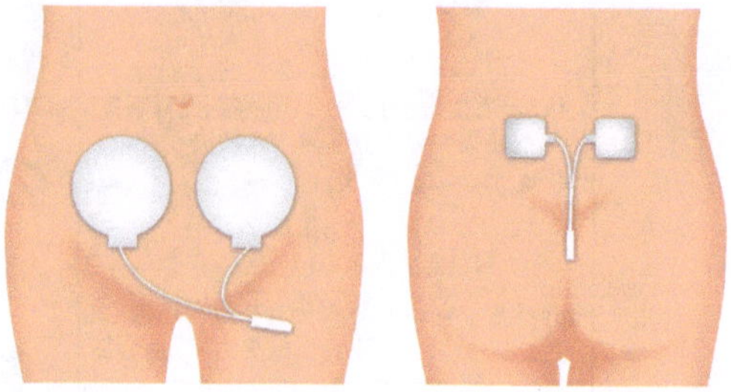

图 16-4

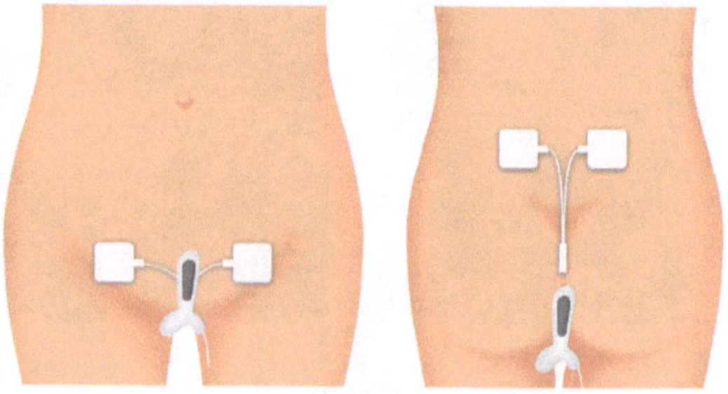

图 16-5

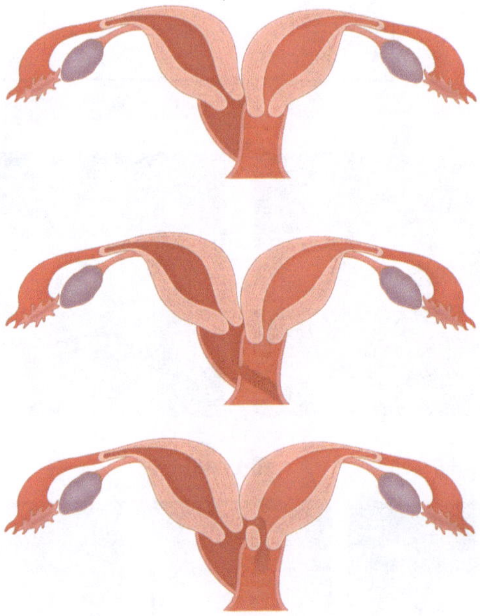

图 17-1

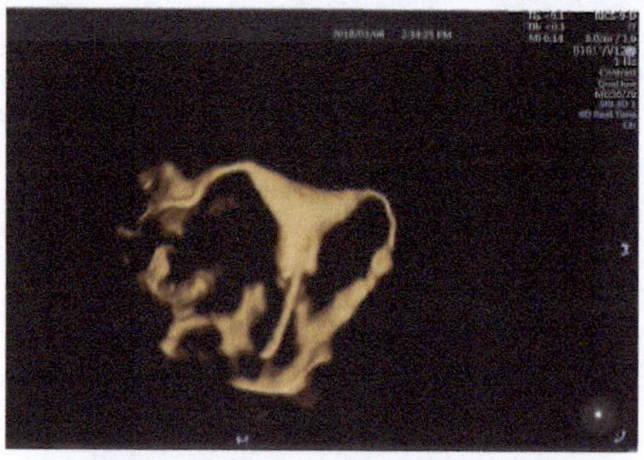

图 19-1

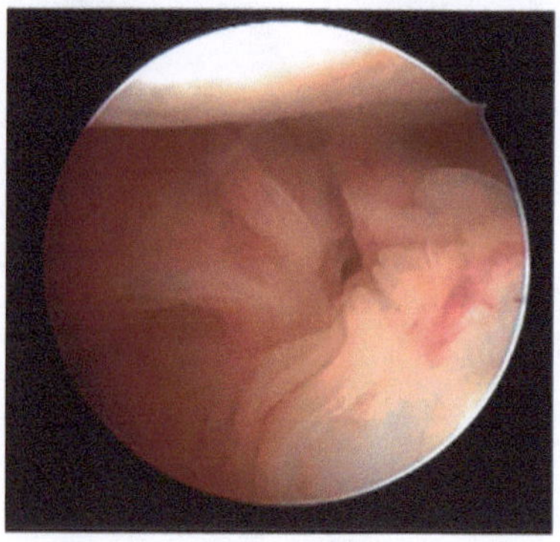

图 19-2

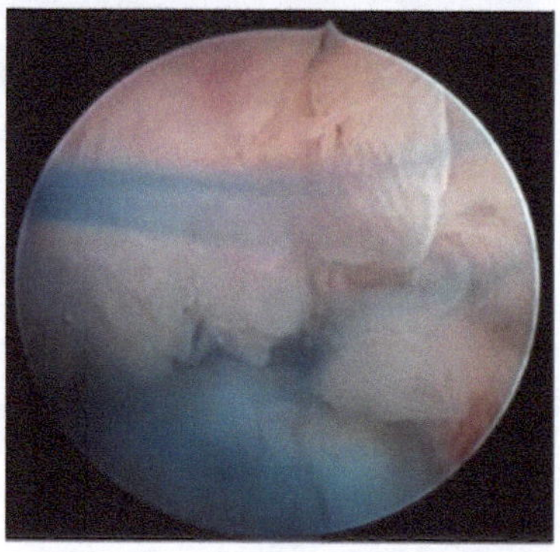

图 19-3

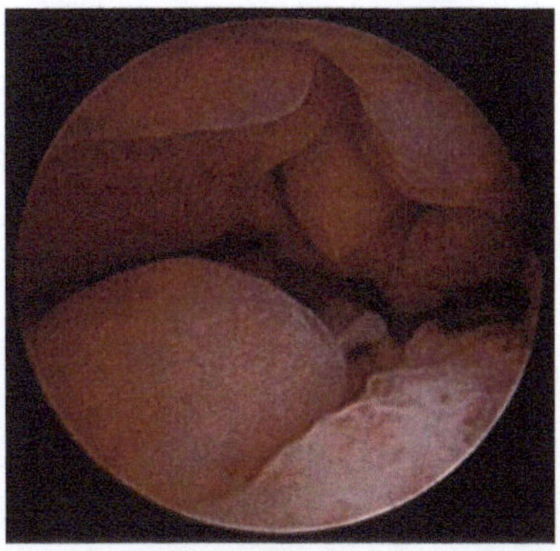
图 19-4

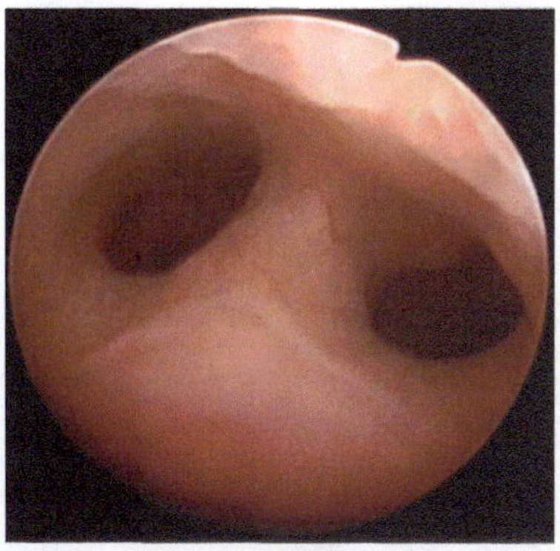
图 19-5

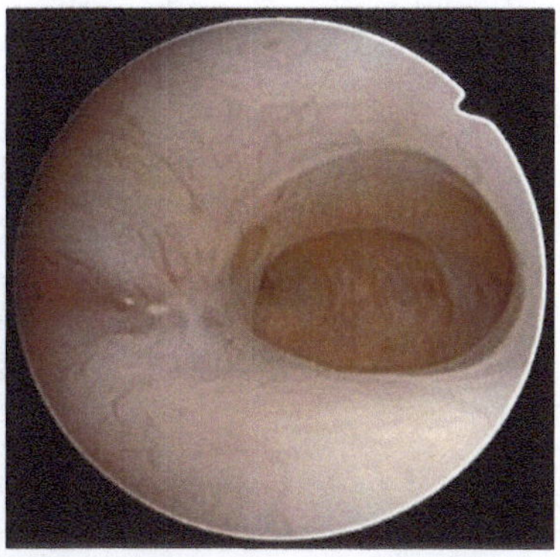
图 19-6

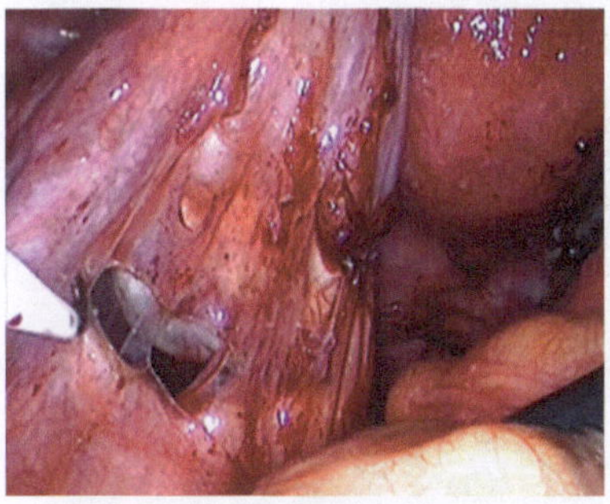
图 19-7

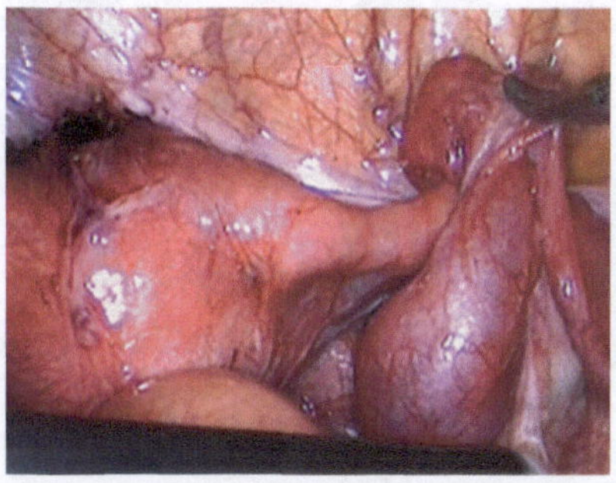
图 19-8

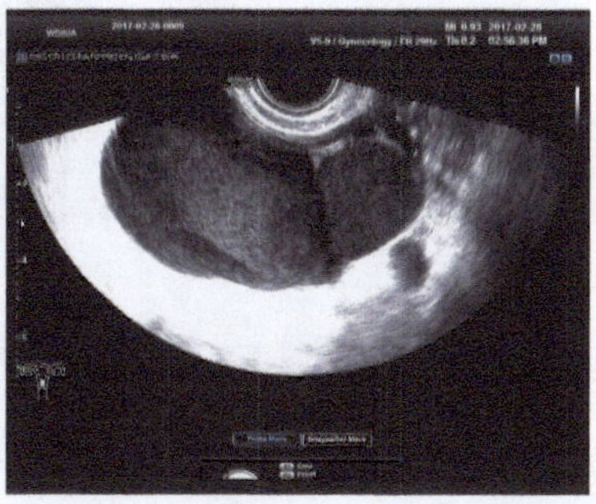
图 19-9

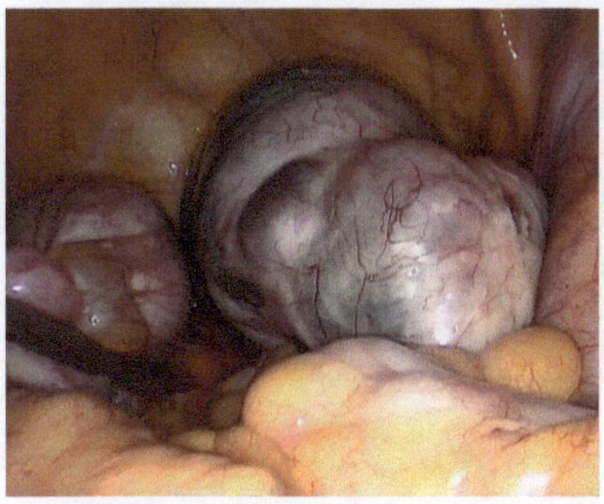
图 19-10

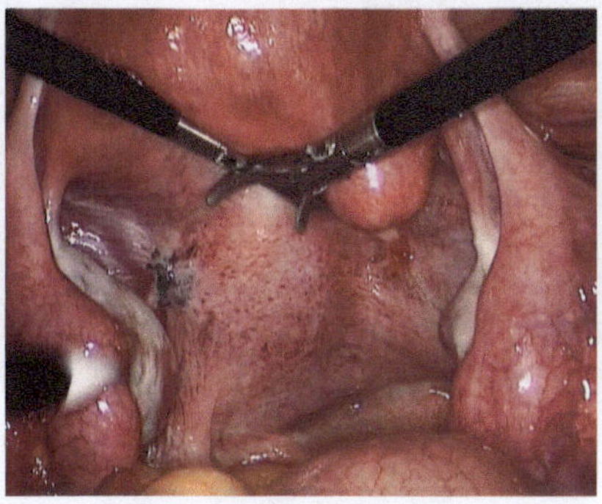
图 19-11

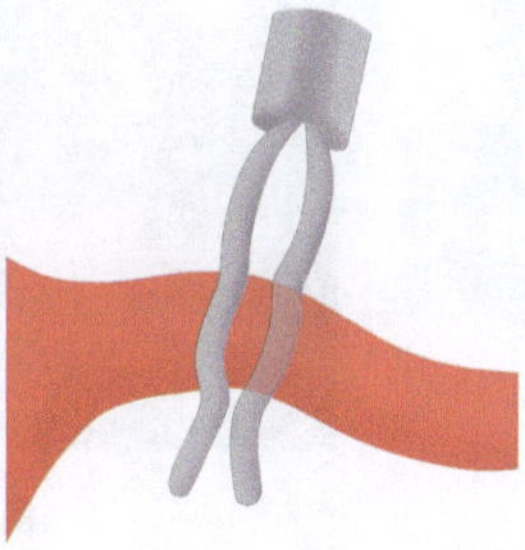
图 20-1

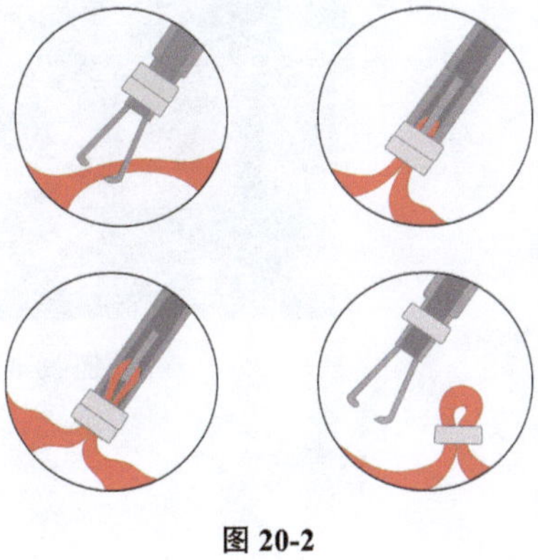
图 20-2

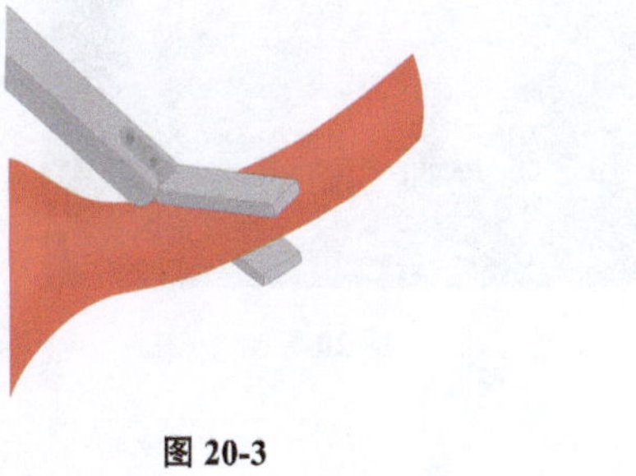
图 20-3

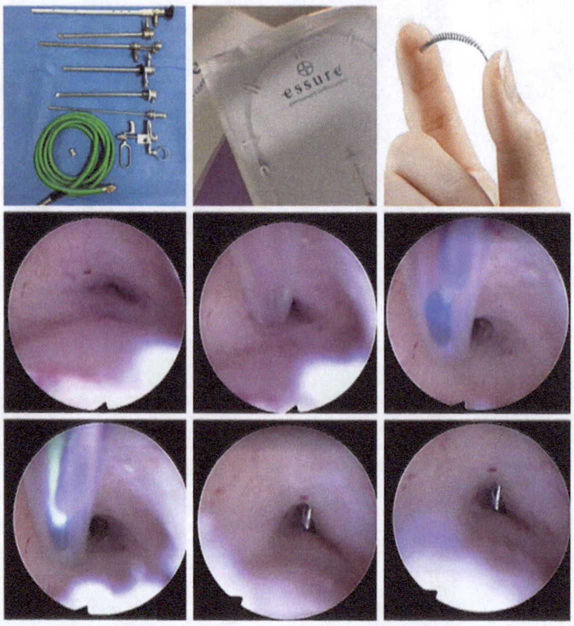

图 20-4

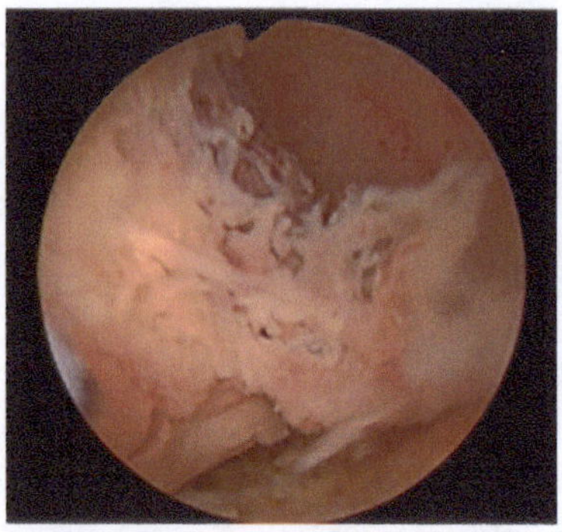
图 20-5

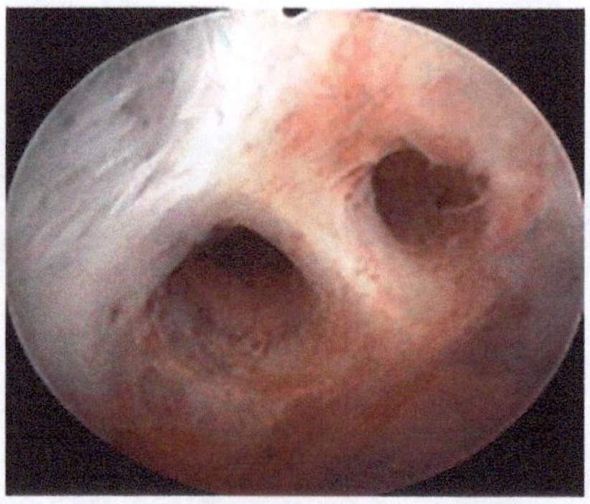
图 20-6

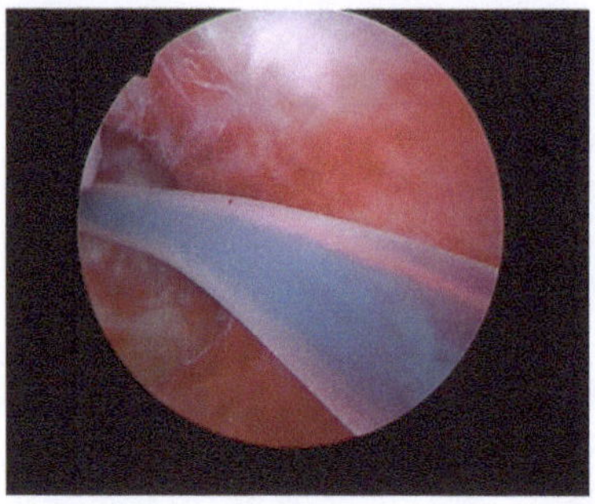
图 20-7

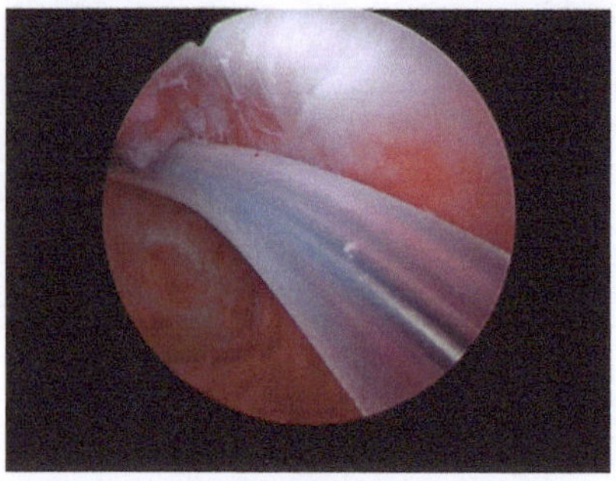
图 20-8

学习培训及学分申请办法

一、《国家级继续医学教育项目教材》经国家卫生和计划生育委员会（现更名为国家卫生健康委员会）科教司、全国继续医学教育委员会批准，由全国继续医学教育委员会、中华医学会联合主办，中华医学电子音像出版社编辑出版，面向全国医学领域不同学科、不同专业的临床医生，专门用于继续医学教育培训。

二、学员学习教材后，在规定时间（自出版日期起1年）内可向本教材编委会申请继续医学教育Ⅱ类学分证书，具体办法如下：

方法一：PC激活

1. 访问“中华医学教育在线”网站 cmeonline. cma-cmc. com. cn，注册、登录。
2. 点击首页右侧“图书答题”按钮，或个人中心“线下图书”按钮。
3. 刮开本书封底防伪标涂层，输入序号激活图书。
4. 在个人中心“我的课程”栏目下，找到本书，按步骤进行考核，成绩必须合格才能申请证书。
5. 在“我的课程”-“已经完成”，或“申请证书”栏目下，申请证书。

方法二：手机激活

1. 微信扫描二维码 关注“中华医学教育在线”官方微信并注册。
2. 点开个人中心“图书激活”，刮开本书封底防伪标涂层，输入序号激活图书。
3. 在个人中心“我的课程”栏目下，找到本书，按步骤进行考核，成绩必须合格才能申请证书。
4. 登录PC端网站，在“我的课程”-“已经完成”，或“申请证书”栏目下，申请证书。

三、证书查询

在PC端首页右上方帮助中心“查询证书”中输入姓名和课程名称进行查询。

《国家级继续医学教育项目教材》编委会